血液肿瘤整合诊断

主　编　卢兴国　叶向军
副主编　夏肖萍　沈玉雷
　　　　董　敖　龚旭波

Integrated Diagnostics
of
Hematologic
Neoplasms

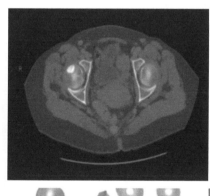

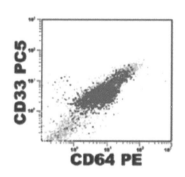

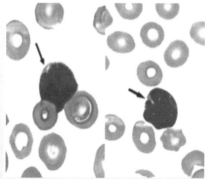

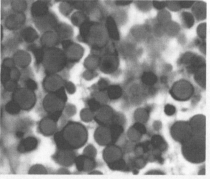

人民卫生出版社
·北京·

图书在版编目（CIP）数据

血液肿瘤整合诊断 / 卢兴国，叶向军主编 . —北京：人民卫生出版社，2023.10（2025. 3重印）

ISBN 978-7-117-35439-4

Ⅰ. ①血… Ⅱ. ①卢… ②叶… Ⅲ. ①造血系统 — 肿瘤 — 诊疗 Ⅳ. ① R733

中国国家版本馆 CIP 数据核字（2023）第 191155 号

人卫智网	www.ipmph.com	医学教育、学术、考试、健康，购书智慧智能综合服务平台
人卫官网	www.pmph.com	人卫官方资讯发布平台

血液肿瘤整合诊断
Xueye Zhongliu Zhenghe Zhenduan

主　　编：卢兴国　叶向军
出版发行：人民卫生出版社（中继线 010-59780011）
地　　址：北京市朝阳区潘家园南里 19 号
邮　　编：100021
E - mail：pmph @ pmph.com
购书热线：010-59787592　010-59787584　010-65264830
印　　刷：北京盛通数码印刷有限公司
经　　销：新华书店
开　　本：787 × 1092　1/16　印张：30
字　　数：674 千字
版　　次：2023 年 10 月第 1 版
印　　次：2025 年 3 月第 2 次印刷
标准书号：ISBN 978-7-117-35439-4
定　　价：198.00 元

打击盗版举报电话：010-59787491　E-mail: WQ @ pmph.com
质量问题联系电话：010-59787234　E-mail: zhiliang @ pmph.com
数字融合服务电话：4001118166　E-mail: zengzhi @ pmph.com

编委

姚林娟　杭州迪安医学检验中心

叶向军　浙江大学医学院附属第四医院

岳保红　郑州大学第一附属医院

赵　强　中国人民解放军联勤保障部队第九四〇医院

朱　蕾　浙江大学医学院附属第二医院

序言一

随着时代的发展和进步，血液肿瘤诊断的广度与深度、精度与难度，超出了许多人的想象。在我国，由于专科教育尚不完善，血液肿瘤的系统检查和规范诊断尚有不足，同时也影响到许多人对世界卫生组织（WHO）造血淋巴肿瘤分类及其诊断规则的掌握和应用。由卢兴国、叶向军为主编，夏肖萍、沈玉雷、董敖、龚旭波为副主编的《血液肿瘤整合诊断》一书，就是针对上述情况而撰写的，也是他们2020年出版的《骨髓细胞与组织病理诊断学》一书的补充。

主编卢兴国是有近五十年血液病检验与诊断经验的血液骨髓形态学和血液肿瘤学整合诊断的专家，他在学术创新与科研成果、检验方法优化与实验报告规范，以及精益求精与引领新人等方面做出了重要贡献。他主管的实验室工作量巨大，还坚持努力，连续主编了20部学术专著，发表了230余篇学术论文。光镜下形态学研究和相关探索，以第一完成人荣获浙江省科学技术奖三等奖4项，获浙江省高等学校科研成果奖和浙江省医药卫生科技创新奖二等奖2项，浙江省卫生厅重点推广与转化项目2项，令人赞叹和敬佩！主编叶向军是一名务实的血液病检验与诊断领域人才，他曾主编《血液病分子诊断学》《骨髓细胞与组织病理诊断学》，副主编《慢性髓系肿瘤诊断学》《贫血诊断学》等多部专著，主译《血液肿瘤图谱》《贝塞斯达临床血液学手册》等多本著作。他们坚持干一行专一行，坚持认真学习并扎根于实践中，几十年如一日，这是一种可贵的工匠精神，是我们的学习榜样。

该书题材新颖、内容丰富、解读简明。精彩点之一，阐述了当前血液肿瘤诊断的几种整合模式，尤其是"四片联检"整合模式和多学科信息（CMICMO）整合诊断模式，是主编和作者们在长期临床实践中创造出的诊断智慧，将会促进我国诊断学的发展。精彩点之二，对诊断范围内的诊断标本、诊断规则、诊断证据和报告规范等问题，进行了严格的科学性探讨与交流；以此为契机，将会提高我国血液病整合诊断、形态学专科检验（病理）和专科人才培养的水平。精彩点之三，多学科信息整合诊断中的重要基础就是临床，该书对血液病临床特征作为基本诊断指标或作为正确诊断规则的重要性和必要性进行了解读。精彩点之四，对常见的髓系肿瘤和淋系肿瘤诊断的基本规则、多学科关键性指标，特别以图示形式进行了梳理，并对最新的第5版WHO造血淋巴肿瘤分类进行了解读，便于前后知识的衔接、理解和学习。精彩点之五,该书增添了血液肿瘤整合诊断学习题,以另一种方式引发读者感悟,便于学习、记忆和理解。

在该部新书出版之际,我欣然作序并作推荐,敬愿各位同仁、读者喜爱,从中获益。

上海交通大学医学院附属瑞金医院

上海血液学研究所终身教授

王鸿利

2023 年 6 月 20 日于上海

序言二

近年来,血液肿瘤的比例日渐增长,因血液骨髓标本的易得性以及诊断方法迅速进展,使得血液肿瘤的分类变得更精细,治疗可以有的放矢。现今治疗血液肿瘤的效果显得比其他肿瘤更为突出,诊断方法的改进功不可没。问题是诊断方法范围变得很广泛和复杂,不是一般人所能掌握的。而且,现行制度常是将不同的诊断程序放在不同科室进行。譬如说,血片和骨髓涂片由检验科负责,而骨髓切片由病理科检查。一般来说,白血病主要靠血片和骨髓涂片来诊断,而淋巴瘤则非组织切片不可。然而在很多情况下要靠各方面的对比才能作出一个正确的诊断。本书提出的四片联检模式及多学科信息整合诊断模式,是强调病理检查人员要掌握全面的形态学知识,以及尽可能多地获取各种现有的诊断信息,整合评判,才能做好工作。要能够达到这个境界更牵涉到医学教育和专科培训,将来如何培养到这样全面的整合型专家。

诊断血液肿瘤,形态学是最重要的第一步。根据形态学的印象,我们才能选择下一步精细(精准)技术的项目。如果病人有淋巴瘤,但病理学家却选择了髓性白血病的检查系列,那就费时失事了。这些新技术包括细胞免疫学、细胞遗传学和分子生物学。它们不但能确定诊断,还能预测病人预后和鉴定治疗的标靶。这本书涉及的血液肿瘤(淋巴瘤只介绍与血液骨髓侵犯相关者),提出的整合诊断就是讨论如何把形态学与临床特征和这些新技术进行结合的问题。

现在坊间有关血液肿瘤的书籍很多。但是,这本书不同之处就是诊断理念的创新,以及对关键性诊断指标进行详细梳理,具体指导如何应用各种诊断步骤。显而易见,这本书包括了两位主编以及其他作者长年在整合诊断学田园里辛勤耕耘而积累起来的经验和感悟到的实践精华。《血液肿瘤整合诊断》是卢兴国和叶向军团队继《骨髓细胞与组织病理诊断学》之后又一重要的实用专著,它可以引导初学者入门,也可以作为专家的备忘录。我阅读书稿后为之赞赏——这本书应该是血液病临床科室和实验室书架上必备的参考书籍。

孙捷(Tsieh Sun)

原美国 MD 安德森癌症中心血液病理学教授

2023 年 5 月 30 日

前　言

随着血液肿瘤分子机制被不断阐明,个体化治疗和靶向药物不断进步,对其定义与诊断,已经进入临床、形态学、免疫表型、细胞遗传学、分子学/基因组学和其他生物学特征等信息互补的整合时代。但是,新旧诊断理念的交汇和我国现有的检验与病理诊断体制、专科培训方面的某些不足,导致在血液肿瘤诊断学上,存在诊断规则把握不准、诊断证据不充分、报告方式不规范诸多问题。2020年我们的《骨髓细胞与组织病理诊断学》一书中使用了第4版(2017)WHO造血淋巴肿瘤分类,又发现不少年轻人对标准掌握有一定难度。鉴此,我们进一步总结实践与学术成果、参考更多文献、概括整合诊断模式、梳理多学科信息的关键性指标,并与第5版(2022)WHO造血淋巴肿瘤分类(对更新的主要内容进行了解读)相衔接,编著了这本《血液肿瘤整合诊断》,作为《骨髓细胞与组织病理诊断学》的补充和延续。期望本书能帮助更多人,使之更容易掌握最新的诊断理念、诊断规则与实践路径;并为培养复合型血液病整合诊断学师资人才,完善专科教育学制、专科培训制度、实践考核机制,促进我国检验与诊断的规范化和血液肿瘤诊断学再上台阶添砖加瓦、抛砖引玉!

《血液肿瘤整合诊断》分12章。第一章血液肿瘤整合诊断概论,介绍血液肿瘤诊断学几种诊断模式,并对血液肿瘤诊断的重要指标进行临床解读。第二章介绍我们提倡的实验室文化,以及于2014年提出的整合诊断二十字理念。第三章为整合诊断学的责任与诊断报告问题探讨,对一些报告中存在的问题,从"病名与概念方面""病名仍相同而含义不同与诊断标准和基本规则的问题""报告方式与诊断标本重要性问题""证据不足不充分问题""骨髓增殖性肿瘤(MPN)及其类型诊断中的问题""对原有诊断和治疗不关心""没有建立获取尽可能多信息的理念""过度自信有时又过度慎重""报告解释与建议问题""免疫组化与观察细胞问题",以及"表述规范的其他问题"的角度,进行解读与交流。第四章从四个方面介绍了整合诊断中临床特征作为一项指标或参考的重要性和必要性,包括"临床特征是一切疾病诊断的起步""临床特征是实验室诊断的开始和不可缺失的组成""全血细胞计数常是发现血液肿瘤第一个较为明确的证据",以及"临床特征作为指标在进一步诊断中的优先性"。第五章至第十章,分别对急性髓细胞白血病(AML)和相关前体细胞肿瘤,骨髓增生异常肿瘤(MDS)、MDS/MPN,MPN,急性原始淋巴细胞白血病(ALL)与原始淋巴细胞淋巴瘤(LBL),成熟B细胞肿瘤与血液骨髓形态学相关项目,成熟 T 和 NK 细胞肿瘤与血液骨髓形态学相关项目,在整合诊断中的关键性指标进行通俗易懂的梳理。第十一章为案例介绍与评析,通过病例展现整合诊断中不同诊断信息的重要性。第十二章为血液肿瘤整合诊断学习题部分,结合血液肿瘤的进展以及检验诊断中的问题,分为基本习题、淋系肿瘤习题、髓系肿瘤习题以及形态学习题。通过习题进一步了解血液肿瘤诊断学的要素、不同肿瘤与关键指标以及诊断报告规范方面的关系。书末附录一为血液肿瘤相关基因解读,附录二为血液肿瘤整合诊断学习题答案与解析,附录三为髓系肿瘤和淋系肿瘤国际共识分类解读,方便读者查阅参考。

静生时勤助长,干一行爱一行。在编著中,我们认真研读诊断指标、仔细整理资料并反复酝酿,新颖实用,突出图表进行展示。但是限于学识,书中不免存在错误和不足,敬请前辈、专家和读者指正!

在此,由衷感谢上海交通大学医学院附属瑞金医院、上海血液学研究所著名血液学专家王鸿利教授和原美国 MD 安德森癌症中心资深血液病理学家孙捷教授(曾任美国康奈尔大学临床病理学教授、北海岸大学医学院临床病理学主任、科罗拉多州立大学医学院病理学教授、丹佛退伍军人医疗中心血液和流式细胞学主任,著有 *Flow Cytometry and Immunohistochemistry for Hematologic Neoplasms*,*Atlas of Hematologic Neoplasms*,*Flow Cytometry, Immunohistochemistry, and Molecular Genetics for Hematologic Neoplasms* 等),两位德高望重、受人敬仰的长辈悉心赐序;首都医科大学附属北京友谊医院病理科周小鸽教授、杭州迪安医学病理中心主任许励教授、河南省人民医院病理科王立夫教授、浙江大学医学院附属第二医院病理科主任苏泳元和陈丽荣教授为我们解疑释惑!非常感谢给予我们帮助与支持的前辈与专家:浙江大学医学院附属第二医院郑树教授,中国人民解放军第一一七医院李早荣主任技师,中国人民解放军总医院丛玉隆教授,浙江大学医学院附属邵逸夫医院谢鑫友教授,温州医科大学附属第一医院陈晓东教授,中国医学科学院血液学研究所血液病医院临床检测中心主任、杭州迪安医学检验中心主任李筱梅教授,中山大学附属第一医院检验部主任、迪安诊断技术集团股份有限公司高级副总裁姜傥教授,杭州 / 广州迪安医学检验中心主任张世国教授,杭州市第一人民医院中心实验室主任汪子伟主任技师,北京大学第一医院王建中教授,浙江大学医学院附属第二医院张晓红教授,杭州市第一人民医院检验科主任杨仲国教授,浙江中医药大学附属第一医院彭来君教授,云康远程病理会诊中心陈忠生和金田恩老师等。

诚挚感谢各位教授、博士和同事加入我们的编写团队,沈玉雷副主编审阅了全部书稿,夏肖萍、董敖和龚旭波副主编审阅了部分书稿,他们的知识和经验为本书润色!最后,感谢各位同仁、家人和朋友的理解、支持与无私奉献!

卢兴国

2023 年 5 月 25 日

目 录

第六章

MDS 和 MDS/MPN 整合诊断关键性指标梳理

第七章

157

MPN 整合诊断关键指标和诊断标准解读与体会

第十章

238

成熟 T 和 NK 细胞肿瘤与血液骨髓形态学相关的关键性指标

第十一章

案例评析

254

第十二章

血液肿瘤整合诊断学习题

第一章

血液肿瘤整合诊断概论

　　随着医学技术的不断进步,对血液病的定义与诊断,已从临床与细胞形态学结合的时期,发展到临床、形态学、细胞免疫学、细胞遗传学、分子学和其他生物学特征等信息整合的时代。但是,在实践中也发现,各种各样的诊断方法各有千秋,并随着资料的积累,也会发现许多新技术建立的所谓高特异性和高灵敏性方法亦有不足。相反,将多种方法组合起来评判,则会放大它们的临床意义。这就是在循证医学指导下诊断方法的优化组合。优化组合互补诊断是当今诊断学发展的主要方向,按诊断方法是否处于不同学科,分为同学科同层次或同一层面方法的优化组合,以及不同学科信息之间的优化组合,即多学科信息整合诊断。

　　血液肿瘤,即 WHO 称谓的造血淋巴肿瘤,包括了起源于骨髓的髓系肿瘤和起源于骨髓与淋巴组织的淋系肿瘤及组织细胞和树突细胞肿瘤。造血肿瘤相当于源自骨髓的髓系肿瘤,淋巴肿瘤包括白血病和淋巴瘤。髓系肿瘤和淋巴肿瘤都是过去统称的血液肿瘤,我们认为采用"血液肿瘤"方便实用,故在本书中作为统一的病名使用。血液肿瘤类型众多、诊断程序涉及多个学科(图 1-1),使得诊断难度骤增。现在对诊断要求精细化个体化,使之治疗有针对性。现代血液肿瘤的整合诊断,包括了五个方面的含义:疾病诊断、病损程度、预后评判、治疗(靶向治疗)参考和分子机制的了解。事实证明,任何一项诊断技术甚至一门学科技术

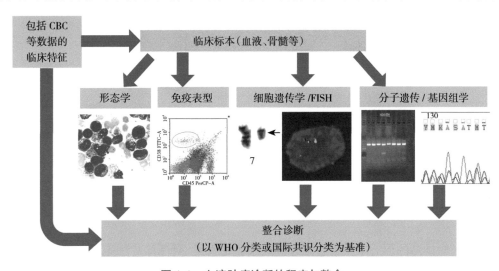

图 1-1　血液肿瘤诊断的程序与整合

或信息都不能单独定义与诊断(血液肿瘤)含义中所有的五个方面。我们在 2005 年提出的整合诊断,尤其是多学科信息整合诊断已经超出既往倚重的实验室诊断,如普遍应用形态学、免疫学(免疫表型)、细胞遗传学和分子生物学(morphologic,immunologic,cytogenetic and molecular,MICM)诊断模式的范畴,不少血液肿瘤或其类型的诊断需要临床信息分析,以及鉴别诊断所需的所有实验室项目的检查,甚至还要进一步的病史采集与临床检查,包括近几年对淋巴瘤诊断(揭示病变部位)与预后评判有意义的影像学检查等。

第一节　血液肿瘤整合诊断项目临床解读

血液肿瘤诊断的方法很多,每一种诊断方法都不是完美的,不论是作为诊断指标的临床特征、形态学,还是流式免疫表型检查和分子学技术,都是如此。WHO 造血淋巴肿瘤分类第 5 版(The 5th edition of the World Health Organization Classification of Haematolymphoid Tumours,WHO-HAEM5)在分类诊断中的理念,也是基于整合形态学(细胞学和组织学)、免疫表型、分子和细胞遗传学数据和初诊临床特征(比如初诊未治疗患者的急性、慢性血细胞减少或增多)进行的。

一、临床特征和全血细胞计数

随着医疗水平和人们生活水平的提高,全血细胞计数(血常规)等常规性项目,已经成为临床初诊分析的一部分。血液肿瘤的临床特征可以分为四个部分:年龄与性别、症状主诉、体格检查、影像学检查等一般性临床特征,全血细胞计数等常规性实验室检查结果和一些有诊断性价值的临床特征。前两个部分是血液肿瘤临床初步诊断的依据,全血细胞计数、血片形态加血液标本免疫表型和 / 或分子检测,常可以明确相当多血液肿瘤的诊断,非常有益于临床对患者的诊治。后者作为疾病最后诊断的关键性评判指标(图 1-2),详见第四章。影像学检查也是发现血液肿瘤,尤其是淋巴瘤病变部位与临床病期评估的较佳指标,可以替代少数成熟 B、T 细胞肿瘤骨髓活检。

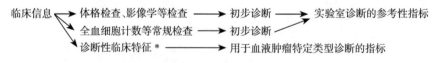

图 1-2　临床特征解读
* 如有细胞毒治疗史、血细胞减少病史的 MDS 和有家族史或血细胞异常的遗传性疾病

二、形态学

血液肿瘤诊断的形态学项目包括外周血细胞形态学、骨髓涂片细胞形态学、骨髓印片细胞形态学和骨髓切片(活检)组织形态学和髓外淋巴组织活检形态学等。血液形态学检验

是血液肿瘤诊断的最基本方法,是向前衔接"临床表现"、向后衔接"免疫表型、细胞遗传学与分子/基因组学信息",进行整合诊断的中间平台。前述形态学中的前四项检查是骨髓原发血液肿瘤[如各种类型的急慢性白血病、骨髓增生异常性肿瘤(myelodysplastic neoplasms,缩写仍为 MDS)即骨髓增生异常综合征(myelodysplastic syndromes,MDS)、骨髓增殖性肿瘤(myeloproliferative neoplasms,MPN)和骨髓增生异常-骨髓增殖性肿瘤(myelodysplastic/myeloproliferative neoplasms,MDS/MPN)等]诊断的最主要和最重要的项目。而且,其他的一些诊断方法,如流式免疫表型检查中的原始细胞百分比评判和骨髓活检中的原始细胞百分比的确定,一般原则都是以无明显稀释的骨髓涂片标本中的原始细胞计数为参照的。这四种形态学方法对于侵犯骨髓淋巴瘤的基本诊断也具有重要的诊断价值,但对于淋巴瘤的具体类型,尽管有免疫组化,仍有一些较明显的不足。这在国内外的诊断指南和专家共识中,都有明确阐述。一般而言,淋巴瘤类型诊断的证据性标本是髓外淋巴组织(图 1-3)。病态造血、增生与增殖、细胞和组织形态结构等项目的临床解读见相关章节。

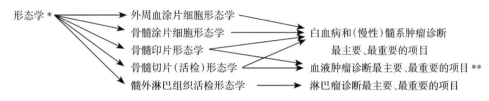

图 1-3 形态学诊断项目解读

* 包括细胞(组织)化学和/或免疫化学染色;** 诊断淋巴瘤具体类型尚有欠缺,常需要结合遗传学检查和/或髓外淋巴组织活检,淋巴瘤骨髓侵犯时需要报告有核细胞百分比和侵犯骨髓细胞的百分比。骨髓活检标本要求皮质骨直角,理想长度 1cm 和骨小梁间区(主质)5 个以上

血液肿瘤诊断的形态学方法中,还有几个特殊的标本,如浆膜腔积液标本、浸润体表的肿块(包括淋巴结)穿刺标本。浆膜腔积液是一些体腔积液淋巴瘤诊断最主要、最重要的项目,浸润体表肿块穿刺标本检出异常造血原幼细胞则是评判白血病将发生(也常同步出现)或评判髓系肿瘤以及浆细胞骨髓瘤(plasma cell myeloma,PCM)等 B、T 细胞肿瘤复发的重要指标。

三、免疫表型

免疫表型是血液肿瘤检测诊断的重要指标,是决定细胞系列(谱系)与成熟性的关键指标。用不同标本检测的免疫表型,其侧重面和重要性不同,但只要结果一致意义是一样的(图1-4)。对于急性白血病(acute leukemia,AL)而言,因检测的单抗种类多而全以及系列鉴定可靠,流式免疫表型分析是最重要和最有意义的项目。对于成熟 B、T、NK 淋巴瘤而言,流式免疫表型检测的特长在于鉴定淋巴细胞的克隆性、成熟性和肿瘤细胞的大小。由于流式免疫表型常需要形态学解读,故其重要性价值常次于髓外淋巴组织的免疫组化。

骨髓细胞流式免疫表型与骨髓组织免疫组化(immunohistochemistry,IHC)相比,除了骨髓组织有形态学优势外,在一些抗原的表达上,各有长处与不足。检测淋巴细胞克隆性,流式方法中限制性轻链检测优于骨髓切片,而细胞核抗原如 cyclin D1(BCL1)和 BCL6 表达为髓外淋巴组织与骨髓组织标本优于流式检查。两者的一些表型的不一致性也较常见。这也是对怀疑有血液骨髓侵犯的淋巴瘤和白血病,二者同时送检一起互补解读最为适当。在实验室,通常情况下,有形态学和/或遗传学可以结合参考的,其诊断价值可以最大化。

免疫表型
→ 血液骨髓涂片细胞免疫表型,为辅助诊断项目,应用较局限,但最简便、稳定和常用,最有意义的单抗工作液是 CD41 标记微小巨核细胞和血小板,MPO 鉴定白血病细胞系列和 CD38 鉴定浆细胞 *
→ 骨髓组织切片免疫表型,是部分髓系肿瘤和淋系肿瘤评判重要的参考指标,形态学加免疫组化可以确诊淋巴瘤骨髓侵犯,评判具体类型在部分病例中不准确
→ 髓外(淋巴)组织切片免疫表型,是淋巴瘤诊断最重要的参考指标,形态学加免疫组化准确性高
→ 流式免疫表型,是髓系肿瘤和淋系肿瘤检测谱最广的项目,是评判细胞系列、大小和克隆性最主要、最重要的方法,评判具体淋巴瘤类型有局限性,在 MPN(初诊、慢性期)诊断中缺乏特征性

图 1-4　免疫表型几种检测方法临床解读

对于侵犯骨髓的淋巴瘤,根据临床特征和形态学选用针对性系列特异标记进行筛查。* 商品试剂中,抗 MPO 与溶菌酶、CD41、CD42、CD38、CD68 等几种工作液,用于涂片标本细胞免疫化学染色鉴定相应细胞,灵敏度和特异性均较佳;自动免疫组化染色也可用涂片标本

对于 MDS 和 MDS/MPN 来说,流式免疫表型检测也有参考意义,其重要性大于骨髓免疫组化。对于初诊 MPN 来说,流式免疫表型检测的意义不大。

最重要、最有意义的几种白血病/淋巴瘤常见免疫表型特征的解读见图 1-5～图 1-8。2020 年第 4 版 B 细胞淋巴瘤和 2021 年第 1 版 T 细胞淋巴瘤美国国家综合癌症网络(National Comprehensive Cancer Network,NCCN)临床实践指南以及我国近年有关淋巴瘤的专家共识一致阐述,免疫表型评判需要在临床和形态学(切除或切取活检为主要标本,一般为淋巴组织)解读下,才有可靠性和正确性,还常需要结合遗传学进一步解读。如常用于套细胞淋巴瘤(mantle zone lymphoma,MCL)的 cyclin D1 标记,也可以见于慢性淋巴细胞白血病(部分弱阳性表达),如多毛细胞白血病(hairy cell leukemia,HCL)、B 幼淋巴细胞白血病(B-cell prolymphocytic leukaemia,B-PLL)等其他成熟 B 细胞肿瘤和浆细胞骨髓瘤(plasma cell myeloma,PCM)。解读普遍关注的淋巴组织标本中,大 B 细胞淋巴瘤(large B-cell lymphoma,LBCL)、弥漫大 B 细胞淋巴瘤(diffuse large B-cell lymphoma,DLBCL)非特定类型(非特指型)与双打击、三打击的高级别 B 细胞淋巴瘤(high grade B-cell lymphoma,HGBL)的免疫表型关系见图 1-9。

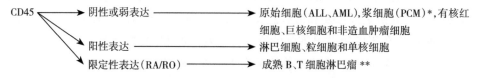

CD45
→ 阴性或弱表达 → 原始细胞(ALL、AML),浆细胞(PCM)*,有核红细胞、巨核细胞和非造血肿瘤细胞
→ 阳性表达 → 淋巴细胞、粒细胞和单核细胞
→ 限定性表达(RA/RO) → 成熟 B、T 细胞淋巴瘤 **

图 1-5　CD45 标记解读白血病/淋巴瘤细胞

* 正常浆细胞表达 45。** 有评判意义,特异性不如轻链限制性的成熟 B 细胞肿瘤

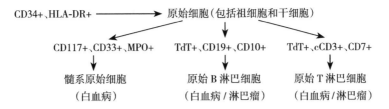

图 1-6　白血病或淋巴瘤原始细胞免疫表型

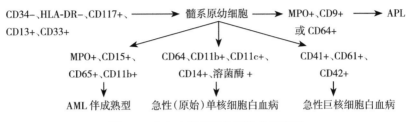

图 1-7　白血病髓系原幼细胞免疫表型

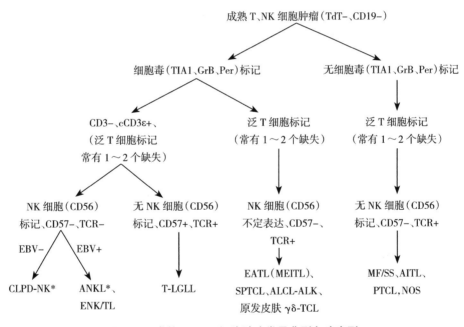

图 1-8　成熟 T、NK 细胞肿瘤常见典型免疫表型

* 常为 CLPD-NK 弱表达，ANKL 强表达。CLPD-NK，慢性 NK 细胞增殖性疾病；ANKL，侵袭性 NK 细胞白血病；ENK/TL，结外鼻型 NK/T 细胞淋巴瘤；T-LGLL，T 大颗粒淋巴细胞白血病；EATL，肠病相关 T 细胞淋巴瘤；MEITL，单型性亲上皮肠道 T 细胞淋巴瘤；SPTCL，皮脂炎样 T 细胞淋巴瘤；MF/SS，蕈样霉菌病 /Sézary 综合征；AITL，血管免疫母细胞性 T 细胞淋巴瘤；PTCL，NOS，外周 T 细胞淋巴瘤非特定类型；ALCL，间变性大细胞淋巴瘤；ALK，间变性淋巴瘤激酶；TIA1，T 细胞胞质内抗原 1；GrB，颗粒酶 B；Per，穿孔素；EBV，EB 病毒

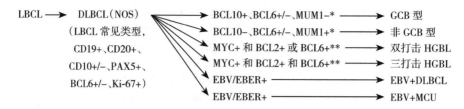

图 1-9　LBCL、DLBCL 与 GCB、非 GCB 型和双打击、三打击 HGBL 关系

*BCL6 可以阳性，一般界定为免疫组化中等阳性或以上强度细胞>30% 为阳性（＋），Ki-67 增殖率>30% 为阳性，>80% 增殖指数非常高，见于高增殖活性的 BL、DLBCL 和 HGBL。部分 DLBCL 存在 *IGH* 等基因重排；NCCN 指南中，还有一种 CD5−、CD10−、CD6− 和 IRF4/MUM1+ 的后生发中心型；一般认为 BCL6+ 更多地与 GCB 型和 HGBL 相关。** 一般界定为 MYC 阳性细胞>40%，BCL2 阳性细胞>50%。"双打击""三打击"定义由 FISH 或标准细胞遗传学方法检测 *MYC*、*BCL2*、*BCL6* 重排确认。LBCL，大 B 细胞淋巴瘤，DLCBL（NOS），弥漫大 B 细胞淋巴瘤（非特定 / 非特指型）；GCB，生发中心 B 细胞（淋巴瘤），非 GCB 型又称活化 B 细胞型（ABC 型）；HGBL，高级别 B 细胞淋巴瘤；EBV，EB 病毒；EBER，EB 病毒编码的小 RNA；EBV+DBCL、EBV+MCU，EB 病毒阳性弥漫大 B 细胞淋巴瘤和 EB 病毒阳性皮肤黏膜溃疡

四、遗传学

　　血液肿瘤特定类型的定义与（准确）诊断常需要遗传学检查。遗传学分为细胞遗传学和分子学检测两大块。常规核型分析（细胞培养方法）、荧光原位杂交（fluorescence in situ hybridization，FISH）方法和染色体微阵列核型分析（chromosomal microarray analysis，CMA）属于细胞遗传学范畴。细胞培养的核型分析为传统方法，灵敏度和特异性以及不能分析肿瘤获得性杂合性缺失为其不足。FISH、PCR 和测序为分子遗传学检测方法。FISH 灵敏度和特异性比染色体核型分析法高，但只能检测已知或可能存在某种异常染色体，不能检测多倍体，也不能检测肿瘤获得性杂合性缺失。CMA 技术又被称为"分子核型分析"（molecular karyotyping analysis），可覆盖全基因组，用于染色体病和血液肿瘤的研究，用于检测染色体的不平衡易位、多倍体和肿瘤获得性杂合性缺失，但不能检测平衡易位。白血病和淋巴瘤中的融合基因检查、突变基因检查和 *IG*、*TCR* 基因克隆性重排检查，以及与一些血液肿瘤发病、诊断和预后相关的基因突变与基因异常高表达等检查属于分子学检测项目（图 1-10）。终点和实时聚合酶链反应（polymerase chain reaction，PCR）评估小目标区域的遗传异常和突变；分析灵敏度和特异性高，适用于微小残留病（minimal/measurable residual disease，MRD）监测；技术简单，周转时间快；多重 PCR 用于多种目标；实时 PCR 可定量检测；适用于广泛的样本类型，包括石蜡包埋组织。其缺点是引物设计需要确切的目标序列，引物结合位点的突变可能导致假阴性结果，也可能对于临床"过于敏感"。二代测序常用于基因突变分析（可同时筛选多个样本中的多个基因，灵敏地检测未知 / 意外的基因组改变），也可以检测以上方法的遗传学异常，但不能检测偶数倍多倍体，是目前常用于只针对临床实验室的目标基因 / 热点突变（组套）的常规检测方法。

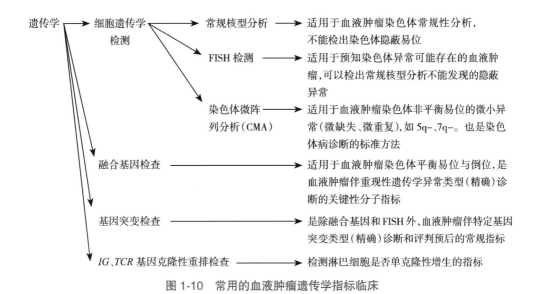

图 1-10　常用的血液肿瘤遗传学指标临床

细胞遗传学和分子检测专业性特别强,检测的数据需要诊断解释——临床解读。血液骨髓形态学和病理学家需要解读实验室观测值与形态学和临床所见之间的关联,并将所有的信息整合为一个报告,即整合诊断报告。细胞遗传学和分子学检查是定义血液肿瘤遗传学异常类型的必需指标,在 AML 伴定义的多个类型中可以不再要求原始细胞 20% 的限定(见第五章第二节)。成熟 B 细胞淋巴瘤中,遗传学检查常是最后的确诊指标,尤其是滤泡淋巴瘤(follicular lymphoma,FL)、MCL、Burkitt 淋巴瘤、DLBCL 等淋巴瘤侵犯血液骨髓者。

(一)FISH 方法检测与临床解读

FISH 是一项利用荧光标记的特异性探针与标本中原位 DNA 杂交,检测细胞染色体、基因组异常的技术。该技术将经典的细胞遗传学与分子学相结合,弥补了传统细胞遗传学方法对间期细胞、复杂核型细胞及染色体微缺失不能诊断的缺点。检测标本包括染色体、细胞和组织印片与切片等,可进行染色体扩增、缺失和易位等异常分析。髓系肿瘤和淋系肿瘤中常用的 FISH 探针及其临床解读见表1-1～表1-3。FISH 检测的血液肿瘤标本,骨髓液 3～4ml 或外周血 5ml 以上,用肝素钠抗凝的绿头管。血液肿瘤常用的 FISH 检测组套见表1-1。

检验报告单的结果包括用什么探针、观察到的荧光信号模式以及观察的细胞数,判断为阴性还是阳性、阳性率及阈值。如"nuc ish(ABL,BCR)×2［400］"为"计数 400 个间期细胞核原位杂交,每个核分别有 2 个拷贝的 ABL 和 BCR(探针)信号,未见 ABL 与 BCR 融合信号(融合状态),结果评判:阴性"。又如"nuc ish(PML,RARA)×3(PML con RARA×2)［380/400］"为"观察 400 个间期细胞核原位杂交,每个核分别有 3 个拷贝的 PML 和 RARA(探针)信号,其中 2 个 PML 和 RARA 信号呈融合的(阳性)细胞有 380 个。结果判断:PML::RARA 融合基因阳性。阳性率 95%(阈值 2.1%)"。

表 1-1　血液肿瘤常用的 FISH 检测组套

血液肿瘤	FISH 组套
AML（4 项）	PML/RARA（15q24.1；17q21.2）、AML1/ETO（8q22；21q22.1）、MLL（11q23）、CBFB（16q22）
CML（2 项）	BCR/ABL1（9q34.1；22q11.2）、BCR/ABL/ASS1?
其他 MPN（5 项）	BCR/ABL1（9q34.1；22q11.2）、BCR/ABL/ASS1?、PDGFRA（4q12）、PDGFRB（5q32-q33）、FGFR1（8p11.2；8p11-8q11）
MDS（5 项）	−5/5q-、−7/7q-、+8（8p11.1-q11.1）、20q-（20q12）、X/Y（Xp11.1-q11.1；Yq2）
ALL（6 项）	BCR/ABL1（9q34；22q11.2）、TEL/AML1（12p13；21q22）、TCF/PBX1（1q23；19p13.3）、MLL（11q23）、IGH（14q32）、MYC（8q24）
CLL（6 项）	TP53（17p13.1）、RB1（13q14）、ATM（11q22.3）、CCND1/IGH（11q13；14q32）、IGH（14q32）、D13S319（13q14.3）
成熟 B 细胞淋巴瘤（6 项）	IGH/CCND1（14q32）、MYC（8q24）、BCL2（18q21）、BCL6（3q27）、TP53（17p13.1）、IGH/MALT1［t（14；18）（q32；q21）］
PCM（10 项）	CD138 浆细胞富集、RB1（13q14）、TP53（17p13.1）、CKS1B（1q21）、D13S319（13q14.3）、IGH（14q32）、CKS1B/CDKN2C、MAF/IGH（14q32；16q23）、CCND1/IGH（11q13；14q32）、FGFR3/IGH（4p16；14q32）

注：AML，急性髓细胞白血病；CML，慢性髓细胞白血病；MPN，骨髓增殖性肿瘤；MDS，骨髓增生异常肿瘤；ALL，急性原始淋巴细胞白血病；CLL，慢性淋巴细胞白血病；PCM，浆细胞骨髓瘤。

表 1-2　髓系肿瘤中常用的 FISH 探针及意义解读

疾病	染色体异常	基因	探针名称	意义解读
CML	t（9；22）（q34；q11.2）	*ABL，BCR*	DCDF BCR/ABL	诊断、治疗监测和预后评判
		ASS	TCDF BCR/ABL TCDF BCR/ABL/ASS	预后评判
MPN	del20q		SC D20S108	诊断
	+8		SC CEP 8	诊断、治疗监测
	+9		SC CEP 9	诊断、治疗监测
	del（4）（q12q12）	*FIP1L1-PDGFRA CHIC2*	TC，FIP1L1/PDGFRA CHIC2/4qter	诊断
AML-M2	t（8；21）（q22；q22）	*RUNX1T1（ETO），RUNX1（AML1）*	DCDF RUNX1T1/RUNX1	诊断、治疗监测和预后（良）评判
AML-M3	t（15；17）（q22；q21）t（V；17）（V；q21）	*PML，RARA*	DCDF PML/RARA，DCBA RARA	诊断、治疗监测和预后评判
AML-M4Eo	inv（16）（p13q22）/t（16；16）	*MYH CBFB*	DCBA CBFB	诊断、治疗监测和预后评判
AML-M5、M4	t（V；11）（V；q23），del11q23	*MLL*	DCBA MLL	诊断、治疗监测和预后评判

续表

疾病	染色体异常	基因	探针名称	意义解读
AML	−5,del5q33-34	*CSF1R*	DC, CSF1R/5p	诊断和预后评判
	−5,del5q31	*EGR1*	DC, EGR1/5p	诊断和预后评判
	−7,del7q31		DC D7S522/CEP7	诊断和预后评判
	del 20q		SC D20S108	诊断
	+8		SC CEP8	诊断、治疗监测
	t(3;3)(q21;q26)或 inv(3)(q21q26)	*EVI1*	DCBA EVI1	诊断
	t(6;9)(p23;q34)	*DEK/NUP214*	DEK/NUP214 t(6;9)	诊断
MDS	−5,del 5q33 -34	*CSF1R*	DC, CSF1R/5p	诊断和预后评判
	−5,del 5q31	*EGR1*	DC, EGR1/5p	诊断和预后评判
	−7,del 7q31		DC D7S522/CEP7	诊断、治疗监测和预后评判
	del 20q		SC D20S108	诊断
	+8		SC CEP 8	诊断、治疗监测
	del(11)(q23)	*MLL*	DCBA MLL	诊断和预后评判
	del(13)(q14)	*RB1*	SC RB1/13q14 D13S319/13q14	诊断和预后评判

注：AML，急性髓细胞白血病；CML，慢性髓细胞白血病；MDS，骨髓增生异常肿瘤；MPN，骨髓增殖性肿瘤；CEP，染色体计数探针；DC，双色；DCBA，双色分离探针；DCDF，双色双融合探针；ES，额外信号；PGR，进展；SC，单色；TC，三色。

表 1-3　淋系肿瘤中常用的 FISH 探针及意义解读

疾病	染色体异常	基因	探针名称	应用
B-ALL	+4,+10,+17		TC CEP 4,10,17	诊断、预后评判
	t(12;21)(p13;q22)	*ETV6(TEL),RUNX1(AML1)*	DCSF TEL/AML1 ES	诊断、预后评判
	t(V;11)(V;q23)	*MLL*	DCBA MLL	诊断、预后评判
	t(9;22)(q34;q11.2)	*ABL,BCR*	DCDF BCR/ABL	诊断、预后评判,治疗监测
	t(1;19),t(17;19)	*PBX1,TCF3(E2A)*	DCBA E2A	诊断、预后评判
T-ALL	14q11.2 重排	*TCRα/δ*	DCBA TCRα/δ	诊断类型
	t(5;14)(q35;q32)	*TLX3(HOX11L2)*	DCBA TLX3	诊断类型
	del(9)(p21)	*p16*	DC p16/D9Z3	诊断类型
	7q35 重排	*TCRβ*	DCBA TCRβ	诊断类型
	7p14-15 重排	*TCRγ*	DCBA TCRγ	诊断类型
	t(7;10)(q34;q24), t(10;14)(q24;q11)	*TLX1(HOX11)*	DCBA TLX1	诊断类型

疾病	染色体异常	基因	探针名称	应用
T-PLL	14q32 重排	*TCL1*	DCBA TCL1	
CLL	−13,del 13q14	*miR-16-1,* *miR-15a*	DC,D13S25/13q34 D13S319/13q14 RB1/13q14	诊断、预后评判
	+12		SC,CEP 12	诊断、预后评判
	del 11q22.3	*ATM*	SC,ATM	诊断、预后评判
	del 17p13	*TP53*	SC,TP53	诊断、预后评判
	del 6q23	*MYB*	SC,MYB	预后评判
骨髓瘤	+5,+9,+15,+19		TC,CEP 5,9,15,19	诊断、预后评判
	−13,del 13q14	*RB1,LAMP1*	DC,D13S319/13q14 D13S25/13q34 LAMP1/13q34	
	del 17p13	*TP53*	SC,TP53	预后、进展评判
	t(11;14)(q13;q32)	*CCND1,IGH*	DCDF CCND1/IGH	诊断、预后评判
	t(4;14)(p16.3;q32)	*FGFR,IGH*	DCDF FGFR3/IGH	诊断、预后评判
	t(14;16)(q32;q23)	*IGH,MAF*	DCDF MAF/IGH	诊断、预后评判
	t(V;8)(V;q24)	*MYC*	DCBA,MYC	进展评判
NHL	t(V;14)(V;q32)	*IGH*	DCBA IGH	诊断评判
MCL	t(11;14)(q13;q32)	*CCND1,IGH*	DCDF CCND1/IGH	诊断、预后评判
FL	t(14;18)(q32;q21)	*IGH,BCL2*	DCDF BCL2/IGH	诊断类型
BL	t(8;14)(q24;q32)	*MYC,IGH*	TCDF IGH /MYC, CEP8	诊断类型
	t(2;8)(p12;q24)	*IGK,IGH*	DCBA MYC	
	t(8;22)(q24;q11.1)	*IGL,IGH*		
DLCL	t(3;14)(q27;q32)	*BCL6,IGH*	DCBA BCL6	诊断类型
	t(2;3)(p12;q27)	*IGK,BCL6*		
	t(3;22)(q27;q11.2)	*BCL6,IGL*		
MALTL	t(11;18)(q21;q21)	*API2,MALT*	DCDF API2/MALT1	诊断类型
	t(14;18)(q32;q21)	*IGH,MALT*	DCBA MALT1	

疾病	染色体异常	基因	探针名称	应用
ALCL	t(2;5)(p23;q35), t(V;5)(V;q35)	*ALK,NPM*	DCBA ALK	诊断类型、治疗监测

注：ALCL，间变性大细胞淋巴瘤；ALL，急性原始淋巴细胞白血病；BL，伯基特淋巴瘤；BMT，骨髓移植；CLL，慢性淋巴细胞白血病；DLBCL，弥漫大 B 细胞淋巴瘤；FL，滤泡淋巴瘤；LPL，淋巴浆细胞淋巴瘤；MALTL，黏膜相关淋巴组织结外边缘区淋巴瘤；MCL，套细胞淋巴瘤；NHL，非霍奇金淋巴瘤；T-PLL，T 幼淋巴细胞白血病；MZL，边缘区淋巴瘤；SLL，小淋巴细胞淋巴瘤；CEP，染色体计数探针；DCBA，双色分离探针；DCDF，双色双融合探针；ES，额外信号；SC，单色；TC，三色。

(二)染色体微阵列分析与临床解读

染色体微阵列分析(CMA)技术,能够在全基因组水平进行扫描,检测染色体非平衡的拷贝数变异(copy number variant,CNV),尤其是对于检测染色体组微小缺失、微小重复等非平衡重排具有突出优势。根据芯片设计与检测原理的不同,CMA 技术可分为两大类:微阵列比较基因组杂交(array based comparative genomic hybridization,aCGH)和单核苷酸多态性微阵列分析(array single nucleotide polymorphism,aSNP)。通过 aCGH 技术能够很好地检出 CNV,而 aSNP 除了能够检出 CNV 外,还能够检测杂合性缺失(loss of heterozygosity,LOH)、单亲二倍体(uniparental disomy,UPD)和纯合区域(regions of homozygosity,ROH)。

解读 aCGH、aSNP、常规中期染色体核型和 FISH 之间的意义见表 1-4。aCGH 可以检测间期细胞中非平衡易位和其他拷贝数变异,而不需要得到中期分裂象。aCGH 的缺点包括不能检测平衡易位和倒位,不能确定单亲二倍体或中性杂合性丢失的存在。

表 1-4　解读几种全基因组检测的意义

方法	CGH	aCGH	aSNP	常规核型分析	FISH
分辨率	1～5Mb	5～6kb	25～50kb	5～10Mb	20～100kb
覆盖基因组	统一	统一	不统一	统一	目标
灵敏度	2%～30%	2%～30%	2%～30%	10%*	0.3%～5%
检测 UPD 和 CN LOH	不可以	不可以	可以	不可以	不可以
检测平衡易位	不可以	不可以	不可以	可以	可以
检测非平衡易位	可以	可以	可以	可以	可以
筛查新的病变	可以	可以	可以	可以	不可以
区别不同个体的克隆	不可以	不可以	不可以	可以	可以

方法	CGH	aCGH	aSNP	常规核型分析	FISH
利用细胞间期 DNA	可以	可以	可以	不可以	可以
区别体细胞与胚系异常	可以	可以	不可以	有局限性	有局限性

注：* 克隆性通常被定义为 20 个中期分裂象中至少有 2 个累及。CGH，比较基因组杂交；aCGH，微阵列 CGH；aSNP，微阵列单核苷酸多态性；CN LOH，中性杂合性丢失；FISH，荧光原位杂交；UPD，单亲二倍体。

因淋巴细胞肿瘤中获得中期分裂象有难度，故 CLL 是血液病肿瘤中最常使用 aCGH 检查的疾病。同样，浆细胞肿瘤以不易得到中期分裂象而著称。因此，FISH 在骨髓瘤的诊断和预后评判中有重要的临床价值。由于 FISH 不能提供整个基因组的检验，故 aCGH 在浆细胞肿瘤的诊断与预后评判中有一定的实用意义，如拷贝数变异患者总生存期显著降低。

髓系肿瘤相对容易获得中期分裂象，但 40%～50% 的 MDS 和 AML 病例常规染色体核型分析为正常。因此，aCGH 以及 aSNP 在搜寻细胞遗传学上隐蔽的基因组异常时具有价值。如用 aCGH 检测 MDS 中的 CD34+ 骨髓细胞，可以发现一些重现性拷贝数变异，包括增加和缺失；发现基因组改变少于 3Mb 的 MDS，与其生存期增加和 AML 转化率降低有关。同样，在急性白血病核型正常病例中，aCGH 可增加分辨率，被用于少见异常核型的精细化以及复杂核型患者中隐蔽异常的鉴定。

(三)融合基因检测方法与临床解读

血液肿瘤融合基因，许多具有特异标记，为 AML、ALL、CML、慢性粒单细胞白血病（chronic myelomonocytic leukemia，CMML）、MDS 等诊断与分子分型提供诊断依据，并对预后评估和个体化用药提供参考。现在通常在第三方检验机构利用荧光 PCR、FISH 或二代测序（next generation sequencing，NGS）检测。检测融合基因的标本，骨髓液 3～4ml 或外周血 5ml 以上，用 EDTA 抗凝的紫头管。白血病常见融合基因初筛检测时，常用 56 种或更多种类融合基因的组套，一份骨髓或外周血标本即可得到数十种常见且与临床诊断和预后相关的融合基因，可覆盖多数血液肿瘤融合基因。BCR::ABL1、PML::RARA、TEL::AML1、E2A::PBX1、CBFβ::MYH11、RUNX1::RUNX1T1 和 FIP1L1::PDGFRA 等融合基因定量还可用于治疗监测。常见血液肿瘤融合基因临床解读见表 1-5。

表 1-5　常见血液肿瘤融合基因临床解读

现用名	曾用名	易位染色体	意义
RUNX1::RUNX1T1	AML1::ETO CBFA::ETO	t(8;21)(q22;q22)	是 AML 伴 RUNX1::RUNX1T1 类型定义与诊断的指标，也是评判预后较好的指标。多见于 FAB 分类的 M2。白血病细胞有一定的分化能力，对大剂量阿糖胞苷治疗较敏感，完全缓解率可达 90%，5 年长期无病生存可达 60%

现用名	曾用名	易位染色体	意义
CBFB::MYH11	CBFβ::SMMHC	inv(16)(p13;q22), t(16;16)(p13;q22)	是 AML 伴 CBFB::MYH11 类型定义与诊断的指标,主要见于 AML-M4Eo
PML::RARA		t(15;17)(q22;q12)	是 APL 伴 PML::RARA 类型定义与诊断的指标。按 PML 基因断裂点分为 L 型、S 型和 V 型三种异构体;形态学上 S 型白血病细胞常为低分化的并可见继发细胞遗传学异常;V 型白血病细胞体外对 ATRA 敏感度低。患者异常早幼粒细胞内含有大量促凝物质,细胞破坏时易诱发 DIC
ZBTB16::RARA	PLZF::RARA	t(11;17)(q23;q21)	是 APL 伴 RARA 变异(ZBTB16::RARA)定义与诊断的指标,少见,通常核型规则,无 Auer 小体,维 A 酸耐药
NUMA1::RARA		t(11;17)(q13;q21)	是 APL 伴 RARA 变异(NUMA1::RARA)定义与诊断的指标,罕见,对维 A 酸有反应
NPM1::RARA		t(5;17)(q35;q21)	是 APL 伴 RARA 变异(NPM1::RARA)定义与诊断的指标,罕见。对 ATRA 敏感性有限,预后不详
STAT5B::RARA		der(17)	是 APL 伴 RARA 变异(STAT5B::RARA)定义与诊断的指标,罕见,维 A 酸耐药
FIP1L1::RARA		t(4;17)(q12;q21)	罕见于 APL、JMML。是 APL 伴 RARA 变异(FIP1L1::RARA)诊断的指标,患者对 ATRA 反应良好
PRKAR1A::RARA	TSE1::RARA	t(17;17)(q21;q24) del(17)(q21q24)	是 APL 伴 RARA 变异(PRKAR1A::RARA)诊断的指标,罕见
KMT2A::MLLT3	MLL::AF9	t(9;11)(p2.3;q23.3)	是 AML 伴 KMT2A 重排类型定义与诊断的指标,主见于 M4 和 M5 型,也见于 M1/M2。一半病例肝脾大,可累及中枢神经系统。预后差
DEK::NUP214	DEK::CAN	t(6;9)(p23;q34.1)	是 AML 伴 DEK::NUP214 类型定义与诊断的指标,预后差
GATA2,MECOM	RPN1::EVI1	inv(3)(q21.3q26.2) 或 t(3;3)(q21.3;q26.2)	是 AML 伴 MECOM 重排类型定义与诊断的指标,多见于 60 岁以上,儿童罕见
RBM15::MKL1	OTT::MAL	t(1;22)(p13.3;q13.1)	是 AML 伴 RBM15::MKL1 类型定义与诊断的指标,最常见于无 21 三体的女婴急性巨核细胞白血病,可为先天性病例

续表

现用名	曾用名	易位染色体	意义
BCR::ABL1	*BCR::ABL*	t(9;22)(q34.1;q11.2)	是 CML 伴 *BCR::ABL1*、AML 伴 *BCR::ABL1*、B-ALL 伴 *BCR::ABL1* 和 MPAL 伴 *BCR::ABL1* 类型定义与诊断的指标。CML 中 95% 以上为 *BCR::ABL1*(p210);B-ALL 中 60% 为 p190,刺激细胞增殖力最强,发展快、恶性更高,可用伊马替尼治疗,但预后差,5 年存活率<20%
BCR::JAK2		t(9;22)(p24;q11.2)	罕见于 MPN、AML、aCML、MDS、B-ALL、Burkitt 淋巴瘤
ETV6::RUNX1	*TEL::AML1*	t(12;21)(p13.2;q22.1)	是 B-ALL 伴 *ETV6::RUNX1* 类型定义与诊断的指标,见于 10%～25% 儿童患者,多为低危,预后较好。成人和婴儿罕见
ETV6::ABL	*TEL::ABL*	t(9;12)(q34;p13)	见于 ALL、AML 和 CML
ETV6::JAK2	*TEL::JAK2*	t(9;12)(p24;p13)	见于急性白血病和伴嗜酸性粒细胞增多髓系/淋系肿瘤,罕见
TLS::ERG		t(16;21)(p11;q22)	多见于原发 AML,年轻人多见
IGH::IL3		t(5;14)(q31.1;q32.1)	是 B-ALL 伴 *IGH::IL3* 类型定义与诊断的指标,常有嗜酸性粒细胞增高,原始淋巴细胞可以<20%
TCF3::PBX1	*E2A::PBX1*	t(1;19)(q23;p13)	是 B-ALL 伴 *TCF3::PBX1* 类型定义与诊断的指标,见于 5% 的 ALL,在 Pre B-ALL 中可高达 23%。有高白细胞计数,易发生中枢神经系统白血病,并与早期治疗失败有关,预后差。平均无病生存期(DFS)仅 6 个月,3 年 DFS 为 20%,需要给予强化治疗
TCF3::HLF	*E2A::HLF*	t(17;19)(q22;p13)	是 B-ALL 伴 *TCF3::HLF* 类型定义与诊断的指标,常合并 DIC 和高钙血症,易发生多药耐药,早期复发率高,预后差
PCM1::JAK2		t(8;9)(p22;p24)	髓系/淋系肿瘤伴嗜酸性粒细胞增多中的一个重现性遗传学异常类型
FIP1L1::PDGFRA		del(4)(q12q12) t(1;4)(q44;q12)	髓系/淋系肿瘤伴嗜酸性粒细胞增多和 *PDGFRA* 重排中最常见的异常,在持续性嗜酸性粒细胞增多者中约占 0.4%,对伊马替尼治疗反应良好

现用名	曾用名	易位染色体	意义
BCR::PDGFRA		t(4;22)(q12;q11)	阳性患者形态学类似于 aCML
ETV6::PDGFRA		t(4;12)(q12;p13)	见于 CMML、JMML、CEL 和 aCML。多为男性,嗜酸性粒细胞增多明显,对伊马替尼反应良好
ETV6::PDGFRB	*TEL::PDGFRB*	t(5;12)(q33;p13)	髓系 / 淋系肿瘤伴嗜酸性粒细胞增多和 *PDGFRB* 重排中最常见的异常
CCDC88C::PDGFRB		t(5;14)(q33;q32)	阳性患者形态学类似于 CMML 伴嗜酸性粒细胞增多(CMML-E)
EBF1::PDGFRB	*EBF::PDGFRB*	del(5)(q32q33)	Ph 样 B-ALL 的一种重现性遗传学异常,预后差
ZMYM2::FGFR1		t(8;13)(p11;q12)	髓系 / 淋系肿瘤伴嗜酸性粒细胞增多和 *FGFR1* 重排中最常见的异常
CNTRL::FGFR1		t(8;9)(p11;q33)	髓系 / 淋系肿瘤伴嗜酸性粒细胞增多和 *FGFR1* 重排中第二常见的异常
FGFR1OP::FGFR1		t(6;8)(q27;p12)	髓系 / 淋系肿瘤伴嗜酸性粒细胞增多和 *FGFR1* 重排的异常之一,罕见
RUNX1::MECOM	*AML1::MDS1* *AML1::EVI1*	t(3;21)(q26;q22)	多见于 CML 急变、MDS、AML
MNX1::ETV6		t(7;12)(q38.3;p13.2)	多见于婴幼儿童 AML
KAT6A::CREBBP		t(8;16)(p11.2;p13.3)	多见于婴幼儿 AML
NUP98::NSD1		t(5;11)(q35.3;p15.5)	多见于儿童少年 AML,预后差,80% 伴有 *FLT3*-ITD 突变
NUP98::HOXA11		t(7;11)(p15;p15)	罕见于 aCML 和 JMML
NUP98::HOXA13		t(7;11)(p15;p15)	罕见于原发 AML
NUP98::HOXA9		t(7;11)(p15;p15)	多表现为 AML,也见于无 t(9;22)的类 CML 或伴 t(9;22)原始细胞危象的 CML
NUP98::HOXC11		t(11;12)(p15;q13)	仅在原发 AML 中有报道
NUP98::HOXD13		t(2;11)(q31;p15)	仅在原发 AML 中有报道
NUP98::PMX1		t(1;11)(q23;p15)	多见于 AML 的 M2
CBFA2T3::GLIS2		inv(16)(p13.3q24.3)	见于婴儿 AML,预后差,FAB 的 M7 中占 20%

现用名	曾用名	易位染色体	意义
NUP98::KDM5A	*NUP98::RBBP2*	t(11;12)(p15.5; p13.5)	见于婴幼儿 AML,NOS,FAB 的 M7 中占 10%
KMT2A::MLLT10	*MLL::AF10*	t(10;11)(p12;q23)	见于 M5 或 M4,预后较差
KMT2A::MLLT6	*MLL::AF17*	t(11;17)(q23;q12)	见于 AML
KMT2A::EPS15	*MLL::AF1p*	t(1;11)(p32;q23)	见于 ALL、AML、MDS 和急性混合系列白血病。中位生存期为 15 个月。女性患者 28 个月,男性患者 11 个月
KMT2A::AFDN		t(6;11)(q27;q23.3)	见于 AML,预后差
KMT2A::MLLT11	*MLL::AF1q*	t(1;11)(q21;q23)	见于 AML(主要是 M4/M5),儿童较成人常见
KMT2A::AFF1	*MLL::AF4*	t(4;11)(q21;q23)	见于 ALL(占 2%～5%),也见于 AML(常为 M4/M5)。白细胞计数高,常有肝脾大并累及中枢神经系统,病情凶险,预后差。可获得完全缓解,但复发快
KMT2A::MLLT6	*MLL::AF17*	t(11;17)(q23;q12)	见于 AML
KMT2A::MLLT4	*MLL::AF6*	t(6;11)(q27;q23)	见于 AML(多为 M4/M5),也见于 T-ALL。多为儿童和年轻人。预后很差,生存期短
KMT2A::MLLT3	*MLL::AF9*	t(9;11)(p22;q23)	见于 2%～5%AML,为 M5。M5a 可高达 25%。原发病例预后较好,MDS 等转化者预后差
KMT2A::FOXO4	*MLL::AFX*	t(X;11)(q13;q23)	罕见于 AML、ALL 和 CLL。多见于婴幼儿。预后较差
KMT2A::ELL	*MLL::ELL*	t(11;19)(q23; p13.1)	主见于 M4 和 M5,多见于成人。一半病例肝脾大,可累及中枢神经系统。预后差(中位生存期 6 个月)
KMT2A::MLLT1	*MLL::ENL*	t(11;19)(q23; p13.3)	见于 ALL 和 AML 的 M4、M5。多为新生儿先天性白血病。预后极差。也罕见于 T-ALL
KMT2A::SEPT6	*MLL::SEPT6*	t(X;11)(q24;q23)	见于 AML 的 M2、M4、M1、M5,预后较差(化学治疗 1 年内死亡)。骨髓移植结局稍好

续表

现用名	曾用名	易位染色体	意义
SET::NUP214	SET::CAN	t(9;9)(q34;q34)	见于6%的T-ALL。对糖皮质激素和化学治疗有耐药性,预后一般,平均生存期为3年
STIL::TAL1	SIL::TAL1	del(1)(p32)	见于T-ALL,预后略差
TRD::TAL1	TCRD::TAL1	t(1;14)(p32;q11)	见于3%的T-ALL
TRB::TAL1		t(1;7)(p32;q34)	见于3%的T-ALL
LMO1::TRD		t(11;14)(p15;q11)	见于2%的T-ALL
LMO2::TRD		t(11;14)(p13;q11)	见于3%~6%的T-ALL
TRB::TAL2		t(7;9)(q34;q32)	见于1%的T-ALL
TRA::OLIG2		t(14;21)(q11;q22)	见于1%的T-ALL
TRB::TLX1		t(7;10)(q34;q24)	见于T-ALL
TRD::TLX1	TCRD::HOX11	t(10;14)(q24;q11)	见于T-ALL
TRD::TLX3	TCRD::HOX11L2	t(5;14)(q35;q11)	见于T-ALL
PICALM::MLLT10	CALM::AF10	t(10;11)(p12;q14)	见于10%的T-ALL
IGH::MYC		t(8;14)(q24;q32)	见于B-ALL、BL、高级别B细胞淋巴瘤(HGBL),约占MYC重排的75%~85%
IGK::MYC		t(2;8)(p12;q24)	见于B-ALL、BL、HGBL,约占MYC重排的5%
IGL::MYC		t(8;22)(q24;q11)	见于B-ALL、BL、HGBL,约占MYC重排的10%
IGH::BCL2		t(14;18)(q32;q21)	见于80%~90%滤泡淋巴瘤,30%的DLBCL
HOTTIP::TRB		inv(7)(p15q34),t(7;7)(p15;q34)	见于5%的T-ALL
IGK::BCL2		t(2;18)(p11;q21)	见于滤泡淋巴瘤和DLBCL等
IGL::BCL2		t(18;22)(q21;q11)	见于滤泡淋巴瘤和DLBCL等
IGH::CCND1		t(11;14)(q13;q32)	主要见于套细胞淋巴瘤,也可见于B-PLL等
NPM1::ALK		t(2;5)(p23;q35)	见于一半以上间变性大细胞淋巴瘤,多见于儿童和年轻人,虽为侵袭性但5年存活率为80%

续表

现用名	曾用名	易位染色体	意义
NPM1::MLF1	*NPM::MLF1*	t(3;5)(q25;q34)	见于 AML 的 M2、M4 或 M6 以及 MDS 和 MPN。平均存活<1 年
CLTC::ALK		t(2;17)(p23;q23)	见于 ALK 阳性大 B 细胞淋巴瘤
E2A::PBX1		t(1;19)(q23;p13)	见于 5%ALL,Pre B-ALL 中高达 23%,高白细胞计数,易发生中枢神经系统白血病,与早期治疗失败有关,预后差,但强化治疗可获较好预后

注：国际人类基因组组织（Human Genome Organization, HUGO）的基因命名委员会（HUGO Gene Nomenclature Committee, HGNC）建议将融合基因符号短横"–"（常用）和斜杠"/"改为双冒号"::"，以避免混乱。这一建议得到人类基因组变异协会（Human Genome Variation Society, HGVS）和国际人类细胞遗传学术语命名系统（Internation System of Chromosomal Nomenclature, ISCN）以及 WHO 肿瘤分类、癌症体细胞突变目录（Catalogue Of Somatic Mutations In Cancer, COSMIC）、在线人类孟德尔遗传数据库（Online Mendelian Inheritance in Man, OMIM）、Atlas of Genetics and Cytogenetics in Oncology and Haematology 网、癌症研究所的 Mitelman Database of Chromosome Aberrations in Cancer 数据库等学术组织的认可和使用。DIC，弥漫性血管内凝血；AML，急性髓细胞白血病；APL，急性早幼粒细胞白血病；ATRA，全反式维 A 酸；JMML，幼年型粒单核细胞白血病；MDS-EB，骨髓增生异常肿瘤伴原始细胞增多；CML，慢性髓细胞白血病；MPN，骨髓增殖性肿瘤；ALL，急性原始淋巴细胞白血病；CMML，慢性粒单核细胞白血病；CEL，慢性嗜酸性粒细胞白血病；aCML，不典型慢性粒细胞白血病。

（四）基因突变（基因变异）检测临床解读

基因突变检测常用 PCR 方法和 NGS 方法,现在检测的基因从单基因到多基因、小组套（panel）、大组套的方向发展。基因的大组套可以检测多达数百种突变,用于血液肿瘤精细（精准）诊断并提供治疗和预后评估的参考信息,如髓系肿瘤和 B 细胞淋巴瘤突变检测在 200～300 种以上。随着检测成本的降低,大组套检测比单项或小组套费用增加已不明显。独立实验室 NGS 检测的常用中小组套:髓系细胞或髓系肿瘤基因突变检测 58 种或 38 种（热点基因）,AML 检测 22 种,ABL 激酶区基因突变检测 60 个位点以上,ALL 检测基因突变 10 种或 40 种以上,淋巴瘤热点基因检测 54 种、多发性骨髓瘤热点基因检测 52 种,成熟 B 细胞淋巴瘤基因突变检测 47 种,慢性淋巴细胞白血病相关基因检测 94 种,DLBCL 基因突变检测 55 种,NK 细胞肿瘤基因突变检测 9 种,T/NK 细胞淋巴瘤基因突变检测 147 种,噬血细胞综合征基因突变检测 26 种。

检测的标本为骨髓液 2～3ml 或外周血 3～5ml（常用于目的细胞比例较高时）,用 EDTA 抗凝紫头管抗凝,4℃保存。此外,还可以用组织切片以及预留的骨髓涂片、血片（对怀疑既往诊断的）进行突变检查。解读常见基因突变在血液肿瘤诊疗中的意义见图 1-11。参考 WHO-HAEM5 和 ICC 用于血液肿瘤诊断、预后评判和治疗参考的基因突变见表 1-6。

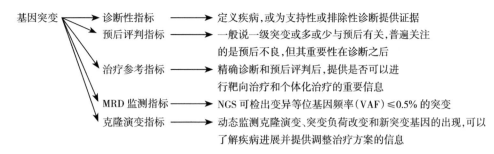

图 1-11 血液肿瘤基因突变指标的临床解读

表 1-6 血液肿瘤基因突变的主要意义

血液肿瘤	诊断性突变	预后评判为主突变	提供治疗信息突变
AML	*NPM1*、*CEBPA*、*TP53*（伴特定基因突变类型的诊断性指标）、*ASXL1*、*BCOR*、*EZH2*、*RUNX1*、*SF3B1*、*SRSF2*、*STAG2*、*U2AF1*、*ZRSR2*（AML-MR 指标）	*KIT*、*FLT3*、*NPM1*、*CEBPA*、*IDH1/2*、*TP53*、*RUNX1*、*ASXL1*、*DNMT3A*、*SF3B1*、*U2AF1*、*SRSF2*、*ZRSR2*、*EZH2*、*BCOR*、*STAG2*	*FLT3*、*IDH1/2*、*NPM1*、*KIT*
ALL	*IKZF1*、*PAX5*、*ZEB2*（伴特定基因突变类型的诊断性指标，ICC）	*SH2B3*、*IL7R*、*JAK1*、*JAK2*、*JAK/3*、*IKZF1*、*TP53*、*NOTCH1*、*FBXW7*、	*ABL1*、*JAK3*、*JAK1*
BCR::ABL1 阴性 MPN	*JAK2*、*CALR*、*MPL*、*CSF3R*、*ASXL1*、*EZH2*、*TET2*、*IDH1/2*、*SRSF2*、*SF3B1*	*JAK2*、*CALR*、*MPL*、*ASXL1*、*EZH2*、*IDH1/2*、*SRSF2*、*TP53*、*SH2B3*、*SF3B1*、*U2AF1*、*ABL1*、*DNMT3A*、*CBL*	*JAK2*、*CSF3R*、*ABL1*
MDS	*TP53*、*ASXL1*、*BCOR*、*EZH2*、*RUNX1*、*SF3B1*、*SRSF2*、*STAG2*、*U2AF1*、*ZRSR2*、*TET2*、*ASXL1*、*DNMT3A*、*SRSF2*、*RUNX1*、*TP53*、*U2AF1*、*EZH2*、*ZRSR2*、*STAG2*、*CBL*、*NRAS*、*JAK2*、*SETBP1*、*IDH1/2*、*ETV6*	*ASXL1*、*EZH2*、*SF3B1*、*SRSF2*、*U2AF1*、*ZRSR2*、*RUNX1*、*TP53*、*STAG2*、*NRAS*、*ETV6*、*SETBP1*、*BCOR*、*FLT3*、*WT1*、*STAT3*	*TET2*、*STAT3*、*TP53*
MDS/MPN	*TET2*、*SRSF2*、*ASXL1*、*RUNX1*、*NRAS*、*CBL*、*SETBP1*、*EZH2*、*KRAS*、*JAK2*、*JAK3*、*SF3B1*、*MPL*、*CALR*、*ETNK1*	*ASXL1*、*SRSF2*、*SETBP1*、*BCOR*、*JAK3*	*JAK2*
成熟 B 细胞淋巴瘤	*TP53*、*MYD88*、*BRAF*、*MAPK1*、*CXCR4*、*TCF3*、*ID3*、*BCL6*、*MAP2K1*、*NOTCH2*、*KMT2D*、*KLF2*、*SPEN*、*EZH2*、*TNFRSF14*、*STAT6*	*TP53*、*SF3B1*、*ATM*、*BIRC3*、*NOTCH1/2*、*KLF2*、*BCL6*、*EZH2*、*ARID1A*、*MEF2B*、*EP300*、*FOXO1*、*CREBBP*、*CARD11*	*TP53*、*BTK*、*PLCG2*、*NOTCH1*、*SF3B1*、*BIRC3*、*MYD88*、*CXCR4*、*BCL6*、*BCL2*、*EZH2*
成熟 T/NK 细胞淋巴瘤	*STAT3*、*STAT5B*、*SETD2*、*INO80*、*ARID1B*、*ATM*、*JAK1*、*SETD2*、*DDX3X*、*KMT2D*、*RHOA*、*IDH2*、*PIK3CD*、*TET3*、*SMARCA2*	*STAT5B*	

续表

血液肿瘤	诊断性突变	预后评判为主突变	提供治疗信息突变
胚系突变相关疾病	CEBPA、DDX41、TP53、RUNX1、ANKRD26、ETV6、GATA2、SAMD9、SAMD9L、NF1、CBL、PTPN11、PAX5、IKZF1、BLM、MLH1、MSH2、MSH6、EPCAM、PMS2、DNMT3A、ERCC6L2、MBD4、XPC、CSF3R、MECOM、SRP72、TET2、TERC、TERT、ATG2B、GSKIP		

注：AML，急性髓细胞白血病；ALL，急性原始淋巴细胞白血病；MDS，骨髓增生异常肿瘤；MPN，骨髓增殖性肿瘤。

体细胞突变,一般报告 1～3 级。由于一级突变有明确的临床评判意义,故最受关注(二级突变具有潜在的临床意义,三级临床意义不明)。当前国际大数据统计分析及临床试验中基因突变检测灵敏度大部分为 2%(一级突变)。一般认为体细胞变异等位基因频率(variant allele frequency,VAF)≥2% 可以作为血液肿瘤及其前期病变诊断或预后评估的指标,≥10% 有较明确的意义,但>50% 也较少见。VAF <10% 而临床和其他实验室检查不易解释血液肿瘤存在时,需要考虑意义未明克隆性造血相关突变;<2% 阳性时意义未明克隆性造血相关突变的可能性也增加。解读检测报告的基因变异,一看是否一级变异。二看 VAF 高低(反映肿瘤克隆大小)。三看特定的突变状态:比如突变区域、单等位与双等位方面,AML 检测到 CEBPA 突变位于碱基亮氨酸拉链结构域(bZIP,标准为 C 端第 278～358 位氨基酸区域内)者预后良好,CEBPA 双等位突变则是一个突变位于 N 端,另一个位于 C 端;又如突变数方面,突变驱动基因越多示预后越差。四看标本类型与肿瘤关系,如肿瘤细胞少的骨髓血液标本检测淋巴瘤组套基因,因分离提取淋巴细胞或髓细胞技术还不成熟,一些突变可能不是淋巴瘤或其特异的,比如 TET2(尤其是流式检出低克隆淋巴细胞而无病理学证据和其他血液学异常的中老年患者评判中)。五看是否存在与靶向药物治疗明显相关的基因突变,在首先判断有决定性诊断意义的基因突变后,需要简明地关注突变与靶向治疗和预后之间的关系。六看是否有胚系突变,如血液肿瘤中,常见胚系突变有 RUNX1、CEBPA、DDX41、GATA2、ETV6、NF1、PTPN11、TP53、ANKRD26 突变,特点是 VAF 高,杂合为 50%,纯合 100%,疾病缓解时亦高;除了肿瘤细胞阳性,正常口腔细胞亦阳性,并结合家族史等情况进行评判。

一般的报告单中,每级突变报告列表内容包括变异类型(如错义、无义和移码突变,均为血液肿瘤的常见突变),以及被替换 ">"、插入 "ins"、缺失 "del",重复 "dup"、移码 "fs" 的符号)、转录本 ID(如 TP53 错义突变的 NM_000546.5,NM 为 mRNA 序列 ID,点号后的 5 为版本号)、核苷酸变异(如 c.733G>A,c 为编码 DNA,733 为第 733 位碱基,G>A 指碱基鸟嘌呤 G 被腺嘌呤 A 置换)、氨基酸变异(如 p.G245S,p 为蛋白氨基酸,245 为氨基酸序列号,G、S 为第 245 位甘氨酸 G 被丝氨酸 S 置换)、单核苷酸多态性数据库 dbSNP(如 rs28934575,rs 为参考 SNP 的 ID)、测序深度(测序碱基总量与基因组大小的比值,以保证基因组覆盖度并控制测序错误率;肿瘤测序深度要求至少>1000X,覆盖度>99%)等。

(五)IG、TCR 基因克隆性重排检测与临床解读

由于 B 细胞膜表面免疫球蛋白(surface membrane immunoglobulin,sIg)分子和 T 细胞的 T 细胞受体(Tcell receptor,TCR 或 TR)这 2 种抗原特异性受体的巨大多样性(至少 10^{12} 种),免疫系统才能够特异性地识别不同的抗原。淋巴细胞之间的抗原特异性受体虽然不同,但每个淋巴细胞或淋巴细胞克隆表达具有相同抗原特异性的受体。淋巴细胞的抗原特异性受体的广泛多样性的基础是编码免疫球蛋白(immunoglobulin,IG)和 TCR 分子这两种抗原受体基因(IG 和 TCR)的重排过程。克隆性淋巴细胞群具有类似 IG 或 TCR 重排,据此可用来评估细胞增殖是肿瘤性还是反应性。常用的检测方法是 PCR 方法,NGS 应用也逐渐增加。

各种类型的淋系肿瘤与一定发育阶段的正常淋巴细胞相对应。因此,大多数淋系肿瘤也包含重排的 IG 或 TCR 基因。淋系肿瘤的所有细胞来源于单个恶性转化的淋巴细胞,IG 或 TCR 基因以完全相同的方式重排。这一信息就很容易用于淋巴增殖的克隆性诊断。前体淋巴细胞肿瘤中,几乎所有 B-ALL 病例有克隆性免疫球蛋白重链(immunoglobulin heavy chain,IGH)基因重排,约 70% 患者同时有 TCR 重排;几乎所有 T-ALL/LBL 病例有克隆性 TCR 重排,约 20% 病例同时有 IGH 重排。成熟 B、T 细胞淋巴瘤 IG、TCR 的克隆性见表 1-7,淋系肿瘤涉及 IG、TCR 基因的重现性染色体异常见表 1-8,但在少数患者中有交叉阳性和偶见假阳性与假阴性,在解读时需要注意的方面见图 1-12。在 IG 和 TCR 基因克隆性重排报告(单)中,有的报告一个片段重排,有的则为多个片段重排。这是由于基因重排的复杂性,为了提高检出率而实验设计时对多个片段同时进行扩增(多管)检测。理论上说一个片段克隆性重排(单管阳性)与多个片段重排(多管)意义一样,但多片段阳性说明多个克隆性重排片段都被扩增出来。此外,检测到克隆性重排再注意是否伴有多克隆背景(建议将检测图形列入报告,若有也可能是反应性),为病理诊断提供精确的克隆性信息。

表 1-7　PCR 检测成熟 B、T 细胞肿瘤 IG 或 TCR (TR) 的克隆性(阳性率)[a]

疾病	例数	IGH	IGK	IGH+IGK	IGL	疾病	例数	TCRB	TCRG	TCRB+TCRG	TCRD
MCL	54	100%	100%	100%	44%	T-PLL	33	100%	94%	100%	6%
CLL/SLL	56	100%	100%	100%	30%	T-LGL	28	96%	96%	100%	29%
FL	109	86%	84%	100%	21%	PTCL-NOS	47	98%	94%	100%	15%
MZL[b]	41	95%	83%	100%	29%	AITL	37	89%	92%	95%	35%
DLBCL	109	85%	80%	98%	28%	ALCL	43	74%[c]	74%[c]	79%[c]	9%[c]

注:[a] 根据 BIOMED-2 报告;[b]MZL 包括结外和淋巴结病例;[c]ALCL 中比例较低,部分原因是无任何 TCR 重排的裸型 ALCL。AITL,血管免疫母细胞 T 细胞淋巴瘤;ALCL,间变性大细胞淋巴瘤;CLL/SLL,慢性淋巴细胞白血病 / 小淋巴细胞淋巴瘤;DLBCL,弥漫大 B 细胞淋巴瘤;FL,滤泡淋巴瘤;MCL,套细胞淋巴瘤;MZL,边缘区 B 细胞淋巴瘤;PTCL,NOS,外周 T 细胞淋巴瘤非特定型;T-LGL,T 大颗粒淋巴细胞白血病;T-PLL,T 幼淋巴细胞白血病。

表 1-8　淋系肿瘤中涉及 *IG* 和 *TCR (TR)* 基因的重现性染色体异常

染色体异常	涉及基因	表达蛋白	相关肿瘤
t(6;14)(p22;q32)	*IGH, ID4*	ID4	BCP-ALL（<1%）
t(8;14)(q11;q32)	*IGH, CEBPD*	CEBPD	BCP-ALL（<1%）
t(14;19)(q32;q13)	*IGH, CEBPA*	CEBPA	BCP-ALL（<1%）
t(8;14)(q24;q32)ᵃ	*IGH, MYC*	MYC	BL（>98%）
t(14;18)(q32;q21)ᵃ	*IGH, BCL2*	BCL2	FL（～80%），DLBCL（～20%）
t(11;14)(q13;q32)	*IGH, BCL1/CCND1*	Cyclin D1	MCL（>95%）
t(3;14)(q27;q32)	*IGH, BCL6*	BCL6/LAZ3	DLBCL（5%～10%）
t(9;14)(p13;q32)	*IGH, PAX5*	PAX-5	LPL（～50%）
t(11;14)(q13;q32)	*IGH, BCL1/CCND1*	CCND1	PCM（20%～25%）
t(4;14)(p16;q32)	*IGH, FGFR3/MMSET*	FGFR3	PCM（20%～25%）
t(14;16)(q32;q23)	*IGH, MAF*	MAF	PCM（20%～25%）
t(6;14)(p25;q32)	*IGH, IRF4*	IRF4	PCM（～20%）
t(1;14)(q21;q32)	*IGH, MUM2/3*	MUM2/3	PCM（<5%）
t(6;14)(p21;q32)	*IGH, CCND3*	CCND3	PCM（<5%）
t(10;14)(q24;q11)/ t(7;10)(q35;q24)	*TCRD/TCRB, TLX1*	TLX1	T-ALL/T-LBL（10%～30%）
t(7;7)(q34;p14)/ inv(7)(q35p14)	*TCRB, HOXA*	HOXA cluster	T-ALL/T-LBL（5%）
t(1;14)(p34;q11)/ t(1;7)(p32;q34)	*TCRD/TCRB, TAL1*	TAL1	T-ALL/T-LBL（3%）
t(11;14)(p13;q11)/ t(7;11)(q35;p13)	*TCRD/TCRB, LMO2*	LMO2	T-ALL/T-LBL（3%）
t(11;14)(p15;q11)	*TCRD, LMO1*	LMO1	T-ALL/T-LBL（2%）
t(5;14)(q35;q11)	*TCRD, TLX3*	TLX3	T-ALL/T-LBL（1%）
t(1;7)(p34;q34)	*TCRB, LCK*	LCK	T-ALL/T-LBL（1%）
t(6;7)(q23;q32-36)	*TCRB, MYB*	MYB	T-ALL/T-LBL（1%）
t(7;9)(q34;q32)	*TCRB, TAL2*	TAL2	T-ALL/T-LBL（1%）
t(7;9)(q34;q34)	*TCRB, NOTCH1*	TAN1（=Notch1）	T-ALL/T-LBL（1%）
t(7;12)(q34;p13)	*TCRB, CCND2*	CCND2	T-ALL/T-LBL（1%）
t(7;19)(q34;p13)	*TCRB, LYL1*	LYL1	T-ALL/T-LBL（1%）

续表

染色体异常	涉及基因	表达蛋白	相关肿瘤
t(8;14)(q24;q11)	*TCRD/A, MYC*	MYC	T-ALL/T-LBL(1%)
t(14;14)(q11;q32)/ inv14(q11;q32)	*TCRD/A, TCL1*	TCL1	T-PLL(70%～75%)
t(X;14)(q28;q11)	*TCRD/A, MCTP1*	MCTP1	T-PLL(～5%)

注：[a] 涉及 *IGK*（2p12）和 *IGL*（22q11）轻链基因的变异型。BCP-ALL，前体 B 细胞急性淋巴细胞白血病；BL，Burkitt 淋巴瘤；FL，滤泡淋巴瘤；DLBCL，弥漫大 B 细胞淋巴瘤；MCL，套细胞淋巴瘤；LPL，淋巴浆细胞淋巴瘤；PCM，浆细胞骨髓瘤；T-ALL，急性 T 原始淋巴细胞白血病；T-LBL，原始 T 淋巴细胞淋巴瘤 EPO；T-PLL，T 幼淋巴细胞白血病。

IG 和 / 或 *TCR* 克隆性重排

→ 常是形态学和免疫表型诊断不足的重要补充

→ 单一基因重排结合临床和形态学具有评判系列意义和克隆性增生意义

→ 同时存在重排，只有评判克隆性增生而无系列评判意义。约 13% 的 B 细胞淋巴瘤有 *TCR* 重排，3% 的 T 细胞淋巴瘤 *IG* 重排

→ 偶见交叉重排，B 细胞淋巴瘤出现 *TCR* 重排，T 细胞淋巴瘤出现 *IG* 重排，评判需要结合临床、形态学和免疫表型

→ 少数 T、B 细胞反应性增生，可见 *TCR*、*IG* 克隆性重排 *

图 1-12 *IG* 和 / 或 *TCR (TR)* 基因克隆性重排解读

* 需要与其他部位病灶对比，判断是否为同一克隆系。在具体分析中多重荧光 PCR+ 毛细管电泳片段检测中的阳性管数有关，一管阳性评判需要慎重，多管阳性评判意义大，同时注意克隆阳性有无多克隆背景

五、其他项目临床解读

血液肿瘤的诊断也常需要其他项目的辅助。最常见的有血液生化项目和影像学检测等。对血液肿瘤诊断有意义的生化和免疫项目解读见图 1-13。

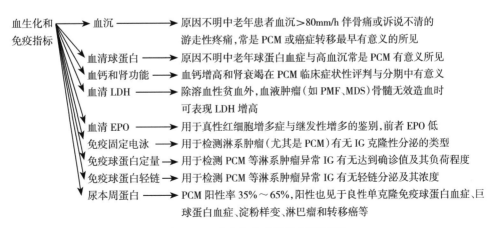

血生化和免疫指标

→ 血沉 —— 原因不明中老年患者血沉>80mm/h 伴骨痛或诉说不清的游走性疼痛，常是 PCM 或癌症转移最早有意义的所见

→ 血清球蛋白 —— 原因不明中老年球蛋白症与高血沉常是 PCM 有意义所见

→ 血钙和肾功能 —— 血钙增高和肾衰竭在 PCM 临床症状性评判与分期中有意义

→ 血清 LDH —— 除溶血性贫血外，血液肿瘤（如 PMF、MDS）骨髓无效造血时可表现 LDH 增高

→ 血清 EPO —— 用于真性红细胞增多症与继发性增多的鉴别，前者 EPO 低

→ 免疫固定电泳 —— 用于检测淋系肿瘤（尤其是 PCM）有无 IG 克隆性分泌的类型

→ 免疫球蛋白定量 —— 用于检测 PCM 等淋系肿瘤异常 IG 有无达到确诊值及其负荷程度

→ 免疫球蛋白轻链 —— 用于检测 PCM 等淋系肿瘤异常 IG 有无轻链分泌及其浓度

→ 尿本周蛋白 —— PCM 阳性率 35%～65%，阳性也见于良性单克隆免疫球蛋白血症、巨球蛋白血症、淀粉样变、淋巴瘤和转移癌等

图 1-13 生化和免疫诊断指标解读

PCM 为浆细胞骨髓瘤；LDH 为乳酸脱氢酶；PMF 为原发性骨髓纤维化；EPO 为红细胞生成素

　　免疫固定电泳是应用电泳分离效果和免疫特异性相结合的一种特殊诊断方法,是诊断和分型 M 蛋白首选的最常用指标。定量的参考区间:血 κ 598～1329mg/dL,λ 280～665mg/dL;尿 κ<5.1mg/dL,λ<5.0mg/dL;κ/λ 型,约为 2∶1。PCM 患者血清中出现的 M 蛋白,由于是单克隆恶性增生,所以只为单一型轻链增多,即 κ 增多或 λ 增多,故测定血或尿中的轻链对 PCM 的诊断、分型及病情监测有重要意义。如患者血或尿中出现单一型轻链异常增多,而另一型往往减少,明显破坏了 κ/λ 的 2∶1 的大致比值,需要高度怀疑 PCM。良恶性浆细胞疾病的 Ig 水平的两大特征见图 1-14。

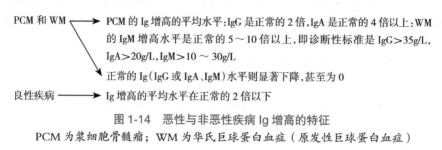

图 1-14　恶性与非恶性疾病 Ig 增高的特征
PCM 为浆细胞骨髓瘤;WM 为华氏巨球蛋白血症(原发性巨球蛋白血症)

　　还有一些有方向性的检查项目,如人免疫缺陷病毒(human immunodeficiency virus,HIV)等相关感染性筛查对确定免疫缺陷相关性淋巴瘤很重要,组织标本幽门螺杆菌染色阳性对诊断胃原发 MALT 淋巴瘤很重要,外周血 EBV 滴度检查可以解读是否与一些类型 NK 细胞和 T 细胞肿瘤有关。EB 病毒是一种嗜人类淋巴细胞的 γ-1 型的疱疹病毒,可以感染 T 和 B 或 NK 细胞。EB 病毒或 EB 病毒编码的小 RNA(EBV-encoded RNA,EBER)在血液肿瘤(尤其是淋巴瘤)发病中的重要性已被认识,淋巴组织或淋巴细胞 EBV/EBER 标记染色(EBER 也可用 FISH 方法)阳性的常见血液肿瘤见图 1-15。骨髓切片肿瘤性淋巴细胞 EBV/EBER 标记染色的评判意义基本一致。

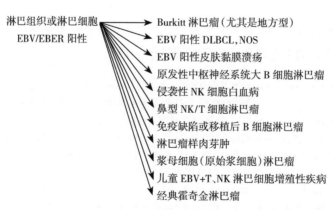

图 1-15　淋巴组织或淋巴细胞 EBV/EBER 阳性淋巴瘤与白血病

　　常用的影像检查包括计算机断层扫描(computed tomography,CT)、磁共振成像(magnetic resonance imaging,MRI)、正电子发射计算机断层显像(positron emission tomography,PET-CT)、超声和内镜等。PET-CT 是目前除惰性淋巴瘤外,淋巴瘤分期与再分期、疗效评价和预后预测的最佳检查。在 DLBCL 中,PET 全身扫描阳性或者胸部/腹部/盆腔扫描阳性时可以不需要骨髓活检,如果明确阴性的也有认为可以省略骨髓活检。增强CT也是作为淋巴瘤分期、再分期、疗效评价和随诊的最常用方法。中枢神经系统、骨髓和肌肉部位的病变应首选MRI检查;肝、脾、肾脏等实质器官病变可以选择MRI检查,尤其是对于不宜行增强CT扫描者,或者CT发现可疑病变后进一步行MRI检查。

(卢兴国　夏肖萍　叶向军)

第二节　同层面形态学方法整合诊断——四片联检模式

根据目前对血液肿瘤诊断的普遍认知,整合临床的血液形态学还是重要的和基础的,但也需要认识到这一形态学已经不是单一的外周血片形态学和/或骨髓涂片形态学。2008年国际血液学标准化委员会(International Council for Standardization in Haematology,ICSH)报告的骨髓标本和报告标准化指南中,强调完整的形态学诊断常常需要骨髓涂片和骨髓切片(包括细胞化学染色),有时还需要有血片的综合检查;同时强调当骨髓穿刺因干抽等不成功时,应做骨髓印片细胞学检查。在2008年、2017年和2022年版《WHO造血淋巴肿瘤分类》中,都提到Burkitt淋巴瘤等肿瘤用组织印片细胞学检查的意义,并在该书序言中强调形态学诊断的重要性,在2017年更新分类中还强调了原始细胞计数的标准性。2010年的欧洲白血病网(European Leukemia Net,ELN)共识中血细胞形态学的观点也是如此。

当前,我国进行的传统细胞形态学诊断主要依靠骨髓穿刺液涂片(简称骨髓涂片)检查。外周血涂片(简称血片)虽一直提倡,但现状是经常被轻视和疏忽。骨髓组织印片(简称骨髓印片)细胞学检查多不开展。骨髓活检,即骨髓组织切片(简称骨髓切片),由于体制或其他原因,多不与骨髓涂片和/或血片进行同步的检验诊断。骨髓涂片大多在临床检验科,少数在独立的或附属于血液内科的血液学实验室进行;骨髓切片几乎都在病理科进行。这些项目被分属于不同科室或部门,几乎都是单项目的或骨髓涂片+血片进行有限的诊断,而忽视了这些方法之间的内在联系。一些原本薄弱的血细胞检验部门,在血细胞分析仪自动化的特定环境影响下,放松了对血细胞形态学检验诊断重要性和必要性的重视。

此外,这几种形态学方法学的特异性和灵感度常很特殊,而精密度也是一个问题。这是因为方法学中许多系统误差不能被轻易消除,比如骨髓涂片有核细胞量的多少与诸多因素有关,但在现实中要消除这些因素并非易事。“尺有所短、寸有所长”可以很好地形容这几种形态学检测方法存在的问题。因此,寻找和探索符合我国国情和循证检验医学原理的(细胞)形态学诊断价值互补的方法,显得非常必要。

在长期的形态学诊断实践中,我们发现消除一些方法不足的最好方式就是联用几种在同一实验室进行优化的互补检查,并于2002年和2003年正式提出比较完善的形态学诊断新模式——四片联检形态学整合诊断。

四片联检,即由血片、骨髓涂片、骨髓印片和骨髓切片(骨髓活检)检查组成,包括细胞化学染色和细胞免疫化学染色,可以细分为六个项目的检验诊断与评价(图1-16),属于同学科同层次不同方法之间的整合。结合临床的四片联检由骨髓检验诊断科室或临床科室同步采集标本、一次四片到位(图 1-17),常以骨髓涂片(有时以骨髓切片)为主进行诊断上的互补,同步(骨髓涂片、骨髓印片、血片)和 / 或分步(骨髓切片)进行染色和检查,最后完成评估性诊断报告。

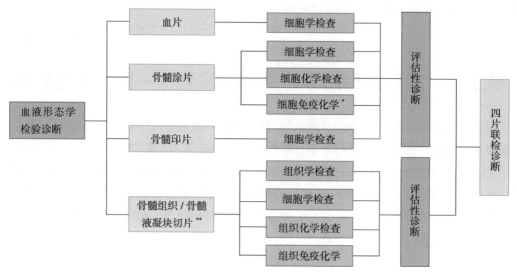

图 1-16 四片联检诊断模式的组成

* 为直接用商品试剂单抗工作液,如同细胞化学染色方法简便实用,针对性标记异常细胞具有参考意义;也可用自动免疫组化染色方法。** 为建议同时留取骨髓液凝块做切片,当活检取材不理想或取材失败时,凝块切片优点较为明显,又因凝块组织不用脱钙处理,对 DNA/RNA 影响小而有利于后续的分子检测

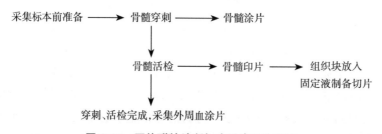

图 1-17 四片联检诊断标本同步采集顺序

四片联检中的每一片都有各自的长处和不足(图 1-18)。血片观察红细胞和异常淋巴细胞具有优势,但不能深层了解造血情况。骨髓涂片观察细胞形态和细胞成熟性等具有优势,但评判细胞数量有不足,也不能观察造血的组织性病变。骨髓印片在评判细胞量和一些成熟淋巴细胞肿瘤方面显有优势,但观察组织结构和形态不及骨髓切片和骨髓涂片。骨髓切片检查组织结构性病变和免疫组化具有优势,但观察细胞形态明显不足,如幼单核细胞、单核细胞、嗜碱性粒细胞,甚至中性粒细胞的核分叶,原始细胞、淋巴细胞和浆细胞较不易辨认。淋巴样巨核细胞、小圆核巨核细胞涂片观察最准确,而骨髓切片影响因素多、准确性较差;部分原发性血小板增多症(特发性血小板增多症)巨核细胞在骨髓涂片中明显大而高核叶,而在切片中不明显(其他因素干扰),反之在切片观察到的巨核细胞核叶减少而在涂片中不一定如此。此外,标本的干扰因素不易排除,如骨髓穿刺的血液稀释,活检组织脱钙包埋染色等过程影响组织成分与细胞形态的改变;还有两次送检的骨髓活检标本不符合要求率高。因此,只

有通过优化整合,才是较佳模式,也符合 WHO 分类中的形态学要求而有益于诊断。

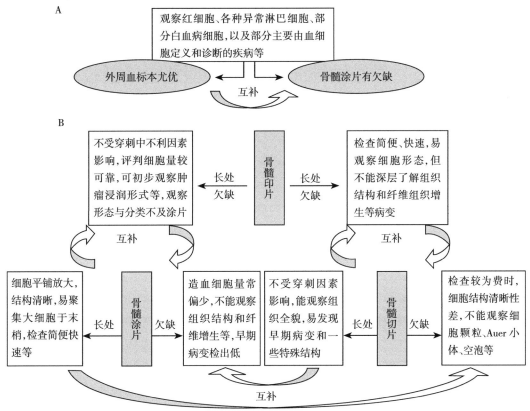

图 1-18 四片联检中每一片的优缺点和互补性
A 为外周血涂片与骨髓涂片互补;B 为骨髓涂片与印片和切片互补

由于提高了诊断效能,四片联检比原先分离检查显示出明显的优越性,可以降低各自分散检查的假阳性和假阴性结果或诊断,结合临床表现和其他检查可以最大限度地达到(基本)诊断而排除其他可能性的目的。四片联检模式是一条解决血液病临床期诊断的简便、实用的互补诊断链,随着诊断链的延长,疾病基本诊断率逐步提高;也是符合时代的形态学常规诊断方法,可以使造血和淋巴组织肿瘤 WHO 分类得到更好的应用,诸如骨髓涂片诊断 MPN、MDS/MPN 有不足,骨髓印片检查常提供较可靠的有核细胞评估而有益于诊断,骨髓切片更能提供细胞增殖性、原始细胞增生状态、巨核细胞形态和分布异常(如核叶异常和结构错位)的证据。

优化组合是在循证医学原则指导下的发展方向。血液形态学四片联检互补诊断模式也是将经典的、传统的方法及实践经验和现代思维结合起来,符合我国国情可行的创新方法,也是符合时代比较完善的形态学常规诊断方法。在我们的倡导和培训下,许多实验室的理念和诊断模式发生了变化。我们认为应继续改变我国较多由病理科做单一骨髓活检而检验科做单一骨髓涂片检查的现状,避免因检查分离而造成评估力降低。即使基层医院形态学检验中不能进行骨髓切片检查,前三片(血片、骨髓涂片、骨髓印片)联检,也能拓展分析思路,增加诊断信息的依据,能使原来的诊断水平提升一个层次。在临床上,形态学仍是血液病诊断的基础,四片联检能进一步提供简便、快速、可靠的基本诊断信息,其重要性不言而喻。

(卢兴国　龚旭波)

第三节　形态学与流式免疫表型整合诊断模式

诊断检查是一个多步骤的过程。按顺序进行的规程,可使逐渐展开的诊断印象变得清晰和精致。除了整合临床特征外,染色后涂片和组织切片的评价作为实验室诊断检查的第一阶段,传统形态学观察结果仍然是基础,通常在这之上进行鉴别诊断。但是,形态学诊断的不足显而易见,许多方面需要免疫表型进行互补。除了免疫组化外,流式细胞免疫表型检查被广泛应用,在白血病和淋巴瘤细胞的系列诊断中非常有效。

一、流式免疫表型检查方法和诊断上的优势

诸如对单个的有核细胞悬液进行大数据、多参数定量分析;自动化效率高,检测快速;灵敏度高,检测残留白血病细胞,灵敏度高达 $1/10^6 \sim 1/10^4$;可以选择的单抗种类多而全。

在诊断上,对疾病的诊断定性优势显著。可以可靠地评判白血病细胞或淋巴瘤细胞的系列、克隆性,原始细胞和 MDS 异常增生细胞的表达紊乱(某个抗原表达增强、减弱、缺失、跨系或出现正常细胞未见的表达)、浆细胞病良恶性增殖等。还可以对血液肿瘤作出进一步的细化诊断与分类,如 T-ALL 特定类型的临时病种——早期前体 T 原始淋巴细胞白血病和原始 NK 淋巴细胞白血病 / 淋巴瘤,以及混合表型急性白血病。流式细胞免疫表型检查的其他很多优点,包括预后评判和疾病机制等,在此不一一细述。

二、流式免疫表型检查的不足

流式细胞免疫表型检查的不足也很明显,如理论与实际检测有一定的差距。尽管单抗是专一特异性,但一些肿瘤细胞无明确的特异性抗原标记,还由于肿瘤细胞是由正常细胞恶性转化而来并具有异质性,表面抗原出现跨系表达和表达缺陷而影响对肿瘤类型的判断。故对于具体病例的诊断而言相当多情况并没有理想的表达模式。又如 MDS,受到单抗种类的限制以及其他不足因素,对其的定性诊断与分类可能是最不容易明确的。有核细胞增加与减少的相对性时有评判问题。如造血减少和血液稀释时的淋巴细胞比例增高与粒细胞减少症或缺乏症的中性粒细胞减少,常混淆不清。血小板和巨核细胞鉴定常不受重视,对 CML、*BCR::ABL1* 阴性 MPN 以及一些良性疾病的诊断也明显不足。临床信息不详且病种多,对临床不提示的或超出流式常规单抗套餐时,会出现漏诊或影响分析的定性与诊断等。

由于流式细胞提供的是 events 间接性信息,对一些信息的评判或界定不很明确,除了抗体的组合和标本因素外,一些细胞区域范围(包括表型特征)不明显,如单核细胞与幼粒细

胞以及细胞碎片、血小板与有核红细胞(不易区分);鉴定嗜酸性粒细胞、嗜碱性粒细胞尚不够准确。界定的细胞群之间,圈定细胞范围时有模糊,会造成某一细胞群比例偏高偏低。也容易漏掉极少部分的肿瘤细胞的分析。

(一)标本的影响——稀释、凝块,运输时间久

干扰因素多,存在任一因素都可以影响结果评判。诸如标本有微小凝块,影响细胞量又会影响仪器运行;浆细胞最易于凝聚,加之处理影响,可以出现 PCM 诊断的假阴性;标本运送时间或放置时间过长,影响有效细胞的数量。不同公司的仪器、试剂、质量控制等,也可以影响检测的一些结果。

流式图形分析显示粒细胞的成熟性和所含颗粒的多少,作为一个方法有它的特定含义和意义。但流式中重视的颗粒缺少的疾病谱偏宽,不能解释或也不解释缺少的是嗜苯胺蓝颗粒还是中性颗粒。

常规计数≥5 万～10 万个有核细胞,但与检测标本有核细胞中的目标细胞多少有关,故当骨髓稀释而异常细胞减少(如原始细胞、淋巴瘤细胞、骨髓瘤细胞)时,因目标细胞构成比例发生了变化而检出的细胞数常低于形态学检查。毫无疑问,目标细胞的减少会影响分析的定性与诊断。

(二)经验、主观性、标准化

还有三个显著性问题:一是缺乏流式细胞的参考区间;二是一部分肿瘤性原始细胞不表达 CD34 甚至 HLA-DR 等标记,一些患者化学治疗后微小/可测量残留病(minimal/measurable residual disease,MRD)检测会出现抗原表达不同步和丢失;三是流式检查并非一种简单的技术活,尤其是多色补偿需要多年的知识和经验积累。

在参考区间方面,包括细胞的数量和质量。除了 MRD 检测多有一个不严格的参考范围外,报告单中大多有检测的各类细胞百分比,在描述或解释中也有这些细胞比例的变化或异常。既然有检测的数值就应有参考区间。缺了参考区间,除了免不了带有随意性解释因素外,还不能对血液稀释(骨髓稀释)的程度做出适当的评估。报告中的"一部分细胞弱阳性",带有模糊性,"部分阳性和阴性"也有欠缺。

原始细胞形态特征与免疫表型不一致。形态学根据形态特征评判原始细胞,原始细胞≥20% 归类为 AML,若有被定义的遗传学异常特征原始细胞≥10% 也可以诊断 AML;而流式是间接性根据门内某一特定细胞群的比例和表达的抗原特性评判的。如流式检查的 CD34 和 HLA-DR 阴性,除了 APL 和嗜碱性粒细胞白血病外,还见于急性髓细胞白血病伴成熟型和急性粒单细胞白血病和急性单核细胞白血病等原始细胞。这种情况,在没有形态学解读下,流式免疫表型分析会造成混淆(图 1-19)。

流式检测和分析实际上是一个非常复杂的过程,涉及许多方面,如抗体的选择与合理设计、操作的技术与经验、结果的合理解释、形态学的结合与对照、临床特征的结合与不断更新的血液病诊断标准的掌握等,故专业上以"流式细胞术"称之。

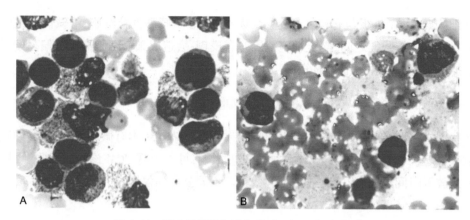

图 1-19　形态学原始细胞与流式 CD34 免疫表型

A 为细胞形态有颗粒原始细胞，流式免疫表型检查可见 CD34 阴性；B 为细胞形态学为比较典型的无颗粒原始细胞，流式免疫表型检测中也有不表达 CD34 的

（三）技术局限

如部分有核红细胞被裂解或红细胞碎片会影响目标细胞群比例计算，影响诊断。对于 MDS 和 MPN/MDS 标本，流式免疫表型检测对粒细胞的颗粒和分化、红系的病态改变特异性较差，且大部分情况下无法分析巨核细胞。MRD 检测时部分急性白血病没有很好的白血病相关免疫表型（leukemia associated immunophenotype，LAIP）或经治疗后 LAIP 的表达不同步和丢失，造成假阴性。也有少部分 CD34-/CD117- 的原幼单核细胞可能会造成 AML-M5b 与 CMML 的混淆，一部分肿瘤性原始细胞不表达 CD34 甚至 HLA-DR 等标记，初筛抗体不全时可能漏诊；髓外肿瘤骨髓侵犯时常缺乏特异性抗体。

（四）抗体应用问题

流式免疫表型分析主要看抗原与抗体结合情况，通过阴性、阳性来区分鉴别细胞类型，市面上流式抗体品牌、颜色、克隆号等很多，如何挑选好抗体是一件十分不易的事情。比如：①强弱搭配上，如今市面上用来检测白血病免疫表型的仪器几乎都是六色、八色甚至十几色，通道越多，相对弱的通道也越多，重要抗体就要选择放在强通道上，例如 CD19、CD3、CD117。②仪器配置选择，仪器配置不同激光器也关系到抗体选择。如 488nm 激光器可选择 FITC、PE、ECD、PC5.5、PC7，这五个通道都选择上了，两两之间补偿系数大，放置同系不同抗体，不利于阴性、阳性判读，增加一个激光器，或者选择少放一两个通道，结果就很美观。③克隆号选择，不同克隆号做出来结果不一样，要针对所检测细胞挑选合适克隆号，以免漏诊或误诊。④抗体局限性，流式免疫表型检测抗体跟免疫组化检测抗体有很多共同之处，但两者方法学不一致所检测结果也有不匹配：一些常规抗体 CD3、CD4、CD8、CD19 等可能大同小异，但 cyclin D1、Ki67、BCL2 等抗体，流式检测效果远远不如免疫组化，而 Kappa、Lambda 等检测流式有明显优势；对于少量异常及克隆性判读上，免疫组化不及流式免疫表型直观；流式免疫表型与免疫组化 MPO 和形态学 POX 染色，这三者则是互补的，在定系别上应该互相参考。⑤造血细胞之外肿瘤细胞抗体缺乏,形态学观察到肺癌、鳞癌等肿瘤骨髓转移,流式检测要么检测不到肿瘤细胞(肿瘤细胞大,容易在处理过程中破坏),要么检测出异常细胞,但无特别抗体阳性予以鉴别。

三、免疫表型与形态学互补

在各相关学科技术中,形态学与流式免疫表型的互补关系是最为密切的一对(图1-20)。流式免疫表型检查的长处与不足,恰与形态学形成互补。细胞形态学以大类诊断或基本诊断见长,流式免疫表型检查重在检出异常细胞群的系列及其成熟性(定义细胞分化的一个重要指标)、克隆性、抗原表达的增强、减低或缺失或跨系性。

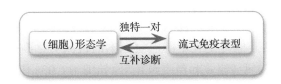

图 1-20　细胞形态学与流式免疫表型互补必不可少

由于流式免疫表型检测迅速,几乎与细胞形态学同步,可为形态学提供非常有用的细胞表型信息,同时形态学也为流式免疫表型分析带去细胞学的直观信息(如 AML 中较多类型的评判),互补后会得出更多、更可靠和更恰当的诊断信息,以满足临床。从整体上说,没有(细胞)形态学,流式免疫表型检测的部分标本诊断无所适从或诊断性评判力度降低;没有流式免疫表型,(细胞)形态学相当部分的可诊断性也不会提高,诸如一部分形态学不典型和细胞化学染色缺乏特征性的急性白血病,胞质棉絮状和毛发样突起的肿瘤性中小型淋巴细胞与小 B 细胞型成熟 B 细胞肿瘤,中大型的胞质嗜碱性较丰富无颗粒和胞核较大染色质幼稚的肿瘤性中大型淋巴瘤细胞与大 B 细胞淋巴瘤的关系等,都是在细胞免疫学和免疫表型特征的认知上帮助了形态学的识别和可预见性。

四、诊断模式与管理

总之,流式检测的免疫表型还是属于血液肿瘤诊断的基本诊断项目,与细胞形态学互补优势极其显著,需要合并为一个实验室或部门,由互为洞悉的或既会流式免疫表型检测又会阅片的医师或技师同步检查发出诊断报告。我们实验室在卢兴国老师带领下从 2014 年起执行两者的互补诊断,取得了很好的诊断效果和临床满意度。实施这一诊断模式体现在以下几个方面。

第一,将流式免疫表型实验室与形态学实验室合并为一个科室,便于管理和协调。

第二,规定形态学工作者需要了解流式免疫表型等检查技术的基础,熟悉常用单抗反应特性及常见疾病的免疫表型特征。流式免疫表型检查者需要了解形态学及其相关的基础,也需要掌握最新的血液病诊断标准,尤其是 WHO 不断更新的造血和淋巴组织肿瘤诊断标准。除了每日因需进行交流外,科内定期进行案例分析与探讨。

第三,规定每一份流式免疫表型标本都需要进行有核细胞计数。骨髓有核细胞计数的意义:①可以准确计数骨髓中有核细胞的数量,有效提高与单克隆荧光抗体及相应抗原结合的特异性和准确性;②可以提高单克隆抗体选择的准确性,避免盲目选择抗体。

第四,规定每一份标本都应制片 3 张,2 张 Wright-Giemsa 染色,1 张备用,必要时做细胞化学染色。如显微镜下根据原始细胞比例和形态,可以提前预判是否为白血病等血液肿瘤及其系列,加做血液病相关抗体,有效提高工作效率。

第五,流式免疫表型检测数据分析必须与同步的形态学镜检互补,两者的结果又必须与临床特征相联系。如果发现两者中一个项目不符或诊断证据尚有欠缺时,必须查明原因(加单抗验证或提供进一步的依据;或者是形态学检查出了问题)。最后经检查审核发出诊断报告。

当前,时有所见的事实,如一部分骨髓涂片细胞形态学检出典型的大 B(T)淋巴瘤细胞而流式检测为阴性(包括其他侵犯骨髓淋巴瘤标本的检测与诊断中的问题)、AML 分类的不一致性诊断,还有免疫表型(流式和免疫组化)原始细胞 CD34 阳性而细胞形态学不典型 APL(*PML::RARA* 阳性)所造成的延误诊断等,都警示我们——"整合互补"不可缺少。

(姚林娟　吴婧妍)

第四节　MICM 整合诊断模式

MICM 诊断模式是实验室四门学科方法的整合诊断,即形态学(morphologic,M)、免疫学(immunologic,I)与细胞遗传学(cytogenetic,C)和分子生物学(molecular,M)的整合,是在 MIC 诊断模式的基础上发展起来的。早在 1986 年和 1988 年,Bennett(美)、Bergce(法)和 Catovsky(英)等来自 7 个国家的 14 位专家组成形态学(M),免疫学(I)和细胞遗传学(C)国际协作组(简称 MIC 协作组),即在 FAB 急性白血病分型的基础上提出 MIC 三者互补的血液肿瘤实验室分类诊断。MIC 分类仍将 AML 按 FAB 分为 M1～M7,另增加伴有其他细胞增多(如嗜碱性粒细胞)的 M2 等,确认与形态学相关的染色体异常 10 种类型,与形态学无关的 10 种染色体异常类型。MIC 分类还将 ALL 分为 T 系 ALL(T lineage acute lymphoid leukemia,T-ALL)和 B 系 ALL(B lineage acute lymphoid leukemia,B-ALL)两大类若干亚型。1987 年 Bennett 等提出 MDS 的 MIC 分型,进一步确立了细胞遗传学在血液肿瘤诊断和分类中的地位。白血病染色体畸变的发现,克隆性染色体异常的检出还具有临床和生物学意义。如急性白血病最初的核型异常经治疗消失(完全缓解)后,原有的异常核型重又出现,提示白血病复发;在病情中除了原有异常外,又增添了新的异常染色体,则提示发生了克隆性核型的演变,通常意味着疾病的进展和严重性。染色体易位断裂点的克隆导致一系列与白血病有关的重要基因被相继发现,在 20 世纪 90 年代确立了结合分子生物学的 MICM 方法进行诊断和分类。

形态学和免疫表型检测能够可靠地更大限度地解决血液肿瘤的基本诊断,并能提供细胞遗传学和分子生物学检查的重要参考。但是,许多血液肿瘤精细的特定类型诊断还需要通过细胞遗传学和分子生物学技术提供证据。常规染色体核型分析是血液肿瘤诊断中继形态学之后的第二大类诊断技术，可以确定特定重现性遗传学异常的病种、预测预后，还可以区分疾病的肿瘤性与反应性、监测治疗反应。但是，常规染色体核型分析有明显的多个不足：一是时间影响，通常从接受标本细胞培养到发出报告需要 7 个工作日或更长；二是标本影响，如采集血液标本培养分析染色体，阳性低；三是药物影响，用药后影响染色体形态分析；四是常不能检出隐蔽的染色体异常。此外，标本到达实验室时间偏长，会使细胞存活低而影响培养。

分子生物学方法可发现染色体畸变所累及的基因位置及其表达产物，检出常规染色体核型分析不能发现的隐蔽异常，还能发现（尤其是核型正常者）癌基因突变、抑癌基因失活、凋亡基因受抑与 DNA- 染色质空间构型改变。检测的主要方法——PCR 和 FISH 等，快速、高效，其实用性价值已经大于常规染色体核型分析。因此，分子异常特征的信息是血液肿瘤定义更重要的组成部分，分子生物学是继形态学、细胞遗传学和免疫学技术之后的第四大类新技术。不管是细胞遗传学还是分子生物学，由于方法学本身，或是人为因素，都会影响到分析的结果。遗传学诊断也需要与形态学和 / 或免疫表型检查进行整合，需要在形态学特征与免疫表型特征的解读下进行分析，即通过 MICM 诊断模式，互相印证和提高。展望国情，首要的是完善形态学方法的整合，并加强形态学与免疫表型之间的整合，最后再与遗传学信息更紧密地整合，并熟悉相互之间的关系。

（夏肖萍　叶向军）

第五节　多学科信息整合诊断模式

我们在实践中发现，各种各样的诊断方法各有千秋。将多种方法组合起来评判，则会弥补它们各自的不足，从而放大它们的临床意义；还感悟到血液病检验项目，将互补明显且互为学科基础的项目进行优化，符合循证医学原则，用简明而合适的术语表达，就是整合诊断。从血液肿瘤的广度和深度看，MICM 分型诊断也有一些不足。更多的互补与整合是血液病理诊断的方向，互补是整合的核心。"整合诊断"比"MICM 诊断"范围大，可以解决更多临床问题。

如前所述，不同实验室方法的侧重面和临床意义各有不同，都有长处和不足。至今，诊断学中还没有一种方法可以完美定义和诊断血液肿瘤。因此，需要从服务临床和患者的更高要求出发，将融通各种诊断信息与诊断方法之间的整合理念与诊断模式，应用到疾病诊断中。

在具有遗传学异常特征定义（重现性遗传学异常）的 AML 中，形态学和遗传学是关键的；在伴骨髓增生异常相关改变的 AML 中，形态学、临床病史和细胞遗传学在定义病种中具有同等的重要性；在治疗相关髓系肿瘤中，细胞毒治疗或放射治疗的临床史是能否归入这组肿瘤的最终因素。不另作特定（非特定分类）（not otherwise specified，NOS）或细胞分化定义的 AML 依然主要由形态学定义。在 MPN 分类方案中，检出 Ph 染色体或 BCR::ABL1 融合基因用于 CML 的确诊。剩余的 BCR::ABL1 阴性 MPN 类型，如真性红细胞增多症（polycythemia vera，PV）、原发性骨髓纤维化（primary myelofibrosis，PMF）和原发性血小板增多症（essential thrombocythaemia,ET)的诊断规则较为复杂,包括非特异性临床和实验室特征用于区分各个类型以及容易混淆的反应性骨髓增生。2005 年发现的 *JAK2* p.V617F 和类似突变几乎见于所有的 PV 和一半以上的 ET 和 PMF,从而改变了这些肿瘤的诊断标准。之后,在许多 *JAK2* 阴性 MPN 病例中又发现了 *MPL* 突变及更常见的 *CALR* 突变。这些突变,尽管不是某种 MPN 类型的特异性指标,但检测到这些突变可确定为克隆性,使这些 MPN 与反应性骨髓增生的鉴别变得容易。然而,对于无这些突变的 ET 和 PMF 患者,肿瘤性和反应性的区别依旧不容易,没有 *JAK2* p.V617F 或类似的激活突变不能排除 MPN。此外,有突变也不能单独区分 MPN 类型,照样需要引入其他的标准。有意思的是在过去十年中,对 MPN 组织学特征方面有了更多的认识:特定的组织病理形态学特征作为诊断参数的重要性似乎得到公认,如巨核细胞的形态和分布位置,骨髓基质的改变以及增殖细胞的系列与临床特征的对应关系。因此,现在的 MPN 诊断规则包括临床、血液学、遗传和组织学数据,可以识别和分类各种类型。

对于当下热门的 NGS,相当多的基因突变无特异性。事实上,髓系肿瘤分类是一种类似于通过临床和实验室的共同努力,对疑似患者进行的逻辑性整合诊断。在不同病例中,每种特征的相对贡献不同(表 1-9)。从指标的优先性看,根据我们经验,在形态学基本诊断 AML 或原始细胞<20% 髓系肿瘤中,最终决定 WHO 诊断 AML 类型规则与归类的指标依次是:特定的临床特征;特定的染色体平衡易位 / 倒位和 / 或融合基因或重排;特定的基因突变,MDS 或 MDS/MPN 病史,免疫表型(主要是流式),形态学 + 免疫表型(细胞分化)。在形态学原始细胞<20% 而符合 MDS 或髓系肿瘤中,指标优先性依次是:临床特征(检验参考并是最后可否归入治疗相关等特定类型的指标),AML 定义的遗传学特征(明确是否为特定的 AML),*TP53* 双等位基因突变(明确是否为 MDS-bi *TP53*),原始细胞骨髓 5%～19% 和 / 或血片 2%～4%(明确是否为 MDS 伴原始细胞增多),低原始细胞和孤立 5q 缺失(明确是否为 MDS-5q),最后是低原始细胞和 *SF3B1* 突变以及 MDS 伴低原始细胞。因此,只有掌握分类系统和各个病种的诊断标准,才能选择适当的检查并以恰当的方式进行整合诊断。慢性髓细胞白血病(chronic myeloid leukemia,CML),是 WHO 血液肿瘤分类方法的楷模,是整合所有相关信息以定义病种的经典模型。这种白血病主要通过临床和形态学特征识别,并始终与特定遗传学异常关联,即 *BCR::ABL1* 关联,靶向药物也延长了患者的生命。然而,即使 CML 的诊断也有不足,如 *BCR::ABL1* 不只见于 CML,所以不是任何单个参数可以诊断或完美解决临床问题的。

表 1-9　以急性白血病为例各学科信息相对的重要性

	临床特征 *	形态学	免疫表型	细胞遗传学	分子生物学	其他
基本诊断	怀疑	多数	一部分	一部分	一部分	一部分
特定类型诊断	一部分	一部分或提示	一部分	多数或一部分	绝大多数	一部分
整合诊断重要性	(非常)重要	非常重要	(非常)重要	(非常)重要	非常重要	一部分

注:* 包括全血细胞计数。

使用分子探针的 FISH 技术,是一种遗传学与分子学相结合的技术,其检测方法经济、安全,实验周期短,可以发现一般核型技术不能发现的异常(如隐蔽异常),也可以对不易细胞培养的标本(如 CLL 和 PCM)进行检测。不过,FISH 也存在不足之处:①不提供染色体全基因组评估;②所用探针的选择受临床疑诊的指导(鉴别诊断),不适合未知缺陷的筛查;③需要多个滤镜的高质荧光显微镜,以及需要能检测出低水平发光的电荷耦合器件摄像机与先进的成像软件;④检测 MRD,敏感性比 RT-PCR 等定量方法差(1∶100 对 1∶100 000);⑤不同立体空间的荧光在镜下可重叠,可产生假阳性;⑥不能达到 100% 杂交,特别是在应用较短的 cDNA 探针时效率明显下降;⑦报告时间偏长。

又如,在成熟 B 淋巴细胞肿瘤中,通过形态学加免疫表型可以确诊的似乎只有慢性淋巴细胞白血病(chronic lymphocytic leukemia,CLL)和小淋巴细胞淋巴瘤(small lymphocytic lymphoma,SLL)。HCL 和 MCL 的免疫表型也有较高的特征性,但相对于在 CLL 诊断中的权重比例,其在部分或少数的 HCL 和 MCL 病例中显得乏力,需要结合遗传学的证据,如 *BRAF* 突变和 t(11;14)或 *CCND1::IGH* 的检出才具有精准的诊断价值,这里还不包括其他因素的影响。在 FL、边缘区淋巴瘤(marginal cell lymphoma,MZL)和淋巴浆细胞淋巴瘤/原发性巨球蛋白血症(lymphoplasmacytic lymphoma/ Waldenstrom macroglobulinemia,LPL/WM)中,不光是 MICM 描述诊断,更需要整合更多学科的信息才能进行明确诊断,如 WM,形态学有一定特征性,免疫表型缺乏特征性(但能证明克隆性),遗传学 *MYD88* p.L265P 大多数病例有突变(有较高的特征性),但较高水平的克隆性 IgM 可能在诊断中占有更重要的权重。WM 的定义是骨髓病变(形态学)和克隆性 IgM 水平。在成熟大 B 细胞淋巴瘤和 T、NK 细胞淋巴瘤中的类型诊断,比成熟小 B 细胞淋巴瘤复杂,更需要多学科信息的整合评判。在 PCM 和 MGUS 的诊断中还涉及免疫固定电泳、M 蛋白定量、影像学检查;而 WHO 第 5 版中的继发性血液肿瘤,浆细胞肿瘤中的单克隆免疫球蛋白沉积和浆细胞肿瘤伴副肿瘤综合征(POEMS 综合征、TEMPI 综合征、AESOP 综合征)则完全依赖于多学科信息的整合方能对疾病进行诊断与鉴别诊断,而且临床信息占了相当大的诊断权重。这些肿瘤的诊断并不能通过 MICM 模式解决。按 WHO 第 5 版的要求,定义/诊断(初诊的或未治疗的患者)是细胞系列特征 + 主要临床特征 + 主要生物学特征,三类证据的整合。临床特征中,包括患者特定的年龄、性别,急性(如急性白血病)与慢性(如慢性髓系肿瘤),血细胞减少(如骨髓增生异常)和血细胞增多(如骨髓增殖)等描述的依据;是不是未治疗疾病的初诊;有无特定的细胞毒治疗病史、有无血细胞减少的相关家族史、有无 MDS、MDS/MPN 病史。

因此,从整体上看,各种方法有长处与不足,还有各自学科的框定与特色,不同疾病中显示出来的各种方法特征的重要性也各不相同,而许多疾病的诊断则是通过多个层面信息整合后才能被确定。以急性白血病为例,各学科信息在诊断中的重要性见表 1-9。这是我们在 2005 年提出将临床信息与所需的现有实验检查(如免疫固定电泳、*IG* 与 *TCR* 基因克隆性重排,影像学)结合起来对血液肿瘤进行综合性(整合)诊断,这种由几个层次诊断信息组成的方法,被称为多学科信息整合诊断模式(图 1-21)。多学科信息整合诊断模式可以简称为 CMICMO(临床、形态学、免疫表型、细胞遗传学、分子/基因组学和其他)。整合诊断分为大整合和小整合两种模式。

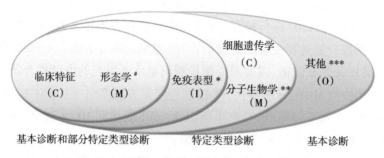

图 1-21　多学科信息整合（CMICMO）诊断

四片联检整合形态学，加临床信息是血液病诊断的基础；* 包括流式免疫表型检测、免疫组化和免疫细胞化学染色；** 包括基因组学；*** 包括生化学、免疫学、影像学等检查

面对疑似血液肿瘤的患者，毫无疑问，形态学检验代表并将继续代表诊断过程的基本步骤。也无疑问，我们所讨论的"诊断"除了精细或精准诊断外，还包含了对预后的更好评判、对治疗导向性信息的提供、对病理机制的深层解释等多方面含义。已如前述，不同学科、不同检查，各有长处与不足。因此，需要树立理念，需要根据我国许多检验项目分散而各自签发大多不连贯的单一报告，以及缺乏完善的血液病理专科培训制度的现状，急需建立和完善多学科信息整合诊断实验室，统一管理，增强诊断的系统性和互补性（报告规范、信息全面、诊断有据、符合规则、解释建议合理），为临床提供多种更佳模式的整合报告。

（卢兴国）

形态学依然是一门实用性见长的科学,造血细胞的世界依然丰富和精彩！但在血液肿瘤诊断学中,需要将形态学纳入多学科信息整合诊断学管理中,除了重视常规进展、重视整合临床的异常形态解读和信息反馈,加强实验室的规范和务实管理,探讨骨髓细胞和组织形态学检验与诊断管理制度之外,还需要重视专业文化行为的引导和理念的更新。

第一节　实验室文化

实验室的文化与服务是实验室管理非常重要的方面。血液学平台(整合诊断)实验室的管理主要是进行操作规程的规范与完善,质量控制、保证与改进,诊断标准的实施与适用性诊断标准的掌握和执行,报告单设计与报告规范,并整合以形态学诊断为中心,结合临床特征、流式免疫表型、细胞遗传学、分子生物学诊断等各学科信息的诊断报告,以期达到满足临床和患者需求的一种适用性和符合性兼顾的程度。

一、实验室文化是引导激发正能量抵制惰性的文化

核心文化是如何提升实验室人员主动工作和学习,不断学习、实践、总结与优化改进是永恒的主题。对于员工来说,尤其是年轻员工,如果看不到工作和学习上的希望,在一定程度上是实验室文化和 / 或管理上的失败。

(一)引导弘扬正能量、遏制不利因素的文化

员工的学历与素质固然重要,但实验室的文化氛围对员工影响也是巨大的,员工的潜能不可估量！一对学校出来的学生,一位在有浓厚文化氛围的实验室工作,一位在缺乏文化的环境下工作,经过 3～5 年,这一对同学在各方面业绩上的差距已经不是"小"所能表达的。在适用性和实用性制度的管理下,要通过不同途径引导弘扬正能量、遏制各种不利因素(包括一些不恰当的和呆板的制度)。实验室需要为员工营造好的的文化(学习和学术)氛围,制定适宜的逐步深化的技术制度,引导员工从被动到主动进行自我提升,最后将其引向更高层

面。在专家选用上，需要从不同方面考查专家的正能量，至少在职业道德上需要优秀。

（二）体现以身作则的文化

职德失范的、不愿深入参与一线工作的"专家"或"学科带头人"，不容易树立起优秀形象。良好的文化氛围，需要有人以身作则，让员工能看到榜样。员工主动学习、主动参与的自我能动性激发，是最经济、最实用的升华方法。人常有心理人性上的缺陷，在不易被激发的环境里，久而久之，潜能也就被惰性埋没了。当然，良好的实验室文化离不开中高层管理者的用人有方和支持。

因此，实验室的管理制度需要体现以身作则的文化。实验室管理者，除了上级考核外，更需要的是以身作则。这方面做得不够，就不易打造优秀的实验室文化和高效而强的实验室。实验室管理者常走出办公室到实验室去看看，对辛苦工作和总结研究的员工给予问候或鼓励，或特定专家坐镇于一线与员工一起交流解决问题，也是这方面文化内涵的体现。

（三）体现各显所长的文化

人各有所志、各有闪亮，要从文化意义上考虑如何引导，尽量使人才在各自的岗位上得到最大的发挥。打破惰性思想、安于现状、墨守成规，或打破由某些不合理体制孳生的不良环境，是非常重要的。实验室需要汇集各种人才，发挥各种能力，尤其需要突出的专业能力、学术能力、教学能力、信息技术能力，以提升科室的创新力和影响力。

（四）重视宣传的文化

实验室需要通过不同的方法或制度，宣传实验室和员工取得的业绩，具有行业优势的业绩尤其需要向外介绍。一句话，激励向上，遏制懒散，让职工耳闻目睹正义正能量。体现具有自己医学特色的实验室文化（屏幕、壁报、手册、微信群、公众号），体现实在适用，让员工和医生感觉自然向上。

（五）通过制度体现的科室文化

以临床为中心，通过制度和文化的匹配，提高服务对象的满意度，同时需要考虑员工的满意度。如果没有员工工作的快乐和满意，那么就会对管理者设想的高效质量管理产生负面影响。在制定实验室管理制度中，需要围绕实际情况又需要符合人们的普遍期望值，不要设定过于远大的目标，避免呆板。要特别重视员工的建议和想法，让员工有一种归属感，这是其尽职尽责的主要动能。

在浙江杭州，一位资深的实验室管理专家，在职工工时管理上突出人性化和目标化原则，在确保质量的前提下，让完成当天工作的部门留下值班人员后其他人可以提前下班。这样做的多方满意度非常好，效率提高，人均产出和收入也相应增加，体现了制度灵活人性文化的一个方面。

二、实验室文化是引导讲技术和学术的文化

实验室文化的目的之二是引导实验室走向质量和技术保证的实力单位。一个单位或实验室，没有过硬的技术，发展过程中定会有磕磕绊绊，所以创建良好的实验室技术文化极其重要。没有良好的学术文化不易产生期望的学术成果，也不易形成强而有影响力的学科实验室。

(一)营造技术文化的根本

"实现愿景，决心先行"。技术层面，人家能做到的，我(们)也应该会做到。实验室需要制定学习与交流制度，促进员工自主学习、请教高手，解决问题，同行交流、提高技艺，必要时适当的外出学习取经等，支撑起含有技术文化的实验室制度。

实验室技术过硬与否，总能在一份(诊断)报告中得到体现。血液肿瘤大整合小整合诊断报告(单)是实验室最后最重要的质量与信誉！是汇总全部实验室管理与技术的"终产品"。现在的(诊断)报告包含：疾病诊断、病损程度、治疗意义、可能反映或解释疾病的预后和病理机制方面的关系。在解释与建议方面，必须在实验证据、合乎逻辑并不超越自身学科上，下足功夫！

(二)学术文化

技术口碑，还需要绿叶相伴——学术及其文化；没有学术及其文化不易造就实验室的技术口碑。实验室应配以专家理顺、把关、言传身教并展开学术活动。让年轻员工少走弯路，实现低成本高效益。所谓理顺，是把新的实验室理念、实验技术项目的规范与意义解释，应用到实验室的每一项检验与诊断中——除了操作规程，还要充分地体现到送检单和报告单中。送检单和报告单是医学实验室对外的窗口，报告单是临床或患者评价的终端产品。所谓把关，主要对关键技术点、经验与技艺进行把关，核查与复核并解决问题，并指导年轻人。展开学术活动，是做好桌面上符合科学规范性创新工作的延伸！年轻人的成长，先从工作中的点滴经验总结或有意义的病例收集或工作笔记开始。学术开展除了论文、课题外，还要重视继续教育和著作，以及成果申报评奖等。这些都是进行横向比较的指标！当前的(独立)医学实验室还缺少这方面的足够认识！讲究专家品质和适用实用而不在于多，重点放在培养年轻人的工作上。招收新人要偏向有主动学习和钻研做事潜质的；招收或引进的中青年骨干，是能实干并有良好素质和业绩者。这些也是实验室需要考虑并建立起的管理文化！

此外，需要重视专业参考书籍和杂志。一个有品质和高效的实验室会有较多的专业参考资料，即使再顶级的专家，也会遇到不容易解决的问题，需要查找文献资料。实验室的专业参考资料，能够从侧面反映出这个实验室的水平、档次及其所体现的文化理念！

（三）定向培养与奉献精神

除了前面介绍的通过制度进行激励外,对有天赋的和潜力的年轻人应进行定向培养。对于员工来说,既然选择了实验室,尤其是形态学实验室或血液肿瘤整合诊断实验室,学习是与工作将是伴随一辈子的事,因此也应该有一些乐于奉献的精神。同时需要通过制度等形式体现这方面的文化氛围。只会完成一般工作或常规工作的是好员工,但不是优秀的员工。同样,缺乏影响力和务实的管理者和专家也不是优秀的管理者和专家。

我国受到良好教育的人口众多,有的是真才实学的或有潜质的年轻人。就看部门与科室管理者以什么样的眼光和要求去看待、寻求人才。有良好技术平台与文化氛围的实验室,总会引来有志之士,并成就他们的向往、成长和担当。

（四）必须有创新和自己的特色

实验室要有自己的技术特色,有自己的适用性学术文化,符合专业和社会需求的创新业绩、成果与观点。当然,"有特色"不是单纯地在狭小的天地里蛮干。照亮"特色之路"的是不断的学习与努力、是与理论与实践相伴随的专业特长上的创新工作,甚至原创发现。凡是符合科学、符合专业规范与前景的,要有清醒而坚定的先行意识,而不是看看人家也不就是这样嘛。这些都需要通过制度体现的文化加以凝聚和引导!

（卢兴国　夏肖萍）

第二节　整合诊断二十字理念

把血液肿瘤的临床特征和/或各种检查结果整合为一个诊断报告,可以体现多种检查互补的优势,提供临床满意的诊断。临床表现的特征分析是这些学科技术检查中以及作出结论之前的一个必需的过程或诊断的共同基础。

一、二十字理念

我们践行"静生时勤助长,干一行爱一行"的传统,总结的血液肿瘤整合诊断二十字理念是:"紧贴临床、形态为本、整合诊断、满意临床和学术提升"。笔者实验室从 2002 年开始使用形态学四片联检整合诊断报告,2005 年提出多学科信息综合(整合)诊断模式,2014 年实施常规流式免疫表型与形态学相结合的整合模式诊断报告以及包含多学科信息的血液肿瘤整合诊断报告。临床特征是实验室诊断的重要组成,血液病的检验要以临床为前提,以形态为本,整合同学科和不同学科技术,尽可能解决临床需求(临床送检的标本原则上都是问题标本),使发出的整合诊断报告更加符合科学。血液肿瘤整合诊断报告单的参考样式见图 2-1。

×××血液病整合诊断中心

血液肿瘤整合诊断报告单

送检单位：×××××× 　　　　　　　　　　　　　　条形码：××××××

| 姓名：*** | 性别：男 | 年龄：68岁 | 报告编号：*** |

| 科室：*** | 床号：*** | 病案号：****** | 送检医生：*医生 |

送检单临床信息：体检发现血小板增高和白细胞增高4个月，无明显不适和体征；MPN待排。肝脾淋巴结未及肿大。近次血常规：**WBC 11.2 × 10⁹/L，N 71%，L 8%，M 8%，E 2%，B 1%**，未见幼稚细胞，血小板大片状分布。**RBC 5.1×10¹²/L，Hb 150 g/L，MCV 82 fl，MCH 28 pg，MCHC 332 g/L。PLT 784 × 10⁹/L。**

送检标本：骨髓涂片（附骨髓印片）细胞学、骨髓切片（活检）病理学、骨髓流式免疫表型、骨髓常规染色体核型、*BCR::ABL1* 融合以及 *JAK2* p.V617F、*CALR*、*MPL* 突变检验。

整合诊断：

　　原发性血小板增多症（ET），*JAK2* p.V617F 突变阳性。

解释与建议：

　　患者为老年男性，初诊，缓慢起病的隐匿性血小板增多，分子检测 *JAK2* p.V617F 阳性，支持克隆性增殖所致的血小板增多。*JAK2* 阳性常伴有白细胞轻中度增多，Hb 值也常比 *MPL* 突变者高，本例有相似改变，但 Hb 低于 PV 诊断值，也无 PV 相关体征和 Hb 增多病史；白细胞稍增高，血片未发现幼稚细胞且 Ph 染色体阴性和 *BCR::ABL1* 融合检测阴性，不符合 CML。骨髓形态学未检出原始细胞增多与病态造血，也未见巨核细胞小细胞性、异形性与纤维组织增生，疾病处于慢性期。血小板增多易于骨髓纤维化，建议定期复查血常规、骨髓活检等检查，必要时检测髓系细胞其他基因突变（特别是 *TET2*、*ASXL1*、*DNMT3A*、*EZH2*、*IDH1*、*IDH2*、*SRSF2*、*U2AF1* 和 *ASXL1*），全面评估遗传学损害并监测疾病进展性。

骨髓涂片和印片细胞形态学检验：

　　有核细胞增生活跃；巨核细胞明显增多，大型胞体和产血小板型巨核细胞增加，血小板呈大簇和片状分布。中性粒细胞稍多，成熟良好，未见原始细胞增加和病态造血（包括幼红细胞）等异常。骨髓印片有核细胞比骨髓涂片丰富，细胞成分基本相同。结合临床，骨髓象提示原发性血小板增多症（ET），建议进一步检查。

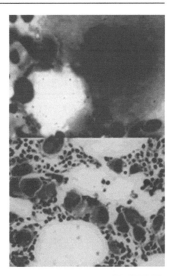

骨髓切片（活检）组织病理学检验：

　　巨核细胞呈增殖象，平均高倍视野15～20个；巨核细胞胞体大或巨大，核叶增加，胞质丰富，并见小梁旁呈小簇状生长；粒红两系增生活跃，细胞成熟基本良好；网银纤维染色 MF-0 级，CD34 染色阴性，CD61 标记未检出微小巨核细胞，小型巨核细胞偶见。结合临床信息和骨髓细胞学检查，符合骨髓增殖性肿瘤（原发性血小板增多症首先考虑），建议结合 *JAK2*、*CALR*、*MPL* 突变和 *BCR::ABL1* 融合检查，再行评判/鉴别诊断。

流式免疫表型检测：

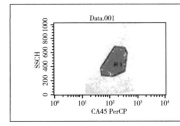
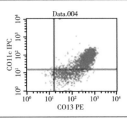
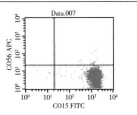

在 CD45/SSC 点图中,R1 群细胞占有核细胞总数的 33.52%,该群细胞表达 CD13、CD15、CD11c;CD34、HLA-DR、CD19、CD3 等阴性,提示该群细胞为非原始细胞型的髓系抗原表达;位于 R6 群中 CD61 阳性血小板数量增加。

分子学检测:

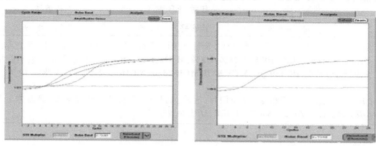

检测 *JAK2* p.V617F 突变阳性(*CALR* 和 *MPL* 突变阴性,*BCR::ABL1* 融合阴性)

细胞遗传学分析:

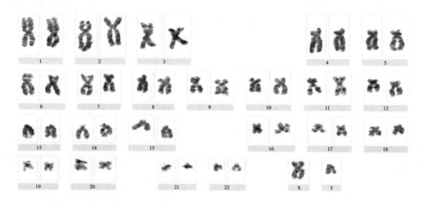

常规核型分析 **20** 个中期分裂象,为正常男性(**46,XY**),未见异常染色体。

(如对报告有疑问,请在收到报告三天内与本中心联系! 地址:杭州市 × 路 × 号,电话:××-×××××)

整理:×××　　　　　报告:×××　　　　　审核:×××　　　　　报告日期:**2013-11-12**

图 2-1　血液肿瘤整合诊断报告单参考样式

　　1. 紧贴临床　实验室的检验诊断需要了解临床、熟悉临床,在做出诊断前必须结合临床。实践证明:一部分标本在没有临床信息的前提下不能做出诊断! 并且,经过方法学的历史性实践,所有实验室诊断方法中,最经济最适用最实用的还是密切结合临床的检验诊断模式。不管何种检验方法,何种整合,了解相关学科的基础与信息,结合临床特征和其他相关检查的信息,比其他任何技术路线都更为有效和重要。实验室计划和工作展开必须围绕临床,临床特征评估是实验室诊断极其重要的组成和开端。

　　2. 形态为本　形态学检验是血液肿瘤诊断最重要的基本技术,是技术之本,是一般血液学检验及相关检查不可替代的基础,是前接临床特征和常规性检查、后接免疫表型与遗传学检查进行整体分析的基点(图 2-2)。根据目前认知,形态学始终是重要的,许多疾病有典型的甚至有诊断性形态学特征(引自第 4 版 WHO 造血淋巴肿瘤分类导言)。如形态学典型的慢性髓细胞白血病(chronic myeloid leukemia,CML)、急性早幼粒细胞白血病(acute

promyelocytic leukemia,APL),可预示相应的重现性染色体异常及其融合基因。从另一方面看,细胞遗传学和分子生物学诊断技术总体上是在形态学和/或免疫表型的基础上进行的精准诊断。

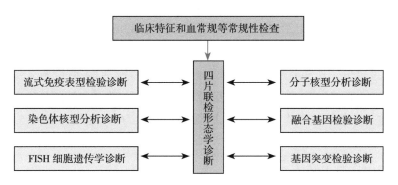

图 2-2　形态学检验诊断为基础扩展的信息互补多种模式整合诊断

3. 整合诊断　整合诊断是整合各个学科信息而作出疾病的诊断。它是临床满意的质量之根,反映的是血液病诊断的一种创新模式和服务。整合诊断分为大整合和小整合两种模式(图 2-3)。大整合是指多学科信息整合诊断(见图 1-21)。小整合诊断提供给临床参考时效性更大。

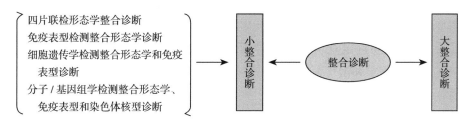

图 2-3　整合诊断模式

4. 满意临床　临床满意反映了实验室质量的终极目的。诊断报告的最终质量是由客户(临床)反馈的,是"服务临床、满意临床"持续改进的重要方面。诊断报告的结果与解释,报告单设计与展示的易读性,都需要不断地改进,以便为临床提供更好的检验结果解释和咨询服务以及提供专业判断。如果将临床要求实验室通过检验解决的问题不给以解决再踢给临床,可以下结论的不下,可以提供方向性诊断的没有,每一份报告都是"请结合临床和其他检查"或"建议结合临床和其他检查",这是职责的颠倒。

5. 学术提升　不断地实践、总结与研究,不断地提升诊断技术、改进质量,不断地完善诊断模式和服务理念,进行科学创新。

（卢兴国　夏肖萍）

二、整合诊断报告例举

病例1. 患者男,76岁,初诊。三系血细胞减少原因待查,大细胞性,维生素 B_{12} 和叶酸正常。血常规 Hb 36g/L、RBC 1.03×10^{12}/L、MCV 103.9fl、Ret 4.54%、WBC 1.2×10^9/L、N 40.9%、L 59.3%、M 0.58%、PLT 130×10^9/L。淋巴结肿大,肝脾未及增大,无发热出血,无化学药物和放射线接触史。送检骨髓涂片7张(血片3张),骨髓活检,骨髓流式免疫表型(包括 PNH 血细胞 CD55、CD59)检测,骨髓常规染色体核型分析,髓系血液疾病34种高频基因突变筛查,骨髓常规染色体核型检查和 FISH 检测 del(20q)、$TP53$ 缺失、−5/del(5q)、−7/del(7q)、+8、−Y。

整合诊断:AML 伴 $NPM1$ 突变。

解释与建议:老年患者,三系血细胞减少,大细胞性贫血,无化学药物和放射线接触史。骨髓细胞形态学示骨髓增生异常,MPO 阳性原始细胞占12%(附检血片原始细胞1%);流式免疫表型检测到异常髓系原始幼稚细胞15.23%(表达 CD33、CD13、CD117、CD38,部分表达 CD34、HLA-DR),PNH 克隆细胞检查阴性;骨髓活检示组织标本少量,原始细胞散在分布;骨髓常规染色体核型分析为正常核型;FISH 检测6项均为阴性;髓系血液疾病34种高频基因突变筛查,检测到 $NPM1$ 一级突变(变异位点 c.860_863dup,p.Trp288Cys fsTer12;变异频率43.7%)和 $CEBPA$ 二级突变(变异位点 c.198_201dup,p.Ile68Leu fsTer41;变异频率46%),其他基因阴性。整合以上信息,参照2022年 WHO-HAEM5 中 AML 的遗传学定义,符合 AML 伴 $NPM1$ 突变,新版还规定这类遗传学异常原始细胞可以低于20%,因这类患者具有与 AML 相同的临床病理学和治疗策略。既往解释原始细胞低于20%患者的 $NPM1$ 突变,是提示患者预后不良并预示 AML 转化或在短时期内发生的指标。建议加强治疗中监测与复查,必要时行肿大淋巴结活检。

病例2. 患者男,56岁。发现腹胀、尿少和肌酐增高(肾衰竭)一天。无肝脾淋巴结肿大,无化学药物和放射线接触史。6月9日血常规:Hb 67g/L、WBC 6.45×10^9/L、N 54%、PLT 106×10^9/L。送检骨髓涂片10张(附血片2张)细胞形态学、骨髓活检、骨髓流式免疫表型、骨髓常规染色体核型、血清免疫固定电泳、血清和尿液游离轻链与尿本周蛋白,以及 FISH 组套(TP53、1q21、CCND1/IGH、IGH/MAF、IGH/MAFB、IGH/FGFR3、IGH/CCND3 位点)检查。

整合诊断:症状性浆细胞骨髓瘤(PCM),IgG-λ 型伴游离 λ 轻链型和肾功能损害。

解释与建议:患者中年男性,贫血、腹胀、尿少和肌酐增高,无肝脾淋巴结肿大,无化学药物和放射线接触史。骨髓细胞学检查示有核细胞增生明显活跃,异常浆细胞占37%;流式免疫表型检测到异常浆细胞占3.21%(表达 CD38 和胞质 λ 轻链,部分表达 CD138,不表达 CD19 和 CD56);骨髓活检示大部分骨小梁间区脂肪化,局灶造血容量约30vol%,粒红巨三系造血基本良好,浆细胞数量稍增多,局灶成簇分布,免疫组化结果提示克隆性浆细胞约占10%;血清免疫固定电泳检出 IgG-λ 和 λ 游离轻链型,血清游离轻链检测到 λ 轻链显著升高,为 1160.00mg/L(参考区间,8.3～27.0mg/L),游离 κ/ 游离 λ 为 0.0209(参考区间 0.31～1.56)

或 λ/κ>100；尿游离 λ 轻链显著升高，为 1420.00mg/L（参考区间 0～11.3mg/L），游离 κ/游离 λ 为 0.0551 或 λ/κ >100；尿本周蛋白电泳，IgG 泳道发现异常单克隆条带，λ 泳道发现双克隆条带（IgG-λ 型和 λ 游离轻链型）。整合以上信息，符合症状性浆细胞骨髓瘤，IgG-λ 型伴游离 λ 轻链过多和肾功能损害。骨髓常规染色体核型正常，检测 FISH 组套（TP53、1q21、CCND1/IGH、IGH/MAF、IGH/MAFB、IGH/FGFR3、IGH/CCND3）常见位点均未检测到异常，按国际共识分类（ICC,2022），属于多发性骨髓瘤，非特定类型（MM,NOS）。建议加强监测和复查。

病例 3.　患者男，23 岁，初诊。无明显原因发现双侧颌下淋巴结肿大，外院查颌下正位（摄片）未见异常，3d 前出现左上肢乏力。20d 前当地医院检查白细胞显著升高。体格检查，无肝脾大，有淋巴结肿大，无发热、化学药物接触史和放射线接触史。5 月 18 日血常规：WBC 103.82×10^9/L、N 78.09%、M 10.60%、E 8.21%、B 0.31%、L 6.19%、Hb 124g/L、RBC 4.41×10^{12}/L、MCV 68.6fl、MCH 23pg、PLT 84×10^9/L。送检骨髓涂片（附检血片、印片）、骨髓流式免疫表型和 PCR 方法 BCR::ABL1 分型定性检测。

整合诊断：髓系/淋系肿瘤伴嗜酸性粒细胞增多和酪氨酸激酶基因融合（类别），伴 t（8；13）（p11.2；q12）易位（FGFR1 重排）髓系肿瘤（MPN）（类型）。

解释与建议：患者年轻男性，初诊，发现白细胞计数显著升高，中性粒细胞、嗜酸性粒细胞（8.2%）、单核细胞（10.6%）和嗜碱性粒细胞（0.3%）增多，无肝脾大，无化学药物接触史和放射线接触史，有淋巴结肿大。细胞形态学检查示骨髓涂片粒系增生显著活跃（幼粒细胞为主伴嗜酸性粒细胞增多）、外周血幼粒细胞为主伴嗜酸性粒细胞增多（占 15%）、嗜碱性粒细胞增多（占 5%）、单核细胞比例占 5%；骨髓流式免疫表型检测到粒细胞增多，未检测到原始细胞增多和表型异常；检测 BCR::ABL1（p210、p190、p230）均为阴性，常规染色体核型检测，分析 30 个中期分裂象，其中 14 个核型为 t（8；13）（p11.2；q12）并伴有继发性增加一条 21 染色体（+21）的特点。整合以上信息，诊断支持慢性髓系肿瘤（MPN）伴 t（8；13）（p11.2；q12）易位（FGFR1 重排）。伴 FGFR1 重排髓系肿瘤或淋系肿瘤是属于髓系或淋系肿瘤伴嗜酸性粒细胞增多和酪氨酸激酶基因融合（myeloid/lymphoid neoplasms with eosinophilia and tyrosine kinase gene fusions，MLN-TK；WHO-HAEM4 称为"髓系或淋系肿瘤伴嗜酸性粒细胞增多和 PDGFRA/B、FGFR1 重排"）类别中的类型，典型的细胞遗传学特征是染色体 8p11 异常，并可与其他多种染色体发生平衡易位。t（8；13）（p11.2；q12）是其中的一种重现性遗传学异常，多见于年轻男性患者，结果因 FGFR1 重排——ZMYM2::FGFR1 融合基因形成而产生异常酪氨酸激酶活性；血液学主要异常为白细胞、中性粒细胞、嗜酸性粒细胞和/或单核细胞增多，也可以是原始细胞增生（急性髓细胞白血病或急性原始淋巴细胞白血病或原始淋巴细胞淋巴瘤）伴嗜酸性粒细胞增多。文献报告 t（8；13）（p11.2；q12）较常见于原始淋巴细胞淋巴瘤。鉴于此，建议行肿大淋巴结活检，FISH 方法检测 FGFR1 重排、PDGFRA/B 重排或包括 ZMYM2::FGFR1 融合基因的白血病融合基因全套检测。

病例 4.　男性，68 岁，初诊。发现全血细胞减少 4d，血常规：Hb 47g/L，RBC 1.97×10^{12}/L、MCV 79.2fl，WBC 1.24×10^9/L、N 42%、L 45%、M 9.9%、E 0%、B 0%、血小板 44×10^9/L。肝脾淋巴结未及肿大，有出血和发热，无化学药物和放射线接触史。送检骨髓涂片（附血片）细

胞学、骨髓流式免疫表型、骨髓活检、常规染色体核型、FISH 组套（6 项，–5/5q–、–7/7q–、20q–、+8、–Y、*TP53* 缺失）、髓系血液疾病 67 种基因突变和血液肿瘤全基因组芯片筛查。

整合诊断：符合 MDS 伴原始细胞增多 1（MDS-EB1，2022 年 WHO-HAEM5 更名为 MDS-IB1）诊断（形态学基本类型）；MDS 伴 *TP53* 双等位基因失活突变（MDS-bi *TP53*，分子学定义类型，预后不良）。

解释与建议：患者老年男性，初诊，无肝脾淋巴结肿大，无化学药物和放射线接触史。骨髓涂片细胞形态学示有核细胞增生活跃、原始细胞增多（占 7%，血片占 4%）和三系病态造血；骨髓流式免疫表型检测到 7.05% 原始髓系细胞和 44.39% 有核红细胞；骨髓活检见幼稚前体细胞异常定位（abnormal localization of immature precursor, ALIP）现象及少数粒红造血细胞类巨变和巨核细胞胞体小、核分叶少；FISH 组套 6 项检测出 *TP53* 缺失；常规染色体核型分析，发现 27 个异常克隆，包括 –Y, del(5)(q13q33), +8, +11, –17, ins(20;13)(q13.1; q12q22), +21, –22 等异常染色体；髓系细胞 67 种基因突变检测到 *TP53* 一级突变（变异频率 78.2%）；全基因组芯片筛查检测到第 5（累及基因 *IRF1*、*EGR1*、*RPS14*、*EBF1*、*NPM1*、*DDX41*）、8（累及基因 *CSMD1*、*FGFR1*、*RUNX1T1*、*RAD21*、*MYC*）、11（累及基因 *WT1*、*LMO2*、*SF1*、*CCND1*、*EED*、*ATM*、*KMT2A*、*CBL*）、17（累及基因 *TP53*、*NF1*、*SUZ12*）、19（累及基因 *U2AF2*）、21（累及基因 *RUNX1*、*ERG*、*U2AF1*）、22（累及基因 *BCR*、*SF3A1*、*EP300*）号染色体变异区带及基因组坐标（ISCN 2020)19 处异常。整合以上信息，符合 MDS 伴原始细胞增多 1（MDS-IB1）诊断（形态学基本类型），MDS 伴 *TP53* 双等位基因失活突变（MDS-bi *TP53*，遗传学类型）。MDS-bi *TP53* 是 WHO-HAEM5（2022）新定义的遗传学类型，见于 7%～11% 的 MDS 患者，致病性 *TP53* 改变包括序列变异、节段缺失和拷贝中性杂合性丢失，其中约 2/3 患者有 *TP53* 多重打击。双等位基因 *TP53* 异常常为 *TP53* 多个突变或者突变加上另一个等位基因丢失和／或复杂核型。本例 *TP53* 缺失阳性（FISH 方法），*TP53* 高突变变异频率（占 78.2%，二代测序方法）和常规核型分析为 –17、+11、5q–、+21 等 27 个复杂核型，符合 MDS-bi *TP53*，提示预后不良（在 IPSS-R 中属于极高风险），在治疗上可视为与 AML 等同。建议加强监测与复查。

病例 5. 患者 31 岁男性，AML 伴成熟型（AML-M2）治疗后复查，血常规（RBC 2.83 × 10^{12}/L、Hb 90g/L、MCV 101fl、Ret 7.24%、WBC 2.35 × 10^9/L、N 52.4%、L 27.2%、M 17.9%、E 2.1%、B 0.4%、PLT 198 × 10^9/L），送检骨髓细胞形态学、流式免疫表型、*RUNX1::RUNX1T1*（*AML1::ETO*）和 *WT1* 检测。

整合诊断／结论：AML-M2 治疗后达到骨髓细胞学持续完全缓解，分子学趋于完全缓解（*WT1* 表达正常，*RUNX1::RUNX1T1* 阳性率极低，本次 0.4%，上次 0.99%）。

解释与建议：骨髓涂片有核细胞增生明显活跃，红系造血旺盛（红细胞异型性改变），巨核细胞数量增多，粒系造血欠佳（粒细胞占 22%）并见 1% 原始粒细胞，前次骨髓检查（条形码 888917553602，原始粒细胞 0.5%、粒系造血欠佳，粒细胞占 33%）；流式免疫表型检测骨髓中未见明显的 MRD 细胞（阴性，精确度 <0.01；前次条形码 949204940914，阴性）；检测骨髓 *WT1* 基因表达正常 0.51%（前次表达正常，0.92%）；骨髓 *RUNX1::RUNX1T1*（*AML1::ETO*）

检测阳性,比值 0.40%(前次阳性,0.99%,条形码 489204940820)。整合以上信息,AML-M2(其实本例为 AML 伴 *RUNX1::RUNX1T1* 融合,临床仍有用 FAB 分类的习惯)治疗后达到骨髓细胞学持续完全缓解,但粒系造血尚未完全恢复,*RUNX1::RUNX1T1*(*AML1::ETO*)尚有极低阳性率以及初诊 *KIT* 突变阳性(突变丰度 36.32%,预后欠佳指标),建议重视并动态观察及时复查(包括即时复查 *KIT* 突变)。另外,骨髓细胞学见 H-J 小体和异型红细胞,且有贫血与网织红细胞比例(7.2%)增高,建议必要时行溶血项目检查。

病例 6. 患者男性 67 岁。贫血和嗜酸性粒细胞增多,原因待查。

检验项目:FISH 检测 *TP53* 缺失、+8 和 20q-。

检验结论:检测到 *TP53* 位点拷贝数缺失(阳性,阈值>5%),阳性率约为 90%;未检测到 +8 和 20q- 位点信号异常(阴性)。血液肿瘤性病变或其克隆性造血不能除外,建议进一步结合临床和其他检查再行评判。

解释与建议:*TP53* 位点拷贝数缺失具有诊断、疾病进展和预后等评判方面的意义。在诊断方面常可以用于 MDS 伴 *TP53* 双等位基因失活(MDS-bi*TP53*),作为 MDS-bi*TP53* 中的一项补充指标,即一个 *TP53* 等位基因突变加一个 *TP53* 位点拷贝数缺失;在预后评判方面,是许多血液肿瘤,如 MDS、AML、成熟 B 细胞白血病/淋巴瘤进展和预后不良的提示性指标。还可用于无不明原因血细胞减少的克隆性造血的评判。本例患者为嗜酸性粒细胞增多,原因待查,尽管送检单尚无其他信息,检测到高阳性率的 *TP53* 位点拷贝数缺失,仍需要疑似血液肿瘤性病变或其进展,建议进一步结合临床特征(包括病史)和其他检查(如 *BCR::ABL1* 融合、*PDGFRA/RB*、*FGFR1*、*ABL1*、*JAK2*、*ETV6* 酪氨酸激酶基因重排等项目),再行评判/鉴别诊断。

(卢兴国　吴学宾)

第三章

血液肿瘤整合诊断报告问题探讨

血液肿瘤整合诊断学是一个复杂而缜密的分支学科,从诊断学的角度看,重心常会落在一份规不规范、符不符合临床要求的诊断报告书上。本章回顾性分析骨髓形态学和流式免疫表型检测诊断以及血液肿瘤多学科信息整合诊断的书面报告(不改动一字或一个符号),对"检查结果"、"要点描述"与"结论与建议"中的一些问题,作一探讨与交流。

一、病名与概念方面

随着学科的进步,血液肿瘤的一些病名在不断地更新。如在第五版之前的 WHO 造血淋巴肿瘤分类中,增加了一些新的病名。成熟 B 细胞肿瘤是新病名,包括了成熟 B 淋巴细胞白血病、成熟 B 细胞淋巴瘤[小 B(淋巴)细胞淋巴瘤、大 B(淋巴)细胞淋巴瘤]和浆细胞肿瘤等。由于新旧病名的定义或概念不同,增加了理解和把握的难度。如果没有对新病名进行详细的梳理,不加说明,就会造成混乱,尤其是在白血病与淋巴瘤之间。诸如在骨髓形态学和流式免疫表型检测及其多学科信息整合诊断报告中,前面诊断的是"成熟 B 细胞淋巴瘤",接着又首先考虑"慢性淋巴细胞白血病(chronic lymphocytic leukemia,CLL)",或者"多毛细胞白血病(hairy cell leukemia,HCL)""B 幼淋巴细胞白血病(B-cell prolymphocytic leukemia,B-PLL)"。还有将"原发性巨球蛋白血症"中出现的小浆细胞,考虑为需要鉴别诊断的"浆细胞肿瘤合并 B 细胞肿瘤",甚至常把"浆细胞瘤"与"浆细胞肿瘤"、"浆细胞瘤"与"浆细胞骨髓瘤(plasma cell myeloma,PCM)"相混淆而报告。

对于急性原始淋巴细胞白血病(acute lymphoblastic leukemia/lymphoma,ALL)与淋巴母细胞(原始淋巴细胞)淋巴瘤(lymphoblastic lymphoma,LBL),CLL 与小淋巴细胞淋巴瘤(small lymphocytic lymphoma,SLL),尽管都是同一疾病,但是由于起病方式的不同,有些实验室指标、诊断的证据性标本也常不同,包括 WHO 造血淋巴肿瘤分类第 4 版(2008)、修订第 4 版(WHO-HAEM4R,2017)、第 5 版(The 5th edition of the WHO Classification of Haematolymphoid Tumours,WHO-HAEM5),以及血液肿瘤国际共识分类(International Consensus Classification,ICC)中的具体叙述(大)多是分开的,NCCN(2020、2022)ALL 指南和 NCCN(2021、2022~2023)儿童 ALL 指南中都是独立介绍的;临床上的表现特征亦多有不同。因此,对

于明确而典型的白血病以及以局部瘤块方式起病的淋巴瘤以分开为妥。特别在血液骨髓细胞形态学检查与诊断中,有的报告,甚至有的参考书中,都将有典型临床表现的 ALL、CLL,描述并报告为 CLL/SLL 和 ALL/LBL。我们认为这是不恰当的,建议整合血常规等临床资料尽量给出更合适的诊断。CLL 是血液骨髓病变为主,外周血 CLL 细胞(克隆性小淋巴细胞)$\geq 5 \times 10^9/L$;SLL 是以髓外淋巴组织瘤块为特征的淋巴瘤,是非白血病性,或外周血无 CLL 细胞或 CLL 细胞 $< 5 \times 10^9/L$,也无侵犯骨髓所致的血细胞减少,是由髓外淋巴组织病理学做出诊断的。ALL/LBL 同理。在血液学的常规检查(外周血形态学、骨髓形态学、流式免疫表型检测等)的表述与诊断报告中,尤其需要注意,不能以 B(T)-ALL/LBL 与 CLL/SLL 的总体病名,将占多数明确而典型的 B(T)-ALL 与 CLL 笼统理解与报告。"ALL/LBL"中的"/"主要意思是"或者",即初诊时不是 ALL 就是 LBL。以白血病形式起病且原始淋巴细胞 $\geq 20\%$ 者归类为 ALL;以瘤块形式起病无血液骨髓累及归类为 LBL 或者原始淋巴细胞 $<20\%$(多数认识)或 $<25\%$(WHO,2017、2022)者归类为 LBL 微小累及,有明显血液骨髓侵犯(原始淋巴细胞 $\geq 20\%$ 或 $\geq 25\%$)者归类为 ALL。有 LBL 病史而发生的血液骨髓侵犯则为 LBL 白血病性或非白血病性侵犯。SLL 也一样。我们认为以"B(T)-ALL/LBL 或 CLL/SLL(大类),符合或考虑 B(T)-ALL 或 CLL"的方式报告,是符合疾病概念与类型诊断的。对于尚不足以鉴别时,诸如以"慢性(小)B 淋巴细胞增殖性疾病"、"成熟 B 淋巴细胞肿瘤(血液骨髓白血病性还是非白血病性病变)"为诊断的,同样是一种(过渡)方式的报告。

ALL、CLL 白血病细胞髓外淋巴组织浸润时,组织病理学常不能区分是白血病还是淋巴瘤。根据血液骨髓形态学诊断中的一般规则,除了 WHO 分类中定义的原始细胞比例(ALL 与 LBL)和血中克隆性小淋巴细胞数量(CLL 与 SLL)外,疾病经过(临床病史)也是一个很重要的参考,初诊时无白血病或无淋巴瘤细胞证据的淋巴瘤,病情经过中在血液和/或骨髓出现异常淋系细胞者,则为淋巴瘤累及,淋巴瘤细胞比例高(白血病性)者为淋巴瘤白血病性侵犯,即淋巴瘤细胞白血病。这与孤立的髓系肉瘤与白血病(AML)病理进程相似。

列举案例一至案例三,见图 3-1 ～ 图 3-3,每个案例包括 1～4 个病例的诊断报告与送检单信息。

5. 结论与建议:

检测到单克隆性异常B淋巴细胞占有核细胞计数的10.9%,提示CD5部分±CD10-成熟(小)B细胞淋巴瘤,免疫表型首先考虑CLL,也要与其他小B细胞淋巴瘤鉴别,建议结合细胞形态、骨髓活检及淋巴结活检等检查进一步鉴别。

A

4. 检测免疫表型所见：

CD45/SSC设门，检测淋巴瘤免疫表型30种单抗和图形分析检测到P2群淋巴细胞占有核细胞计数的73.3%，其中CD19、CD200、HLA-DR阳性，CD20、CD22表达减弱，CD23部分阳性，CD5弱阳性，CD10、CD103、CD25、FMC7、CD38、CD33、kappa、lambda等阴性细胞占49.6%，示异常成熟B淋巴细胞；未检测到原始细胞增高；粒细胞及单核细胞比例及表型未见明显异常；未见有核红细胞比例异常。

5. 结论与建议：

检测到异常成熟B淋巴细胞占有核细胞计数的49.6%，符合CD5+CD10-成熟（小）B细胞淋巴瘤，CLL积分5分，CLL首先考虑，请进一步结合临床、细胞形态、骨髓活检及淋巴结活检。

D

结论与建议：

小淋巴细胞增殖（比例约占70%、呈散在和片状分布），符合成熟B细胞淋巴瘤（CLL首先考虑）。

E

病历简述： 初诊，白细胞增高查因，疑诊CLL。白细胞 69.97×10^9/L，L 93.1%，血红蛋白 92g/L，血小板 181×10^9/L。

诊断结论：

成熟B细胞淋巴瘤，慢性淋巴细胞性白血病。

解释与建议：

患者初诊白细胞、淋巴细胞增多。骨髓活检示淋巴细胞显著增多（比例约占90%、呈散在和片状分布），附检涂片有核细胞明显活跃，原始细胞未见增多，淋巴细胞增多占88%，成熟小型，粒红巨三系造血受抑，可见小簇状血小板；流式免疫表型检测到异常成熟B淋巴细胞占有核细胞计数的80.0%，CLL积分5分；FISH P53阴性；TP53基因突变阴性。整合以上检查，符合成熟B细胞淋巴瘤，慢性淋巴细胞性白血病。

F

图3-1 案例一诊断报告和送检单信息

这几份报告涉及流式检查、骨髓活检和整合诊断不同层面的病名与概念。图A～D是2例初诊无髓外淋巴组织病理学的骨髓细胞流式免疫表型检测报告；图E为1例骨髓活检报告；图F为多学科信息整合诊断报告。报告中的"B细胞淋巴瘤"又首先考虑"CLL"为概念问题，严格意义上讲，CLL是成熟B细胞肿瘤的白血病类型。此外，图B为图A患者的全血细胞计数，图C为图D患者的全血细胞计数，这2例诊断中，完全没有结合外周血淋巴细胞数值，假定患者白细胞计数3.5×10^9/L和2.2×10^9/L全是CLL细胞，都没有达到定义的"首先考虑CLL"的诊断数值。只管自己的工作下结论，不符合检验与诊断的要求

骨髓组织学特征：

组织破碎、离散，不完整的骨小梁间区4个，有核细胞增多，脂肪成分少见，造血容积约占90%；异常淋巴细胞显著增多，比例约占80%，呈大片状分布，部分细胞中等大小、胞浆较多；粒红二系减少，未见原始细胞增多；巨核细胞增生活跃，平均一个高倍视野1~3个，可见胞核浓染；纤维组织局部增生。

组织化学和免疫组化染色：

1. Gomori染色：局部MF1。
2. 甲苯胺蓝染色：偶见阳性细胞。
3. 异常淋巴细胞：CD3-、CD5-、CD10-、CD19+、CD20+、CD23-、Annexin A1+、BCL-6弱+、CyclinD1+、CD138-。

附检：

结论与建议：

淋巴细胞显著增多（比例约占70%、呈大片状分布），结合免疫组化，符合成熟小B细胞淋巴瘤，考虑多毛细胞白血病，建议PCR BRAF、FISH CCND1检测进一步明确。

A

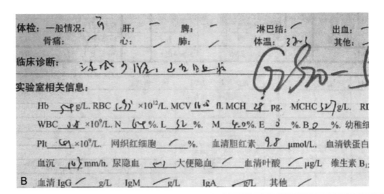

病历简述：初诊，贫血，球蛋白增高，MM。血常规示：白细胞 5.12×10⁹/L，血小板 147×10⁹/L，，红细胞2.59×10¹²/L，血红蛋白 71g/L。

诊断结论：

　　符合浆细胞瘤，考虑浆细胞骨髓瘤，请结合M蛋白定量、免疫固定电泳及临床影像学等检查。

解释与建议：

　　患者初诊，中度贫血，球蛋白增高。骨髓涂片示有核细胞增生明显活跃，浆细胞比例增高，占19%，其中原幼浆细胞占13.5%；流式免疫表型示检测到异常浆细胞占有核细胞计数的3.7%，表达CD138、CD38、CD45、CD56、clambda；p53 缺失、MAF/IGH 融合、FGFR3/IGH 融合 均为阴性。整合以上检查，符合浆细胞瘤，考虑浆细胞骨髓瘤，请结合M蛋白定量、免疫固定电泳及临床影像学等检查。

C

图 3-2　案例二诊断报告和送检单信息

图 A、图 B 为混淆了白血病与淋巴瘤关系的初诊患者骨髓活检报告和送检单信息，HCL 不是淋巴瘤。此外，免疫组化除了 cyclin D1，Annexin A1（ANXA1）阳性，仍需要密切结合临床（图 B）和细胞形态学信息或阅片进行共同解读，还要对 CD25、CD103、CD123、CD200 标记等做进一步的检查。图 C 是一份初诊 PCM 的整合诊断报告，有的跨行专家将浆细胞瘤与浆细胞肿瘤混淆，并习惯性地将病理学诊断中的浆细胞瘤用到骨髓形态学诊断报告中

骨髓组织学特征：

　　见数块血凝块，局部挤压，其间有核细胞散在和小簇状分布；粒红巨三系造血细胞散在和小簇状分布，未见原始细胞增多；淋巴细胞局部小簇状增生，细胞成熟；未见纤维组织增生。

组织化学和免疫组化染色：

　　1.Gomori染色：阴性。

　　2.甲苯胺蓝染色：偶见阳性细胞。

　　3.淋巴细胞：CD3-、CD5+、CD19+、CD20+、CD23大部分+、CyclinD1-；CD34-、CD61巨核+、MPO局部+、CD235a局部+。

附检：

　　血片：未见幼稚细胞，淋巴细胞约占50%，细胞成熟。

A

结论与建议：

见上，结合流式免疫表型和免疫组化，符合CD5+CD10-成熟B细胞淋巴瘤（考虑不典型慢性淋巴细胞白血病），建议FISH CEP12 CCND1等检查，并更换部位骨髓活检。

				□初诊		□治疗后		□复发		□其他：	
				□局部淋巴结肿大		□全身淋巴结肿大		□发热 有作巴结		□出血 无肿大 发热	
				□脾大：□轻度，□中度，□重度				□肿大 有作巴结		□其他：	
淋巴肿瘤？						治疗方案	肿大，但 不明显	化疗次数及缓解情况			
								是否达到CR：□是 □否			
								是否达到CR：□是 □否			
								在第__次达到			
外周血 分类计数		WBC 6.89×10⁹/L		Neu%?	Lym% 50		Mon%		Eos%	Bas%	NEUT#
		Mon#		Eos#	Bas#		PLT 4×10⁹/L		MPV	PCT 0	PDW
		RBC 2.53×10¹²/L		HGB	HCT		MCHC		MCH	MCV	RDW-SD

B

---

4. 检测免疫表型所见：

检测到P2群淋巴细胞占有核细胞计数的14.2%，其中CD3+T细胞占5.9%，CD4:CD8比值约为0.95，另检测到CD19、CD22、cCD22表达减弱，HLA-DR、CD200、CD5、CD20、cCD79a、ckappa阳性，CD23部分阳性，FMC7、CD103、CD10、CD25、CD38、clambda等阴性的细胞占7.8%，在SSC/FSC位置示细胞胞体略大，示异常成熟B淋巴细胞表型；未检测到原始细胞增高；粒细胞及单核细胞比例及表型未见明显异常；未见有核红细胞比例异常。

---

5. 结论与建议：

检测到异常成熟B淋巴细胞占有核细胞计数7.8%，CD5+CD10-成熟B细胞淋巴瘤免疫表型象需要考虑，CLL积分2.5分，要鉴别CLL、MCL及FL，建议结合细胞形态、骨髓活检及淋巴结活检加免疫组化，建议FISH CEP12、BCL2、CCND1进一步鉴别。

C

图3-3　案例三诊断报告和送检单信息

图 A 为初诊病例（无髓外淋巴组织病理学诊断）的骨髓活检报告，诊断"符合 CD5+CD10- 成熟 B 细胞淋巴瘤"，又考虑"不典型慢性淋巴细胞白血病（aCLL）"，病名不当；免疫组化特点基本符合 CLL 细胞，但结合血细胞计数分析（图 B），存在更多诊断证据和诊断标准问题。此外，对免疫组化过度自信、不考虑血象和取材不符要求而直接下诊断（包括同步送检的图 C 流式检测报告）；考虑的"aCLL"既没有组织形态学也没有免疫表型的"不典型"证据。而且，免疫组化栏标注的是"淋巴细胞"，而 CD61、MPO和 CD235a 的阳性细胞都不是

二、病名仍相同而含义不同与诊断标准和基本规则问题

有一部分血液肿瘤，定义与概念变化后病名仍相同。如流式免疫表型检测和形态学诊断中仍沿用 FAB 分类的 AML-M1 和 M2、M4 和 M5 等基本类型，与多学科信息整合诊断或 WHO 分类 AML 非特定类型 / 不另做分类（not otherwise specified，NOS；WHO-HAEM5 将此更名为 AML 细胞分化定义类型）中相当于 FAB 的 AML-M1 和 M2、M4 和 M5 等，病名相同而定义与诊断规则是不同的。按形态学 FAB 标准（降至原始细胞≥20%）和流式免疫表型进行的分类是基本诊断，其类型中包含了 WHO 分类中的多种特定类型和 NOS。NOS 是按多学科信息，经临床特征（包括相关病史等一些特殊因素）、细胞遗传学和分子学检查分析，除去了治疗相关类型、重现性遗传学异常类型、骨髓增生异常相关类型，以及其他需要排除

的类型后,而剩下的暂不需要再分类的类型。这两者关系的混淆,会造成一些流式免疫表型检测和骨髓活检的诊断报告不当或错误。甚至有的在多学科信息整合诊断中出现许多不可理喻的诊断分类,首诊患者经形态学、免疫表型和遗传学等检查后,报告的依然是FAB基本类型,甚至还是可能性的。这些都反映出报告者对诊断规则的不了解,还有在不良氛围下的严谨性和诊断责任心的缺失,也反映报告实验室质量管理不到位。

在AML基本类型诊断中,还常见细胞学诊断标准问题。在髓细胞流式白血病免疫表型检测中,有的报告者不去发挥流式检测应有的长处,却热衷于不易评判的白血病基本类型(亚型)上。这也是诊断性证据标本错位的一种表现。如检测到单核细胞比例24%,还考虑为AML-M2。AML-M2细胞学诊断标准中的一条是单核系细胞<20%。在骨髓活检和涂片细胞学诊断报告中,也常有这样的诊断标准问题。骨髓活检的问题比骨髓涂片细胞学更为突出,有的骨髓活检报告不结合、不阅读细胞形态学又不做组织化学染色,而直接报告AML-M2或M4、M5(包括可能),都是证据明显缺失的分类诊断。甚至当出现骨髓原始粒细胞99%、外周血原始粒细胞97%,有的还做了43种白血病融合基因、与分类和预后相关的四种基因(*NPM1*、*CEBPA*、*RUNX1*、*KIT*)突变检测后,报告者依然依据自己主观随性的细胞学标准而诊断病例为AML-M2。

有的实验室还将具有临床特征(包括全血细胞计数)、骨髓组织形态学特点和*JAK2*阳性者,笼统地诊断为符合或考虑“骨髓增殖性肿瘤”,这亦是不符合髓系肿瘤类型诊断规则的。“骨髓增殖性肿瘤(myeloproliferative neoplasms,MPN)”的类型很多,通常情况下各有病理学特征,作为专业的血液骨髓病理检验与报告者,需要的是分析患者的临床和实验室特征与MPN类型和其他疾病之间的关系,提供类型诊断或类型的可能性,起码要给予一个合理而恰当的解释。

血液肿瘤的诊断项目很多,需要讲究关键与基本原则。按我们倡导的多学科信息整合诊断(CMICMO)模式的层次,分为:①临床特征;②全血细胞计数;③血液与骨髓细胞形态学和骨髓组织形态学;④免疫表型(流式技术和免疫组化);⑤细胞遗传学(常规染色体核型和FISH技术);⑥分子生物学(融合基因、突变基因、基因克隆性重排等);⑦其他(详见第一章)。①~④为血液肿瘤诊断的基本项目,而且④的项目需要密切结合①~③项目进行解读或评判,也常需要⑤~⑦项目的支持。⑤、⑥是可靠诊断和进一步精准特定类型诊断的最重要项目,①、④等检查也可以评判一部分特定类型。当前,较为常见的问题是有的病理检验和报告者对各种检查的互补性不重视或解读有误,对免疫表型过于自信,不规范或超范围地进行诊断。

列举案例四至案例八,见图3-4~图3-8。

骨髓活检:不完整的骨小梁间区5个,有核细胞明显增多,脂肪成分减少,造血容积占80%~90%;原幼细胞显著增多,比例约占80%,呈大片状分布,细胞中等大小,胞质量多,染色质疏松,胞核易见折叠;粒红二系正常造血受抑;巨核细胞减少,平均一个高倍视野0~1个,散在性分布;淋巴细胞和浆细胞散在少见,纤维组织局部少量增生。

组织化学和免疫组化染色:

　　1. Gomori染色:阴性。

　　2. 甲苯胺蓝染色:偶见阳性细胞。

结论与建议:原幼细胞显著增多(比例约占80%,呈大片状分布),符合急性髓细胞白血病(倾向M5),建议结合白血病融合基因等检查。

A

组织化学和免疫组化染色：

1. Gomori染色：阴性。
2. 甲苯胺蓝染色：偶见阳性细胞。
3. CD34 60%+、CD117 40%+、CD61巨核+、CD235a 15%+、MPO 70%+、溶菌酶 70%+、CD3 3%+、CD5 3%+、CD19 1%+、CD14个别+

附检：

结论与建议：

原始细胞增生（比例约占60%），考虑急性髓细胞白血病（M5）骨髓象，建议结合白血病融合基因等检查。

B

1.标本有核细胞计数：	2.标本涂片镜检：
有核细胞计数：59.0×10⁹/L	有核细胞数尚可，油镜平均每视野7～10个有核细胞，各系细胞均少见；原始细胞为主，胞浆量少。
参考区间：36~124×10⁹/L	参考区间：油镜平均视野细胞数：3-5个。

1.标本有核细胞计数：

有核细胞计数：$59.0×10^9$/L

参考区间：$36~124×10^9$/L

2.标本涂片镜检：

有核细胞数尚可，油镜平均每视野7～10个有核细胞，各系细胞均少见；原始细胞为主，胞浆量少。
参考区间：油镜平均视野细胞数：3-5个。

3.流式检测各群细胞占有核细胞的比例：

淋巴细胞（P2）	8.2%	粒细胞（P5）	16.4%
原始细胞（P3）	/%	有核红细胞（P6）	2.4%
单核细胞（P4）	0.4%	异常细胞（P7）	72.6%

4.检测免疫表型所见：

CD45/SSC设门，检测白血病免疫表型21种单抗和图形分析，检测到P7群异常细胞占有核细胞计数的72.6%，CD117、CD33、CD38阳性，CD123和CD9弱阳性，CD34、CD3、CD7、CD19、CD10、HLA-DR、CD11b、MPO等阴性，提示髓系白血病细胞免疫表型。

5.结论与建议：

检测到髓系白血病细胞占有核细胞计数的72.6%，基本符合急性髓细胞白血病（M4首先考虑）免疫表型象，建议结合其他检查。

C

图3-4　案例四诊断报告

图A和图B是初诊患者骨髓活检报告。存在证据、诊断标准与规则问题。一是"原幼细胞或原始细胞显著增多"，没有可以说明的形态学、细胞化学或组织化学或免疫组化的证据，是髓系还是淋系；也没有结合细胞形态学原始细胞和幼单核细胞的比例及其单核系细胞分类中不同阶段细胞所占的比例。所以这两种情况下诊断的"倾向M5""考虑M5"是没有依据支撑的。二是建议中"结合白血病融合基因检查"不是形态学基本类型诊断中需要的，而是与其他指标一起用于白血病进一步分类中的一项指标，需要的是骨髓活检结合血液骨髓涂片细胞学（包括化学染色）作出明确的类型基本诊断，或是结合进一步检查而作出非特定类型（NOS）中的类型诊断，但该两例不是NOS中的分类问题。图C为另一例初诊骨髓细胞流式免疫表型检测报告，不论细胞形态学（右上方镜检结果）还是免疫表型特点，同样不能"首先考虑AML-M4"。上述的"AML-M5和M4"都是基本类型，进一步合理而恰当的建议是"细胞遗传学、白血病融合基因和相关基因（*NPM1*、*FLT3*、*CEBPA*、*KIT*、*TP53*和*RUNX1*等）突变检查，并结合有无相关病史（细胞毒治疗和MDS、MDS/MPN病史）等信息进行精准分类"，或者建议进一步检查与准确分类"

病历简述： 初诊，疑诊急性白血病。血常规示：白细胞 38.8×10 9/L，幼稚细胞占50%，血小板199×10 9/L，血红蛋白 108g/L。

诊断结论：

急性髓系白血病伴RUNX1-RUNX1T1(AML1-ETO) 阳性（M2可能），建议结合骨髓涂片形态进一步明确FAB类型。

解释与建议：

患者初诊，白细胞增高。骨髓活检示高有核细胞量，原幼细胞约占80%（呈片状分布）；流式细胞分析检测到异常髓系原始细胞占有核细胞计数的17.8%和粒细胞（62.5%,其中表型异常早幼粒细胞占17.0%)以幼粒细胞为主伴异常表达CD56；白血病43种融合基因筛查 AML1-ETO 阳性，余均为阴性。整合以上检查，符合急性髓系白血病伴 RUNX1-RUNX1T1(AML1-ETO) 阳性（M2可能），建议结合骨髓涂片形态进一步明确FAB类型。

A

病历简述： 初诊，疑诊AL。血常规：WBC 54×10⁹/L，HGB 107g/L，PLT 33×10⁹/L。

诊断结论：

急性髓细胞白血病（非APL）。

解释与建议：

患者白细胞增高，贫血和血小板减少。骨髓活检示高有核细胞量，异常原幼细胞约占85%（呈大片状分布）和纤维组织局部少量增生；流式细胞分析检测到异常髓系原幼细胞占有核有核细胞计数的80.8%，MPO、CD123、CD33、CD13、CD56阳性，CD38连续性表达，CD117极弱阳性，CD34、HLA-DR、cCD79a、cCD3、CD14、CD64、CD3、CD5、CD8、CD20、CD19、CD10、CD36、CD7等阴性；白血病43种融合基因筛查检测均阴性；染色体核型46,XX[21]。整合以上检查，符合急性髓细胞白血病（非APL）。

B

病历简述： 初诊，疑诊急性白血病。白细胞 99×10⁹/L，红细胞 2.86×10¹²/L，血红蛋白 95g/L，血小板 71×10⁹/L。

诊断结论：

急性髓系白血病，M5可能，建议结合骨髓涂片进一步明确FAB分型。

解释与建议：

患者初诊，白细胞增高，贫血和血小板减少。骨髓活检示高有核细胞量，原始细胞增多（呈非纯一弥漫性浸润）；流式细胞分析示检测到异常髓系原幼细胞占96.5%；白血病43种融合基因检测均阴性。整合以上检查，符合急性髓系白血病，M5可能，建议结合骨髓涂片进一步明确FAB分型。

C

图 3-5 案例五诊断报告

图 A 是初诊患者形态学、免疫表型、遗传学检查后的整合诊断报告。诊断结论"AML 伴 *RUNX1::RUX1T1*（*AML1::ETO*）阳性（M2 可能），建议结合骨髓涂片形态进一步明确 FAB 类型"，颠倒了 FAB 分类（基本分类）与精细分类之间的关系，混淆了病名仍相同而定义已经发生了变化的概念，反映了报告者对 AML 诊断基本规则的不了解。根据现有信息可以考虑重现性遗传学（染色体平衡易位）异常 AML 的类型，但还需要排除有细胞毒治疗史等特定情况的 AML。有了明确的遗传学异常等特征的特定类型，FAB 的类型诊断便让位于 WHO 分类的特定类型。图 B 和图 C 均为初诊患者多学科信息整合诊断报告，在经过了骨髓涂片细胞学、流式免疫表型和白血病融合基因等检查后，连一个最基本的白血病类型（亚型）都定不下来，也反映出实验室检查中一些常规项目缺失和评判能力不足，以及一般应该诊断而不诊断的职责缺失。针对该病例现有检查信息，至少需要给出整合诊断的（可能）类型以及需要完善检查的项目（建议）

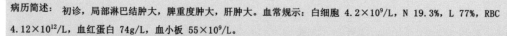

病历简述：初诊，局部淋巴结肿大，脾重度肿大，肝肿大。血常规示：白细胞 4.2×10⁹/L，N 19.3%，L 77%，RBC 4.12×10¹²/L，血红蛋白 74g/L，血小板 55×10⁹/L。

诊断结论：

急性B淋巴细胞白血病，考虑非特殊型。

解释与建议：

患者初诊，局部淋巴结肿大，脾重度肿大，肝肿大，中度贫血。骨髓活检示淋巴样原幼细胞增多（呈片状和弥漫性浸润）；流式免疫表型检测到原始B淋巴细胞占有核细胞计数的59.6%，表达CD34、HLA-DR、CD38、CD22、CD10、CD19、CD123、TdT、cCD79a；白血病43种融合基因筛查均为阴性。整合以上检查，符合急性B淋巴细胞白血病，考虑非特殊型。

A

病历简述：患者初诊，全血细胞减少，疑诊AA、MDS、AL。白细胞 2.03×10⁹/L，红细胞 1.14×10¹²/L，血红蛋白 37g/L，血小板 62×10⁹/L。

诊断结论：

急性B淋巴细胞白血病。

解释与建议：

患者初诊，全血细胞减少，重度贫血。骨髓活检示原始淋巴细胞增生（比例约占90%，大片状分布）；附检涂片有核细胞少见，原幼淋巴细胞占80%；流式免疫表型检测到异常原始B淋巴细胞占有核细胞计数的65.3%；FISH ABL1 基因重排、ABL2 基因重排（断裂）、CRLF2 基因重排（断裂）CSF1R 基因重排（断裂）、PDGFRB 基因重排均为阴性；白血病43种融合基因筛查均为阴性。整合以上检查，符合急性B淋巴细胞白血病。

B

图 3-6 案例六诊断报告

图 A 和图 B 这 2 份骨髓标本多学科信息的整合诊断报告，反映出不同层面的诊断性原则缺失或诊断能力的不足。图 A 病例，将现有的检查信息整合诊断为"急性 B 淋巴细胞白血病，考虑非特指型"为明显错误。非特指型即"NOS"的诊断规则与前述的 AML 一样，ALL 的特定类型中还有染色体数量异常的类型，除了白血病融合基因外，需要细胞遗传学检查染色体数量有无特定异常，并排除罕见的其他原因后，才可以考虑。图 B 病例经流式免疫表型、白血病融合基因和 FISH 检查的一些特定基因重排后，仍仅报告为"急性 B 淋巴细胞白血病"，不符合整合诊断要求

病历简述：初诊，疑诊AML。血常规示：白细胞 1.0×10⁹/L，血红蛋白 92g/L，血小板 79×10⁹/L。

诊断结论：

急性髓系白血病（M2首先考虑）。

早幼粒		0.50
中幼粒		1
晚幼粒	a	
杆状核	b	
分叶核	3	1.50

结论与建议：

有核细胞增生明显活跃，原幼细胞占58.5%，符合急性髓系白血病（M2可能）骨髓象，建议结合临床及分子遗传学检查。

解释与建议：

患者初诊，血三系异常。骨髓涂片示有核细胞增生明显活跃，原幼细胞占58.5%；流式细胞分析示异常髓系原始细胞占有核细胞计数的33.0%和粒细胞（30.8%）抗原表达模式异常；白血病43种融合基因筛查均为阴性；骨髓染色体核型46,XY[20]；整合以上检查，符合急性髓系白血病（M2首先考虑），建议结合临床、骨髓活检及NGS髓系白血病42种基因检测等检查。

A

报告意见 原始细胞显著增多（比例约占90%，呈大片状分布），符合急性髓细胞白血病（M2可能），建议白血病融合基因等检查。

B

附检血片特征：
白细胞数量增多，原始细胞占97%，血小板极少见，红细胞形态
尚可。

附检印片特征：

结论与建议：
骨髓细胞明显增多，原始细胞占99%，符合急性髓系白血病
（M2可能），建议融合基因、染色体等检查除外急性早幼粒细
胞白血病。

C

图 3-7　案例七诊断报告和送检单信息

图A中a为骨髓细胞学分类（早幼及其后期阶段粒细胞占4%），b为骨髓细胞学诊断报告"M2可能"，
根据诊断标准，M2中的一条是早幼粒细胞及其后期阶段粒细胞≥10%，故这个可能不存在。在该病例经
过一些重要项目检查后的整合诊断结论中，则明确为"M2首先考虑"，反映出诊断标准使用上的马虎。
图B（骨髓活检报告，原始细胞达到90%）与图C（骨髓细胞学报告，血片原始细胞97%、骨髓99%、
早幼及其后期阶段粒细胞都<10%甚至不见）的2例，没有M2的任何可能性。而且，原始细胞显著增
多而没有形态学、组织化学或免疫组化证据，或解释的是髓系，骨髓活检需要镜检骨髓涂片和/或血片
和骨髓印片的互补而没有行之，都造成证据上的缺失。报告中"建议白血病融合基因检查"的问题如前
面案例所述。在这3例报告中的建议都是没有理由的，初诊骨髓涂片或切片诊断的M2是由细胞学检验
（包括细胞化学或组化）决定的，提出建议"遗传学等检查"是进一步准确分类、预后评估与治疗参考的
需要而不是"M2"诊断的需要

病历简述：初诊，血小板增多症，脾肿大。血常规示：白细胞 $6.7×10^9/L$，RBC $5.05×10^{12}/L$，血红蛋白 155g/L，血小板
$518×10^9/L$，EPO 15.6mIU/ml（正常）。

诊断结论：
符合骨髓增殖性肿瘤，JAK2 V617F突变阳性，请进一步结合临床。

解释与建议：
患者初诊，血小板显著增多，脾肿大。骨髓活检示粒红巨三系造血细胞未见明显增多及形态异常；流式细胞分
析示检测到粒细胞（80.3%）以成熟粒细胞为主和嗜碱性粒细胞占1.5%，未检测到原始细胞比例增高及其他群细胞抗
原表达异常；JAK2 V617F突变检测阳性，JAK2 exon 12、CALR、MPL均为阴性；BCR-ABL（p190，p210，p230）融合基
因定量检测均为阴性；染色体核型结果 46,XY[15]。整合以上检查，符合骨髓增殖性肿瘤，JAK2 V617F突变阳性，
A　请进一步结合临床。

骨髓组织学特征：
较完整的骨小梁间区8个，其中4个脂肪化，基质局部出血，另4个有核细胞增生活跃，造血面积约占50%；粒红
二系细胞增生活跃，各阶段细胞成份和成熟基本良好；巨核细胞平均每个高倍视野2-3个，少量高核叶；未见纤维组
织增生。

组织化学和免疫组化染色：
1.Gomori染色：阴性。
2.甲苯胺蓝染色：偶见阳性细胞。
3.CD34 0.5%+、CD117 0.5%+、MPO 60%+、CD33 55%+、CD235a 25%+、CD61 巨核细胞+、CD138 5%+、Ecad
B　30%+。

附检：

结论与建议：

粒红巨三系造血细胞未见明显增多及形态异常，建议结合临床特征和JAK2、MPL、CALR突变等检查除外MPN，并随访复查骨髓。

病历简述：初诊，血小板增多症。血常规示：白细胞 6.07×10⁹/L，L 74%，血小板 658×10⁹/L，RBC 4.67×10¹²/L，血红蛋白 135g/L。

诊断结论：

骨髓造血旺盛，形态缺乏特征性，建议结合临床（包括血小板增高病史）及JAK2 12外显子检查。

解释与建议：

患者初诊，血小板增多。骨髓活检示有核细胞增生明显活跃，少数巨核细胞体略大及核叶增多和血小板多见；骨髓活检示巨核细胞增多及形态缺乏特征性改变；流式免疫表型未检测到原始细胞比例增高及各群细胞抗原表达异常；FISH检测BCR/ABL融合阴性；MPL W515L/K、CALR Exon9、JAK2 V617F基因位点突变检测均为阴性；染色体核型分析：46,XX[20]。整合以上检查，骨髓造血旺盛，形态缺乏特征性，建议结合临床（包括血小板增高病史）及JAK2 12外显子检查。

C

图3-8 案例八诊断报告和送检单信息

图 A 和图 B 为同一病例信息。该初诊患者经多学科信息整合分析后，仍发出"骨髓增殖性肿瘤，JAK2 V617F 突变阳性，请进一步结合临床"的报告（图 A），不符 MPN 及其类型的诊断规则，也是实验室与临床之间信息结合的颠倒。MPN 主要类型通常各有比较明显的全血细胞计数、形态学和分子学特征。本例患者的临床特征（初诊、血小板增多、脾大）和全血细胞计数特点（血小板明显增高、无贫血和白细胞增高）、EPO 水平正常，骨髓活检造血基本正常并未见巨核细胞形态明显异常、未见纤维组织增生和网银纤维染色阴性（图 B），常规核型分析正常、分子检测发现 JAK2 V617F 突变阳性，其他阴性，包括 BCR::ABL1，确诊"骨髓增殖性肿瘤"没有疑问，不需要再请临床"进一步结合临床"。根据临床提供的信息，是实验室需要结合临床提出可不可以诊断 MPN 及其具体类型。图 C 为血小板增多患者的整合诊断报告，常见的突变均为阴性而以形态学检查作为结论，但在建议中却提出"进行 JAK2 12 外显子（突变）检查"，也不符合诊断的一般要求。该例需要的是检测其他髓系细胞基因有无突变的克隆性证据，不是单一的和可能性极罕见的 JAK2 外显子 12 突变阳性证据，同时建议结合临床特征排除继发性原因

三、报告方式与诊断标本重要性问题

如第一章中所述，白血病和浆细胞骨髓瘤（plasma cell myeloma,PCM）的诊断性标本主要是血液和骨髓。淋巴瘤（除了极其少见的骨髓原发类型外），尤其是淋巴瘤的具体类型（精细/精准类型）诊断，在迄今为止的文献中，介绍的首要性证据标本依然是髓外淋巴组织，需要依靠淋巴结内组织学结构（如滤泡内、窦性、套区、弥漫性等）来分辨。侵犯骨髓的则多是淋巴瘤细胞白血病（淋巴瘤白血病期）。对于证据性标本和报告方式，有的实验室报告中常有混淆或不恰当。

美国国家综合癌症网络（National Comprehensive Cancer Network,NCCN）的 T、B 细胞淋巴瘤指南中介绍："淋巴瘤诊断原则强调手术切除活检或切取活检，不是空芯针活检（空芯针活检作为取材的诊断性标本是有不足的）。只有当淋巴结难以切除或切取活检时，空芯针和细针活检并联合适当辅助诊断方法（免疫组化、流式免疫表型、细胞遗传学和/或 FISH

与分子检查)才可能足够确诊"。而且所述的这一空芯针活检并不特指"骨髓活检",也没有把"骨髓活检"列入淋巴瘤诊断的基本项目(必需项目)中。"骨髓活检"作为淋巴瘤有无侵犯骨髓的一种基本检查,是一种临床分期的评估方法。很明显,指南中所述的形态加免疫表型诊断的一般原则是指髓外淋巴组织的。而且骨髓细胞种类繁多,相比于淋巴结组织复杂得多,免疫组化评判上的难度也会增大。因此,对初诊(首诊)无髓外淋巴组织病理诊断而有骨髓侵犯的患者,凭骨髓活检诊断淋巴瘤较为容易而判断具体类型的可靠性、准确性是有一些欠缺的,需要密切结合临床和形态学联合解读免疫表型和遗传学,尽可能使诊断做到合理、规范和证据足够充分。流式免疫表型检测凭免疫表型判断首诊淋巴瘤的具体类型有更多的问题,而且在许多凭骨髓活检和流式报告诊断的"淋巴瘤"中,连"骨髓侵犯"或"累及骨髓"也没有,岂不都是"原发骨髓的淋巴瘤"。这不是好的报告方式。另外,淋巴瘤累及骨髓的,骨髓活检和骨髓涂片上应估计淋巴瘤细胞占骨髓细胞比例以判断累及程度。

我国的《淋巴瘤诊疗规范(2018 版)》中阐述:"淋巴瘤的病理诊断需综合应用形态学、免疫组织化学、遗传学和分子生物学技术以及流式细胞术等,尚无一种方法可以单独定义为金标准"。《B 细胞慢性淋巴增殖性疾病诊断与鉴别诊断中国专家共识(2018 版)》中也是"病理为王"。虽然专家共识对 B 细胞慢性淋巴增殖性疾病(B cell chronic lymphoproliferative diseases,B-CLPD)进行了限定,即是指临床上以外周血/骨髓成熟 B 细胞克隆性增殖为主要特征,并通过外周血/骨髓的形态学、免疫表型及细胞/分子遗传学检测可以诊断的一组成熟 B 淋巴增殖性疾病,但部分 B-CLPD,如滤泡淋巴瘤(follicular lymphoma,FL)、套细胞淋巴瘤(mantle cell lymphoma,MCL)以及多数边缘区淋巴瘤(marginal cell lymphoma,MZL)同时伴有淋巴结肿大,推荐进行淋巴结活检进行诊断;对于有表浅淋巴结肿大、易手术切除的患者,除 CLL 和 HCL 可以根据典型的免疫表型确诊而无需手术外,其他类型(淋巴瘤)均建议淋巴结切除,以淋巴结病理学检查作为诊断的主要标准。《中国弥漫大 B 细胞淋巴瘤诊断与治疗指南》中也指出,只有在特定情况下,无法对可疑淋巴结进行切除活检时,细针或粗针穿刺活检联合其他辅助技术,如免疫组化、流式细胞术、PCR 技术扩增克隆性免疫球蛋白轻链、重链基因(IGL、IGH)和 T 细胞受体(T cell receptor,TCR)基因重排,以及针对特定染色体易位的 FISH 检测可以对淋巴瘤进行诊断。总之,淋巴瘤的病理诊断首先强调的不是骨髓标本,更不是流式免疫表型检测,对于无髓外淋巴组织诊断的首诊血液骨髓侵犯的淋巴瘤(尤其是具体类型或亚型),是需要严控诊断边界,不发超范围和混淆不清的诊断报告。

列举案例九至案例十一,见图 3-9～图 3-11。

骨髓组织学特征：

不完整的骨小梁间区8个，基质明显出血，有核细胞增生明显活跃，脂肪成分减少，造血容积约占60%～65%；粒红比减低；红系明显增多，中晚幼阶段为主，部分胞体增大；粒系增生尚可，偶见巨大杆状核粒细胞；巨核细胞量增多，平均每个高倍视野4～8个，少数胞核浓染；检出数个异常细胞簇，该类细胞胞体偏大，胞浆较丰富，染色质较疏松；未见纤维组织增生。

组织化学和免疫组化染色：

1. Gomori染色：阴性。
2. 甲苯胺蓝染色：偶见阳性细胞。
3. 异常细胞：CK-P–、CD3–、CD5+、CD10–、CD19+、CD20+、BCL-6部分弱+、C-myc 局部5%+、CD30–、CD56–、CD57–、Ki-67 60%+、EBER–、CD138–、CyclinD1–、BCL-2+、MUM1部分弱+。

A 附检：

结论与建议：

检出数个异常细胞簇，结合免疫组化，符合成熟大B细胞淋巴瘤，考虑CD5+弥漫性大B细胞淋巴瘤，非GCB。

病历简述： 初诊，白细胞增多，贫血查因。白细胞 37.85×10⁹/L，红细胞 3.88×10¹²/L，血红蛋白 112g/L，血小板 124×10⁹/L。

诊断结论：

成熟B细胞淋巴瘤（套细胞淋巴瘤）。

解释与建议：

患者初诊，白细胞增高。骨髓活检示高有核细胞量和成熟淋巴细胞明显增多（约占90%，呈大片状分布；免疫组化CD5+、CD19+、CD20+、CD23–、BCL-2+、BCL-6–、CyclinD1+）；流式免疫表型检测到异常成熟B淋巴细胞占有核细胞计数的87.1%（CD5+CD10–）；FISH CCND1/IGH 融合基因阳性；BCL2 基因重排（断裂）、P53 缺失、ATM 基因缺失、CEP12 基因扩增、D13S319 缺失、RB1 基因缺失均为阴性。整合以上检查，符合成熟B细胞淋巴瘤（套细胞淋巴瘤）。

B

骨髓活检：

结论：

高有核细胞量和成熟淋巴细胞明显增多（约占90%，呈大片状分布），结合免疫组化，符合成熟B细胞淋巴瘤（MCL首先考虑）。

病历简述： 初诊，白细胞升高查因，疑诊CLL。白细胞 24×10⁹/L，血红蛋白 125g/L，血小板 295×10⁹/L。

诊断结论：

C 成熟小B细胞淋巴瘤，要鉴别FL、MZL或其他，请结合临床及其他检查。

4. 检测免疫表型所见：

CD45/SSC设门，检测血液肿瘤40种单抗和图形分析，检测到P2群淋巴细胞比例增高，占有核细胞计数的50.9%，其中CD13、CD19、CD20、CD22、HLA-DR、kappa阳性，IgG表达中等强度，CD25弱阳性，CD5少量弱阳性（9.6%），CD11c少部分阳性，FMC7、CD23散在阳性，CD10、CD38、CD103、CD200、lambda、IgM、CD34、CD117、CD33等阴性细胞占40.3%，示异常成熟B淋巴细胞免疫表型；未检测到原始细胞增高。

D

图 3-9　案例九诊断报告

图 A、图 B 为 2 例初诊无髓外淋巴组织病理学诊断的骨髓活检报告和多学科整合诊断报告，图 C 为另一份类似诊断报告，图 D 是该病例的免疫表型结果。图 A（考虑 DLBCL，非 GCB 型的主要免疫表型指标 BCL6 部分弱阳性，MUM1 部分弱阳性）和图 C 病例均存在免疫表型证据不充分或不明确。本案例报告的淋巴瘤都没有说明骨髓是累及的，岂不都是骨髓原发的，还是淋巴瘤的具体类型，把骨髓活检当成了淋巴结活检的方式报告，既不恰当又不符合骨髓与流式检验和诊断的要求。此外，图 C 病例报告的淋巴瘤以及要鉴别的 FL 等，还要请临床"结合临床……"，也不符合实验诊断的一般要求

☑初诊		□治疗后		□复发		□其他：	
□局部淋巴结肿大		□全身淋巴结肿大		□发热		□出血	
□脾肿大：□轻度，□中度，□重度				□肝肿大		□其他：	

贫血，淋巴细胞4H高待查淋巴细胞白血病？

治疗方案

化疗次数及缓解情况
是否达到CR：□是 □否
是否达到CR：□是 □否
在第 次达到

外周血分类计数	WBC	Neu%	Lym%	Mon%	Eos%	Bas%	NEUT#	Lym#
	52.32	9.0	48.0	8.0	0.0	0.0	—	—
	Mon#	Eos#	Bas#	PLT	MPV	PCT	PDW	P-LCR
	—	—	—	78	10.8	0.08	12.1	32.5
	RBC	HGB	HCT	MCHC	MCH	MCV	RDW-SD	RDW-CV
	2.36	66	23.4	282	28.0	99.2	71.1	22.1

骨髓组织学特征：

较完整的骨小梁间区6个，有核细胞增生极度活跃，脂肪成分减少，造血容积约占90%～95%；异常淋巴细胞明显增多，约占80%，呈大片状分布，胞体小型、细胞成熟；局部见少量粒红二系细胞；巨核细胞量一般，平均每个高倍视野2～4个；局部纤维组织增生。

组织化学和免疫组化染色：

1. Gomori染色：MF0-MF1。

2. 甲苯胺蓝染色：偶见阳性细胞。

3. 异常淋巴细胞：CD3-、CD5-、CD10-、CD19+、CD20+、CD23局部少量+、BCL-2+、BCL-6-、CyclinD1-；CD138个别+。

结论与建议：

高有核细胞量和异常淋巴细胞明显增多（约占80%，呈大片状分布），符合成熟B细胞淋巴瘤，结合临床和免疫组化，考虑MZL，建议结合其他检查。

5. 结论与建议：

检测到异常成熟B淋巴细胞占有核细胞计数的96.0%，符合CD5-CD10+成熟（小）B细胞淋巴瘤，CLL积分3分，FL首先考虑，CLL伴幼淋巴细胞增多及B-PLL待排，建议结合细胞形态、骨髓活检及淋巴结活检加免疫组化，建议FISH CEP12、BCL2、BCL6等进一步鉴别。

图3-10 案例十诊断报告和送检单信息

图A和图B为初诊无髓外淋巴组织病理诊断患者的送检单信息和骨髓活检报告，染色体核型正常，除了免疫组化诊断淋巴瘤（考虑MZL）外无明确特征，且与该病例同步流式报告（C）的"淋巴瘤，FL首先考虑"结论不一致（说明检测方法与诊断是有一定局限性的），还存在报告方式等诸多问题

结论与建议：有核细胞增多，淋巴细胞约占 70%-80%（细胞成熟）和浆细胞局部约占 5%，符合 CD5-
CD10-成熟 B 细胞淋巴瘤，建议结合临床、免疫固定电泳及 MYD 88 等检查除外 LPL/WM。

A

骨髓组织学特征：
较完整的骨小梁间区 5 个，有核细胞增生减低，脂肪成分增多，造血容积约占 15%，基质出血明显；粒红巨
三系造血细胞少见，未见原始细胞增多；见少量浆细胞，散在性分布，细胞成熟；未见纤维组织增生。
组织化学和免疫组化染色：
　　1.Gomori 染色：阴性。
　　2.甲苯胺蓝染色：偶见阳性细胞。
　　3. CD38 散在阳性(5%)、CD138 散在阳性(5%)、CD19-。
附检：骨髓小粒偶见，有核细胞少见，油滴+++，粒红巨三系造血细胞极少见，未见原始细胞增多，浆细胞
　　　约占 1%,细胞小型并成熟。
结论与建议：造血减低和见少量浆细胞，由于细胞过少，鉴于有浆细胞瘤病史，以及本次随
　　　　　同送检的流式样本中也见少量异常浆细胞，不能除外仍有少量残余，请结合临
　　　　　床及其他检查(孤立性浆细胞瘤复查病例)。

B

图 3-11　案例十一诊断报告

A 是初诊患者（无髓外淋巴组织病理诊断）的骨髓活检报告，如果骨髓活检有明确证据的淋巴瘤，在淋巴瘤后一般需要加"骨髓侵犯"或"骨髓累及"；要除外的"LPL"就是淋巴瘤，建议欠当，如果进一步检查排除了 LPL/WM 又是什么淋巴瘤，从结论与建议中的意思看，这个符合的"成熟 B 细胞淋巴瘤"（可能）就是"LPL/WM"类型，需要除外的其他淋巴瘤类型或类似病理改变的继发性异常。本例如果 B 淋巴细胞和浆细胞轻链限制性一致，应考虑成熟 B 细胞淋巴瘤伴浆细胞分化。图 B 为确诊（右侧髂骨）孤立性浆细胞瘤 2 年后复查的骨髓活检诊断报告，结论中"不能除外仍有少量（浆细胞）残留"为报告方式不当，"残留"用于如 PCM 经缓解后复查仍有少量或微量瘤细胞残存者，而本例为浆细胞瘤在病情中骨髓出现少量克隆性浆细胞，应为考虑疾病的微小累及。患者同步的血清免疫固定电泳为 IgG，λ型，血清 κ/λ 为 0.74∶1，流式免疫表型检出单克隆性浆细胞 2.2%，骨髓涂片浆细胞 1%，细胞小型成熟（见报告附检部分）

四、证据不足不充分问题

有相当多患者，由于血常规异常和采集骨髓标本比切除淋巴结容易，临床上较多是先于淋巴结活检采集血液骨髓标本进行形态学(包括免疫组化)和流式免疫表型检测而最先发现淋巴瘤骨髓侵犯,这表明形态学和 / 或免疫表型结合临床特征对淋巴瘤侵犯血液骨髓的标本进行定性或基本诊断具有简便实用性。但是,在实践中,也发现一些报告中,存在着一个亟需讨论的问题。即对没有髓外淋巴组织病理学诊断的初诊(首诊)淋巴瘤患者,在诊断与鉴别诊断依据不够充分的情况下仍作出有难度的具体类型诊断,如 FL、DLBCL GCB 型或 non-GCB 型、高级别 B 细胞淋巴瘤(high grade B-cell lymphoma,HGBL)、外周 T 细胞淋巴瘤非特指型、FL 2 级与 3 级等,反映出骨髓标本诊断偏于宽松、缺少严谨。此外,在不同标本之间的结果可以不同,如免疫表型 CD10、CD5、CD23、cyclin D1、BCL6、限制性轻链等,在流式免疫表型与骨髓切片免疫组化或髓外淋巴组织免疫表型之间的不一致,可以出现诊断上的差异(图 3-10)。而且骨髓活检免疫组化中,对 MCL 较有特征的 cyclin D1 标记也可见于

PLL、HCL 和 PCM,常用于 FL 诊断参考的 BCL2 阳性没有特异性,NCCN 指南(2021,V2)中更指出生发中心或滤泡中心细胞免疫表型类型不等同于 FL。事实上,FL 组织病理学变化比 MCL 复杂,凭骨髓活检和有限的 IHC 和 / 或流式免疫表型检测诊断可能会有更多的不足和不确定性。而且淋巴瘤细胞组织形态,在骨髓活检与淋巴结之间不同,FL 与 DLBCL 是髓内髓外最常出现形态上不一致的淋巴瘤类型,也是骨髓活检诊断淋巴瘤不足的方面。

我们认为下述因素需要考虑到。血液骨髓受累几乎都是淋巴瘤的第二现场甚至第三现场,某些类型淋巴瘤虽有一定的骨髓病理特点,但第一现场没有,其他指标的相互解读和互补整合就显得极其重要。相比遗传学,免疫表型更需要紧密结合,依据需要充分足够。流式免疫表型检测的特长是评判异常细胞的克隆性(肿瘤性)、系列性,并可以对异常成熟 B 淋巴细胞根据 SSC/FSC 和 CD5 与 CD10 等检测进行大与小 B 细胞的淋巴细胞肿瘤分类。例如经常依据骨髓活检和流式免疫表型检测中的少数 CD20+ 散在分布和淋巴细胞稍大,检测的 SSC 细胞稍大而考虑为 DLBCL;免疫表型部分符合的考虑为 FL、MZL、MCL;检测到细胞稍大和 CD19$^+$(甚至 CD19$^-$)、CD20$^+$、CD10$^-$、BCL6$^-$ 的异常淋巴细胞诊断为大 B 细胞淋巴瘤(large B-cell lymphoma,LBCL),倾向 DLBCL,甚至更精准分类的类型;MUM1 部分弱阳性的符合 DLBCL,non-GCB 型,而 MUM1 部分阳性的符合 DLBCL,GCB 型。还有淋巴瘤的特指型(特定类型)与非特指型(非特定类型),由于骨髓活检常缺少相关信息,在报告时也需要注意到。模棱两可或模糊的证据,应该排除而没有排除的证据,均不是证据。

实践经验也表明,侵犯骨髓淋巴瘤细胞免疫表型(流式和组化方法)与髓外淋巴瘤免疫组化(足够标记)多为大体符合(可以提示或考虑诊断)。但是,在一些类型中差异也是大的。仅从免疫表型诊断慢性 B 淋巴细胞增殖性疾病的意义大小而言,依次为 CLL>HCL≥MCL>LBCL>FL>SMZL、淋巴浆细胞淋巴瘤 / 原发性巨球蛋白血症(lymphoplasmacytic lymphoma/Waldenstrom macroglobulinemia,LPL/WM)、MZL。有的报告者对初诊无髓外淋巴组织诊断的患者,片面强调了免疫表型诊断淋巴瘤的精准类型。毫无疑问,淋巴瘤的免疫表型和形态学远比白血病复杂。岳保红教授等主译的《血液病流式细胞术临床应用 100 例》中提到,"大量的临床实例证明单独使用免疫表型不能明确诊断,原因是疾病的免疫表型经常出现间变或丢失导致特征不典型。"潘华雄老师在"跟我一起会诊"微信平台的《淋巴瘤诊断中信息整合》一文中谈到,"四结合,临床、形态、免疫、分子及遗传,如果不遵循这个原则,出错在所难免"。髓外淋巴组织淋巴瘤诊断是这样,淋巴瘤骨髓侵犯的初诊(首诊)病例(无髓外淋巴组织病理诊断)的诊断更应该如此。如果证据足够充分,淋巴瘤(包括具体类型)累及骨髓,尽量给出确切诊断。不然的话,前面提到的这些明确符合的或考虑的或首先考虑的或提示的诊断,到了临床这里,由于各种原因,相当部分患者不会进一步检查(尤其是服务于基层医院以及以服务基层医院为主体的独立实验室),就有风险,不是最后的诊断也变成了最终诊断。更要忌讳诸如 LBCL 中常见类型就是 DLBCL,以及其他类型上若有出入但治疗上大同小异没有什么大碍的心态。

列举案例十二至案例十七,见图 3-12～图 3-17。

4. 检测免疫表型所见：

检测到P2群淋巴细胞比例增高，占有核细胞计数的82.9%，其中CD19、CD20、CD38、CD10、cCD22、cCD79a、kappa阳性，CD22表达减弱，HLA-DR部分（29.8%）阳性，FMC7部分（41.1%）阳性，CD5、lambda、CD34、CD200、CD25、CD103、CD23、TdT、CD117、CD16、CD8、CD7、CD4、CD33、CD11b等阴性细胞占77.7%，在SSC/FSC位置上示部分细胞偏大，示异常成熟（大）B淋巴细胞免疫表型。

5. 结论与建议：

检测到异常成熟（大）B淋巴细胞占有核细胞计数的77.7%，符合CD5-CD10+B细胞淋巴瘤，主要鉴别DLBCL、FL三级以上、BL或ALL，建议结合细胞形态、骨髓活检及淋巴结活检加免疫组化，建议BCL2、BCL-6、MYC等检查进一步鉴别。

A

骨髓组织学特征：

组织离散，见一大块血凝块，不完整的骨小梁间区7个，有核细胞增多，脂肪成分减少，造血容积约占80%；异常淋巴细胞明显增多，呈大片状分布，比例约占80%，细胞偏大，胞浆多，染色质较疏松；粒红二系造血受抑；巨核细胞偏少，平均一个高倍视野0~1个，散在性分布；纤维组织增生。

组织化学和免疫组化染色：

1. Gomori染色：阴性。
2. 甲苯胺蓝染色：偶见阳性细胞。
3. 淋巴细胞：CD3-、CD5-、CD10+、CD19+、MUM1 20%弱+、BCL-6+。

附检：

骨髓小粒易见，有核细胞增生明显活跃，异常淋巴细胞显著增多，比例约占85%，细胞胞体大，胞浆量多，染蓝色，部分浆内有空泡，染色质较疏松，部分核仁可见；粒红二系造血受抑；巨核细胞量尚可。

结论与建议：

有核细胞增生明显活跃，异常淋巴细胞约占80%（呈大片状分布、细胞偏大），符合成熟大B细胞淋巴瘤，要鉴别FL三级以上和DLBCL，建议结合淋巴结活检。

B

病历简述： 患者初诊，白细胞和血小板减少，疑诊急性白血病。血常规示：白细胞 2.81×10⁹/L，血红蛋白 115g/L，血小板 48×10⁹/L。

诊断结论：

成熟大B细胞淋巴瘤，考虑滤泡性淋巴瘤，3级，伴三打击，也需要鉴别DLBCL，请结合淋巴结活检。

解释与建议：

患者初诊，白细胞和血小板减少。骨髓活检示有核细胞增生明显活跃，异常淋巴细胞约占80%（呈大片状分布、细胞偏大）；骨髓附片有核细胞增生明显活跃，异常淋巴细胞显著增多，比例约占85%，细胞胞体大，胞浆量多，染蓝色，部分浆内有空泡，染色质较疏松，部分核仁可见；粒红二系造血受抑；巨核细胞量尚可；流式细胞分析检测到异常成熟（大）B淋巴细胞占有核细胞计数的77.7%；FISH示BCL-2、BCL-6、MYC基因重排（断裂）检测均阳性；融合基因定量检测PML-RARα-S、PML-RARα-L、BCR-ABL-p210、BCR-ABL-p190、AML-ETO均为阴性；Ig基因克隆性重排检测阳性；TCR基因克隆性重排检测阴性；骨髓染色体核型49,X,add(X)(q26),add(3)(q27),del(6)(q15),+7,+add(8)(q24.1),t(14;18)(q32.3;q21.3),+del(18)(q22)[14]/49,idem,dup(1)(q25q43)[4]/46,XX[2]。整合以上检查，符合成熟大B细胞淋巴瘤，考虑滤泡性淋巴瘤，3级，伴三打击，也需要鉴别DLBCL，请结合淋巴结活检。

C

检测项目简称	正常信号模式	试剂厂商	探针红色位点（R）	探针绿色位点（G）	结论
BCL2	2F	安必平	18q21 近端粒端	18q21 近着丝粒端	阳性
BCL6	2F	安必平	3q37 近端粒端	3q37 近着丝粒端	阳性
MYC	2F	安必平	8q24 近着丝粒端	8q24 近端粒端	阳性

FISH：

BCL-2、BCL-6、MYC基因重排（断裂）检测均阳性。

核型结果： 49,X,add(X)(q26),add(3)(q27),del(6)(q15),+7,+add(8)(q24.1),t(14;18)(q32.3;q21.3),+del(18)(q22)[14]/49,idem,dup(1)(q25q43)[4]/46,XX[2]

D

图 3-12 案例十二诊断报告

这是一例初诊无髓外淋巴组织病理学诊断患者的骨髓标本各项检查与诊断报告，病历简述见图 C 上方。存在问题，一是骨髓细胞流式免疫表型检测的最先报告诊断（图 A）中，CD34、TdT 和 CD200 阴性，表达 CD20 且轻链限制性阳性，要鉴别的“ALL”缺乏依据；要鉴别其他类型也有一些问题。二是骨髓活检报告（图 B），异常淋巴细胞比例高，大片状浸润性结构，无骨小梁旁浸润模式，也无 CD21、CD23、CD35 标记。FL 3 级由组织形态学根据中心母细胞多少决定，免疫组化作为参考项目；“FL 三级以上”的说法不是专业术语（概念不清），也不是疾病诊断名。三是整合诊断报告（图 C）明确“考虑 FL 3（3A 与 3B）级伴三打击”进一步反映了诊断和报告方式上的问题，骨髓活检形态学、免疫组化 CD10+、BCL6+（图 B），流式免疫表型 CD10+（图 A）一起解读的可能性为 DLBCL（GCB 型）大于 FL 3 级，整合 FISH 检测 *BCL2*、*BCL6* 和 *MYC* 重排均为阳性和常规核型分析除了 t（14；18）外，还有多种异常（图 D），不能完全排除 FL 大细胞转化而来，但按 WHO（2017）分类定义而归类为 HGBL 伴三打击更合适，还需要寻找髓外病变淋巴组织活检提供进一步的诊断与鉴别诊断证据

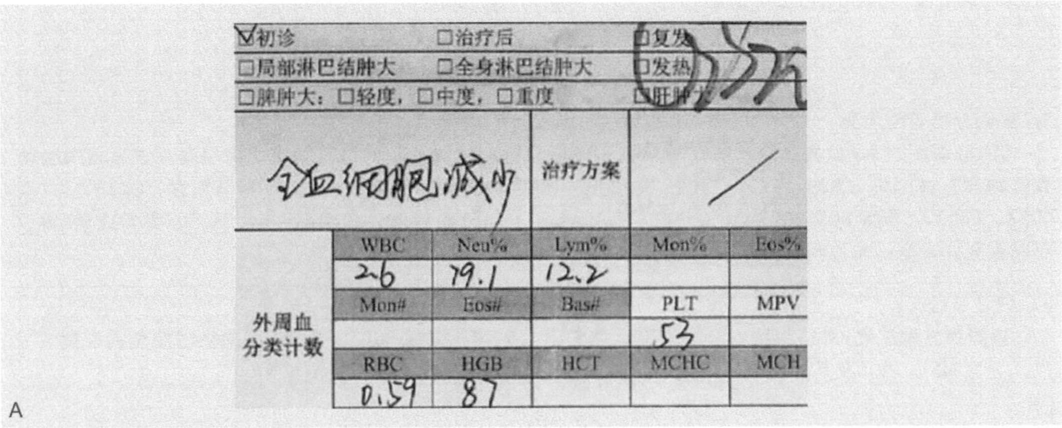

☑初诊 □治疗后 □复发
□局部淋巴结肿大 □全身淋巴结肿大 □发热
□脾肿大：□轻度，□中度，□重度 □肝肿大

全血细胞减少

治疗方案

	WBC	Neu%	Lym%	Mon%	Eos%
外周血分类计数	2.6	79.1	12.2		
	Mon#	Eos#	Bas#	PLT	MPV
				53	
	RBC	HGB	HCT	MCHC	MCH
	0.59	87			

A

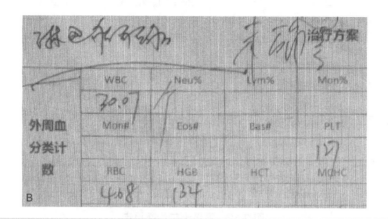

外周血分类计数	WBC	Neu%	Lym%	Mon%
	70.07			
	Mon#	Eos#	Bas#	PLT
				127
	RBC	HGB	HCT	MCHC
	4.68	134		

B

骨髓组织学特征：

骨小梁增多、增厚，不完整的骨小梁间区3个，有核细胞增多，脂肪成分减少，造血容积约占65%，粒红比大致正常；粒系增多，原始细胞散在可见，细胞成熟良好；红系增多，中晚阶段为主；巨核细胞稍多，平均一个高倍视野2～4个，散在性分布；检出少许异常大细胞，散在性分布；纤维组织局部少量增生。

组织化学和免疫组化染色：

1. Gomori染色：局部MF0。
2. 甲苯胺蓝染色：偶见阳性细胞。
3. 异常大细胞：CD3-、CD5+、CD10-、CD19-、CD20+、CD23-、BCL-2+、BCL-6-；CD235a 30%+、MPO 45%+。

附检：

结论与建议：

三系造血细胞增多和检出少许异常大细胞（CD20+，散在分布），符合成熟大B细胞淋巴瘤累及骨髓，倾向弥漫大B细胞淋巴瘤，建议结合淋巴结活检。

C

4. 检测免疫表型所见：

CD45/SSC设门，检测血液肿瘤40种单抗和图形分析，检测到P2群淋巴细胞比例增高，占有核细胞计数的74.2%，CD19、CD20、FMC7、HLA-DR、kappa阳性，CD22表达减弱，CD11c部分阳性，CD10、CD38、CD23、CD5、CD3、CD103、CD200、IgM、IgG、lambda等阴性的细胞占64.7%，示异常成熟B淋巴细胞免疫表型；未检测到原始细胞增高。

5. 结论与建议：

检测到异常成熟B淋巴细胞占有核细胞计数的64.7%，符合CD5-CD10-成熟B细胞淋巴瘤免疫表型象，要鉴别FL、MCL及其他类型，请结合骨髓活检、淋巴结活检及FISH检测结果。

D

骨髓组织学特征：

　　较完整的骨小梁间区6个，脂肪成份减少，有核细胞增多，造血面积约占70%；粒系细胞减少；红系增生尚可，中晚阶段为主；淋巴细胞增多，比例约占50%，弥漫性浸润，该类细胞大小不一、细胞成熟、斑点状改变；巨核细胞量一般，平均每个高倍视野1～2个；纤维组织局部增生。

组织化学和免疫组化染色：

　　1.Gomori染色：＋（局部）。

　　2.甲苯胺蓝染色：偶见阳性细胞。

　　3.肿瘤细胞：CD5-、CD19+、CD20+、CD235a红系+、CD23-、CD10 粒系+、cyclinD1-、SOX11+、CD79a 部分+、BCL-6+。

附检：

结论与建议：

　　有核细胞增多，淋巴细胞约占50%（弥漫性浸润），结合流式免疫表型及活检免疫组化结果以及FISH检测结果（CEP12-、BCL6-、BCL2-、MYC-、BCL2/IGH-、CCND1/IGH-），符合成熟B细胞淋巴瘤累及骨髓，要考虑滤泡性淋巴瘤，也要进一步鉴别边缘区淋巴瘤，建议结合淋巴结活检。

E

图 3-13　案例十三诊断报告和送检单信息

图 A 和图 B 分别为两例送检单信息。图 C 是初诊患者（无髓外淋巴组织病理学诊断）的骨髓活检报告，送检单信息见图 A。问题一是依据少量组织标本中检出少许异常大细胞和免疫组化 CD20 阳性而 CD19、CD10、BCL6 阴性细胞散在分布而诊断"符合大 B 细胞淋巴瘤累及骨髓"，并"倾向弥漫大 B 细胞淋巴瘤"的证据不充分。二是免疫组化需要结合临床特征和细胞形态学进行解读才有意义，本例有欠缺。三是免疫组化染色栏标示的"异常大细胞"中，CD235a 和 MPO 阳性细胞均是其他细胞。四是免疫组化选择上，没有 MUM1、MYC 和 Ki-67，而无诊断意义的 CD235a、MPO 反而在列。图 D、图 E 是无髓外淋巴组织病理诊断初诊患者的检查报告，临床考虑淋巴瘤细胞白血病（图 B），流式免疫表型检测（图 D）缺乏确切的特征，骨髓活检形态学（图 E）和免疫组化（CD10 粒系 +、SOX11+、BCL6+）亦是，具体类型诊断尚不明确，包括 FISH 检测结果（图 E 结论部分）。但是，在流式免疫表型诊断报告中"要鉴别 FL（从意思看相当于首先考虑）"以及活检报告结合流式免疫表型和 FISH 结果而"要首先考虑 FL"，显然疑问多。而且图 E 免疫组化肿瘤细胞 CD235a 红系 +、CD10 粒系（细胞）+ 以及书写 cyclinD1 等，存在检验规范和报告书写严谨性问题

　　4. 检测免疫表型所见：

　　　　CD45/SSC设门，检测血液肿瘤40种单抗和图形分析，检测到P2群淋巴细胞比例增高，占有核细胞计数的82.7%，其中CD19、CD20表达增强，CD22、lambda、HLA-DR、FMC7、CD200、CD25阳性，CD23少部分阳性，CD10、CD5、CD103、CD34、CD117、kappa等阴性细胞占64.6%，在SSC/FSC位置示细胞胞体偏大，示异常成熟B淋巴细胞免疫表型。

　　5. 结论与建议：

　　　　检测到异常成熟B淋巴细胞占有核细胞计数的64.6%，符合CD5-CD10-成熟B细胞淋巴瘤，CLL积分0分，需鉴别FL、MZL及其他，建议结合细胞形态、骨髓活检及淋巴结活检加免疫组化等检查。

A

骨髓组织学特征：

组织破碎，不完整的骨小梁间区14个，有核细胞增多，脂肪成分少见，造血容积约占90%；异常淋巴细胞明显增多，比例约占85%，呈大片状分布，细胞较正常淋巴细胞稍大，胞浆较多，部分胞核有切迹；粒红二系造血受抑；巨核细胞量一般，平均一个高倍视野1～2个，散在性分布；纤维组织局部少量增生。

组织化学和免疫组化染色：

1. Gomori染色：局部MF1。
2. 甲苯胺蓝染色：偶见阳性细胞。
3. 异常淋巴细胞：CD3-、CD5-、CD10-、CD19+、CD20+、BCL-2+、BCL-6-（不理想）、Ki-67 10%+。

附检：

结论与建议：

　　高有核细胞量，异常淋巴细胞约占85%（呈大片状分布），结合流式免疫表型和免疫组化，符合成熟B细胞淋巴

B　瘤累及骨髓，倾向FL，也需要鉴别其他类型，建议FISH BCL2 BCL6进一步明确。

图 3-14　案例十四诊断报告

初诊患者（无髓外淋巴组织病理诊断）的骨髓细胞流式免疫表型（图A）和骨髓活检（图B）诊断报告，对既无明显的免疫表型特点（CD10和BCL6阴性，CD200在FL和MZL中也很少表达，还有CD25）又无形态特征者，报告"倾向FL"也是缺乏证据的

骨髓组织学特征：

造血主质区见3个，有核细胞增多，造血面积约占60%～70%；异常大细胞增多，比例约占30%，该类细胞大型，胞体及胞核不规则，异染色质，核仁2～4个大而明显，散在和结节状分布；粒红2系局部增生；巨核细胞增多，平均每个高倍视野5～10个，部分胞体增大及高核叶、多核叶，散在分布；纤维组织未见增生。

组织化学和免疫组化染色：

1. Gomori染色：阴性。
2. 甲苯胺蓝染色：偶见阳性细胞。
3. 异常细胞：CD3-、CD5 +、CD10 +、CD19 +、CD20 +、CD23 -、CyclinD1 -、CD30 -、EBER -、CD138 -、EMA 部分+、Ki-67 80%+、MUM1 部分+、BCL-6 -、CD34 -、BCL-2 +、CD34 -、MYC -。
4. MPO 粒细胞20%+。

附检：

结论与建议：

A　　大B细胞淋巴瘤累及骨髓，符合CD5+DLBCL，GCB型，建议进一步淋巴结活检。

4. 检测免疫表型所见：

　　CD45/SSC设门，检测血液肿瘤30种单抗和图形分析，检测到P7群异常细胞占有核细胞计数的2.1%，HLA-DR、CD19、CD20、CD5、CD10、CD22、CD200、CD25、kappa阳性，CD34、CD117、CD33、CD36、CD123、CD14、CD16、CD11b、CD64、CD3、CD7、CD2、CD56、CD38、FMC7、CD23、CD103、lambda等阴性，在SSC/FSC位置上示细胞胞体偏大，示异常成熟（大）B淋巴细胞。

5. 结论与建议：

　　检测到异常成熟（大）B淋巴细胞占有核细胞计数的2.1%，建议结合临床、骨髓形态学、骨髓活检

B　和淋巴结活检加免疫组化及Ig克隆性基因重排等检查。

图 3-15　案例十五诊断报告

图A和图B为初诊患者（无髓外淋巴组织病理学诊断）的骨髓活检和流式免疫表型检测报告。骨髓活检符合"CD5 阳性 DLBCL"的"GCB 型"，从免疫组化（MUM1 部分阳性、BCL6 阴性）和同步采集检查的流式免疫表型（CD200 阳性）看，依据尚有所不足，加之标本种类的重要性会有差异，这个"符合"诊断需要注意。此外，Ki-67 增殖活性高，尽管 MYC 阴性，还是应建议 FISH 检测，排除双/三打击淋巴瘤，而 *IGH* 基因克隆性重排没有必要

4. 检测免疫表型所见：

CD45/SSC设门，检测血液肿瘤32种单抗和图形分析，检测到P7群异常细胞占有核细胞计数的32.2%，CD19、CD20、HLA-DR、CD22阳性；CD38弱阳性；CD5、FMC7少部分阳性；CD103、CD200、CD23、CD25、kappa、lambda、CD10、CD13、CD33、CD34、CD117、CD11c等阴性，在SSC/FSC位置偏高，示异常成熟B淋巴细胞表型；未检测到原始细胞增高；粒细胞及单核细胞比例及表型未见明显异常。

5. 结论与建议：

检测到异常成熟B淋巴细胞占有核细胞计数的32.2%，符合CD5（少部分+）CD10-成熟（偏大）B细胞淋巴瘤、DLBCL、Burkitt及其他，建议结合细胞形态、骨髓活检及淋巴结活检加免疫组化，建议FISH进一步鉴别。

A

组织化学和免疫组化染色：

1. Gomori染色：局部MF1。
2. 甲苯胺蓝染色：偶见阳性细胞。
3. 异常淋巴细胞：CD3-、CD5少量散在+、CD20+、BCL-2+、BCL-6-、CyclinD1-。

B

附检：

结论与建议：

异常淋巴细胞增生（比例约占30%~40%），提示成熟（大）B细胞淋巴瘤骨髓浸润，建议结合其他检查。

病历简述：初诊，疑诊白血病、淋巴瘤，局部淋巴结肿大、脾脏轻度肿大。血常规示：白细胞 31.1×10^9/L，血红蛋白126g/L。

诊断结论：

成熟（大）B细胞淋巴瘤骨髓累及，首先考虑弥漫大B细胞性淋巴瘤，请进一步结合淋巴结活检。

解释与建议：

患者初诊，白细胞增高，局部淋巴结肿大、脾脏轻度肿大。骨髓活检示异常淋巴细胞增生（比例约占30%~40%）；流式细胞分析示异常成熟B淋巴细胞占有核细胞计数的32.2%，CD5（少部分+）CD10-，细胞偏大；FISH检测 BCL6 断裂、MALT1断裂、API2/MALT1融合、CCND1/IGH融合、BCL2/IGH 融合、IGH/C-MYC 融合均为阴性，但有MYC、BCL6、MALT1、BCL2等基因的扩增；白血病43种融合基因筛查均为阴性；骨髓染色体核型：47,XY,dup(1)(q21q32),+3,add(3)(p12),add(15)(p11.2)[20]/46,XY[3]。整合以上检查，符合成熟（大）B细胞淋巴瘤骨髓累及，首先考虑弥漫大B细胞性淋巴瘤，请进一步结合淋巴结活检。

C

图 3-16　案例十六诊断报告

无髓外淋巴组织诊断的初诊骨髓标本检测诊断报告，存在依据问题。图A为流式免疫表型检测报告，除了肿瘤细胞偏大外，并无明显的证据可以考虑如报告中所列的BL、DLBCL类型。图B骨髓活检免疫组化也没有确切证据，且标记有限并不能说明问题。图C为该患者多学科信息整合诊断报告，累积的信息同样缺少足够充分的证据而"首先考虑DLBCL"，且在诊断与鉴别诊断中的主要免疫组化MUM1、MYC等都没有

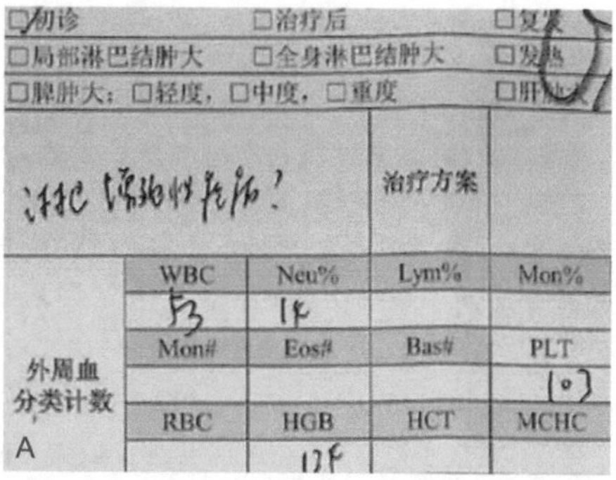

核型结果： 47,XY,+8[6]/47,idem,add(7)(q31)[2]/46,XY[12]

骨髓组织学特征：

造血主质区4个，有核细胞增多，脂肪成分减少，造血容积约占60%～75%；淋巴细胞增多约占70%，细胞中等大小，胞浆量中等，部分核不规则，核染色质较致密，大片状浸润；粒系造血受抑；红系增生尚可，以中晚阶段为主，散在和小簇状分布；浆细胞散在可见；巨核细胞增生活跃，平均一个高倍镜视野3～5个，散在分布；未见纤维组织增生。

组织化学和免疫组化染色：

1.Gomori染色：阴性。

2.甲苯胺蓝染色：偶见阳性细胞。

3.异常淋巴细胞：CD3+、CD5+、CD19-、CD20-、TDT-、CD34-、CD2部分+、CD7+、CD8+、CD4少量+、CD56-、T1A1部分+、CD10-、PD1-、BCL-6-、ki67 50%+、EBER-、CD30-。

结论与建议：

淋巴细胞增殖（约占70%，片状浸润，包括附检涂片淋巴细胞约占60%），结合免疫表型，符合成熟T细胞淋巴瘤骨髓累及（考虑外周T细胞淋巴瘤，非特殊类型），请进一步结合淋巴结活检。

C

图 3-17 案例十七诊断报告和送检单信息

初诊患者（无髓外淋巴组织病理诊断），图 A 为送检单信息，图 B 为染色体核型分析，图 C 为骨髓活检报告。这份活检报告，一是骨髓标本检查信息量不足，不易区分 PTCL 非特殊类型与特殊类型；二是免疫组化依据还不确切，CD8+、CD4 少量 +、CD7+ 不是 PTCL 典型的表达；三是没有 TCR 克隆性免疫表型或基因重排依据，又因标本的重要性不同，考虑的这个"外周 T 细胞淋巴瘤，非特殊类型"，需要谨慎

五、MPN 及其类型诊断中的问题

真性红细胞增多症（polycythemia vera，PV）早期和伴缺铁的 PV（也称为隐匿性 PV，masked PV）患者，血红蛋白（Hb）可以波动在临界线，可以不符合诊断要求。有的报告者把其他原因出现的小红细胞错误地当成初诊 PV 贫血并把其他贫血患者认为是 PV，把不符合诊断 Hb 数值（158、145、143、130、122，甚至低至 70g/L）且多为正色素性正红细胞的患者考虑为 PV 或需要与 PV 鉴别。这涉及诊断概念和诊断标准的掌握问题。WHO 诊断标准中，不管 2008 版还是 2017 修订版，初诊 PV 诊断都不应该有贫血。此外，PV、原发性血小板增多症（essential thrombocythaemia，ET）等骨髓增殖性肿瘤（myeloproliferative neoplasms，MPN）中，普遍存在的少量体积偏小、核叶偏少、染色偏深的巨核细胞（包括类似形态的幼巨核细

胞），会被视为原发性骨髓纤维化早期（prefibrotic/early primary myelofibrosis，Pre-PMF）常见而主要的病理特征，因而考虑原发病为 Pre-PMF。有时甚至把非病名的"早期骨髓纤维化"作为 MPN 的一种类型进行诊断。其实，这样的巨核细胞形态见于许多良恶性疾病，巨核细胞核叶收缩（固缩）、裸核以及幼稚细胞核的染色会偏深，高度重叠在一起的固缩核叶在 HE 染色标本上酷似核不分叶，若与骨髓涂片上的巨核细胞形态作比较，可以发现制片、镜检倍数不同的切片标本上的不分叶核并不一定如此。其实活检标本上的"核叶减少或不分叶核"巨核细胞包括了幼稚巨核细胞、裸核化的巨核细胞、发育不良的小巨核细胞以及 ET、PV 等 MPN 疾病向病态造血进展时胞核小型化和小圆化的巨核细胞，还有一部分是大小与结构被人为低估的巨核细胞。此外，组织挤压明显的区域还可见巨核细胞不同程度的变形和假性纤维组织。

　　Pre-PMF 与 ET 和 PV 早期骨髓纤维化之间的关系，骨髓组织病理学特征常有重叠且缺乏鉴别的特异性。通常血细胞增多及其相关 MPN 特征的病史，白细胞增高或减少、贫血的有无、血小板增多或减少，在初诊的 Pre-PMF 与 ET 和 PV 之间有一定的鉴别意义。骨髓巨核细胞增殖且常呈簇状位于血窦和骨小梁旁生长，巨核细胞核质比偏高、成熟不佳；明显致密染色质（染色过深）、核形异常（胞核球根状、云朵状或球棒状鼓突）且常为裸核——Pre-PMF 中上述异常特征的百分比要高于 ET 和 PV，但仍与较多 ET、PV 早期骨髓纤维化重叠（见 WHO-HAEM4R）。原发性骨髓纤维化诊断与治疗中国指南（2019 版）中的诊断标准偏于宽松。随着人口老龄化，MPN 中的 PV、ET 和 PMF 逐渐增多。这三个疾病，一般认为 PV 与 ET 更为常见，PMF 较少，而 PMF 中的 Pre-PMF 更少（只占 PMF 的 30%～50%）。若在诊断报告中，普遍以少量巨核细胞核着色偏染和移位性生长作为依据将病例诊断为 Pre-PMF，会导致常见的 ET 类型成了少见或罕见类型，也几乎没有了 ET 和 PV 向骨髓纤维化（myelofibrosis，MF）进展的病例，更少了骨髓增殖性肿瘤不能分类型（myeloproliferative neoplasm，unclassifiable，MPN-U）。

　　除了片面强调某种疾病，还有的是把组织学异常的特征病理学名词当成疾病甚至肿瘤类型进行诊断。如巨核细胞增多伴异型性和纤维组织增生以及网银纤维评级 MF≥2 级就诊断为 MF。MF 是病理学术语，一种影响造血功能的病理状态的"病症"。在报告中诊断的"MF"是检验本身存在的而不需要提示的，需要向临床传达的是实验室意义以及可能的真正疾病：即"这个检验异常特征的 MF"是"原发性骨髓纤维化还是由其他疾病引起的继发性骨髓纤维化或它们的可能性"，以及所要完善的鉴别诊断检查。"早期骨髓纤维化"也一样，它见于 Pre-PMF，也见于其他 MPN，如 ET、PV、CML 等疾病的进展期，需要向临床提供信息或解释的是"早期骨髓纤维化"是由 Pre-PMF 还是其他疾病所致的。

　　列举案例十八至案例二十四，见图 3-18～图 3-24。

病历简述：患者初诊，血小板增高待查。血常规示 WBC $15.4×10^9$/L，RBC $4.85×10^{12}$/L，PLT $938×10^9$/L，Hb 143g/L。

诊断结论：

骨髓增殖性肿瘤伴JAK2基因 V617F 突变阳性，要鉴别PV和ET，请结合临床继往血象红细胞、血红蛋白情况，有无失血及营养不良等情况，脾脏有无肿大以及EPO，LDH等，并隔期复查骨髓。

解释与建议：

患者初诊，血小板增高。骨髓活检示三系造血细胞增多伴巨核细胞形态改变；流式细胞术检测到粒细胞（78.6%）以成熟粒细胞为主，未检测到原始细胞比例增高及其他群细胞抗原表达异常；突变基因检测：JAK2基因 V617F 阳性；JAK2基因12外显子（36.4%）、CALR基因、MPL基因均为阴性；融合基因定量检测：BCR-ABL-p190、BCR-ABL-p210、BCR-ABL-p230均为阴性；骨髓染色体核型：46,XY[20]。整合以上，符合骨髓增殖性肿瘤伴JAK2基因 V617F 突变阳性，要鉴别PV和ET，请结合临床继往血象红细胞、血红蛋白情况，有无失血及营养不良等情况，脾脏有无肿大以及EPO，LDH等，并隔期复查骨髓。

A

病历简述：初诊：头晕和眩晕。血常规 白细胞 $17×10^9$/L，红细胞 $4.96×10^{12}$/L，血红蛋白 130g/L，血小板 $563×10^9$/L。

诊断结论：

考虑骨髓增殖性肿瘤，PV可能，建议MPN全套基因检查，并结合血清EPO、LDH、脾脏有否肿大、有无失血、缺铁或维生素B_{12}、叶酸缺乏等引起的血红蛋白不够高等情况进一步明确。

B

图 3-18　案例十八诊断报告

图A是一例无肝脾大的初诊患者（男性，56岁）的多学科整合诊断报告。该患者 Hb 143g/L、RBC $4.85×10^9$/L，是以血小板增高为主的 MPN，"要鉴别 PV"无直接证据，报告建议内容也有不当。解释部分中"36.4%"为 JAK2 V617F 突变阳性的比例。本例基本符合 ET，因概念问题而延误诊断。图B是另一病例的多学科信息整合诊断报告，在诊断 MPN 的过程中，仅考虑 PV（Hb 130g/L，RBC $4.96×10^9$/L，几乎无 PV 可能性）的可能而不考虑其他类型，为不恰当的并误导临床的结论。而且，在建议中考虑的"血清 EPO、LDH、维生素 B_{12} 和叶酸缺乏等引起血红蛋白不够高等情况"，反映的是错误的概念导致错误的诊断思维

病历简述：初诊：血小板增多。白细胞 $6.9×10^9$/L，红细胞 $3.98×10^{12}$/L，血红蛋白 109g/L，血小板 $816×10^9$/L。

诊断结论：

骨髓增殖性肿瘤，需要鉴别早期骨髓纤维化和其他类型，请进一步结合临床进程并隔期复查骨髓。

解释与建议：

患者初诊，血小板增多。骨髓涂片示造血尚可，血小板多见；骨髓活检示粒巨二系为主造血旺盛伴部分巨核细胞形态改变；流式细胞分析检测到粒细胞（77.6%）和单核细胞（2.8%）二系少量细胞异常表达CD56，未检测到原始细胞比例增高及其他各群细胞抗原表达异常；MPN 4项（JAK2 V617F，JAK2 12外显子，MPL，CALR）突变检测CALR exon 9基因突变阳性；余阴性；BCR-ABL-p120融合基因定量检测阴性；染色体核型分析：46,XY[20]。整合以上检查，提示骨髓增殖性肿瘤，需要鉴别早期骨髓纤维化和其他类型，请进一步结合临床进程并隔期复查骨髓。

A

骨髓组织学特征：

组织破碎、离散，不完整的骨小梁间区9个，有核细胞增多，脂肪成分减少，造血容积占65%～75%；粒系增多，原始细胞散在可见，细胞成熟尚可；红系增生活跃，中晚阶段为主；巨核细胞增多，平均一个高倍视野12～18个，易见聚集性分布及胞体增大，少部分胞核浓染及核不分叶；淋巴细胞和浆细胞散在可见；纤维组织局部少量增生。

B

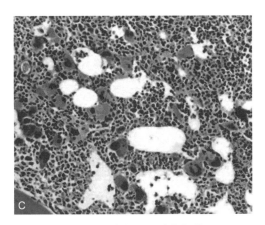

图 3-19 案例十九诊断报告

图 A 是一例 72 岁男性初诊患者的整合诊断报告。患者血小板增多，轻度贫血，白细胞正常，无脾大。结论中要鉴别"早期骨髓纤维化"有问题，因为该患者组织形态学描述的巨核细胞（图 B）和报告单上的图像（图 C）没有证据表明 Pre-PMF 的巨核细胞特点，而且报告的"早期骨髓纤维化"也不是正确而规范的病名，它可以是 PMF 早期，也可以是其他 MPN 类型进展的。即使部分患者中可见的少数核不分叶和胞核浓染也见于许多疾病，缺少诊断特征性。要鉴别的 MPN "其他类型"中，没有 PV 证据，一般对于 CML 来说也没有依据

骨髓组织学特征：

造血主质区 3 个，有核细胞增多，脂肪成分减少，造血容积占 70%～80%，粒红比增高；原始细胞散在可见，粒细胞增多，幼粒细胞稍多，成熟基本良好；红系增生活跃，以中晚阶段为主，散在和小簇状分布；淋巴细胞散在可见，局部稍多；浆细胞散在可见；巨核细胞增多，平均一个高倍镜视野 5～12 个，局部稍聚集性分布，以胞体偏大、高核叶巨核细胞为主；纤维组织少量增生。

组织化学和免疫组化染色：

1. Gomori 染色：MF1。
2. 甲苯胺蓝染色：偶见阳性细胞。

结论与建议：

粒巨二系造血细胞增多（红系造血基本良好）伴巨核胞体增大和高核叶，符合骨髓增殖性肿瘤（倾向早期骨髓纤维化，要鉴别原发性血小板增多症疾病进展伴纤维化），建议结合临床特征（血细胞增高病史）和 LDH、JAK2、MPL、CALR 突变和 BCR-ABL 融合基因等检查。

A

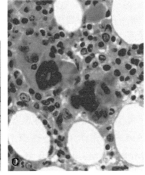

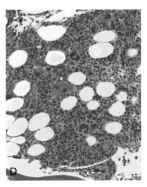

骨髓组织学特征：

不完整的骨小梁间区7个，有核细胞增生活跃，脂肪成分一般，造血容积占40%～60%；粒系增生活跃，原始细胞散在可见，细胞成熟良好；红系减少，中晚阶段为主，可见灶性增生；巨核细胞增多，平均一个高倍视野6～12个，可见核叶减少及聚集性分布，部分异型和胞核浓染；淋巴细胞和浆细胞散在可见；纤维组织增生。

组织化学和免疫组化染色：

1. Gomori染色：MF2。
2. 甲苯胺蓝染色：偶见阳性细胞。
3. CD34-、CD117个别+、CD61巨核+（细胞量增多）、CD235a灶性+、MPO 40%+、CD15 40%+。

附检：

结论与建议：

巨核细胞增多伴形态改变和纤维组织增生，提示骨髓纤维化，建议结合临床病史（包括血象）和髓系42基因检测。

E

图 3-20　案例二十诊断报告和送检单信息

图 A 为一例 84 岁男性初诊患者的骨髓活检诊断报告，图 B 为送检单信息，图 C 和图 D 为报告单中图像。存在的问题：一是"早期骨髓纤维化"的问题如案例十九所述。二是组织学特征描述和图像巨核细胞都不具有"早期骨髓纤维化"的明显特征。图 E 为另一初诊患者的骨髓活检诊断报告，"巨核细胞增多异形、纤维组织增生和MF-2级"，就是骨髓纤维化（MF），这个"MF"不是诊断提示的。按照检验与诊断的要求，需要考虑的是引起 MF 的原因是继发性还是原发性，至少在报告中需要给予一定的解释。此外，建议中"髓系 42 基因"不规范

病历简述： 初诊，血三系异常。血常规：白细胞 11.3×10^9/L，血红蛋白 73g/L，血小板 1137×10^9/L。

诊断结论：

骨髓增殖性肿瘤，具体类型需要结合临床（病程、脾脏有无肿大、EPO、LDH、是否有贫血引起Hb低假象）。

解释与建议：

患者初诊，血小板显著增多。骨髓活检示粒巨二系细胞异常增生伴部分巨核细胞胞体增大核叶增多并见多小圆核巨核细胞。流式细胞分析检测到表型异常粒系原始细胞占有核细胞计数的0.2%和粒细胞（78.3%）抗原表达模式异常且以成熟粒细胞为主；JAK2 V617F基因突变检测阳性；BCR-ABL-p190，p210融合基因检测阴性；染色体核型46,XY[11]。整合以上检查，符合骨髓增殖性肿瘤，具体类型需要结合临床（病程、脾脏有无肿大、EPO、LDH、是否有贫血引起Hb低假象）。

A

骨髓组织学特征：

造血主质区见8个，脂肪成份减少，有核细胞增多，造血面积约占80%；巨核细胞明显增多，平均每个高倍视野10～20个，多形性改变并见典型和不典型多小圆核细胞；粒系细胞增多，各阶段细胞均增生，少部分中性杆状核粒细胞胞体增大；有核红细胞造血受抑；未见纤维组织增生。

组织化学和免疫组化染色：

B　1. Gomori染色：阴性。

图 3-21　案例二十一诊断报告

图 A 和图 B 是一例 81 岁男性初诊患者的多学科信息整合诊断报告和骨髓活检组织特征描述及网银染色。该例整合诊断 MPN 存在巨核细胞形态学（病态造血）和诊断思路的问题。分析全血细胞计数（图 A 上方），考虑 MPN 不如 MDS/MPN 或 MPN（ET）疾病进展的可能性更大。从形态学描述和网银染色阴性看，PMF 的可能性很小。此外，建议中部分内容不恰当，对于本例而言建议进行髓系细胞42种（或 MDS/MPN 相关的）基因突变检查更为重要

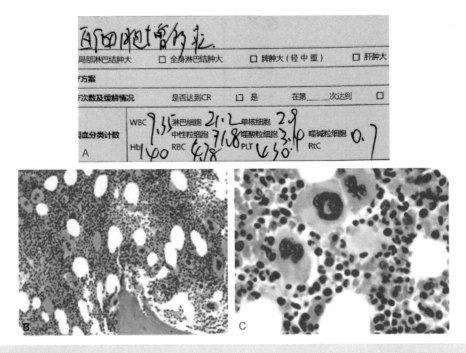

骨髓组织学特征：

不完整的骨小梁间区5个，有核细胞增多，脂肪成分减少，造血容积约占80%；粒红比大致正常；粒系增多，原始细胞散在可见，细胞成熟良好；红系增多，中晚阶段为主；巨核细胞增多，平均一个高倍视野10～18个，易见聚集性分布，细胞大小不一，胞体偏大的居多；淋巴细胞和浆细胞散在可见；未见纤维组织增生。

组织化学和免疫组化染色：

1. Gomori染色：阴性。
2. 甲苯胺蓝染色：偶见阳性细胞。
3. CD34 0.5%+、CD235a 25%+、CD61巨核+（细胞量增多）。

结论与建议：

三系造血细胞增多伴巨核细胞形态改变，符合骨髓增殖性肿瘤，要鉴别早期骨髓纤维化和真性红细胞增多症，建议结合临床病史和JAK2、MPL、CALR突变等检查。

图 3-22　案例二十二诊断报告和送检单信息

一例初诊患者骨髓活检诊断报告，图 A 为送检单信息，图 B 和图 C 为报告单中的图像，图 D 为组织学特征描述、特殊染色和结论与建议。结论中"要鉴别MPN"中限定的两个类型，涉及检验基本功和诊断基本规则。存在的问题：一是描述的巨核细胞、报告单图像形态特征和网银染色阴性，均没有显示"早期骨髓纤维化"的明显特征。二是"要鉴别早期骨髓纤维化"，这种说法的问题如案例十九所述，工作中为方便表述的口头语"早期骨髓纤维化""骨纤"等不能用到严肃的诊断报告中。三是"要鉴别真性红细胞增多症"，但患者 Hb 140g/L、RBC 4.78×10^9/L，无鉴别依据，如果真的要鉴别PV，建议中需要加上血清EPO检测。四是从现有信息看，MPN-U 倒有较大可能性，建议复查血小板计数（血小板波动性）并结合后续的 MPN 相关基因等检测整合评判

骨髓组织学特征：

不完整的骨小梁间区10个，其中4个脂肪化，另6个有核细胞增生活跃，造血容积占40%～60%，粒红比大致正常；粒系增生活跃，原始细胞散在可见，细胞成熟良好；红系增生活跃，中晚阶段为主；巨核细胞轻度增多，平均一个高倍视野4～6个，散在性分布，部分胞体增大及核叶增多；淋巴细胞和浆细胞散在可见；纤维组织局部少量增生。

组织化学和免疫组化染色：

1. Gomori 染色：MF0。
2. 甲苯胺蓝染色：偶见阳性细胞。
3. CD34个别+、CD235a 25%+、CD61巨核+（细胞量偏多）。

附检：

血小板谱子		治疗方案	
WBC	Neu%	Lym%	Mon%
9.8			
Mon#	Eos#	Bas#	PLT
			650
RBC	HGB	HCT	MCHC
	127		

外周血分类计数 a

结论与建议：

巨核细胞轻度增多伴部分胞体增大及核叶增多（粒红二系造血良好），骨髓增殖性肿瘤不能除外，建议结合临床病史和JAK2 12外显子、MPL、CALR突变等检查。

A

病历简述： 白细胞增高、脾中度肿大。血常规：白细胞（19.38×10⁹/L），中性粒细胞（86.1%），M（1.2%），E（2.8%），B（3.1%），L（6.8%），血小板（527×10⁹/L），血红蛋白131g/L，红细胞（4.8×10¹²/L），MCV（92.6f1），MCH（27.3pg），MCHC（294g/L），RDW（52.4%）。

诊断结论：

骨髓增殖性肿瘤（MPN），考虑为不能分类（MPN-U）。

解释与建议：

患者外周血象示白细胞升高，血小板升高，血红蛋白正常。骨髓粒细胞（包括嗜碱性粒细胞增多）和巨核细胞增殖，细胞成熟尚可；相关分子检测JAK2 V617F阳性、BCR-ABL1阴性，符合骨髓增殖性肿瘤（MPN），在缺乏骨髓活检提供进一步分型证据的情况下考虑为MPN-U。建议完善骨髓活检检查并等染色体核型分析结果。

B

病历简述： 初诊，血小板增多症。血常规示：白细胞 6.07×10⁹/L，L 74%，血小板 658×10⁹/L，RBC 4.67×10¹²/L，血红蛋白 135g/L。

诊断结论：

骨髓造血旺盛，形态缺乏特征性，建议结合临床（包括血小板增高病史）及JAK2 12外显子检查。

解释与建议：

患者初诊，血小板增多。骨髓活检示有核细胞增生明显活跃，少数巨核细胞胞体略大及核叶增多和血小板多见；骨髓活检示巨核细胞增多及形态缺乏特征性改变；流式免疫表型未检测到原始细胞比例增高及各群细胞抗原表达异常；FISH检测BCR/ABL融合阴性；MPL W515L/K、CALR Exon9、JAK2 V617F基因位点突变检测均为阴性；染色体核型分析：46,XX[20]。整合以上检查，骨髓造血旺盛，形态缺乏特征性，建议结合临床（包括血小板增高病史）及JAK2 12外显子检查。

C

图 3-23 案例二十三诊断报告和送检单信息

图 A 为一例初诊患者骨髓活检报告。一是临床和全血细胞计数（图 a）不支持 MPN 中的 PV、CNL 等类型，也几乎没有 CML 的依据；二是组织病理学有支持 ET 的特点；三是 *JAK2* 外显子 12 突变检测（一般原则）是针对 PV 的而不是 ET 的，该患者 Hb 127g/L，没有 PV 的可能性；三是 MPN 不能除外，需要做解释，尽可能结合临床、血细胞计数等信息解释疾病的可能性或方向性，从现有信息该病例标本是有诊断方向性的。图 B 为另一初诊患者整合诊断报告，根据现有信息，即使没有骨髓活检，考虑为 MPN,NOS（即 MPN-U）明显不当。图 C 为另一病例整合诊断报告，在建议中"*JAK2* 12 外显子检查"为"*JAK2* 外显子 12 突变检查"。这个病例中，建议髓系细胞 42 种基因突变检查寻找其他克隆性依据（是否为三阴性 MPN）和 MPN 常见染色体异常，比建议 *JAK2* 12 外显子突变（检查意义几乎没有）更为重要，并结合临床排除继发性临床病史摘要（必填）：

[患者1周前因头痛至我院急诊就诊，查血常规示"血小板661*10^9/L"，予拜阿司匹林口服对症处理。今至当地医院就诊，复查血常规示"血小板780*10^9/L"，为进一步治疗来院，门诊拟"血小板增多"收住入院。]

其他（检验、影像）检查结果：

[超敏C反应蛋白+血常规 超敏C反应蛋白:2.2mg/L,红细胞计数:3.83×10^12/L,血红蛋白:115g/L,白细胞:4.8×10^9/L,血小板:830×10^9/L,嗜碱性粒细胞%:2.5%]

A

检测结果：

检测位点	检测结果	单位	参考范围
BCR-ABL定性结果	阳性	-	阴性
BCR-ABL-p190拷贝数	低于检出限	Copies	低于检出限
BCR-ABL-p210拷贝数	$2.09×10^5$	Copies	低于检出限
BCR-ABL-p230拷贝数	低于检出限	Copies	低于检出限
ABL内参基因拷贝数	$4.93×10^5$	Copies	-
BCR-ABL-p190/ABL	0.000	%	-
BCR-ABL-p210/ABL	42.394	%	-
BCR-ABL-p230/ABL	0.000	%	-

B

骨髓组织学特征：

组织破碎、离散、基质局部出血，造血主质区见3个，有核细胞增生活跃，造血面积约占60%；巨核细胞增多，平均每个高倍视野大于30个，异型性改变，大小不一、胞核浓染、不分叶，聚集性分布；粒红比大致正常，粒红二系增生活跃，原始细胞轻度增多、散在分布，成熟良好。淋巴细胞和浆细胞少见，纤维组织局部轻度增生。

组织化学和免疫组化染色：

1. Gomori染色：局部MF0-MF1。

2.甲苯胺蓝染色：偶见阳性细胞。

3.CD34 3%+、CD117 0.5%+、MPO 50%+、CD235a 30%+、CD61巨核细胞+、CD138 2%+。

附检：

结论与建议：**少量标本示巨核细胞增多伴异型性改变，符合髓系肿瘤，形态上符合原发性骨髓纤维化，鉴于有BCR::ABL-P210阳性，原发性骨髓纤维化合并慢性粒细胞白血病可能，请等MPN 4项基因结果。**

C

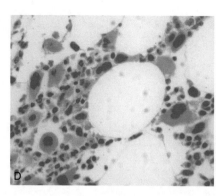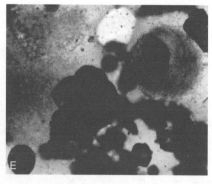

图 3-24　案例二十四诊断报告和送检单信息

图 A ～图 E 为一 62 岁女性病例报告。患者是血小板增高、白细胞不增高、嗜碱性粒细胞 2.5%（图 A）而 *BCR::ABL1*（p210）阳性、定量值也高（图 B）的 CML。骨髓活检报告者将轻度变化的巨核细胞当成了 PMF 具有诊断特征的异常巨核细胞而符合性诊断为 PMF，并考虑 PMF 合并 CML 可能（图 C）。图 D、图 E 为骨髓切片（HE 染色）和骨髓涂片中偏小（发育欠）的巨核细胞。这一巨核细胞，除了易见于 CML，还可见于其他 MPN 类型与其他疾病，也可见于正常骨髓象。骨髓活检报告促使 *BCR::ABL1* 复查并增加该患者流式标本检测，结果 *BCR::ABL1* 全为阳性。按活检报告建议检查 MPN 四项基因（*JAK2* V617F、*JAK2* exon 12、*CALR*、*MPL*）突变全为阴性。血片除了嗜碱性粒细胞增多外，未见其他异常。后续的染色体核型 Ph 染色体亦为阳性。这是一例罕见以血小板增多为特征的 CML，由于对细胞生物学与诊断规则、对骨髓巨核细胞形态学把控不到位，造成诊断问题

六、对原有诊断和治疗不关心

有的实验室对临床和患者的治疗信息漠不关心，只管自己检验，违背了实验室服务临床的一个原则。对血液肿瘤患者经治疗后的复查标本，不进行本次结果与前次检查结果的比较与评估，或者没有前次实验室检查的信息，也不提出与前次检查比较的建议，而仅凭有限的检验结果下不恰当结论。诸如临床已经诊断的"骨髓纤维化"、"淋巴瘤"，发出的报告依然是符合"骨髓纤维化""符合淋巴瘤"。有的注意了临床情况，但在报告中依然是"仍符合淋巴瘤"、"仍符合骨髓纤维化""仍符合成熟 B 细胞淋巴瘤"。或者对于难以和不能评判缓解级别的肿瘤，如淋巴瘤治疗后复查又没有前次实验室检验对比，却报告为"疾病未缓解象"。这些都是不合格的报告。如果现有实验室结果与既往诊断有矛盾的，需要与临床交流，在前后检查结果进行比较性评判的同时，提出与过去诊断的不同方面的证据以及应考虑的疾病或类型，并做好合理而恰当的解释。

列举案例二十五至案例二十八，见图 3-25 ～图 3-28。

病历简述： 骨髓增殖性肿瘤羟基脲治疗后，血常规示：白细胞 50.7×10⁹/L，血小板 448×10⁹/L，血红蛋白 86g/L。

诊断结论：

符合骨髓增殖性肿瘤，要考虑原发性骨髓纤维化或骨髓增殖性肿瘤继发骨髓纤维化，请结合病史。

解释与建议：

患者白细胞、血小板增多，中度贫血。骨髓活检示粒系细胞明显增多（细胞成熟尚可）及小巨核细胞易见伴纤维组织局部增生；流式免疫表型检测到异常髓系原始细胞占有核细胞计数的2.9%和粒细胞比例（80.6%，以成熟粒细胞为主）增高；BCR-ABL(p190、p210、p230)融合基因定量检测均为阴性；JAK2 V617F基因位点突变检测阳性。整合以上检查，符合骨髓增殖性肿瘤，要考虑原发性骨髓纤维化或骨髓增殖性肿瘤继发骨髓纤维化，请结合病史。

A

病历简述： 慢性骨髓增殖性肿瘤治疗后。血常规：WBC 10.97×10⁹/L，RBC 3.86×10¹²/L，HGB 162g/L，PLT 545×10⁹/L

诊断结论：

骨髓增殖性肿瘤。

解释与建议：

患者慢性骨髓增殖性肿瘤治疗后；骨髓活检示粒红巨三系造血细胞增多伴巨核细胞形态改变；流式细胞分析检测到表型正常髓系原始细胞占有核细胞计数的0.1%和粒细胞（74.9%）以成熟粒细胞为主伴部分粒单二系细胞异常表达CD56；JAK2 V617F基因位点突变 阳性；JAK2-12外显子、MPL和CALR突变均为阴性；BCR-ABL(p190、p210、p230)融合基因定量均为阴性。整合以上检查，符合骨髓增殖性肿瘤，类型请结合初诊及继往血象红细胞、血红蛋白情况、脾脏有无肿大以及EPO，LDH等。

B

图 3-25　案例二十五诊断报告和送检单信息

图 A 与图 B 为 2 例 MPN 复查的多学科信息整合诊断报告。报告既不对本次与前次检查结果进行比较，也不主动联系临床问清楚先前诊断的 MPN 类型，图 A 报告"符合骨髓增殖性肿瘤"，图 B 诊断结论更是干脆的"骨髓增殖性肿瘤"，都不符合病理检验与诊断要求。图 A 报告建议"请结合病史"也不符合逻辑，MPN 治疗后，本身就是病史

□初诊	□治疗后	□复发
□局部淋巴结肿大	□全身淋巴结肿大	□发热
□脾肿大：□轻度，□中度，□重度		□肝肿大

			治疗方案

外周血分类计数	WBC	Neu%	Lym%	Mon%	Eos%
	7.51				
	Mon#	Eos#	Bas#	PLT	MPV
				742	
	RBC	HGB	HCT	MCHC	MCH
		114			

A

不完整的骨小梁间区9个，有核细胞增多，脂肪成分减少，造血容积占75%～85%；巨核细胞明显增多，平均一个高倍视野20-30个，易见聚集性分布及胞核浓染，细胞大小不一，少数轻度异型；粒系增多，原始细胞散在可见，细胞成熟良好；红系增多，中晚阶段为主；淋巴细胞和浆细胞散在可见；纤维组织局部增生。

B

报告意见 三系造血细胞增多伴巨核细胞形态改变和纤维组织局部增生，结合临床仍符合骨髓增殖性肿瘤，建议JAK2、MPL、CALR突变等检查。

C

报告意见	见上，浆细胞明显增多（比例约占70%、细胞幼稚），结合临床仍符合浆细胞骨髓瘤骨髓象。

D

图 3-26　案例二十六诊断报告和送检单信息

ET 治疗后（图 A～图 C）和 PCM 治疗后（图 D）复查的骨髓活检。图 A 是 ET 病例送检单信息，检查不与前次检查比较或予以提示，也是检验与报告不规范。图 B 的问题是，组织形态学有部分变化需要作出合理的解释或提示，而不是“仍符合 MPN”。MPN 类型是骨髓原发的肿瘤，是有细胞和组织形态学特点的，一般不能含糊或笼统报告。这样的结论又不能提供临床有意义的参考，并且与已经诊断的类型产生混乱，如果对细胞学和组织病理学检查确有变化应予以解释。在结论中“结合临床”“建议 *JAK2*、*MPL*、*CALR* 突变等检测”，其实并没有结合临床，也没有与临床进行沟通（图 C）。如果之前 MPN 相关基因突变阳性，就没有必要重复检查。图 D 是 PCM 治疗后复查，存在同样问题——没有前后比较，报告中“仍符合”不当，若以符合 PCM 来说，只要克隆性（形态明显异常）浆细胞≥10% 就行

临床诊断	[illegible]		治疗方案		
检测结果	外周血分类计数	WBC	Neu%	Lym%	Mon%	Eos
		Mon#	Eos#	Bas#	PLT	MP
		RBC	HGB	HCT	MCHC	MC

A

结论与建议： 粒红巨三系造血细胞增多伴巨核细胞异型和纤维组织增生，结合临床仍符合骨髓纤维化。

B

4．检测免疫表型所见：

CD45/SSC设门，检测白血病免疫表型22种单抗和图形分析，检测到P2群淋巴细胞占有核细胞计数的38.3%，其中CD5、CD20、CD22、CD19、HLA-DR、CD38、lambda阳性，CD25弱阳性，CD23、FMC7、CD103、CD10、CD200、CD11c、CD3、CD7、CD34、CD117、CD33、kappa等阴性的细胞占32.0%，示异常成熟B淋巴细胞表型；未检测到原始细胞增高。

5．结论与建议：

（B细胞淋巴瘤治疗后）检测到异常成熟B淋巴细胞占有核细胞计数的32.0%，提示疾病未缓解表型象。

C

结论与建议： 淋巴细胞明显增多（比例约占60%），结合临床仍符合成熟B细胞淋巴瘤。

D

图 3-27　案例二十七诊断报告和送检单信息

图 A 和图 B 为“骨髓纤维化（MF）”治疗后复查的骨髓活检，临床诊断的“MF”（常指 PMF）不规范（图 A），实验室不能呆板的套，不联系临床、不做说明仍报告符合“骨髓纤维化”（图 B），是严谨与责任问题。图 C 同样为没有前次检测结果比较的骨髓细胞流式免疫表型检测报告，“提示疾病未缓解”，以及图 D 淋巴瘤治疗后骨髓活检报告“仍符合成熟 B 细胞淋巴瘤”，均为不符合检验与诊断要求的

临床诊断	套细胞淋巴瘤 Ⅲ期	治疗方案			是否达到CR:□是　□否			
					是否达到CR:□是　□否			
					在第　次达到			
检测结果	外周血分类计数	WBC	Neu%	Lym%	Mon%	Eos%	Bas%	NEUT#	Lym#
		7.5	0.54	0.36	0.08	0.02	0.01	4.07	2.68
		Mon#	Eos#	Bas#	PLT	MPV	PCT	PDW	P-LCR
		0.58	0.11	0.06	70				
		RBC	HGB	HCT	MCHC	MCH	MCV	RDW-SD	RDW-CV
A		4.78	153.0	46.70	328	32.0	97.7	46.80	13.0

4. 检测免疫表型所见：

CD45/SSC设门，检测淋巴瘤免疫表型30种单抗和图形分析检测到P2群淋巴细胞占有核细胞计数的19.5%，其中6.7%的细胞CD19、CD5、CD25、FMC7、CD22、CD20、HLA-DR、lambda阳性，CD200、CD103、CD23、CD10、CD38、kappa等阴性，示异常成熟B淋巴细胞表型；未检测到原始细胞增高；未见有核红细胞比例异常。

5. 结论与建议：

检测到异常成熟B淋巴细胞占有核细胞计数的6.7%，提示套细胞淋巴瘤骨髓浸润免疫表型象，建议结合临床、骨髓形态学及骨髓活检加免疫组化及FISH CCND1等检查。

B

临床诊断	脾边缘区B细胞淋巴瘤	治疗方案 133606			是否达到CR:□是　□否			
					是否达到CR:□是　□否			
					在第　次达到			
检测结果	外周血分类计数	WBC	Neu%	Lym%	Mon%	Eos%	Bas%	NEUT#	Lym#
		3.51	49.5%	44.4%	6.3%	0.6%	0.3%	1.74	1.52
		Mon#	Eos#	Bas#	PLT	MPV	PCT	PDW	P-LCR
		0.22	0.02	0.01	63	9.8	0.06	10.0	26.9%
		RBC	HGB	HCT	MCHC	MCH	MCV	RDW-SD	RDW-CV
C		2.69	86	28	310	32	102		

4.检测免疫表型所见：

CD45/SSC设门，检测血液肿瘤40种单抗和图形分析，检测到P2群淋巴细胞占有核细胞计数的24.8%，CD3+T细胞占12.6%，CD4：CD8比值约为0.41，其中CD19、CD20、CD22、FMC7、lambda、CD25、HLA-DR阳性，CD200少量阳性，CD38、CD10、CD23、CD5、CD103、kappa、CD34、CD117、CD33等阴性的细胞占12.2%，示异常成熟B淋巴细胞免疫表型；P5群粒细胞占61.2%，CD16、CD11b表达减弱，示幼粒细胞增多。

5.结论与建议：

检测到异常成熟B淋巴细胞占有核细胞计数的12.2%，提示成熟B细胞肿瘤骨髓浸润免疫表型象，建议结合临床、骨髓活检、骨髓形态学等其他检查。

D

图3-28　案例二十八诊断报告和送检单信息

图A、图B为诊断明确MCL晚期患者的信息，流式检测报告不结合临床信息（图A），仅凭检测结果下结论（图B），对是否符合原诊断不考虑，不符合检验的目的与要求。需要指出的是CD5阳性B细胞淋巴瘤，还必须经形态和组织化学进一步证实。图C和图D为诊断明确的SMZL标本，存在同样的问题，应该结合原先诊断B细胞免疫表型包括轻链限制性做出判断。上述问题反映出检验工作中存在可以下结论的不下，对初诊患者不能下结论的却常下（见本章前面讨论的案例）

七、没有建立获取尽可能多信息的理念

血液肿瘤的诊断需要尽可能多地获取信息。我们提倡的"四片联检"和包括临床特征的"多学科信息整合诊断（CMICMO）"模式就是为了避免一些标本诊断力度上的不足。NCCN指南和我国有关血液肿瘤诊断与治疗专家共识的理念，也是强调诊断的综合评判。这在无髓外淋巴组织病理学淋巴瘤诊断的初诊患者骨髓活检和流式免疫表型检测报告中显得格外重要。有的病理检验与报告者缺乏这方面的意识。例如，流式免疫表型检测的报告需要整合临床的而没有密切结合（如前述），需要整合细胞形态学的或需要亲自阅片的而没有行之；骨髓切片诊断报告也需要其他参考信息，有的阅片者嗜好免疫组化，不愿意阅读骨髓涂片、不关心外周血形态学和骨髓印片等细胞形态学，甚至懒得去拿一下在同一实验室检查的同一患者的流式标本涂片看看。对送检单无临床信息、无血象信息，或全血细胞计数信息不全的，不愿意联系临床，只顾自己对标本检测感觉下结论发报告。

美国底特律市亨利福特医院血液病理学沈玉雷博士介绍，"在美国实验室，送来的骨髓标本包括骨髓穿刺涂片、骨髓活检切片、骨髓印片、骨髓抽吸物凝块，一般还会同时送来外周血涂片。根据涂片形态，初步判断是否需要流式以及挑选合适的流式标记套餐（比如急性白血病还是成熟淋巴细胞淋巴瘤）。他们认为只有这样全方位的观察、分析造血组织才能比较彻底了解造血组织发生了什么问题。就像要了解一个箱子，不仅要看看箱子的外面，还要看看里面，要反反复复从各个角度和层面去分析"。这和我们反复提倡的"增加信息量有利于形态学和流式免疫表型检测诊断中的评判或界定"的观点不谋而合。

列举案例二十九、案例三十，见图 3-29 和图 3-30。

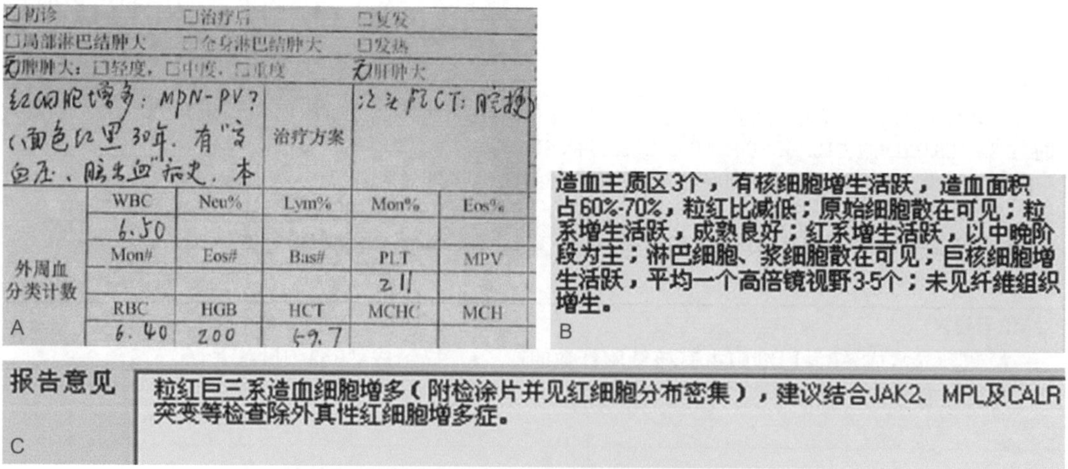

图 3-29　案例二十九诊断报告和送检单信息

这是初诊患者的骨髓活检诊断报告。对临床提供的支持 PV 的信息（包括病史和全血细胞计数，图 A）没有结合考虑，对支持 PV 的骨髓涂片细胞学和组织病理学（图 B）的一些特点也没有重视。在报告结论中建议"除外真性红细胞增多症"（图 C）明显欠妥当。一般，对有诊断方向的，如"考虑或怀疑 PV 的"，应该是"建议什么，除外继发性"；而"考虑或怀疑继发性的"，才建议"进一步检查以排除 PV"。此外，对于怀疑或考虑"PV"的，在建议中还宜加上血清 EPO 水平检测

检测时期	☑初诊		□治疗后		□复发		□其他：	
重要体征	□局部淋巴结肿大		□全身淋巴结肿大		□发热		□出血	
	□脾肿大：□轻度，□中度，□重度				□肝肿大		□其他：	

临床诊断	恶性血液病可能		治疗方案		化疗次数及缓解情况
					是否达到CR:□是　□否
					是否达到CR:□是　□否
					在第　次达到

检测结果 A	外周血分类计数	WBC	Neu%	Lym%	Mon%	Eos%	Bas%	NEUT#	Lym#
		48.01	16.7	68.1	6.2	9.0	0.0		32.69
		Mon#	Eos#	Bas#	PLT	MPV	PCT	PDW	P-LCR
					6				
		RBC	HGB	HCT	MCHC	MCH	MCV	RDW-SD	RDW-CV
		1.58	53	16	101.4	33.2	528		

1．标本有核细胞计数：

有核细胞计数：35×10⁹/L

参考区间：36～124×10⁹/L

2．标本涂片镜检：

标本有核细胞量尚可，平均每油镜视野3～5个有核细胞，粒细胞减少，带颗粒的淋巴细胞易见。

参考区间：油镜平均视野细胞数：3～5个。

3．流式检测各群细胞占有核细胞的比例：

淋巴细胞（p2）	77.0%	粒细胞（p5）	18.3%
原始细胞（p3）	/%	有核红细胞（p6）	1.6%
单核细胞（p4）	3.1%	异常细胞（P7）	/%

4．检测免疫表型所见：

　CD45/SSC设门，检测到P2群淋巴细胞比例增高，占有核细胞计数的77.0%，其中CD3+T细胞占74.6%，其中约70.5%的细胞，FSC/SSC偏大示细胞颗粒多、胞体偏大，HLA-DR、CD3、CD5、CD7、CD8、CD2、TCRα/β阳性，CD38、CD57部分阳性，CD4、CD56等阴性，CD45RA/CD45RO曲线表达正常，表型未见明显异常的活化CD8+T细胞首先考虑；另见P6群有核红细胞占1.6%；P5群粒细胞比例减低，占18.3%，表型示成熟粒细胞；未检测到原始细胞和成熟B淋巴细胞。

5．结论与建议：

　（外周血标本）检测到淋巴细胞比例（77.0%）增高，以活化且表型未见明显异常的CD8+CD4-T细胞（70.53%）为主，另检测到有核红细胞占1.6%，建议结合骨髓/淋巴结活检、TCRvβ及TCR克隆性基因重排等检查进一步除外T细胞肿瘤。

B

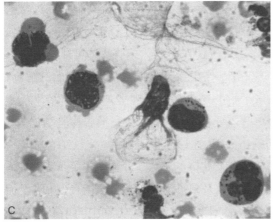

C

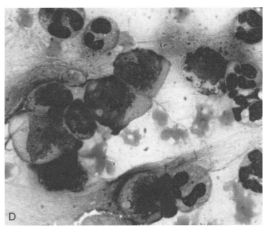

D

骨髓组织学特征：

造血主质区见9个，脂肪成份减少，有核细胞增生明显活跃，造血面积占80%～90%；CD3+淋巴细胞增多，比例占70%～80%，呈结节大片状分布；粒细胞局部增生；红巨2系造血减低；纤维组织局部增生。

组织化学和免疫组化染色：

1. Gomori染色：MF1。
2. 甲苯胺蓝染色：偶见阳性细胞。
3. CD34 0.5%+、CD117 0.5%+、MPO 局部40%+、CD3 70%+、CD19 5%+、CD20 3%+、TDT -。

附检：

结论与建议：

CD3+T淋巴细胞增多，结合外周血流式免疫表型及医生提供TCR基因克隆性重排阳性结果，不除外T细胞淋巴瘤/白血病，建议NGS基因突变检测。

E

图 3-30　案例三十诊断报告和送检单信息

这是一例 71 岁男性初诊患者外周血流式免疫表型检查和骨髓活检报告。存在问题：一是患者白细胞（淋巴细胞）显著增高，临床疑似血液肿瘤（图 A），而流式外周血免疫表型检测到淋巴细胞高达 77%，也没有结合临床进行分析而予以提示。二是流式报告（图 B）没有仔细分析免疫表型的几个特点，① CD3+；② CD8+、CD4−；③ TCRA/B+；④ CD57 部分 +，需要怀疑 T 大颗粒淋巴（T-LGL）。三是图 B 右上方流式标本涂片中已经观察到了"带颗粒的淋巴细胞易见"，但不解读与分析。图 C、图 D 为大量典型与异常的大颗粒淋巴细胞。四是骨髓活检（图 E）也一样，异常淋巴细胞大片状浸润，CD3+ 细胞高达 70%，应该密切结合临床（包括 TCR 基因克隆性重排）和流式免疫表型的特点共同解读却没有，也没有根据临床和形态学选择标记或结合流式检查完善免疫组化，有违操作规程，发出的报告明显不当，也反映出血液肿瘤检测项目需要互补理念的缺失

八、过度自信有时又过度慎重

不紧密整合其他信息，凭自己的检测结果是自信过大。有的病理检验与报告者，又对自己检验结果，尤其是正常的或病理所见的结果，没有自信，作为描述性结论时，又要"建议结合临床和其他检查"。如流式报告中，"未检测到原始细胞比例增高以及各群细胞数量及其免疫表型异常，建议结合临床、骨髓活检、淋巴结活检和遗传学等检查"，这里的建议常无必要。检测的无异常所见的可靠结果本身就具有临床参考意义。又如外周血细胞都在正常范围的"骨髓造血良好，未见特殊细胞和成分"，以及跟检验无关的疾病检查建议也常不需要。对于有异常所见但又缺乏病理特征性的描述，则需要有合理而恰当的解释，并可以提出进一步检查的建议。实验室工作与职责需要的是了解临床，作出诊断方向或可能性方面的解释，而不是将不明确意义的东西塞给临床，让临床来了解并结合多为不专业的实验室结果。不是开单要申请、诊断 / 结论请医生（医生开检验单时需要用申请单，实验室报告检验结论 / 诊断时需要请医生），这是普遍性失责失规范的问题！一般，在诊断报告中的"建议结合临床"，是实验室依据尚有不足的可能诊断或进一步需要临床支持的诊断，如治疗相关 AML、MDS 病史相关 AML、部分 MDS、一些有特殊表现的淋巴瘤及其少数类型、MPN 疾病进展。而 AML 与 ALL（原始细胞比例）、B/T 细胞淋巴瘤（免疫表型系列）、淋巴瘤类别中的小 B 细胞性

与大 B 细胞性(形态学)、FL3 级(中心母细胞数量)、DLBCL 中的 GCB 与非 GCB 型(免疫表型性质),这些纯粹由实验室(包括病理学)证据决定的分型诊断报告,都要"请结合临床"或"建议结合临床",就很不恰当了。

另一方面,在获得了足够诊断证据后明确无疑的许多整合(临床、形态学、免疫表型、免疫固定电泳、细胞遗传学、分子检测等)诊断报告,如浆细胞骨髓瘤,还建议"进一步结合临床、影像学、M 蛋白定量等检查",这是另一种无意义的过度慎重或者是对诊断目的和规则的不熟悉。这些项目的检查通常用于临床对患者实施治疗前,进行整体上的疾病评估与临床分级分期,而不影响已有确切证据的诊断结论。还有的常在考虑的 MPN 或成熟 B、T 细胞淋巴瘤中,例举了"多个类型"还要再加"其他类型",成了什么类型都要鉴别,似乎这样才万无一失!

列举案例三十一、案例三十二,见图 3-31 和图 3-32。

病历简述: 初诊,疑诊多发性骨髓瘤。血常规示: 白细胞 $7.44\times10^9/L$,红细胞 $3.47\times10^{12}/L$,血红蛋白 105g/L,MCV 93.4fl,血小板 $177\times10^9/L$。

诊断结论:
浆细胞骨髓瘤(IgA λ 型),建议进一步结合临床、影像学、M蛋白定量等检查。

解释与建议:
患者初诊,轻度贫血。骨髓涂片示有核细胞增生活跃,浆细胞增多占6.5%(其中幼浆细胞占3.5%);骨髓活检示高有核细胞量,幼浆细胞比例约占80%(呈大片状分布);流式免疫表型检测到异常浆细胞占有核细胞计数的4.0%;FISH检测RB1(13q14.2)缺失阴性;BCR-ABL-p210定量检测阴性;血清免疫固定电泳示 IgA λ 型单克隆条带。整合以上检查,符合浆细胞骨髓瘤,建议进一步结合临床、影像学、M蛋白定量等检查。

A

病历简述: 贫血查因。血常规: 白细胞 $5.45\times10^9/L$,血红蛋白 65g/L,MCV 96.5/fl,血小板 $77\times10^9/L$。

诊断结论:
浆细胞骨髓瘤,建议结合临床及免疫固定电泳、M蛋白及影像学等检查。

解释与建议:
患者中度贫血,血小板减少。骨髓活检示免疫组化CD38+CD138+示浆细胞增多(比例约占80%,片状分布);附件涂片有核细胞增生活跃;浆细胞占84%;流式免疫表型检测到单克隆性异常浆细胞占有核细胞计数的37.7%(占总浆细胞的100%)和粒细胞比例(34.0%,以成熟粒细胞为主)减低;FISH D13S319 缺失、IGH 基因重排(断裂)、RB1 基因缺失、1q21 扩增、1p32 缺失均为阳性;P53 缺失阴性。整合以上检查,符合浆细胞骨髓瘤,伴1q21 扩增阳性(示预后差)、1p缺失(示预后差)、13/13q缺失、IGH断裂阳性(示有IGH易位),建议进一步FISH检测(cyclinD1/IGH、C-MAF/IGH、FGFR3/IGH)以进一步明确IGH易位的伙伴基因并评判预后,建议结合临床及免疫固定电泳、M蛋白及影像学等检查。

B

图 3-31　案例三十一诊断报告和送检单信息

图 A 和图 B 是 2 例初诊老年患者多学科信息整合诊断报告,各项相关的关键性指标(血液骨髓形态学、免疫表型和免疫固定电泳,尤其是原幼浆细胞比例达 60% 以上)都符合 PCM,诊断无疑。建议的"进一步结合临床、影像学、M 蛋白定量等检查"是诊断的过度慎重,这些检查属于骨髓瘤临床综合评估方法。在诊断上,实验室证据尚不充分或需要与可疑的浆母细胞淋巴瘤骨髓侵犯鉴别时,则需要进一步结合临床和其他检查

骨髓组织学特征：

不完整的骨小梁间区 4 个，有核细胞增多，脂肪成分少见，造血容积约占 80%～90%，基质出血；粒红比减低；粒系增生活跃，原始细胞散在可见，细胞成熟尚可；红系造血旺盛，中晚阶段为主，部分细胞体略大；巨核细胞增多，平均一个高倍视野 3～7 个，散在分布，可见胞核浓染及核叶减少；淋巴细胞和浆细胞散在可见；纤维组织局部少量增生。

组织化学和免疫组化染色：

1. Gomori 染色：MF0。
2. 甲苯胺蓝染色：偶见阳性细胞。
3. CD34 个别+、CD235a 40%+、CD61 巨核+(细胞量增多)。

附检：

骨髓小粒易见，有核细胞增生明显活跃，粒系增生活跃，原始细胞约占 1%，细胞成熟尚可，少部分粒细胞颗粒减少；红系增生明显活跃，中晚阶段为主，原早幼红细胞较易见、少部分浆内可见空泡，部分幼红细胞胞核固缩、胞浆较多；巨核细胞增多，可见核叶减少，簇状血小板少见。血片：未见幼稚细胞。

结论与建议：

A　红系造血旺盛伴部分细胞胞体稍大和巨核细胞增多伴形态改变，建议结合临床和遗传学检查。

4. **检测免疫表型所见：**

CD45/SSC设门，检测血液肿瘤40种单抗和图形分析，检测到P2群淋巴细胞占有核细胞计数的17.4%，其中CD3+T细胞占11.2%，CD4：CD8比值约为0.80，CD19+B细胞占0.8%，未见明显限制性表达；未检测到原始细胞增高；粒细胞及单核细胞比例及表型未见明显异常；未见有核红细胞比例异常。

5. **结论与建议：**

未检测到原始细胞比例增高及各群细胞抗原表达异常，建议结合临床及其他检查。

B

病历简述： 初诊，局部淋巴结肿大。血常规：WBC 5×10^9/L, HGB 120g/L, PLT 175×10^9/L。

诊断结论：

本次骨髓检测未见明显异常改变，建议结合临床及其他检查。

解释与建议：

患者局部淋巴结肿大，外周血象大致正常；骨髓活检示造血良好和未见淋巴细胞增多；流式细胞分析未检测到淋巴细胞比例增高及异常淋巴细胞群，未检测到原始细胞比例增高及各群细胞抗原表达异常；Ig和TCR基因重排检测均阴性；染色体核型46,XX[20]。整合以上检查，本次骨髓检测未见明显异常改变，建议结合临床及其他检查。

C

图 3-32　案例三十二诊断报告和送检单信息

图 A 为初诊患者骨髓活检报告，描述性结论是检查结果的归纳，但这种有骨髓象异常的描述方式报告，应该要结合临床提供的信息作出合理而适当的解释或评价，才符合检验与诊断要求，才有临床参考意义。图 B 报告者对自己检验的结果，尤其是诸如检查正常的免疫表型象，都没有自信，也需要结合临床、结合其他检查，反映的又是责任心的缺失。图 C 为初诊患者骨髓标本多学科信息的整合诊断报告，各项目检查都未见异常，同样具有重要的临床意义，但报告中的建议内容不适当。在这位患者中，建议"肿大的淋巴结活检"可能比"结合临床及其他检查"更为重要。

九、报告解释与建议问题

流式免疫表型检测的诊断报告,需要注意自身学科的特长与不足。事实上,流式免疫表型检测的是这群淋巴细胞是不是克隆性或肿瘤性,是不是细胞成熟的或幼稚的以及细胞系列及其细胞分化程度。这是检测结果的首要意义,也是检验诊断的普遍含义。血液骨髓形态学标本检验亦是。从现状看,实验室检验项目,并非一定都要作出明确的疾病(类型)诊断,诸如流式免疫表型检测到 ×× 异常细胞、成熟的或原始的及其系列与单克隆性,已经达到了检测的目的。

疾病的定义与诊断和专家共识或指南不断更新,新病种新概念不断出现,诊断规则与鉴别诊断的复杂性增加,报告中的解释已经不可缺少,以便使诊断报告的信息尽可能详尽和完整。解释是对检验结果主要临床意义,是否具有诊断性(诊断与鉴别诊断)证据,对提出的诊断和鉴别诊断中尚有不足的,以及少见疾病的或新类型,包括意犹未尽而尚需做说明的做进一步的解读。例如诊断报告符合或提示 MPN,由于不同类型的 MPN 病理特征不同,就需要予以解释;笼统以检验结果描述性"MF"报告的,必须做出鉴别诊断中方向性或可能性的解释。送检流式的骨髓标本和骨髓活检标本,明显不符要求的,也应在报告中给予表述。

合理而恰当的解释是必要的。通常,在报告单下方都有这么一项说明,如"本报告仅对来样条形码标本或本次标本负责""本诊断报告仅供临床医师参考"、"本报告不作为……的证据"等,都不在这里"解释"的含义(含意)之中。这些说明或声明其实是多余的,是管理上的问题。检验与诊断者的天职就是对来样标本的负责与检验,至于不能识别的在收到标本之前的其他环节中出现的标本问题是另一回事。至于同一患者间隔数天采集的标本或采集 2 份标本由不同实验室检测而结果不一致问题,则需要前者视患者的具体情况做具体分析,后者需要实验室自查举证。不能以报告中的一项备注"仅对本次标本负责"了之,是不够客观和公正的。检验诊断报告是供临床参考的,作不作为什么的证据是由相关的法规决定的。

诊断报告中,对诊断有所不足或怀疑的而需要完善检查进行再评判的,需要提出进一步检查的建议。提出的建议必须有针对性,是合理而有意义的,是诊断与鉴别诊断中必须补充的,是临床医师没有考虑到的或一些特殊情况需要引起临床重视的。骨髓检查或流式免疫表型检测无异常的或在正常范围内的明确结果,也没有发现临床提供信息中的异常,一般不需要建议(如前述)。"骨髓象有异常但缺乏病理特征的",则需要建议其他检查或进一步检查。也有较多报告的检验结论,把检验结果不恰当地当做检验结论/诊断提示:"提示未检测到 ×× 阳性",在其后还要硬生生地加上一句:"请结合临床和其他检测结果综合判断"!

列举案例三十三、案例三十四,见图 3-33 和图 3-34。

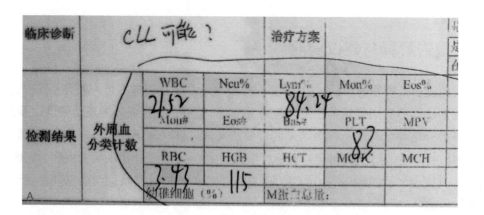

临床诊断		CLL可能？		治疗方案		

检测结果	外周血 分类计数	WBC	Ncu%	Lym%	Mon%	Eos%
		21.52		84.24		
		Mon#	Eos#	Bas#	PLT	MPV
					88	
		RBC	HGB	HCT	MCHC	MCH
		3.43	115			
		幼稚细胞（%）		M蛋白总量：		

A

4. 检测免疫表型所见：

  CD45/SSC设门，检测血液肿瘤40种单抗和图形分析，检测到P2群淋巴细胞比例增高，占有核细胞计数的67.4%，CD19、CD20、HLA-DR、CD200、CD22阳性，kappa弱阳性，FMC7部分（26.3%）、CD23部分（15.1%）阳性，CD11c散在阳性，CD10、CD5、CD38、ZAP70、CD103、lambda、CD34、CD33、CD16、CD15、CD117等阴性细胞占55.4%，示异常成熟B淋巴细胞免疫表型；未检测到原始细胞增高。

5. 结论与建议：

  检测到异常成熟B淋巴细胞占有核细胞计数的55.4%，符合CD5-CD10-成熟（小）B细胞淋巴瘤，CLL积分2分，要鉴别MZL、aCLL或其他，建议结合细胞形态、骨髓活检及淋巴结活检加免疫组化，建议FISH CEP12、BCL2、CCND1进一步鉴别。

B

骨髓组织学特征：

  造血主质区见3个，有核细胞增多，造血面积约占70%；淋巴细胞增多，比例约占70%，该类细胞小型，成熟，染色质斑点状，呈大片状分布；粒红2系造血细胞减少；巨核细胞平均每个高倍视野3~5个，散在分布；纤维组织局部增生。

组织化学和免疫组化染色：

  1. Gomori染色：MF1。

  2. 甲苯胺蓝染色：偶见阳性细胞。

  3. 淋巴细胞：CD3 -、CD5 少量+、CD19 +、CD20 +、CD23 +、Cyclin D1--、CD79a +、CD10 -、ki-67 10%+。

C

4. 检测免疫表型所见：

  CD45/SSC设门，检测血液肿瘤35种单抗和图形分析，检测到P2群淋巴细胞比例增高，占有核细胞计数的55.0%，其中CD20强阳性，CD5、CD13、HLA-DR、CD22、lambda、FMC7阳性，CD19、CD10、CD38弱阳性，TdT、CD34、CD117、CD25、CD23、CD103、CD200、CD11c、kappa等阴性细胞占40.9%，在FSC/SSC位置大，示异常成熟（大）B淋巴细胞免疫表型；未检测到原始细胞增高。

5. 结论与建议：

  检测到异常成熟（大）B淋巴细胞占有核细胞计数的40.9%，符合CD5+CD10±成熟（大）B细胞淋巴瘤，需要鉴别Burkitt淋巴瘤、FL三级、DLBCL或其他类型，建议结合细胞形态、骨髓活检及淋巴结活检加免疫组化，建议FISH MYC、BCL2等进一步鉴别。

D

病历简述：初诊，脾肿大，出血，疑诊淋系恶性肿瘤。

诊断结论：

　　成熟（非大）B细胞淋巴瘤，需要鉴别滤泡性淋巴瘤、套细胞淋巴瘤、边缘区淋巴瘤以及其它小B细胞淋巴瘤，建议结合外周血白细胞和淋巴细胞数量与形态特点，并更换部位骨髓活检加免疫组化，以及FISH IGH/CCND1、BCL2等检查进一步鉴别。

E

图3-33　案例三十三诊断报告和送检单信息

图A～图C为59岁女性初诊患者（无髓外淋巴组织病理学诊断）的骨髓细胞流式免疫表型检测和骨髓活检报告。图A为送检单信息。图B为流式免疫表型报告，按结论的意思是符合淋巴瘤，要鉴别的是"MZL（考虑的可能性大）与aCLL和其他淋巴瘤"，不过鉴别对象过于宽广也就失去了针对性。需要强调的是成熟B细胞淋巴瘤鉴别诊断中都要排除套细胞淋巴瘤。此外，MZL免疫表型CD200通常为不表达；该患者骨髓活检免疫组化为CD5一部分阳性，CD23阳性（图C），与流式检测的有所不同，评判时需要考虑方法与标本的重要性以及结果可能会有差异，对缺乏免疫表型特征的MZL更要重视。aCLL免疫表型上的不典型是CD5-或CD23-，FMC7+，mIg强阳性或CD79b+（WHO，2017）；下结论需要尽可能多地结合临床和血细胞异常等信息（图A）和遗传学信息（该患者FISH CEP12阳性和染色体核型分析为+12，以及临床诊治中最终确诊是CLL）。图D为一例骨髓细胞流式免疫表型检测报告，可以考虑"大B细胞淋巴瘤"骨髓白血病性侵犯，但"要鉴别Burkitt淋巴瘤、FL-3级、DLBCL等"缺乏明显的免疫表型依据，而且在表述中对于鉴别诊断对象过于宽泛。图E为另一例整合诊断报告，"需要鉴别的众多类型"包括了几乎全部的成熟（非大）B细胞淋巴瘤，也就基本上失去了鉴别的含义。若把这些"要鉴别的多种类型疾病"改为诊断报告中的"解释"内容，则会显得更合理，并应建议寻找髓外病变淋巴组织活检明确诊断

4.检测免疫表型所见：

　　检测到P2群淋巴细胞比例增高，占有核细胞计数的45.6%，其中CD20、HLA-DR、lambda阳性，CD19、CD22、CD38弱阳性，TdT、CD10、CD34、CD117、CD33、CD13、CD24、CD5、kappa、CD15、CD16、CD11b、CD123、CD11c、CD200、CD103、CD25、CD23、CD3、CD14、CD56等阴性的细胞占40.2%，示异常B淋巴细胞免疫表型，其中大部分细胞CD45表达减弱，在FSC/SSC位置上位置稍高，示胞体偏大；未检测到原始细胞增高。

5.结论与建议：

　　检测到异常B淋巴细胞占有核细胞计数的40.2%，符合B细胞肿瘤免疫表型象，考虑成熟B细胞肿瘤，要鉴别弥漫大B细胞淋巴瘤、Burkitt淋巴瘤、滤泡性淋巴瘤或其他类型，请进一步结合淋巴结活检、骨髓活检加免疫组化14项及FISH MYC、BCL2、BCL6等检查。

A

组织化学和免疫组化染色：

　　1.Gomori染色：+。

　　2.甲苯胺蓝染色：偶见阳性细胞。

　　3.肿瘤细胞：CD20+，CD79a-，CD10部分弱+，TDT-，CD34-，CD3-，MPO-，MYC-，Ki67 5%，BCL-6少量+，BCL-2-，CD99-，cyclinD1-，sox11部分+。

附检：

B

4. 检测免疫表型所见：

CD45/SSC设门，检测白血病免疫表型25种单抗和图形分析，检测到P7群异常细胞占有核细胞计数的95.4%，CD33、CD38、MPO、CD117(57.2%)阳性，CD15（30.1%）、CD64（29.8%）少部分阳性，CD56（3.4%）散在阳性，CD34、CD13、CD11b、CD16、CD3、CD5、CD7、HLA-DR、CD19、CD20、CD22、CD10、TdT等阴性，示异常髓系原始细胞表型。

5. 结论与建议：

检测到异常髓系原始细胞占有核细胞计数的95.4%，符合急性髓系白血病（M1可能）免疫表型象，请结合基因检查以明确是否伴重现性遗传学异常。

C

图 3-34　案例三十四诊断报告和送检单信息

图 A 为流式免疫表型检测诊断报告，患者男 65 岁，疑诊白血病，WBC 4.73×10^9/L、Hb 107g/L、PLT 95×10^9/L。报告中"符合 B 细胞肿瘤""考虑成熟 B 细胞肿瘤"与"要鉴别的多种淋巴瘤类型"等结论，与事实有一定差距。"符合 B 细胞肿瘤"的范围太宽泛，而免疫表型一些标记阳性与阴性的结果可以排除 B 原始淋巴细胞肿瘤。考虑检测到的肿瘤细胞偏大，本例可以符合"成熟 B 细胞肿瘤"或"成熟 B 细胞淋巴瘤"，考虑或提示"大 B 细胞淋巴瘤"（骨髓白血病性侵犯），并提出完善检查与鉴别诊断淋巴瘤类型的建议。"要鉴别"DLBCL""Burkitt 淋巴瘤""FL 或其他类型"这一层次的结论并不重要，可以对可能性大的类型予以提示。本例骨髓活检免疫组化见图 B，后续的 FISH 检测 BCL2、BCL6 与 MYC 重排均为阴性，TP53、NPM1、IDH1、IDH2、DNMT3A、FLT3、CEBPA 突变阴性，43 种白血病融合基因阴性，也缺乏图 A 报告中要鉴别的类型的证据。图 C 为另一例初诊者骨髓细胞流式免疫表型检测报告。除了表型证据外，不表达 CD34、HAL-DR，一部分表达髓系成熟标记的 CD15 和单核系标记的 CD64，若是符合这种免疫表型特性的 AML（M1 可能），则需要结合形态学做出解释。此外，"请结合基因检查以明确是否伴重现性遗传学异常"，并不符合合理而规范的建议内容。对于流式报告而言，AML 的具体类型（除了 APL）诊断并不是所要诊断报告的重点。一些报告者认为不诊断类型不够水平，其实这是一种超出技术范围的偏见

十、免疫组化与观察细胞问题

骨髓标本中，由于细胞种类繁多，观察免疫组化的难度常比髓外淋巴组织的大。免疫组化中，观察的细胞需要注意表述的方式。如淋巴瘤细胞，有按有核细胞计数百分比，有按淋巴细胞、肿瘤细胞或异常细胞计数阳性的。原则上，造血淋巴肿瘤细胞比例比较高的标本，建议报告肿瘤细胞中的阳性率。对于阳性细胞的界定也较不一致。在现实中，有按阳性细胞的比例报告的，如阳性细胞占 5%、占 90%；也有少部分阳性、部分弱阳性以及阴性或阳性（–/+）等表述。病理学上一般较为认可的是阳性细胞＞30% 界定为阳性（中等强度）。

由于异常细胞在骨髓中浸润性生长模式，除了白血病性，多数淋巴瘤细胞是簇状或片状的，所以也有用簇状或片状阳性来表述的。HE 染色中观察的异常细胞百分比是有核细胞中的约数。这些相互之间的关系需要明确。注明肿瘤细胞的，还需要与形态学特征中的描述和结论中的术语相一致。原始细胞也是。标记的巨核细胞也需要进行符合专业意义的界定（包括表述的方式），CD61、CD42、CD41 标记的，血小板簇也是阳性的，需要注意区分。血液肿瘤类型很多，每种类型和不同标本检测所需的最低单抗数量与种类需要足够并予以规范。

免疫组化中一些抗原书写不规范，如前面列举的报告（案例二、案例三、案例十、案例

十三、案例十六和案例三十四)等,都把 cyclin D1 写成 cyclinD1;案例三、案例十三免疫组化栏标注是淋巴细胞,而 CD61、MPO 和 CD235a 阳性细胞却不是淋巴细胞。有的报告单免疫组化栏目标注的是淋巴细胞或肿瘤细胞或异常细胞,却有诸如 CD235a+20%、MPO+30% 等列在其中。总之,要说明各种标记表达与对应的细胞的关系。有时因工作忙碌,出现若干微小问题可以理解,但经常如此甚至全是这样的报告就是问题了。作为严谨、规范、讲究质量的诊断报告(单)是需要注意这些的。

在免疫组化标记的选择上有的实验室不按规程进行,"随意性"较浓或者呆板地想着 B 与 T、大与小细胞等诸方面标记都要考虑。如一例男性 47 岁,WBC(28.25×10^9/L)、淋巴细胞(77%),骨髓斑点状小淋巴细胞广泛病变,在 6 项免疫组化中不选择 CD23 而去选择 BCL6。一例疑似 PCM 的骨髓活检标本,在足够多的免疫组化中只选择 CD138、CD19、CD56、CD117、CD34、MPO、CD235a、CD61、CD3 和 CD20,而不选择 CD38、κ、λ。以及前面讨论的案例十二和案例二十七等都存在标记选择问题。

十一、表述规范的其他问题

形态学方面,表示骨髓细胞总量的有核细胞,有的习惯用"增多",有的用"增生",当细胞明显增多时又有用"增殖",在系列细胞表述中,有用"红系增多"(欠规范)、"红系造血细胞增多"或"红系增生明显活跃"、"三系增多"(欠规范)与"三系造血细胞增多"等。表述细胞增生程度与细胞以组织形式的扩增程度(浸润结构)。造血减低与受抑、造血细胞减少与少见。笼统的异常增生原幼细胞与系列描述,粒红细胞比例等,还需要从专业深度进行限定。骨髓活检标本的长度以及骨小梁间区结构的完整性,按照 WHO 要求,骨髓活检标本需要达到 1.5cm、骨小梁间区 10 个以上。但现实中,骨髓活检长度在 1cm 以上的少,0.5cm 以下且结构明显不完整的也较常见,需要按照国人的体格特点对活检标本逐渐形成共识并落实于日常工作中。骨髓活检规范包括有适当足够的标本量可用于形态学分析,标本量不足以分析需要在报告中予以表述;评判与年龄相关的骨髓有核细胞与脂肪细胞比例,高细胞量、低细胞量或正常细胞量,粒红巨核三系造血状态,骨小梁多少,包括有无骨质疏松或硬化,其他方面包括有无淋巴细胞聚集、浆细胞增生情况,肉芽肿与转移性肿瘤细胞的表述。此外,骨髓涂片和切片标本染色明显偏色所致的对细胞准确性的影响;质量管理中的不到位,涂片标本在采集后或在运输中受潮湿空气影响而导致的细胞凋亡与红细胞溶解;骨髓切片标本因技术处理所致的一小处或一小块组织膜脱落而出现的假"穿孔"(不当名称);血液骨髓涂片标本染色不良(尤其是 Wright-Giemsa 染色)等是常见情况,有的实验室不从复染技术下功夫,在报告中敷衍了事。这些都是检验本身可以影响到诊断的因素。还有一个不严肃的问题,是把工作中简化的口头语或原始记录单中的简化字或病名,书写在诊断报告单上。

细胞定性方面,异常细胞、原幼细胞、前体细胞、白血病细胞、淋巴瘤细胞、肿瘤性淋巴细胞、小 B 细胞淋巴瘤细胞、大 B 细胞淋巴瘤细胞,以及细胞成熟性等,不规范使用也较频繁。

这些术语定性也要以典型的形态学或其他证据为支撑,需要定义和引导。流式免疫表型检测虽以疾病定性居多,但检测的细胞群细胞比例的参考区间也会发生不规范问题。某细胞增多与减少就意味着是有参比值的,事实上几乎都是参照骨髓细胞的参考区间,但在报告中常不规范表述。如对骨髓有核细胞计数值和涂片镜检骨髓细胞成分都在正常上限值而无血液稀释的流式检查标本,检测到有核红细胞比例低至 5% 以下,还频繁表述未见有核红细胞比例异常或无明显变化。

　　诊断报告单中,所有文字、符号、术语的表述或病名的使用应该是严肃而规范的。还有许多报告单中的基因书写不规范,报告中解读的一些异常基因意义不正确,有的还在使用 AML-M1 和 M2 为未分化型和部分分化型等不适当的译名。在符号等使用不规范方面,如图 3-2 中的 "1-3 个" 应为 "1～3 个",图 3-4C 中参考区间的 "36～124×10^9/L" 应为(36～124)×10^9/L、"3-5 个" 应为 "3～5 个",图 3-5A 中的 "199×10 9/L" 应为 "199×10^9/L",图 3-16C 解释与建议中的 "约占 30%～40%" 应为 "占 30%～40%",图 3-18A 中的 "15.4×10^9/L" 应为 "15.4×10^9/L",图 3-3A 中的 "期间" 应为 "其间",图 3-9A 中的 "约占 60%-65%" 应为 "占 60%～65%"。此外,图 3-10、图 3-12、图 3-13、图 3-14、图 3-15、图 3-17、图 3-20～图 3-23、图 3-26、图 3-29、图 3-30、图 3-32、图 3-33、图 3-37 等报告中都有符号之类使用不符合要求。

　　列举案例三十五至案例三十七见图 3-35～图 3-37。

骨髓组织学特征:
　　不完整的骨小梁间区7个,有核细胞增多,脂肪成分少见,造血容积约占90%,粒红比大致正常;粒系增多,原始细胞散在可见,细胞成熟良好;红系增多,中晚阶段为主;巨核细胞增多,平均一个高倍视野6～10个,部分细胞胞核浓染;淋巴细胞增多,比例约占40%,散在和小片状分布,部分形态不规则状;纤维组织局部增生。

组织化学和免疫组化染色:
　　1. Gomori染色:局部MF2。
　　2. 甲苯胺蓝染色:偶见阳性细胞。
　　3. CD3 40%+、CD4少部分+、CD5 40%+、CD7 30%+、CD8 40%+、CD57 8%+、CD20 2%+。

附检:

结论与建议:
　　淋巴细胞增多(比例约占40%),T细胞占优势,结合流式免疫表型、免疫组化及医生提供的临床表现,要考虑T大颗粒淋巴细胞白血病,建议结合TCR克隆性基因重排及外周血异常T细胞数量。
A

不完整的骨小梁间区8个,有核细胞增生活跃,脂肪成分局部偏多,造血容积占45%～60%,粒红比减低;红系增多,中晚阶段为主,可见幼红细胞聚集;粒系增生尚可,原始细胞散在可见,未见ALIP样结构;巨核细胞量一般,平均一个高倍视野1～3个,散在性分布;未见明显浆细胞;淋巴细胞散在可见;未见纤维组织增生。
B

红系增多和粒巨二系造血基本良好,和未见明显浆细胞,K:L无法评估。
C

骨髓组织学特征：

　　造血主质区见4个，有核细胞增生活跃，造血面积约占55%；粒红二系细胞造血尚可，各阶段细胞成份和成熟基本良好；巨核细胞平均每个高倍视野见1个；未见纤维组织增生。

组织化学和免疫组化染色：

　　1. Gomori染色：阴性。

　　2. 甲苯胺蓝染色：偶见阳性细胞。

　　3. CD68 20%+、CD163 60%+、CD14 1%+、CD34 1%+、CD56 −、CD235a30%+、MPO 60%+。

结论与建议：

D　造血基本良好及未见嗜血细胞骨髓象，建议结合其他检查。

图 3-35　案例三十五诊断报告和送检单信息

图A是初诊患者（无髓外淋巴组织病理学诊断）的骨髓活检报告。组织形态学描述中的4个"增多"和"粒系增多""红系增多"，尤其是"红系增多"，以及结论与建议表述中"要考虑""TCR克隆性基因重排"等，存在表述和术语不规范。此外，诊断考虑"大颗粒淋巴细胞白血病"没有形态学依据（NNCN指南阐述诊断基本项目的第一项即是"血片确定是否存在较大淋巴细胞"）或进行解读以减少风险，现有的免疫表型依据不够充分或明确。图B和图C是另一病例骨髓活检的特征描述和报告意见，"未见明显浆细胞""红系增多""K∶L（免疫组化）无法评估"，均不规范。图D为首诊嗜血细胞综合征患者的骨髓活检诊断报告。骨髓切片HE染色中巨噬细胞或嗜血细胞极易遗漏，但免疫组化CD68 20%+和CD163 60%+不能否认没有巨噬细胞或嗜血细胞，结论与建议中"未见嗜血细胞"，也没有结合骨髓涂片细胞学检查，发出的报告尚有不当

病理诊断：

　　（骨髓）送检穿刺骨髓组织，基质出血，造血组织容量：50VOL%，呈骨髓增生活跃。造血组织粒、红系增生。粒系前体细胞偶见，中、晚以下各阶段细胞散在或成堆可见。红系原、早阶段细胞可见，中、晚阶段细胞散在或小堆可见。巨核细胞2-4个/HPF，为多叶核。淋巴细胞、浆细胞可见。未见纤维化。

诊断意见：造血组织增生活跃，请结合临床及相关检查综合考虑。

A

结论： 红系有低色素，巨核细胞形成血小板不良 B	**参考意见：**目前骨髓取材无渣，粒系占35.0%，红系占23.5%，请结合相关检查、患者病史及临床 C	**（三）意见：** 骨髓象提示：粒红两系增生明显活跃（请结合临床及相关检查综合分析） D

床号						
临床诊断	营养性贫血	血小板增多症	低蛋白血症	慢性胆囊炎伴		送检材料

报告意见	三系造血细胞增多，形态缺乏特征性，建议结合临床病史、遗传学和JAK2、MPL、CALR突变等检查。

E

结论与建议：

　　粒系为主有核细胞增生明显活跃及血小板多见，建议结合临床、骨髓活检、JAK-2、BCR-ABL突变基因

F 等检查诊除骨髓增殖性肿瘤。

图 3-36　案例三十六骨髓活检和骨髓涂片报告

图A～图D都是有一定规模实验室的骨髓形态学报告，存在着描述（表述）、结论（意见）、建议与规范上的严重问题。图E为骨髓活检报告建议中的"遗传学"（应为细胞遗传学或染色体核型分析）与"JAK2、MPL、CALR"（三个突变检测是属于遗传学范围），图F建议中的"JAK2、BCR∷ABL突变基因"（BCR∷ABL不是突变基因），问题虽很微小，但从诊要求看，同样需要注意

检测结果：

检测位点	检测结果	单位	参考范围
BCR-ABL定性结果	阴性	-	阴性
BCR-ABL-p190拷贝数	低于检出限	Copies	低于检出限
BCR-ABL-p210拷贝数	低于检出限	Copies	低于检出限
BCR-ABL-p230拷贝数	低于检出限	Copies	低于检出限
ABL内参基因拷贝数	1.98×10^5	Copies	-
BCR-ABL-p190/ABL	0.000	%	-
BCR-ABL-p210/ABL	0.000	%	-
BCR-ABL-p230/ABL	0.000	%	-

备注：ABL内参基因用于评估标本的白细胞数量是否达到检测要求，$\geq 10^4$时，阴性结果方可报告。

临床意义：

1.本项目可检测BCR-ABL-p190、p210、p230三种融合基因，用于辅助临床诊断及治疗：

    BCR-ABL融合基因存在于95%以上的慢性粒细胞白血病患者（CML）中，是CML最重要的分子标志，是疾病的决定性因素。在一部分成人急性淋巴细胞白血病（20%～30%）、儿童急性淋巴细胞白血病（2%～10%）和急性粒细胞白血病的患者中也可表达BCR-ABL融合基因。

    BCR-ABL主要有三种融合方式：

（1）p210融合蛋白：由b3a2或b2a2转录而成，是绝大多数慢性期CML表型异常的根源所在。

（2）p190融合蛋白：由断裂导致产生的e1a2接头的杂合mRNA翻译而成。

（3）p230融合蛋白：BCR断裂点在M-bcr区下游产生的e19a2融合。

A

检测项目描述：

    费城染色体（Ph）由9号染色体和22号染色体发生易位而产生，在融合基因上表现为BCR::ABL融合，由位于9号染色体q34上的ABL基因片段易位至22号染色体q11上的断裂点簇集区（BCR），形成BCR::AB融合基因。BCR::ABL融合在血液肿瘤中具有重要的诊断和预后意义，在90%以上的CML、30%的成人ALL、2%～10%的儿童ALL，以及少数的AML和MM患者中都有发现。

    慢性粒细胞白血病（CML）是骨髓造血干细胞恶性克隆而引起的疾病，占成人白血病的15%～20%。费城染色体t(9;22)/BCR::ABL融合是慢性粒细胞白血病的主要遗传学特征，约在90%以上的CML患者中，能够发现费城染色体t(9;22)/BCR::ABL融合。

B

图3-37 案例三十七诊断报告解释

图A反映了分子检测报告中临床意义解释不规范或质量管理上的问题。CML是BCR::ABL1定义的血液肿瘤，没有一例BCR::ABL1是阴性的。从BCR::ABL1表达的蛋白分子看，CML最常见的BCR::ABL1（p210）阳性率高达98%，另1%～2%为BCR::ABL1（p190），BCR::ABL1（p230）极其罕见。图B为另一实验室报告，也在解释BCR::ABL见于90%以上CML。需要指出的是，分子检测结果只需要报告主要BCR::ABL1转录本，即使同时检测到低水平表达的BCR::ABL1（基因转录本）其他剪切体，也没有必要写在报告上

（卢兴国 沈玉雷）

第四章

整合诊断中临床特征指标的重要性和必要性

检验与临床（包括患者）进行沟通与交流，是由检验的性质决定的。成立医学检验专业的初衷，就决定了检验的属性是医学的范畴而非单纯的检验技术。临床特征分析是所有疾病诊断的起始，是实验室诊断的前提，是实验室对检验结果出来时进行解读的最重要的内涵。尽管疾病的临床表现复杂，但仍有一些疾病具有特定的病史、症状或体征，在诊断中具有举足轻重的意义。不管何种诊断方法，了解相关学科的基础——整合疾病的临床特征都非常重要。影响（细胞）形态学变化的因素日益增加，使得（细胞）形态学诊断的局限性和复杂性进一步凸显；又如分子生物学检查的一些髓系基因突变，虽有异常特征但不一定发病。因此，作为一般性原则，在每项检查的诊断学评判时都需要结合临床，唯物辩证的"物"就是临床。而且我们常常挂在嘴边的"结合临床"是针对我们实验室而言的，而不是针对临床的。我国著名的血液学家王鸿利教授语重心长地指出："血液病的检验必要以血液病的临床为基础，血液病的临床必要以血液病的检验证据为支撑"，由此作出的多学科信息整合诊断会进一步完善。

恰当而合理地应用各种项目是有分层和渐进性需求的。项目的多样性，也造成检查顺序的复杂性，同时对项目选择提出了高的要求。开具检查的临床医师有义务通过填写送检查单向实验室提供必要的信息：除了患者的一般信息外，患者的主要主诉和体征、血常规和其他实验室检查的信息、既往病史（尤其是血细胞异常病史和治疗病史）等不能省略。实验室亦可通过查阅电子病历，或直接与临床和患者交流甚至问诊和体格检查等形式获得相关信息。在整合诊断中，临床特征贯穿于诊断的整个过程，归纳起来有四个方面。

第一节　临床特征是一切疾病诊断的起步

临床特征包括病史和完整的体检，以及经实验室检查回归临床治疗后的进一步评估。血液病表现虽复杂，但在许多血液病中，还是有一些诊断性或方向性意义的临床特征。在血液肿瘤中，尤其受关注的是患者的病史、年龄、脾脏是否大、淋巴结是否肿大、急性还是慢性起病，以及血细胞减少还是增多及其持续的时间等。

浆细胞骨髓瘤（plasma cell myeloma，PCM）中约 98% 的患者年龄≥40 岁。年龄、原

因不明的血沉明显增高和/或骨痛常是临床发现 PCM 较为明确的信息。30 岁以下的 PCM 罕见，诊断时需要慎重。除了 M 蛋白血症外，临床症状[高钙血症、肾功能不全、贫血和骨损害(hypercalcemia, renal insufficiency, anemia, bone lesions, CRAB)]的有无是评判症状性 PCM 与无症状性 PCM(冒烟性 PCM)的主要依据(图 4-1)。成熟 B 细胞肿瘤中的慢性淋巴细胞白血病(chronic lymphocytic leukemia, CLL)、B- 幼淋巴细胞白血病(B-cell prolymphocytic leukaemia, B-PLL)、淋巴浆细胞淋巴瘤/原发性巨球蛋白血症或华氏巨球蛋白血症(lymphoplasmacytic lymphoma/ Waldenstrom macroglobulinemia, LPL/WM)、多毛细胞白血病(hairy cell leukemia, HCL)，骨髓增生异常肿瘤(myelodysplastic neoplasms, MDS)和骨髓增生异常 - 骨髓增殖性肿瘤(myelodysplastic/myeloproliferative neoplasms, MDS/MPN)中的慢性粒单细胞白血病(chronic myelomonocytic leukemia, CMML)和不典型慢性粒细胞白血病(atypical chronic myelogenous leukemia, aCML)，成熟 T 细胞肿瘤中的成人 T 细胞白血病/淋巴瘤(adult T cell leukemia/lymphoma, ATLL)、Sézary 综合征(Sézary syndrome, SS)、蕈样霉菌病(mycosis fungoides, MF)、T- 大颗粒淋巴细胞白血病(T-cell large granular lymphocytic leukemia, T-LGLL)，骨髓增殖性肿瘤(myeloproliferative neoplasms, MPN)中的原发性血小板增多症(essential thrombocythaemia, ET)、真性红细胞增多症(polycythemia vera, PV)、原发性骨髓纤维化(primary myelofibrosis, PMF)均多见于中老年人。急性原始淋巴细胞白血病(acute lymphoblastic leukemia, ALL)、侵袭性 NK 细胞白血病(aggressive NK-cell leukemia, ANKL)、原发纵隔大 B 细胞淋巴瘤和地方型 Burkitt 淋巴瘤则以儿童至年轻人居多。ALL 约 75% 发生于 <6 岁以下的儿童，是原发的一个儿童疾病，且 T-ALL/T-LBL 更多见于青少年女性患者。HCL、CLL 和慢性 NK 细胞淋巴增殖病(chronic lymphoproliferative disorders of NK cells, CLPD-NK)是男性易患的疾病。在 AML 的许多遗传学异常中，AML 伴 t(1;22)(p13.3;q13.1)；*RBM15::MKL1*、AML 伴 inv(16)(p13.3q24.3)；*CBFA2T3::GUS2*、AML 伴 t(8;16)(p11.2; p13.3)；*KAT6A::CREBBP*、AML 伴 t(7;12)(q38.3;p13.2)；*MNX1::ETV6*、AML 伴 t(10;11)(p12; q23)；*KMT2A::MLLT10*、AML 伴 t(9;11)(p2.3;q23.3)；*KMT2A::MLLT3*、AML 伴 t(1;11)(q21; q23)；*KMT2A::MLLT11*、AML 伴 t(6;11)(q27;q23.3)；*KMT2A::AFDN* 等，都是婴儿和/或儿童好发的类型。套细胞淋巴瘤(mantle cell lymphoma, MCL)和髓系或淋系肿瘤伴嗜酸性粒细胞增多与 *PCM1-JAK2* 患者，均为男性明显多见女性，而原发纵隔大 B 细胞淋巴瘤则以女性多见。MDS 伴孤立 del(5q)常见于老年女性，ET 的年轻患者以女性为主。

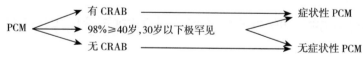

图 4-1　年龄、CRAB(临床特征)在 PCM 多学科诊断中的意义

脾大和淋巴结肿大与成熟 B、T 细胞肿瘤关系密切。脾边缘区细胞淋巴瘤(splenic marginal zone cell lymphoma, SMZL)、HCL、多毛细胞白血病变异型(HCL variant, HCL-V)、B-PLL 有脾大而少见淋巴结肿大。常出现明显淋巴结肿大者包括 DLBCL、MCL、FL、结性边缘区淋巴瘤(nodal marginal zone lymphoma, NMZL)和 CLL/SLL，且 NMZL、CLL/SLL 常为非大

块的外周淋巴结肿大。WM 患者脾脏和淋巴结肿大常不明显。成熟 B 淋巴细胞肿瘤中，一部分为以白血病形式起病的白血病，另一部分为以淋巴结肿大起病的淋巴瘤或其血液骨髓侵犯。这两者的临床特征和血液骨髓细胞学特点常有不同（图 4-2）。播散为主，淋巴瘤 / 白血病，这类肿瘤通常累及骨髓，有或没有外周血或实体组织（如淋巴结和脾脏）的病变，包括 CLL、WM、HCL、SMZL 和 PCM。B-ALL、T-ALL 与 B-ALL、T-LBL 常有不同的血象和肝脾淋巴结肿大与发病的年龄性别差异。

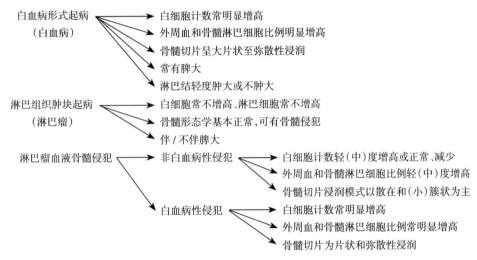

图 4-2　成熟 B 淋巴细胞肿瘤起病方式不同的白血病和淋巴瘤血液骨髓侵犯时的异同

典型的弥漫大 B 细胞淋巴瘤（diffuse large B-cell lymphoma，DLBCL）、滤泡淋巴瘤（follicular lymphoma，FL）几乎都有局部淋巴结肿大，成人 Burkitt 淋巴瘤也有局部淋巴结肿大。大颗粒淋巴细胞白血病（large granular lymphocytic leukemia，LGLL）和肝脾 T 细胞淋巴瘤则罕见或无淋巴结肿大。急性髓细胞白血病（acute myeloid leukemia，AML）淋巴结肿大较少，且肿大者主要见于急性原始单核细胞白血病、急性单核细胞白血病和急性粒单细胞白血病，慢性髓细胞白血病几乎不见淋巴结肿大，除非疾病进展时。一些有参考意义的临床表现见图 4-3。成熟的 B 淋巴细胞和 T 淋巴细胞白血病 / 淋巴瘤临床表现不同，前者孤立性脾大较多见，后者除了脾大外常有淋巴结肿大、皮肤损害和高钙血症等表现。

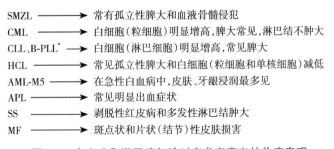

图 4-3　白血病和淋巴瘤初诊时有参考意义的临床表现

*WHO-HAME5 取消了 B-PLL 病名，将它归类于"伴突显核仁脾 B 细胞淋巴瘤 / 白血病"

有一些血液病表现复杂和隐蔽,患者常就诊于其他科室,甚至住院检查治疗或做手术也在其他科室。在神经科中,有以神经系统为首发症状者,如年龄偏大以末梢神经炎为早期症状的维生素 B_{12} 缺乏者,以脊髓浸润或下肢行走不便及瘫痪为首发症状的白血病,表现为眼眶底部肿瘤的血液肿瘤;在皮肤科中,以皮肤病变(皮肤肿块、皮炎、皮疹、溃疡和红皮症)为首发症状的有成熟 T 细胞白血病 / 淋巴瘤和急性单核细胞白血病。也有一部分多发性骨髓瘤是以骨痛、腰痛或骨折等症状就诊于骨科的,甚至个别病例是在临手术前 1～2d 或术后才做骨髓检查而确诊的。

一些病毒抗原与成熟 B 细胞淋巴瘤的发生有关。几乎所有地方型 Burkitt 淋巴瘤和 40% 散发型 Burkitt 淋巴瘤有 EBV 感染证据。EBV 感染还多与医源性免疫抑制的 B 细胞淋巴瘤有关。移植后淋巴瘤和 HIV 相关淋巴瘤(免疫缺陷相关 Burkitt 淋巴瘤、原发中枢神经系统淋巴瘤、原发性渗出性淋巴瘤、免疫母细胞浆细胞样 DLBCL 等)与 EB 病毒感染也有一定关系。EBV 是疱疹病毒家族中的 DNA 病毒,可以与 B 细胞 CD21 抗原结合,在细胞培养中能将淋巴细胞转化为不断增殖的原始样淋巴细胞。其他相关病毒,如人类疱疹病毒 8 型(human herpesvirus-8,HHV-8;又称 Kaposi 肉瘤相关疱疹病毒),与 HHV-8 相关淋巴增殖性疾病和原发性浆膜腔渗出性淋巴瘤相关。HHV-8 是一种广泛存在的病毒,主要流行于地中海地区、东非和西非,在欧美同性恋人群中主要通过反复的性接触传播,唾液也是传播的途径之一。丙型肝炎病毒与 II 型冷球蛋白血症伴随的 LPL,以及一些肝和唾液腺淋巴瘤的发生有关。丙型肝炎病毒感染与淋巴结 MZL 和 SMZL 有关,可能还与 DLBCL 有关。一些细菌抗原的免疫反应与结外边缘区或黏膜相关淋巴组织(mucosa-associated lymphoid tissue,MALT)的 B 细胞肿瘤病理有关。胃肠道 MALT 淋巴瘤患者因慢性感染幽门螺杆菌激活 T 细胞而增殖,给予抗幽门螺杆菌治疗可使部分淋巴瘤缓解。另有提示感染伯氏螺旋体与皮肤 MALT 淋巴瘤,混合细菌感染与免疫增殖性小肠病或 α 重链病相关的小肠 MALT 淋巴瘤的发生有关。除了病毒,一些自身免疫性疾病可使淋巴瘤发生风险明显提高,甲状腺 MALT 淋巴瘤与桥本甲状腺炎有关,腮腺 MALT 淋巴瘤与干燥综合征有关。

随着基因检测作为常规,越来越多的伴遗传易感性相关的血液肿瘤被识别。有血细胞减少相关的家族史或有血液肿瘤相关倾向的家族史者,需要怀疑遗传易感血液肿瘤。与以下一种或多种疾病相关的,例如骨髓增生低下(如新诊断的再生障碍性贫血、低增生 MDS)、对干细胞动员剂反应差、原因不明的血细胞减少或大细胞增多、急性白血病或 MDS 以及化疗或放疗有过度毒性反应者。髓系肿瘤遗传易感相关的胚系基因突变的快速评估对于异基因移植前协助家族供体的选择具有特别重要意义。现在明确高达 50% 的亚二倍体儿童 ALL,携带隐匿性胚系 *TP53* 突变;7% 的 MDS 儿童和年轻成人、72% 的有 7 单体 MDS 病人携带胚系 *GATA2* 突变;或 7 号染色体异常且年龄<40 岁,或儿童或年轻成人有 7 号染色体单体;一部分伴 *CEBPA*、*RUNX1* 突变的 AML,存在体细胞胚系突变。

(卢兴国)

第二节　临床特征是实验室诊断的开始和不可缺失的组成

临床医学是形态学和免疫表型等检验诊断的首要基础,它可以帮助我们回答病理检验中的许多问题。血液肿瘤的实验室诊断,通常始于对临床特征的分析。诊断疾病有的依赖形态学和免疫表型等检查,有的因这些检查缺乏特征性而以临床为主,实验室只需排除其他或对疾病严重性作出评价。还有形态学和免疫表型检测中的符合性诊断等,都彰显了掌握临床知识以及密切结合临床的必要性和普遍性。需要注意的是,所谓"结合临床"是实验室检验与诊断中的结合,而不是把检验数据提供给临床"请临床结合",或"请临床结合参考""供临床参考"等类似表述,将诊断推给临床。

密切结合症状、体征及相关实验室信息是提高诊断可靠性、避免不当结论的重要措施。通过检查和分析患者的阳性体征,还可从复杂的病情或实验资料中找出问题所在或明确检验的目的,对于应考虑什么鉴别什么做到有条理。初步判断患者所患的是血液病还是非血液病,所要检查目的或重点是什么,与临床要求解决诊断或需要排除的疾病是否一致。

又如 Still 病与 MPN 常有相似的细胞学和病理学所见,而不同的临床特点则成为鉴别诊断的一个重要参考;病态造血或异常增生是骨髓细胞学和病理学以及免疫表型检测诊断中高频使用的术语,是评估髓系肿瘤及其类型和病变程度的指标,但它也见于重症的感染、慢性溶血和造血因子缺乏等疾病。随着人们物质生活水平的提高,就医意识的加强,一些诸如 CLL 和 PCM 等早期患者,出现的不典型形态学若不结合临床常不易作出明确的诊断;在我们的日常工作中,CML 患者外周血白细胞 $> 500 \times 10^9/L$ 已不多见,$> 1000 \times 10^9/L$ 可能只见于教科书的描述中。

更为明显的是,因影响形态学变化的因素日益增加,形态学诊断的局限性和复杂性进一步凸显。结合临床分析是临床实验室诊断的开始,并贯穿于检查的前、中和后。如不了解临床,就容易把给予粒细胞集落刺激因子后白细胞增高和粒系反应性增殖误诊为髓系肿瘤;不了解患者年龄(如 PCM),不了解治疗相关髓系肿瘤的病史,不了解淋巴瘤的一些临床特征,不了解患者年龄与造血的关系(如 MPN、MDS)等,都容易造成不适当甚至错误的诊断。

不管是工作还是生活中,书写字迹潦草是常见的。但是,人们常说的不易读懂或不能读懂的内容,多半是因为专业性强或不太熟悉之故。因此,能否读懂临床医师送检单上经常潦草字迹(图 4-4)中的信息,某种程度上是考验我们对临床知识掌握的程度。在实验室检查,尤其是整合诊断中,应仔细审查并积极寻找对在诊病例有意义的线索,了解许多疾病可引起血液细胞和骨髓细胞数量和质量的同样改变,尽可能降低漏诊、误诊的可能性和概率。

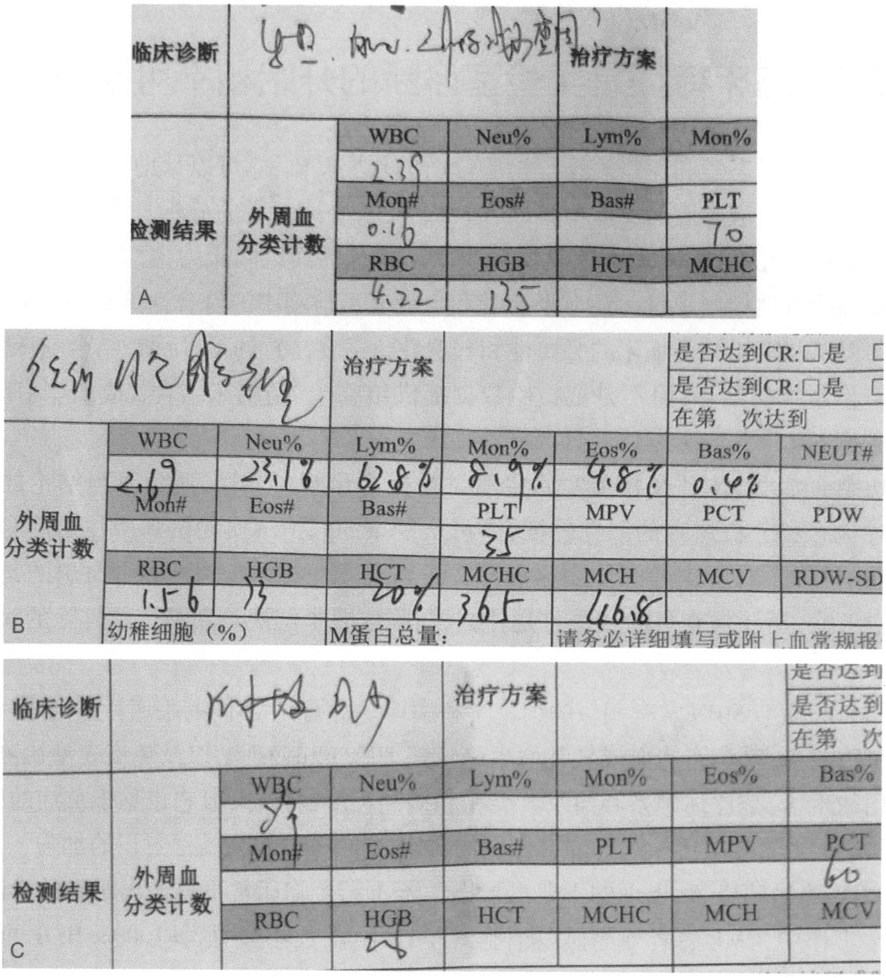

图 4-4　临床医师填写送检单字迹潦草

A.发热、白细胞血小板减少待查；B.全血细胞减少待查；C.血小板减少，WBC 正常

（吴建国　董　敖）

第三节　全血细胞计数常是发现血液肿瘤第一个较为明确的证据

尽管有许多新的诊断技术,但是包括全血细胞计数(complete blood count,CBC)在内的临床特征是血液肿瘤诊断的最初印象,常是发现血液肿瘤第一个较为明确的证据,仔细分析可以明显缩小诊断范围。如当白细胞大于 150×10^9/L 时,除偶见特殊情况(如严重的类白血病反应)外,可以考虑为白血病。常见的髓系肿瘤——AML、MDS、MPN 和 MDS/MPN,血细胞增加或减少的原因不同,概述髓系肿瘤发病时 CBC 的特征见图 4-5。

一些血液肿瘤常见的血细胞异常模式见图 4-6。血细胞形态学检查的优势:一是观察红细胞的最佳标本,许多贫血的红细胞形态评判都优于骨髓涂片。二是异常淋巴细胞检查,优

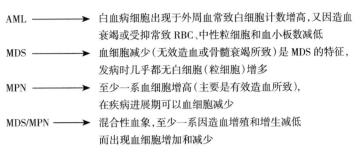

AML ——→ 白血病细胞出现于外周血常致白细胞计数增高,又因造血
衰竭或受抑常致 RBC、中性粒细胞和血小板数减低

MDS ——→ 血细胞减少(无效造血或骨髓衰竭所致)是 MDS 的特征,
发病时几乎都无白细胞(粒细胞)增多

MPN ——→ 至少一系血细胞增高(主要是有效造血所致),
在疾病进展期可以血细胞减少

MDS/MPN ——→ 混合性血象,至少一系因造血增殖和增生减低
而出现血细胞增加和减少

图 4-5 髓系肿瘤初诊时全血细胞计数变化及其原因

于骨髓涂片,数量多、形态典型,成熟 B 细胞肿瘤的许多类型,定义和形态描述是以血细胞数量和形态特征为基准的,如伴幼淋增多 CLL 和 PLL 的诊断值,CLL、PLL(WHO-HAME5 取消了 B-PLL 病名,而归类于"伴突显核仁脾 B 细胞淋巴瘤 / 白血病"等类型)、HCL、WM、SMZL 的形态描述。三是一些血液病定义和诊断中要求符合的一项主要依据或标准中的重要一条(图 4-7),诸如浆细胞白血病、外周血白血病、CMML,都可以通过外周血检查得到明确。对于急性白血病,因急性白血病非白血病性或原始幼稚细胞少见的血象病例比例不高,如 APL 和 ALL 的流式免疫表型检测、FISH 和 PCR 检测白血病融合基因都可用外周血标本进行,血片形态加免疫表型和 / 或分子检测可以明确这些患者的诊断。骨髓检查是不能少的,但通过外周血可以明确诊断的病例具有时间上的优势而有利于临床及时地对患者采取治疗等措施,这点极其重要。四是部分血液肿瘤细胞形态,外周血比骨髓易于观察,如白血病的原幼细胞,由于生长环境不同,血片形态比骨髓中成熟和典型而易于观察和定性。因此,在血液肿瘤诊断中,血片肿瘤细胞检查是一个必需项目。包括血细胞计数的血象分析是血液病诊断的一个极其重要的点。较多患者,可以先于骨髓检查得到疾病大类诊断或虽不精细但仍可作出的(基本)诊断。引用浙江大学医学院附属第二医院李红波老师的一句话"只要用心,血常规工作也能出彩!"

PV ——→ 血红蛋白增高、红细胞增多,白细胞(粒细胞)轻度增多或正常,血小板增多或正常

ET ——→ 血小板增多,白细胞(粒细胞)轻度增多或正常,红细胞正常或正常范围高值

CML ——→ 白细胞(粒细胞)明显增高,无贫血或轻微贫血,血小板增多至轻度减少

PMF ——→ 白细胞和血小板高低不定,常见贫血

CMML ——→ 白细胞(粒细胞和单核细胞)增多,贫血,血小板减少或增高

JMML ——→ 白细胞(粒细胞和单核细胞)增多,血小板减少,常见贫血

aCML ——→ 白细胞(粒细胞)增高,贫血,血小板减少或增高

MDS ——→ 贫血,白细胞(粒细胞)减少和 / 或血小板减少,血小板增多则提示特殊
染色体异常,比如 del(5q), inv(3)或 t(3;3)

CLL ——→ 白细胞(淋巴细胞)增高,多无贫血和血小板减少

B-PLL ——→ 白细胞(淋巴细胞)明显增高,贫血和血小板减少

HCL ——→ 白细胞(中性粒细胞、单核细胞)减低或正常,贫血和血小板减少常见

WM ——→ 白细胞正常或减少居多,贫血和血小板减少常见

SMZL ——→ 白细胞常轻度增高,贫血和血小板减少常见

PCM ——→ 常见贫血、白细胞和血小板减少或正常

图 4-6 一些血液肿瘤常见的全血细胞异常模式

CMML ⟶ 外周血单核细胞增多≥1×10^9/L 和>10%,外周血或骨髓原始细胞<20%

aCML ⟶ 外周血单核细胞<10%,外周血或骨髓原始细胞<20%

CML ⟶ 外周血单核细胞几乎都<3%,外周血或骨髓原始细胞<20%

CNL ⟶ 外周血单核细胞<10%,幼粒细胞<10%,原始细胞罕见

JMML ⟶ 外周血单核细胞增多≥1×10^9/L,外周血或骨髓原始细胞<20%

MDS ⟶ 外周血单核细胞<10%、<1×10^9/L,外周血或骨髓原始细胞<20%

CLL ⟶ 外周血淋巴细胞(克隆性 B 细胞)增多(>5×10^9/L),幼淋巴细胞<55%

SLL ⟶ 外周血淋巴细胞(克隆性 B 细胞)<5×10^9/L

B-PLL ⟶ 外周血淋巴细胞增多,幼淋巴细胞≥55%

PCL ⟶ 外周血浆细胞增多,>2×10^9/L 或>20%

AML ⟶ 外周血或骨髓原始细胞>20%*

ALL** ⟶ 外周血或骨髓原始淋巴细胞≥20%

LBL** ⟶ 外周血或骨髓原始淋巴细胞<20%(少数<25%)

LGLL ⟶ 外周血 LGL 持续性增多,绝对值≥2×10^9/L

CLPD-NK ⟶ 外周血 NK 细胞持续性增多,绝对值≥2×10^9/L

SS ⟶ 外周血异常 T 细胞(Sezary 细胞)≥1×10^9/L

图 4-7 部分血液肿瘤诊断标准中界定的异常血细胞基数

* 一部分由慢性髓系肿瘤转化的 AML,外周血原始细胞≥20%,骨髓原始细胞可以<20%。**ALL 以白血病方式起病,LBL 以局部肿块(淋巴瘤)方式起病。AML、ALL 仅指以外周血出现原始细胞可以明确诊断的百分比,如果同时流式免疫表型和/或分子检测可以证明的 ALL、APL 伴 *PML::RARA*、AML 伴 t(8;21)等,外周血原始细胞<20% 也可明确诊断

(唐海飞)

第四节　临床特征作为指标在进一步诊断中的优先性

在实验室常规检查的基本诊断之后,需要整合各学科信息进行进一步的分类中,一些临床特征作为非常重要的一项指标,具有诊断优先性。

既往有给予细胞毒药物或放射治疗史(肿瘤或非肿瘤疾病)患者发生的血液骨髓细胞异常,常是首先考虑治疗相关髓系肿瘤(少数为淋系肿瘤)的主要指标。因此,有细胞毒药物治疗史(表 4-1)的证据,并在这个病史过程中出现的血细胞减少(一部分无异常)、病态造血和/或原始细胞增加时,就可以作出治疗相关血液肿瘤的诊断。治疗相关髓系肿瘤(therapy-

表 4-1　与治疗相关血液肿瘤有关的细胞毒药物和电离辐射

烷化剂:美法仑,环磷酰胺,氮芥,苯丁酸氮芥,白消安,卡铂,顺铂,氮烯唑胺,丙卡巴肼,卡莫司汀,丝裂霉素 C,塞替哌,洛莫司汀等
电离辐射治疗:覆盖活性骨髓的大野照射
拓扑异构酶Ⅱ抑制剂:依托泊苷,替尼泊苷,多柔比星,柔红霉素,米托蒽醌,安吖啶,放线菌素,拓扑异构酶Ⅱ抑制剂也可能与治疗相关急性淋巴细胞白血病相关
其他:抗代谢药:硫嘌呤醇,吗替麦考酚酯,氟达拉滨;微管蛋白抑制剂(常与其他药物联合使用):长春新碱,长春花碱,长春地辛,紫杉醇,多西他赛

related myeloid neoplasms,tMN)是主要类型,包括治疗相关 AML(therapy-related acute myeloid leukemia,t-AML)、治疗相关 MDS(therapy-related myelodysplastic syndromes,t-MDS)和治疗相关骨髓增生异常 - 骨髓增殖性肿瘤(therapy-related myelodysplastic/myeloproliferative,t-MDS/MPN)。t-AML 也称为继发性白血病。

有 MDS、MPN 和 MDS/MPN 病史常是诊断骨髓增生异常相关 AML 的一个重要指标。血细胞增多病史以及相应的症状时间越长对 MPN 及其类型的诊断越具有评判意义。

不同类型的髓系肿瘤除有不同的临床表现特征外,在进一步的诊断评判上还需要考虑一些特殊性:一是有无使用过细胞毒或化学治疗 / 放射治疗病史;二是有无 MDS、MPN、MDS/MPN 病史;三是家族中有无髓系肿瘤或胚系突变的患者;四是有无唐氏综合征等。确认有这些特定的髓系肿瘤患者,都需要诊断为相应的类型(图 4-8)。

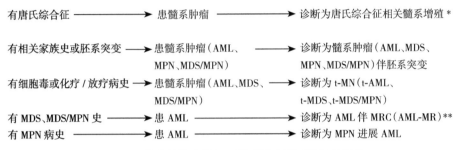

图 4-8　特定的临床特征对髓系肿瘤类型诊断的影响

* 一般发生于 5 岁以下儿童;** 经遗传学检查无特定的重现性遗传学异常,诊断优先性排在细胞毒治疗后和重现性遗传学异常之后;特定的重现性遗传学异常包括 WHO 造血淋巴肿瘤分类中定义的遗传学异常

还有一些临床特征是血液肿瘤多学科整合诊断的不可缺少的组成,如浆细胞肿瘤伴副肿瘤综合征的 POEMS 综合征、TEMPI 综合征和 AESOP 综合征诊断中有重要的多项指标都是由临床特征组成。POEMS 综合征是一种克隆性浆细胞增殖病,是常由四肢感觉和运动障碍的多发性周围神经病(polyneuropathy,P),肝脾器官增大(organomegaly,O),糖尿病、男性乳房女性化、睾丸萎缩、阳痿表现的内分泌病(endocrinopathy,E),单克隆球蛋白病(M),色素过度沉着和多毛症的皮肤病变(skin change,S)组成的综合征。临床上,骨硬化性骨髓瘤或 M 蛋白和神经病变是 POEMS 综合征五联症中最重要和最常见的,而且常见血小板增多,可见高钙血症和肾损害。影像学检查示多发性硬化性骨损害。病理学以骨髓浆细胞浸润伴骨小梁增厚,常有淋巴结浆细胞不同程度增生而类似 Castleman 病(血管滤泡高增生)为特征。TEMPI 综合征是毛细血管扩张(telangiectasias)、高 EPO/ 红细胞增多症(elevated erythropoietin level and erythrocytosis)、单克隆丙种球蛋白血症(monoclonal gammopathy)、肾周液体聚集(perinephric fluid collections)和肺内分流五联症(intrapulmonary shunting)。该病起病隐袭,有缓慢进展性症状;红细胞增多是一致的特征,EPO 逐渐增加至明显升高;常有毛细血管扩张,尤其是脸部、躯干、手臂和手上部位。红细胞增多和毛细血管扩张通常先于肺内分流和缺氧;肾与肾被膜之间发生肾周液体;液体清澈,蛋白含量低;部分患者有静脉血栓形

成或颅内出血;M蛋白血症。又如原发性渗出性淋巴瘤的浆膜腔积液、相关病毒感染、无淋巴结受累和结外病变,免疫缺陷与功能减退情况以及特殊部位发生的特定类型淋巴瘤,也是临床特征和其他证据在诊断中的重要体现。

（叶向军　吴建国）

第五章

AML 和相关前体细胞肿瘤整合诊断关键性指标梳理

WHO 造血与淋巴组织肿瘤分类第 4 版和修订第 4 版（The revised 4th edition of the World Health Organization Classification of Haematolymphoid Tumours，WHO-HAEM4R）中，分类的急性髓细胞白血病（acute myeloid leukemia，AML）和相关前体细胞肿瘤，类型多、诊断项目多、定位难。我们在 2020 年出版的《骨髓细胞与组织病理诊断学》中解读了 WHO 分类 AML 与 FAB 分类之间的关系，理顺了细胞形态学诊断中的位置，以及用于预后评估的细胞遗传学、基因突变与表达异常的临床解读。本章将进一步梳理 WHO 分类中 AML 的一些关键性项目在诊断中的优先地位。便于前后衔接，并对 WHO 造血与淋巴组织肿瘤分类第 5 版（WHO-HAEM5）AML 分类更新进行解读。

第一节 AML 和相关前体细胞肿瘤类型与诊断指标

白血病的诊断从最初的临床诊断，经外周血细胞学、骨髓涂片细胞学、细胞化学、骨髓组织病理学，到现代的流式细胞免疫学、细胞遗传学和分子学等检查，诊断技术分层向纵深发展，从解决临床诊断到能更好地提供预后、指导治疗和探索病理机制。考虑到我国各地实验室的条件不一，并从实用性、简便性出发，包括细胞化学和免疫化学染色的四片联检依然是需要的，形态学仍是基本诊断必不可少的方法和精准分类的重要组成部分。AML 的诊断过程由基本诊断或（大类）类型，到细分特定类型（多学科多参数信息）的层次进行。

一、AML 和相关前体细胞肿瘤类型梳理

WHO-HAEM4R 中，AML 及相关前体细胞肿瘤分类类型见《骨髓细胞与组织病理诊断学》一书。我们认为，相关前体细胞肿瘤中，髓系肉瘤和唐氏综合征相关髓系增殖为独特类型，不在一般意义上 AML 细分诊断的范围。最常见最重要的类型是：AML 伴平衡性易位 / 倒位和 / 或所致的融合基因重现性异常、AML 伴特定基因突变的重现性遗传学异常、AML 伴骨髓增生异常相关改变（AML with myelodysplasia-related changes，AML-MRC）、治疗相关

AML（细胞毒治疗后 AML）和 AML 非特定类型（ not otherwise specified，NOS）。

这五个类别也是一般所述 AML 的类型，需要梳理的关系见图 5-1。特定的染色体平衡易位与倒位和 / 或所致的基因融合或重排，以及特定的基因突变是 WHO-HAEM4R 定义的伴重现性遗传学异常的两个类型。由于其他染色体易位和基因突变尚不能定义在这个范围中，它们的临床病理相关性，是需要从基础类型中分类出来的所谓特定或特指的含义。特定类型，还包括骨髓增生异常相关和治疗相关的两个类型。这些特定类型的完整含义是经过临床特征、形态学、免疫表型、细胞遗传学和分子 / 基因组学等诸学科信息整合评估后，对符合定义特征者而特别分出来的类型。所谓特殊的或独特的类型是 WHO 分类中除了特定类型和非特定类型之外的 AML 相关前体细胞肿瘤。其实系列未明急性白血病、原始浆细胞样树突细胞肿瘤，属于与髓系肿瘤和淋系肿瘤并列的肿瘤，也是介于这两个类别之间的。

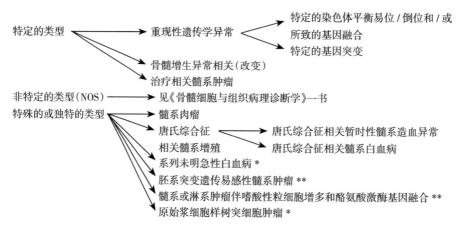

图 5-1　AML 及相关原幼细胞肿瘤分类需要梳理的关系

* 系列未明急性白血病和原始浆细胞（浆母细胞）样树突细胞肿瘤（BPDCN）过去常列表于 AML 中。BPDCN 是调节效应 T 细胞功能的浆细胞样树突细胞前体细胞侵袭性肿瘤，大多数累及皮肤（无症状性）、淋巴结与骨髓并呈白血病性扩散，血细胞减少（可见原始细胞），诊断的关键性指标中，除了形态学和遗传学外，重要的是 6 个免疫表型（CD123、CD4、CD56、TCL1、CD2AP、CD303/BDCA2）中至少 4 个阳性，并无髓系、T/B 系特征标记。系列未明急性白血病中伴 BCR::ABL1 融合和 KMT2A 重排混合表型急性白血病诊断优于 AML 伴特定平衡易位 / 倒位所致的相应重现性遗传学异常类型，混合表型急性白血病非特定类型（NOS）诊断优于 AML，NOS（主要是与 AML 伴微分化型的鉴别诊断）。
** 指骨髓原始细胞≥20% 的 AML

在考虑 AML 某类型时也需要考虑到与其他类型之间的关系，即鉴别类型。确定类型的程序：①特定的临床特征（治疗相关、胚系突变易感性、MPN 病史）；②特定的染色体平衡易位 / 倒位和 / 或基因融合或重排；③特定的基因突变；④ MDS 或 MDS/MPN 病史；⑤免疫表型（主要是流式）；⑥形态学 + 免疫表型（细胞分化）指标诊断（收关）。如考虑特定染色体平衡易位与倒位和 / 或所致基因融合或重排类型，需要排除治疗相关 AML 和伴 BCR::ABL1 融合与 KMT2A 重排的混合表型急性白血病（mixed phenotype acute leukaemia，MPAL）；考虑特定的基因突变性重现性遗传学异常类型，需要排除治疗相关 AML、特定染色体平衡易位与倒位和 / 或所致基因融合或重排的 AML，其中 CEBPA 和 RUNX1 突变 AML 还需要排除伴胚系突变易感性 AML；AML，NOS，除了以上类型，还需要排除 MPAL 非特定类型（NOS）。原则上，AML 还需要排除嗜酸性粒细胞增多（可以不增多）而有 *PDGFRA/B*、*FGFR1* 或 *JAK2* 等重排的罕见髓系肿瘤（原始细胞≥20% 者）。同时也需要通过有无血细胞异常家族史和 / 或肿瘤细胞与正常体细胞的基因突变特点排除伴胚系突变易感性髓系肿瘤（AML 者）。血液肿瘤国际共识分类（International Consensus Classification，ICC）将有重现性遗传学（特定的平衡易位 / 倒位以及所致基因融合或重排、特定的基因突变、骨髓增生异常相关基因突变与细胞遗传学异常）的 AML 特定类型和 AML，NOS 作为主干，将有胚系突变易感性、治疗相关和 MDS 与 MDS/MPN 病史进展者作为诊断限定词，跟在这些诊断的类型之后，以反映它们的特殊性，具有简明性和易操作性。

在特定的重现性遗传学异常（平衡易位 / 倒位）和 / 或基因融合或重排类型中，APL 伴 *PML::RARA* 和 AML 伴 *BCR::ABL1* 等类型，均强调分子检测融合基因的重要性。在极少数 APL 患者中，常规细胞遗传学检测不出经典的 t（15；17）（q24.1；q21.2）伴额外染色体的多元易位和伴 *RARA* 亚细微插入 *PML* 的隐蔽易位。*RARA* 亚显微插入 *PML* 的病例被认为具有隐蔽或隐匿的 t（15；17）（q24.1；q21.2）易位。APL 伴 *PML::RARA*，还见 10%～15% 患者染色体额外异常，如 +8 和 7q-；体细胞突变有 *FLT3*（～40%）、*WT1*（14%）、*NRAS*（7%～10%）、*USP9X*（9%）、*ARID1A*（4%）、*EED*（4%）和 *KRAS*（3%～4%），而其他 AML 中常见的 *DNMT3A*、*TET2*、*ASXL1* 和 *IDH1/IDH2* 很少见；*FLT3*-ITD 和 *FLT3*-TKD（*FLT3* 酪氨酸激酶结构域）突变与高白细胞计数、细颗粒形态学和 *PML* BCR3 断裂点有关。细胞形态不能区分 t（15；17）（q24.1；q21.2）易位与 *PML-RARA* 阳性而无 t（15；17）（q24.1；q21.2）的 APL。根据 *PML* 断点在 15 号染色体上的位置，可以检测到三种 *PML::RARA* 转录亚型：①长型（位于内含子 6，bcr1）；②变异型（位于外显子 6，bcr2）；③短型（位于内含子 3，bcr3）。在散发病例中也可以检测到涉及内含子 4、外显子 6 和 7 的 *PML::RARA* 转录本（不典型亚型）。有 APL 形态学、细胞化学和免疫表型特征病例中，约 5% 为变异易位，包括 17q21.2 涉及 *RARA* 基因的变异易位。变异融合伙伴基因包括 11q23 的 *ZBTB16*、11q13 的 *NUMA1*、5q35 的 *NPM1*、17q21 的 *STAT5B*、17q24 的 *PRKAR1A*、4q12 的 *FIP1L1*、Xp11 的 *BCOR*、2q32 的 *OBFC2A*、3q26 的 *TBLR1*、7q11 的 *GTF2I*、1q42 的 *IRF2BP2* 和 3q26 的 *FNDC3B*。涉及 *ZBTB16* 和 *STAT5B* 的 *RARA* 变体易位对 ATRA 和三氧化二砷反应不佳。*ZBTB16::RARA* 病例亚组显示细胞核规则、颗粒多、常不见柴棒状 Auer 小体、中性粒细胞具有假 Pelger-Huët 变化和强髓过氧化物酶反应性。细颗粒或颗粒缺少的异常早幼粒细胞胞核易见双核叶状、扭曲状等复杂核形，相比于粗颗粒者外周血白细胞计数明显提高，并易与急性单核细胞白血病混淆。

AML 伴 *BCR::ABL1* 是指原发的 AML，没有既往和近期治疗的 CML 证据，也不包括符合诊断标准的混合表型 AML、治疗相关 AML 以及 MDS 转化和复发 / 难治 AML 时出现的 *BCR::ABL1*。AML 伴 *BCR::ABL1* 外周血和骨髓形态学无特点，从原始细胞微分化到伴粒细胞成熟。侏儒型巨核细胞比 CML 急变的少。所有患者有 t（9；22）（q34.1；q11.2）和 / 或 *BCR::ABL1* 阳性的遗传学证据；最常见为 *BCR::ABL*（b2a2，p210），最少见是 *BCR::ABL*（p190），这与 B-ALL 伴 *BCR::ABL1* 基因断裂点和编码蛋白分子量不同，B-ALL 最常见的儿童患者,产生的是 p190 融合蛋白,成人病例则一半左右为 p210 融合蛋白。伴随的突变基因,尤其是 *NPM1* 和 *FLT3*-ITD,在 CML 急变者中不见。

AML 伴 *NPM1*(常涉及 exon12)突变通常见于核型正常且主要为成人原发的类型,形态学上常为急性粒单细胞或单核细胞白血病(占 80%~90%),也见于 AML 伴或不伴成熟型和纯红系细胞白血病。用分子技术检测基因突变和免疫组化检测胞质 NPM1 表达,受累髓系细胞≥2 系(粒系、单核系、红系和巨核细胞),CD34 和 HLA-DR 常见阴性。

二、形态学在诊断中的优先考虑和提示

不管是外周血还是骨髓涂片,当髓系原始细胞比例达 20% 时,即可以做出 AML 的诊断。有一种少见的原始细胞增多比较特殊(图 5-2)。

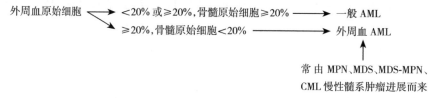

图 5-2　外周血原始细胞、骨髓原始细胞与外周血 AML

骨髓形态学检查是血液肿瘤诊断的根本性方法,然而在众多的项目中,最有直接评判和诊断优先的是原始细胞比例(图 5-3)。原始细胞百分比为髓系原始细胞,某些类型包括原始细胞等同意义细胞(简称原始细胞等同细胞)占全部(骨髓)有核细胞的百分比。当骨髓抽吸物少或存在骨髓纤维化时,若原始细胞 CD34+,则活检切片 CD34 免疫组化可提供参考信息。

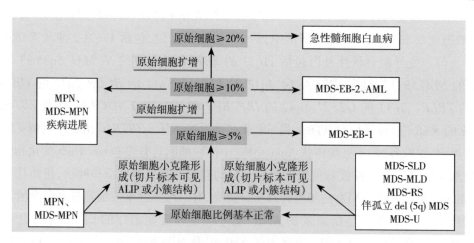

图 5-3　髓系肿瘤原始细胞扩增与疾病进展或转化

慢性髓系肿瘤向 AML 转化中,除骨髓原始细胞逐步增加外,巨核细胞小型化和胞核小圆化也是趋向 AML 发展的一个参考。ALIP 为幼稚前体细胞异常定位,MDS-EB 为 MDS 伴原始细胞增加

通常,当原始细胞比例≥20% 时即诊断为 AML。通过遗传学检查确认有符合定义指标者,原始细胞<20% 都可以明确诊断。在 AML 伴 t(6;9)(p23;q34.1);*DEK::NUP 214* 类型中,

嗜碱性粒细胞增加约见于一半左右患者,增加的定义是骨髓和外周血中嗜碱性粒细胞≥2%。

AML 初诊患者,血象与其他髓系肿瘤不同。骨髓增生异常肿瘤(myelodysplastic neoplasms, MDS)是骨髓无效造血和造血衰竭性所致的减少;骨髓增殖性肿瘤(myeloproliferative neoplasms, MPN)为骨髓有效造血所致的血细胞增多;骨髓增生异常 - 骨髓增殖性肿瘤(myelodysplastic/myeloproliferative neoplasms, MDS/MPN)为既有 MDS 又有 MPN 所致的血细胞计数的双重特征;而 AML,除了个别患者外,几乎都有贫血和血小板减少。AML 的白细胞计数增高为原始细胞克隆性扩增,骨髓血液屏障破坏所致的增高,而血细胞减少为骨髓造血衰竭或造血受抑所致。血细胞计数异常,加上多数患者在血片中常出现白血病细胞是不同于其他髓系肿瘤的特征。

根据原始细胞的典型形态,可以对 AML 的基本类型做出评判。不过,此时的形态学类型是粗分的类型(FAB 类型),而不是现在普遍要求的特定类型与非特定类型。

原始细胞等同意义细胞,是需要将符合特定疾病定义的一些相关幼稚细胞列入原始细胞百分比,一起进行评判,这些细胞包括急性和慢性粒单细胞白血病中的幼单核细胞,APL 中的异常早幼粒细胞,急性红血病中的原始红细胞。在基本诊断类型中,急性(原始)单核细胞白血病,形态学(包括细胞化学)也非常重要,它常可以协助流式免疫表型检查而明确诊断。WHO(2017)介绍的特定类型免疫表型见表 5-1。几个跨系表型有一定的评判意义,如表达 CD19 与 AML 伴 *RUNX1::RUNX1T1*,CD2 与 AML 伴 inv(16)(P13.1q22);*CBFB::MYH11*,CD56 与 AML 预后有关。APL 伴 *PML::RARA* 免疫表型与 AML 伴 *NPM1* 突变常见重叠,但 CD2、CD13、CD33 和 CD110 表达常不同,CD2 和 CD34 常见于细颗粒型 APL 并与 bcr3 表达相关。髓系系列中,鉴定单核系细胞的最佳方法还是外周血和骨髓细胞形态与细胞化学(酯酶、SBB)染色。

表 5-1　AML 伴重现性遗传学异常免疫表型(WHO,2017)

类型	免疫表型
AML 伴 t(8;21)(q22;q22.1);*RUNX1::RUNX1T1*	强表达 CD34、HLA-DR、MPO、CD13,弱表达 CD33;常与 CD34 不同步共表达粒系成熟分化抗原 CD15 和 / 或 CD65,常表达淋系抗原 CD19 和 PAX5,也可表达 cCD79a。TdT 常弱表达,CD56 在部分患者中阳性,表达 CD56 提示预后不良(表达 CD56 与 KIT 突变相关)
AML 伴 inv(16)(p13.1q22)或 t(16;16)(p13.1;q22);*CBFB::MYH11*	表型异质性,常见高表达 CD34 和 CD117 原始细胞向粒系(表达 CD13、CD33、CD15、CD65 和 MPO)和单核系(表达 CD14、CD4、CD11b、CD11c、CD64、CD36 和溶菌酶)分化,常见分化不同步;跨系表达 CD2 常见,但缺乏特异性
APL 伴 *PML::RARA*	(粗颗粒型)不表达或弱表达 CD34、HLA-DR、CD11a、CD11b、CD18,均一性强表达 CD33、MPO,异质性表达 CD13、表达 CD117(有时弱)和 CD64,不表达或极弱表达 CD15/CD65;(细颗粒型 bcr3)常至少部分细胞表达 CD34 和 CD2,部分细胞表达 CD11c;表达 CD2 与 *FLT3*-ITD 突变相关,维 A 酸治疗后 CD11b 和 CD11c 表达上调。约 10% 病例表达 CD56,提示预后不良

类型	免疫表型
AML 伴 t(9;11)(p21.3;q23.3);*KMT2A::MLLT3*	儿童患者常强表达 CD3、CD65、CD4 和 HLA-DR,弱(或不)表达 CD13、CD34、CD14。大部分病例表达 CSPG4 同源编码的 NG2(抗 71 单抗);大部分成人病例可见一个或多个单核系分化标记表达(CD14、CD4、CD11b、CD11c、CD64、CD36 和溶菌酶),原始标记(CD34、CD117、CD56)表达不定
AML 伴 t(6;9)(p23;q34.1);*DEK::NUP214*	非特异髓系表型,共表达 MPO、CD9、CD13、CD33、CD38、CD123 和 HLA-DR,大部分病例表达 CD34、CD117、CD15,部分表达单核标记 CD64,约半数病例 TdT 阳性,淋系跨系表达少见。可见嗜碱性粒细胞单独成群,表达 CD123、CD33、CD38,不表达 HLA-DR
AML 伴 inv(3)(q21.3q26.2);t(3;3)(q21.3;q26.2);*GATA2*,*MECOM*	表达 CD34、CD33、CD13、CD117 和 HLA-DR;大部分病例表达 CD38,跨系表达 CD7 易见,表达其他淋系标记少见。部分病例可表达巨核标记(CD41、CD61),inv(3)比 t(3;3)更易见 CD34 高表达
AML(M7/原巨)伴 t(1;22)(p13.3;q13.1);*RBM15::MKL1*	原始巨核细胞至少表达以下一个血小板糖蛋白(CD41、CD61、CD42b),可表达 CD13、CD33;一般不表达 CD34、CD45 和 HLA-DR。CD36 常阳性,但缺乏特异性;原始细胞 MPO 阴性且不表达淋系标记和 TdT;表达胞质 CD41 和 CD61 比其膜表面更敏感和特异
AML 伴 *BCR::ABL1*	共表达 CD13、CD33 和 CD34,异常表达 CD19、CD7 和 TDT 易见,符合混合细胞白血病标准时要划入 MPAL 伴 *BCR::ABL1*
AML 伴 *NPM1* 突变	强表达 CD33,异质性(常弱)表达 CD13,大部分病例表达 CD117、CD123 和 CD110,HLA-DR 常阴性。表型可分为两种模式,一种是伴不成熟的髓系标记,一种是伴单核标记(CD36+,CD64+,CD14+)。大部分病例 CD34 阴性,表达 CD34 与预后不良相关。大部分 AML 伴 *NPM1* 突变患者可检测到 CD34+CD38-CD123+ 白血病干细胞的微小克隆,CD34+CD25+CD123+CD99+ 细胞群出现与 FLT3-ITD 突变相关。石蜡包埋样本免疫组化染色,NPM1 异常表达于白血病细胞胞质,而另一种核仁蛋白(C23)限制表达于白血病细胞的核内。胞质免疫组化检测到 NPM1 提示存在 *NPM1* 突变,因为突变会改变核磷蛋白的定位与移出信号,造成 NPM1 移出胞核,在胞质聚集
AML 伴 *CEBPA* 双等位基因突变	早期未区分单突变和双等位突变的研究显示白血病细胞通常表达 CD34 和 HLA-DR,表达至少一个髓系标记(CD13,CD33,CD65,CD11b 和 CD15),CD7 表达见于 50%～73% 病例,CD56 或其他淋系抗原表达少见。双等位 *CEBPA* 突变相较于单突变,HLA-DR、CD7 和 CD15 的阳性率更高,CD56 表达率低,且通常不表达单核标记 CD14 和 CD64
AML 伴 *RUNX1* 突变	常表达 CD13、CD34 和 HLA-DR,异质性表达 CD33、单核标记和 MPO

三、AML 非特定类型(AML,NOS)

WHO-HAEM4R 中,AML 非特定类型(acute myeloid leukemia,not otherwise specified,

AML，NOS）为经各学科信息进行整合性评估后，分出特定类型（重现性染色体易位与倒位、特定基因突变、骨髓增生异常相关、治疗相关）等以外的 AML（图 5-4）。WHO-HAEM5 称为细胞分化定义类型。

AML，NOS*
→ 是整合诊断术语（病名）和分类类型，而不是 FAB 分类术语和基本类型
→ 是经过临床特征、形态学、免疫表型和遗传学等信息进行整合性评估后，分出需要特别分类的特定类型后的 AML
→ 除 MPAL 和伴胚系突变 AML 外，诊断参照 FAB 分类形态学（原始细胞≥20%）

图 5-4　梳理 AML 非特定类型（AML，NOS）基本规则和诊断依据
*WHO-HAME5 将 AML，NOS 更名为 AML，细胞分化定义

AML，NOS 包括 AML 伴微分化（型）、AML 不伴成熟（型）、AML 伴成熟（型）、急性粒单细胞白血病、急性原始单核细胞和单核细胞白血病、纯红系细胞白血病、急性巨核细胞病血病、急性嗜碱性粒细胞白血病（acute basophilic leukemia，ABL）和急性全髓增殖伴骨髓纤维化（acute panmyelosis with myelofibrosis，APMF）等九个类型，为暂未发现病理特征性参数与临床行为（包括预后和治疗）相关的一类 AML。前 8 个类型分别相当于 FAB 分类的 M0、M1、M2、M4、M5a、M5b、M6b、M7，虽还可以作为同义名使用，但它们是经检查评估后对各类型的形态学再行归类性诊断（图 5-5～图 5-7）。除了 AML-M0 外，其他类型的免疫表型见表 5-2。

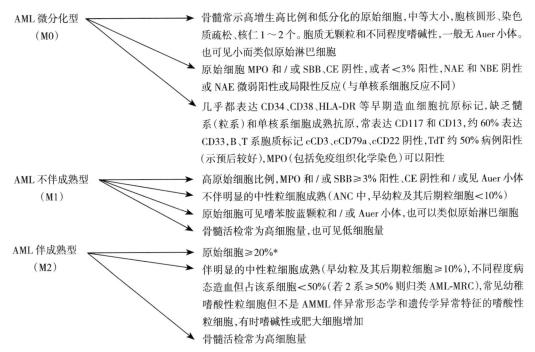

AML 微分化型
（M0）
→ 骨髓常示高增生高比例和低分化的原始细胞，中等大小，胞核圆形、染色质疏松、核仁 1～2 个。胞质无颗粒和不同程度嗜碱性，一般无 Auer 小体。也可见小而类似原始淋巴细胞
→ 原始细胞 MPO 和 / 或 SBB、CE 阴性，或者 <3% 阳性，NAE 和 NBE 阴性或 NAE 微弱阳性或局限性反应（与单核系细胞反应不同）
→ 几乎都表达 CD34、CD38、HLA-DR 等早期造血细胞抗原标记，缺乏髓系（粒系）和单核系细胞成熟抗原，常表达 CD117 和 CD13，约 60% 表达 CD33，B、T 系胞质标记 cCD3、cCD79a、cCD22 阴性，TdT 约 50% 病例阳性（示预后较好），MPO（包括免疫组织化学染色）可以阳性

AML 不伴成熟型
（M1）
→ 高原始细胞比例，MPO 和 / 或 SBB≥3% 阳性、CE 阴性和 / 或见 Auer 小体
→ 不伴明显的中性粒细胞成熟（ANC 中，早幼粒及其后期粒细胞 <10%）
→ 原始细胞可见嗜苯胺蓝颗粒和 / 或 Auer 小体，也可以类似原始淋巴细胞
→ 骨髓活检常为高细胞量，也可见低细胞量

AML 伴成熟型
（M2）
→ 原始细胞≥20%*
→ 伴明显的中性粒细胞成熟（早幼粒及其后期粒细胞≥10%），不同程度病态造血但占该系细胞 <50%（若 2 系≥50% 则归类 AML-MRC），常见幼稚嗜酸性粒细胞但不是 AMML 伴异常形态学和遗传学异常特征的嗜酸性粒细胞，有时嗜碱性或肥大细胞增加
→ 骨髓活检常为高细胞量

图 5-5　AML，NOS（M0、M1、M2）类型骨髓关键性形态学及其诊断指标

原始细胞等关键细胞的百分比，除了单核系细胞分类外，均为骨髓有核细胞分类（ANC）。细胞化学染色阳性细胞比例为原始细胞（包括等同意义细胞）的百分比。* 指骨髓或外周血中。检出 Auer 小体是粒系和单核系细胞白血病的特异性标记。MPO，髓过氧化物酶；SBB，苏丹黑 B 染色；CE，氯化醋酸酯酶染色；NAE，萘酚酯酶染色；NBE，丁酸酯酶染色；ANC，骨髓有核细胞分类；AMML，急性粒单细胞白血病

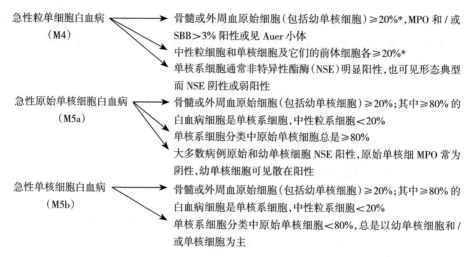

图 5-6 AML，NOS（M4、M5a、M5b）类型关键性骨髓形态学及其诊断指标

原始细胞等关键细胞的百分比，除了单核系细胞分类外，均为骨髓有核细胞分类（ANC）。细胞化学染色阳性细胞比例为原始细胞（包括等同意义细胞）的百分比。* 传统限定粒细胞和单核细胞及其前期细胞最低 20% 有助于区分 AML 伴成熟和不伴成熟类型。检出 Auer 小体是粒系和单核系细胞白血病的特异性标记。急性原始单核细胞白血病和急性单核细胞白血病可见噬血细胞（吞噬红细胞）并常与 t（8；16）（p11.2；p13.3）有关，但也见于其他 AML（如 M2）

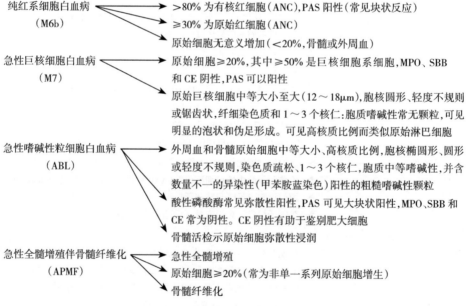

图 5-7 AML，NOS（M6b、M7、ABL 和 APMF）类型关键性骨髓形态学与诊断指标

原始细胞等关键细胞的百分比，除了单核系细胞分类外，均为骨髓有核细胞分类（ANC）。细胞化学染色阳性细胞比例为原始细胞（包括等同意义细胞）的百分比

表 5-2　AML,NOS 免疫表型（WHO,2017）

AML	免疫表型
AML 不伴成熟	表达 MPO,并见 1 个或多个髓系相关抗原（CD13、CD33、CD117）,约 70% 病例 CD34 和 HLA-DR+,常不表达髓系成熟抗原（CD15 和 CD65）或单核系标记（CD14 和 CD64 等）,一部分病例表达 CD11b、CD7 和淋系相关膜标记（CD2、CD4、CD19、CD56 等）,不表达淋系胞质标记（如 cCD3、cCD79a、cCD22）
AML 伴成熟	表达 1 个或多个髓系相关抗原（如 CD13、CD33、CD65、CD11b、CD15）,常表达 CD34、HLA-DR 和 / 或 CD117,常不表达单核系标记（如 CD14、CD36、CD64）,20%～30% 病例可以表达 CD7,< 10% 表达 CD56、CD2、CD19、CD4（可能仅见于最不成熟原始细胞）
急性粒单白血病	常表达 CD13、CD33、CD65、CD15;原始细胞群之一常表达单核细胞分化成熟标记 CD14、CD64、CD11b、CD11c、CD4、CD36、CD68、CD163 和溶菌酶,强表达 CD64 和协同表达 CD15、CD36 是单核细胞分化的特征。常表达不成熟原始细胞 CD34、CD117,多表达 HLA-DR 和约 30% 表达 CD7
急性原始 / 单核细胞白血病	不定表达髓系抗原 CD13、CD33（常强阳性）、CD15 和 CD65。至少表达 2 个单核细胞分化抗原:CD14、CD4、CD11b、CD11c、CD64（强）、CD68、CD36（强）和溶菌酶。约 30% 表达 CD34,常表达 CD117 和 HLA-DR。MPO 阳性见于单核细胞型而少见于原始单核细胞型。约 25%～40% 异常表达 CD7 和 / 或 CD56。骨髓活检和髓外原始单核细胞肉瘤标本免疫组化 MPO 和 CECAE 阴性或弱阳性,溶菌酶常阳性,但失去单核细胞分化的 AML 常表达 CD68 和 CD163
急性红血病	有核红细胞常表达 GPA、血红蛋白 A 和系列特异低的 CD71,极低分化的有核红细胞不表达以上抗原。E-cad 绝大多数病例阳性,并有系列特异。原始细胞常表达 CD117 和缺乏系列特异的 CD36 阳性,CD34 和 HLA-DR 常为阴性
急性巨核细胞白血病	表达 1～3 个血小板糖蛋白标记（CD41、CD61、CD42b）,MPO 阴性,CD13、CD33 可以阳性,CD34、CD45 和 HLA-DR 常为阴性（尤其是儿童患者）,CD36 阳性但无异性
ABL	原始细胞表达 CD13、CD33 等髓系标记,CD123 和 CD203c 常为阳性,单核细胞标记阴性,可表达 CD34,常表达 CD9,不同于正常嗜碱性粒细胞可表达 HLA-DR 而不表达 CD117（异常肥大细胞表达）
APMF	原始细胞通常表达祖细胞 / 早期前体标记 CD34 和一种或多种髓系相关抗原（CD13、CD33 和 CD117）,MPO 常阴性。一些病例,未成熟细胞表达红系抗原。免疫组化有助于确定活中各种髓系成分的相对比例,用于确认增殖的多系性质。常用组套包抗体,包括 MPO、溶菌酶、巨核细胞标记（CD61、CD42b、CD41 和 VW 因子）和红系标记（E-cad、CD71、血型糖蛋白和血红蛋白 A）进行鉴定

特定情况下原始单核细胞与幼单核细胞的计数:AML,NOS 中,急性原始单核细胞白血病与急性单核细胞白血病的定义为外周血或骨髓原始细胞（包括幼单核细胞）≥20% 和中性粒细胞成分<20%,并根据原始单核细胞（不包括幼单核细胞）占单核系细胞的比例,原始单核细胞占单核系细胞≥80% 为急性原始单核细胞白血病,≤80% 为急性单核细胞白血病。

特定情况下原始细胞与早幼粒细胞及其后期阶段细胞的计数:AML,NOS 中伴成熟型

（相当于 AML-M2）与不伴成熟型（AML-M1）相区别的原始（粒）细胞计数或早幼粒及其后期粒细胞的百分比确定，是骨髓所有有核细胞（all nucleated bone marrow cells，ANC）分类计数。在这个分类中，早幼粒及其后期阶段粒细胞≤10% 和高原始（粒）细胞比例为 AML 不伴成熟型；早幼粒及其后期阶段粒细胞≥10%、原始（粒）细胞≥20% 为 AML 伴成熟型。

（卢兴国　徐　胜）

四、临床特征在诊断中的优先考虑

AML 的类型多，最重要的是 AML 伴重现性遗传学异常（包括 AML 伴平衡易位/倒位和/或所致的基因融合或重排，以及 AML 伴特定基因突变）、AML 伴骨髓增生异常相关改变、治疗相关 AML 和 AML 非特定类型（NOS）。这些类型中，诊断项目大致相同，都需要形态学和免疫表型做出基本诊断，以及遗传学的特定类型诊断等。但是，有一些特定类型，临床特征具有排他性，如治疗相关髓系肿瘤（AML、MDS、MDS/MPN）。因此，有给予细胞毒药物或放射治疗病史可以作为诊断指标，诊断优先性高于重现性遗传学异常。在 AML 中，有骨髓增生异常相关改变者，作为诊断指标，其优先性又排在染色体平衡易位与倒位和/或基因融合或重排所致的重现性遗传学异常之后。

治疗相关髓系肿瘤（therapy-related myeloid neoplasms，t-MN）诊断最重要指标是临床特征（化学治疗和放射治疗史），而原始细胞数是否≥20% 以上，意义不是太大，所以 WHO-HAEM4 将治疗相关 AML（therapy-related acute myeloid leukemia，t-AML）、治疗相关 MDS（therapy-related MDS，t-MDS）和治疗相关 MDS/MPN（therapy-related MDS/MPN，t-MDS/MPN）合并成一个病种。在这个病种中，将有细胞毒治疗或放射治疗病史证据，并在这个病史过程中出现外周血或骨髓原始细胞增加达 20% 以上的病例，称为 t-AML。

AML 伴骨髓增生异常相关改变，诊断最重要指标是外周血或骨髓原始细胞＞20% 和临床特征（病史），凡有骨髓增生异常相关病史或骨髓增生相关异常细胞遗传学和分子异常等特征者，需要考虑 AML 伴骨髓增生异常相关改变，但没有定义的特定染色体平衡易位与倒位和/或所致基因融合重现性遗传学异常的指标，若有则需要归入 AML 伴重现性遗传学异常类型。ICC 将 AML-MR 分为伴基因突变、细胞遗传学相关异常、伴 *TP53* 突变和非特定类型（NOS）4 个类型。

五、细胞化学染色和骨髓切片在诊断中的优先考虑

细胞化学染色是形态学诊断中的常规项目（表 5-3）。MPO（POX）阳性是 AML（除 M0、M7 和纯红系细胞白血病外）诊断中的最重要诊断指标，SBB 在 AML 诊断中的特异性比 MPO 稍差而灵敏性稍高。在鉴定单核系细胞中，酯酶染色极其重要。甲苯胺蓝染色，是诊断急性嗜碱性粒细胞白血病（acute basophilic leukemia，ABL）的关键性指标。PAS 常用于纯红系细胞白血病诊断的参考指标，原始红细胞颗粒状阳性，中晚幼红细胞弥散性阳性。

表 5-3　细胞化学染色鉴定未成熟髓细胞的意义（WHO,2017）

细胞化学染色	应用 / 特征
髓过氧化物酶（MPO）*	● 粒细胞前体（幼粒细胞和原始粒细胞）最特异的细胞化学染色 ● 单核细胞前体（幼单核细胞和原始单核细胞）可以弱阳性,一般为阴性 ● 一部分 AML 的成熟病态粒细胞可以缺乏 MPO
苏丹黑 B（SBB）	● 通常,在单核系细胞中的阳性率要高于 MPO,常见急性单核系细胞白血病 MPO 阴性而 SBB 阳性
a- 乙酸萘酯酶	● 单核细胞（弥散）和原始巨核细胞（点状）呈不同程度的强阳性,粒细胞弱阳性 ● 单核细胞酯酶被氟化钠抑制
a- 丁酸萘酯酶	● 单核细胞弥漫性阳性（弱阳性到强阳性） ● 粒细胞前体阴性或弱阳性
过碘酸 - 希夫（PAS）	● 白血病性原始淋巴细胞和原始红细胞呈大颗粒状和小球形阳性（糖原或糖蛋白）,成熟的肿瘤性有核红细胞呈弥散性阳性 ● 原始巨核细胞可见弥散性或小球形阳性 ● 粒细胞和单核细胞呈弱的弥散阳性

注：* 髓过氧化物酶也可用细胞免疫化学技术评判。

骨髓切片标本在 AML 诊断中,主要作为骨髓涂片细胞学检查不足的补充,尤其是骨髓干抽的病例。涂片原始细胞数量通常需要与切片中的原始细胞数量进行相互衡量,原始细胞计数的可靠性为涂片高于切片,但切片中原始细胞生长模式及其数量常有评判优势。总体原则,AML 亚型评判的主要标本是骨髓涂片而不是骨髓切片,因骨髓切片不易明确区分原始（粒）细胞与早幼粒细胞或其他系列相似的幼稚细胞,也不易准确计数;另外,不少实验室为麻烦或不重视而不做组化染色。

骨髓切片评判意义有三:一是评判低细胞量（低增生性）AML 的可靠指标;二是诊断AML,NOS 中全髓增殖症伴骨髓纤维化的关键性指标;三是评判有无明显骨髓纤维化,若有指示预后欠佳。

六、遗传学特定异常在诊断中的优先考虑

遗传学检测包括细胞遗传学（常用常规核型分析和 FISH 方法）和分子学检测白血病融合基因与一些相关基因突变（尤其是核型正常的患者）,是诊断定义遗传学异常类型的指标,也是治疗方案选择与预后评判的参考性项目。AML 中符合定义的染色体平衡易位与倒位及其融合基因形成或特定的相关基因重排者,在诊断特定类型中有优先性。 如 有 *RUNX1::RUNX1T1*（*AML1::ETO*）、*CBFB::MYH11*、*PML::RARA*、*KMT2A::MLLT3*、*DEK::NUP214*、*RBM15::MKL1*、*BCR::ABL1*,以及 *NPM1* 突变、*CEBPA* 双等位基因突变（无 MDS、MDS/MPN 病史或无 MDS 细胞遗传学异常）等,在整合诊断中,都需要作出相应的特定类型诊断。重现性染色体不平衡易位主要见于 AML-MRC,其诊断优先性排在上述的分子异

常特征之后。

符合遗传学定义的 AML,不但有诊断优先,而且原始细胞及其等同意义细胞计数可以不足 20%。但是,这些遗传学异常的诊断优先性排在临床诊断性特征之后。

由唐氏综合征并发或在进一步检查中发现为唐氏综合征患儿发生的 AML(一般,患儿小于 5 岁,且有 *GATA1* 突变),以及伴胚系突变易感性髓系肿瘤类别中的 AML、AML [不包括 inv(16)(p13.1q22) 或 t(16;16)(p13.1;q22);*CBFB::MYH11*] 伴嗜酸性粒细胞增多并有 *PDGFRA/B* 或 *FGFR1* 重排(具有 *BCR::ABL1* 样酪氨酸激酶基因融合)者,都有归类为相应特定类型诊断的优先性。

除 *PML::RARA* 之外的 *RARA* 易位已发现十余种,形态学常类似 APL。检出这些易位的病例宜诊断为变异 *RARA* 易位急性白血病或 APL。

七、免疫表型特定异常在诊断中的优先考虑

除了例外性,一般免疫表型鉴定的系列特异性也有诊断优先,如系列未明急性白血病。系列未明急性白血病中,最常见的是混合表型急性白血病,包括有重现性遗传学异常。如混合表型急性白血病伴有特定基因重排,则归类为混合表型急性白血病伴特定基因重排,如 t(9;22)(q34.1;q11.2);*BCR::ABL1* 和 t(v;11q23.3);*KMT2A* 重排等。

原始细胞系列特异性或较高的诊断指标有:粒单系细胞的 MPO、CD33 和溶菌酶;单核系细胞的 CD11c、CD14、CD64 和溶菌酶;红系前体细胞(有核红细胞)的 GPA、血红蛋白 A 和 E-cad;巨核细胞的 CD41、CD61、CD42b。这些指标在原始细胞(白血病细胞)系列的评估性诊断中具有优先考虑的意义。CD34 和 HLA-DR,在 AML-M0 和 M1 中表达,而 M2 和 M5 则不一定都呈阳性反应,APL 和 ABL 则绝大多数呈阴性反应。

八、有核红细胞≥50% 髓系肿瘤在归类诊断中的其他关键指标

在髓系肿瘤中,有核红细胞增加,同样是诊断中非常重要的一项指标。除了有核红细胞(≥50%、≥80%、原始红细胞>30%)和原始细胞指标外,在进一步归类诊断中还需要考虑其他关键性指标。

1. 首要诊断归类的是临床特征——既往细胞毒病史 有化学治疗和/或放射治疗病史者的髓系肿瘤者,不管是 MDS 还是 AML,都具有优先归类为 t-MN 这个类别。t-MN 中,除了临床病史特征外,还需要形态学支持的原始细胞增加和/或病态造血(髓系肿瘤)和/或相关的细胞遗传学异常特征。按原始细胞比例和其他异常的特征,可以分为 t-AML、t-MDS、t-MDS/MPN。

2. 第二层面归类诊断的优先指标——重现性遗传学异常 对无化学治疗、放射治疗病史者,有核红细胞≥50% 且原始细胞增加的髓系肿瘤患者,进一步归类的诊断优先性指标是 WHO 定义的重现性遗传学异常(但不包括有 MDS、MDS/MPN 病史或有 MDS 相关细胞遗传

学异常并有 *NPM1* 突变和 *CEBPA* 双等位基因突变的重现性遗传学异常），归类为伴重现性遗传学异常类髓系肿瘤。

3. 第三层面归类诊断优先性指标——骨髓增生异常相关（MR） 对无化学治疗、放射治疗病史，也无上述重现性遗传学异常，而有核红细胞≥50% 且原始细胞≥20% 髓系肿瘤患者，进一步归类的诊断优先性指标是骨髓增生异常相关改变（MRC）的特征，即有 MDS 和 MDS/MPN 病史和 / 或有 MDS 相关细胞遗传学异常和形态学特征，或者有原发的病态造血形态学（≥2 系细胞中病态造血细胞≥50%，在 WHO-HAEM5 中取消了此项指标）者，归类为 AML-MRC。

4. 第四层面归类诊断指标——形态学特征 对无化学治疗、放射治疗病史，也无重现性遗传学异常和 MRC 特征的，有核红细胞≥50% 且原始细胞≥20% 髓系肿瘤患者，进一步归类诊断的指标是形态学特征，即形态学指标符合归类为 AML 非特定类型。

WHO-HAEM4R 中规定纯红系细胞白血病，有核红细胞>80%，其中原始红细胞≥30% 外，实践中还有骨髓有核红细胞<80% 而>50%，原始细胞<20%，但骨髓原始红细胞>30%，既往作为没有明确界定的尚有争议的灰区，现在归类为纯红系细胞白血病。

（董 敖 叶向军）

第二节 WHO-HAEM5 的 AML 分类和其他肿瘤更新解读

WHO 造血淋巴肿瘤分类第 5 版（The 5th edition of the WHO Classification of Haematolymphoid Tumours，WHO-HAEM5），在 AML 分类中进一步突出了遗传学定义的重要性，并在相关时不再强调原始细胞 20% 基数。但是，在总体上，AML 分类继续强调临床、分子 / 遗传和病理参数的整合，并强调临床病理判断。形态学仍是诊断中重要的组成。诊断的关键性指标没有变化。

一、AML 分为遗传学定义和细胞分化定义两大类

对 AML 分类进行了重新设计，最重要的是把 AML 分为遗传学异常特征定义和细胞分化特征定义两个大类，变化的分类结构见图 5-8。在病名命名上强调分子 / 基因组学特征而隐去了染色体核型（表 5-4）。原因在于基因融合 和重排是易位 / 倒位的结果，以及分子方法具有灵敏性、特异性和报告时效性。不过检查染色体核型异常的意义依然存在，而且伴特定的核型类型名称为 WHO-HAEM5 可以接受的术语，如 APL 伴 t（15;17）（q24.1;q21.2）、AML 伴 t（8;21）（q22;q22.1），以此类推。强调遗传学特征将 WHO（2017）修订第 4 版（WHO-HAEM4R）中的 AML-MRC 并入遗传学定义类型，并更名为 AML，骨髓增生异常相关或 AML 伴骨髓增生异常相关（AML，myelodysplasia-related/AML with myelodysplasia-related，AML-MR）。WHO-HAEM4R 暂定的 AML 伴 *RUNX1* 突变，因与广泛的分子特征定义重叠，也缺乏

足够特异性而被取消。将治疗相关髓系肿瘤另列为"细胞毒治疗后髓系肿瘤"一个类别。以 AML,细胞分化定义及其类型取代之前的 AML,NOS 及其类型。

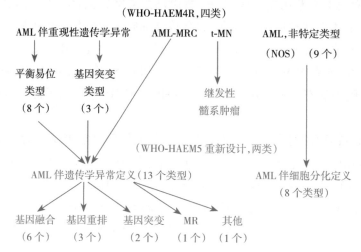

图 5-8　AML 分类的结构变化

黑色字表示 WHO-HAEM4R 分类结构,红色字表示 WHO-HAEM5 分类结构。AML-MRC 为 AML 伴骨髓增生异常相关改变,t-MN 为治疗相关髓系肿瘤,MR 为骨髓增生异常相关

表 5-4　急性髓系白血病(AML)分类(WHO-HAEM5)

类型	原始细胞(%)*
AML 伴遗传学异常定义类型	
APL 伴 *PML::RARA* 融合	可以<20%
AML 伴 *RUNX1::RUNX1T1* 融合	可以<20%
AML 伴 *CBFB::MYH11* 融合	可以<20%
AML 伴 *DEK::NUP214* 融合	可以<20%
AML 伴 *RBM15::MRTFA* 融合	可以<20%
AML 伴 *BCR::ABL1* 融合	≥20%
AML 伴 *KMT2A* 重排	可以<20%
AML 伴 *MECOM* 重排	可以<20%
AML 伴 *NUP98* 重排	可以<20%
AML 伴 *NPM1* 突变	可以<20%
AML 伴 *CEBPA* 突变	≥20%
AML,骨髓增生异常相关(AML-MR)	≥20%
AML 伴其他遗传学异常定义类型	≥20%

续表

类型	原始细胞 (%) *
AML,细胞分化定义类型	
AML 伴微分化	≥20%
AML 不伴(细胞)成熟	≥20%
AML 伴(细胞)成熟	≥20%
急性嗜碱性粒细胞白血病	≥20%
急性粒单核细胞白血病	≥20%
急性单核细胞白血病	≥20%
急性红血病	≥30%(原始红细胞)**
急性原始巨核细胞白血病	≥20%

注:* 包括有规定的原始细胞等同意义细胞;** 有核红细胞常≥80%。

二、遗传学定义的多数类型,不再强调原始细胞 20% 基数

在遗传学异常特征定义的类型中,除了明确的 AML 伴 *BCR::ABL1* 融合、AML 伴 *CEBPA* 突变类型和 AML-MR 等 4 个类型外,取消了原始细胞 20% 基数的要求。即原始细胞<20% 而诊断为 MDS 而检测到如表 5-4 分子异常特征者,都应诊断为 AML。但是取消原始细胞切点,需要有形态学所见和分子遗传学研究之间的相关性,以确保定义的异常在驱动疾病病理学中具有重要性。

1. AML 伴 *BCR::ABL1* 和 AML 伴 *CEBPA* 突变　这两个类型是仅有的需要至少 20% 原始细胞才能诊断的由遗传学异常定义的类型。前者需要的原始细胞基数是避免与 CML 的重叠,但区分 AML 伴 *BCR::ABL1* 与初诊时 CML 急变期可能具有挑战性。而 AML 伴 *CEBPA* 突变的原始细胞切点(20%)标准,没有足够数据支持需要改变。

2. *KMT2A*、*MECOM* 和 *NUP98* 重排类型　这三种重排类型的 AML,具有特征性。研究表明有这些重排的原始细胞<20%(MDS)患者,临床特征与原始细胞计数较高的患者相似。需要注意的是涉及这三个基因重排的染色体易位,特别是 *NUP98*,在常规核型分析中可能因隐蔽而检测不出。AML 伴 *KMT2A* 重排取代了 WHO-HAEM4R 中"AML 伴 t(9;11)(p22;q23);*KMT2A-MLLT3*"。*KMT2A* 伙伴基因已发现 80 个以上,其中 *MLLT3*、*AFDN*、*ELL* 和 *MLLT10* 最为常见。虽然识别伙伴基因不是必须,但也是需要的,因为它可提供预后信息并可能影响疾病监测。成年患者常表现为高原始细胞计数和单核细胞分化。AML 伴 *KMT2A::MLLT3* 和 *KMT2A-MLLT10*,骨髓涂片可以巨核细胞分化和/或低原始细胞计数为特点,尤其在儿童患者中。AML 伴 *MECOM* 重排是涉及 *MDS1* 与 *EVI1* 复合基因

位点（*MECOM*）重排为特征的髓系肿瘤。最常见的是 inv（3）（q21.3q26.2）和 t（3；3）（q21.3；q26.2）导致 *EVI1* 过表达和功能性 *GATA2* 单倍体不足。3q26 易位有 30 余个伙伴基因（如 2p21 的 *THADA*，3p24.3、6q25.3 的 *ARID1B*，7q21.2 的 *CDK6*，8q24.21 的 *MYC*，12p13 的 *ETV6*，21q11 的 *NRIP* 和 21q22 的 *RUNX1*），伙伴基因增强子激活癌基因 *EVI1* 高表达而不是形成基因融合。AML 伴 *NUP98* 重排的伙伴基因有 40 余个。

3. **基因突变定义的 AML** 包括 AML 伴 *NPM1* 突变和 AML 伴 *CEBPA* 突变，再次强调临床病理学诊断的相关性。原始细胞基数 20% 的要求，对 AML 伴 *NPM1* 突变则不适用，因它与之前分类为 MDS 或 MDS/MPN 而有 *NPM1* 突变的病例，在短时间内进展为 AML 的信息一致；在获得性 *NPM1* 突变的 CH 患者也可见类似的数据。AML 伴 *CEBPA* 突变仍需要原始细胞≥20% 的要求，原因见前述。

更新 AML 伴 *CEBPA* 突变的定义，包括双等位基因（biallelic CEBPA，bi*CEBPA*）以及位于碱性亮氨酸拉链（basic leucine zipper，bZIP）区域的单突变（single mutations bZIP-CEBPA，smbZIP-*CEBPA*）。已在儿童和 70 岁以下成人队列研究中证实 smbZIP-*CEBPA* 与良好预后相关。这与 2017 修订第 4 版仅限于 *CEBPA* 双等位基因突变有所不同。

4. **AML-MR** AML 伴骨髓增生异常相关改变（AML-MRC）被称为 AML-MR。诊断标准有更改。AML-MR 被定义为表达髓系免疫表型的原始细胞≥20% 并具有与 MDS 相关的特定细胞遗传学和 / 或特定的基因突变，以及原发或继发于 MDS 或 MDS/MPN 之后的肿瘤。主要变化包括：①取消形态学单独作为诊断 AML-MR 的诊断前提；②更新定义细胞遗传学标准，WHO-HAEM4R 中的平衡易位不再作为定义而被删除；③引入基于一组特定的 8 个基因：*SRSF2*、*SF3B1*、*U2AF1*、*ZRSR2*、*ASXL1*、*EZH2*、*BCOR*、*STAG2* 突变作为定义，这些基因突变在 MDS 或 MDS/MPN 后发生的 AML 中有＞95% 特异性。诊断 AML-MR 除了原始细胞≥20% 外，需要具有表 5-5 中列出的≥1 种细胞遗传学或基因突变和 / 或 MDS 或 MDS/MPN 病史。

表 5-5　定义 AML-MR 细胞遗传学和基因突变（WHO-HAEM5）

定义细胞遗传学异常	定义体细胞突变
复杂核型（≥3 种异常）	*ASXL1*
5q 缺失或不平衡易位导致 5q 丢失	*BCOR*
单体 7、7q 缺失或不平衡易位导致 7q 丢失	*EZH2*
11q 缺失	*SF3B1*
12p 缺失或不平衡易位导致 12p 丢失	*SRSF2*
单体 13 或 13q 缺失	*STAG2*
17p 缺失或不平衡易位导致 17p 丢失	*U2AF1*
等臂染色体 17q	*ZRSR2*
idic（X）（q13）	

5. **AML 伴其他遗传学定义（类型）** 在新分类框架中，还引入伴其他遗传学改变定义的 AML（表 5-4），这是突出植根于分子生物学并允许未来因新发现而在新版本中提供新信息而可以扩增的循证分类，也是不常见的 AML 亚型的着陆点。新发现的类型 / 亚型需要符合以下条件：①具有明确致癌机制驱动的独特分子或细胞遗传学特征；②不符合遗传学异常定义和细胞毒治疗后的其他肿瘤类别下的类型 / 亚型标准；③具有明显的病理和临床特征，包括但不限于对治疗干预的反应；④至少两份由不同研究组发表的高质量同行评审出版物。

该类型下罕见基因融合亚型有：① AML 伴 *RUNX1T3*（*CBFA2T3*）*::GLIS2*，*CBFA2T3::GLIS2* 和 / 或 inv（16）（p13q24）是隐蔽倒置 / 融合，仅见于 5 岁以下儿童，常为非唐氏综合征相关急性巨核细胞白血病，预后差；RAM 免疫表型（CD56 强表达，HLA-DR 和 CD38 不表达或弱表达），伴随的细胞遗传学异常和体细胞突变少见。② AML 伴 *KAT6A::CREBBP* 融合，多见于新生儿，基因表达谱与 AML 伴 *KMT2A* 重排高度相似，常为急性单核细胞白血病并易见吞噬红细胞、皮肤白血病和 DIC；细胞分化检验有强 MPO 和酯酶活性，表达 CD4、CD14、CD13、CD33、CD56 和 HLA-DR，缺乏 CD34 和 CD117 表达；除了 *KAT6A::CREBBP*，t（8；16）（p11.2；p13.3）易位，还可见伴随的细胞遗传学异常甚至复杂核型。③ AML 伴 *FUS::ERG* 融合，主要见于年轻人，预后差；*FUS::ERG*，t（16；21）（p11；q22）易位，约 1/3 是复杂核型的一部分。④ AML 伴 *MNX1::ETV6* 融合，原始细胞缺乏特定的分化，约 10% 为巨核细胞分化，除髓系标记外，还可表达 T 系标记；*MNX1::ETV6*，t（7；12）（q36；p13）是一个隐蔽易位，可被误诊为 del（12）（p13）和 / 或 del（7q），需要 FISH 检测识别。大多数病例还有 +19；预后差。⑤ AML 伴 *NPM1::MLF1* 融合，见于儿童和成人，男性居多，一部分可有 MDS 病史；可见多系病态造血，预后差；*NPM1::MLF1*，t（3；5）（q25；q35）易位，t（3；5）多为唯一染色体异常，一部分可见 +8 特异性附加染色体和复杂核型。其他还有形态学、免疫表型与 APL 相似的 12q13 位点 *RARG* 与其他伙伴融合，包括 *CPSF6::RARG*，t（12；12）（q13；q15）；*NUP98::RARG*，t（11；12）（p15；q13）；*PML::RARG*、t（12；15）（q13；q22）和 *HNRNPC::RARG*、*UP98::RARG* 和 *NPM1::RARG*，被认为可能是一种新的分子类型——*RARG*-AML。

6. **重视高度敏感可测量残留病技术进行评估的重要性** 新分类保留了 2017 修订版第 4 版中许多类型和标准，但增加了对高度敏感可测量微小残留病（measurable residual disease，MRD）技术进行评估的重要性，以及分子异常在改变当前实践中对患者管理和治疗决策的影响。也就是说，预后因素已经从仍然相关的 *KIT* 突变扩展到包括额外细胞遗传学特征和诱导后的 MRD 状态。

7. **诊断的基本标准与理想标准（WHO-HAEM5）** ① APL 伴 *PML::RARA* 融合：基本标准为外周血和 / 或骨髓异常早幼粒细胞增多髓系肿瘤，有特征性异常颗粒增多早幼粒细胞或微颗粒原始细胞（可以 <20%）；分子检测到 *PML::RARA*；无细胞毒治疗史。理想标准为核型分析 t（15；17）（q24；q21）。② AML 伴 *RUNX1::RUNX1T1* 融合：基本标准为外周血和 / 或骨髓原始细胞增多（可以 <20%）髓系肿瘤；分子检测为 *RUNX1::RUNX1T1*；不符合细胞毒治疗后骨髓肿瘤的诊断标准。理想标准为核型分析 t（8；21）（q22；q22.1）。③ AML 伴 *CBFB::MYH11* 融合：基本的为外周血和 / 或骨髓原始细胞增多（可以 <20%）髓系肿瘤；

分子检测为 *CBFB::MYH11*；不符合细胞毒治疗后骨髓肿瘤诊断标准。理想的为核型分析 inv（16）（p13.1q22.1）或 t（16;16）（p13.1;q22.1）。④ AML 伴 *DEK::NUP214* 融合：基本标准为外周血和 / 或骨髓原始细胞增多（可以<20%）髓系肿瘤；分子检测为 *DEK::NUP214*；不符合细胞毒治疗后骨髓肿瘤诊断标准。理想标准为核型分析 t（6;9）（p22.3;q34.1）。⑤ AML 伴 *RBM15::MRTFA* 融合：基本标准为荧光原位杂交和 / 或 RT-PCR 或类似技术检到 *BM15::MRTFA*；外周血和 / 或骨髓原始细胞增多（可以<20%）髓系肿瘤。理想标准为核型分析检测到 t（1;22）（p13.3;q13.1）；有巨核细胞分化证据。⑥ AML 伴 *BCR::ABL1* 融合：基本标准为骨髓和 / 或外周血中具有>20% 原始细胞表达髓系免疫表型髓系肿瘤；初诊时检测到 *BCR::ABL1*；在诊断前或诊断时或治疗后缺乏 CML 特征。理想标准为常规核型分析中存在 t（9;22）（q34.1;q11.2）；确定 *BCR::ABL1* 转录亚型并建立 *BCR::ABL1* 转录本的基线水平以监测治疗反应。⑦ AML 伴 *MMT2A* 重排：基本标准为外周血和 / 或骨髓原始细胞增加（可以<20%）髓系肿瘤或存在髓系肉瘤；原始细胞表达髓系免疫表型，不符合混合表型急性白血病的免疫表型标准；存在 *KMT2A* 重排；不符合细胞毒治疗后骨髓肿瘤的诊断标准。理想标准为识别 *KMT2A* 融合的伙伴基因。⑧ AML 伴 *MECOM* 重排：基本标准为外周血和 / 或骨髓原始细胞增多（可以<20%）髓系肿瘤；分子检测为 *MECOM* 重排；无骨髓增殖性肿瘤病史；不符合细胞毒治疗后骨髓肿瘤的诊断标准。理想标准为核型分析检出 inv（3）（q21.3q26.2），t（3;3）（q21;q26），t（3;21）（q26.2;q22）或 t（3;12）（q26.2;p13）。⑨ AML 伴 *NUP98* 重排：基本标准为外周血和 / 或骨髓原始细胞增多（可以<20%）髓系肿瘤；分子检测到 *NUP98* 重排和 / 或特定融合产物，例如 *NUP98::NSD1*。理想标准为需要在诊断时识别 *NUP98* 融合的伙伴基因，以实现基于 PCR 的疾病监测。⑩ AML 伴 *NPM1* 突变：基本标准为外周血和 / 或骨髓原始细胞增加（可以<20%）髓系肿瘤；分子检测到 *NPM1* 突变；无细胞毒治疗史。理想标准为免疫组化检测胞质 NPM1。⑪ AML 伴 *CEBPA* 突变：基本标准为骨髓或血液中髓系免疫表型原始细胞≥20%；分子检测 *CEBPA* 为双等位基因突变或位于 bZIP 结构域单突变；不符合其他遗传学异常定义类型标准；不符合细胞毒治疗后骨髓肿瘤诊断标准。国际共识分类认为不管是双等位基因还是单等位基因突变，发生在碱性亮氨酸拉链（basic leucine zipper，b ZIP）结构域内突变者预后良好，其他突变与预后无关而不认为是独立的类型。⑫ AML-MR：基本标准为骨髓或血液中髓系免疫表型原始细胞≥20%；检测到表 5-5 中≥1 个染色体异常或基因突变；不符合遗传学定义的其他 AML 类型标准；不符合细胞毒治疗后骨髓肿瘤诊断标准。在原先诊断为 MDS 或 MDS/MPN 的患者中，如果原始细胞≥20%，继发的 AML-MR 诊断通常更简单。

三、AML, 细胞分化定义（类型）

这类 AML 缺乏明确的遗传学异常，在杂志上发表的类型与诊断标准见表 5-6。注意表 5-6 中的一些细胞学标准或定义（如急性粒单细胞和单核细胞白血病中的成熟粒细胞）与 WHO-HAEM4R（粒系细胞或粒细胞及其前期细胞）有所不同。预计此类病例将随着新的可分类的遗传异常特征的发现而减少。对缺乏遗传学异常定义和其他特定条件下的 AML,根据细胞分化进行分类,提供了一种长期存在的分类范式。

表 5-6　细胞分化定义 AML 类型和标准(WHO-HAEM5)

类型	诊断标准 *
AML 伴微分化	原始细胞 MPO 和 SBB 细胞化学染色阴性(<3%)
	表达≥2 种髓系相关抗原,如 CD13、CD33 和 CD117
AML 不伴成熟	≥3% 原始细胞 MPO(免疫表型或细胞化学)或 SBB 阳性且 NSE 细胞化学染色阴性
	成熟中的粒系细胞(形态学成熟特征)占骨髓有核细胞<10%
	表达≥2 种髓系相关抗原,如 MPO、CD13、CD33 和 CD117
AML 伴成熟	≥3% 原始细胞 MPO(免疫表型或细胞化学)或 SBB(细胞化学)阳性
	成熟中粒系细胞占骨髓有核细胞≥10%
	单核系细胞占骨髓有核细胞<20%
	表达≥2 种髓系相关抗原,如 MPO、CD13、CD33 和 CD117
急性嗜碱性粒细胞白血病 **	原始细胞和未成熟 / 成熟嗜碱性粒细胞伴甲苯胺蓝染色异染性阳性
	原始细胞 MPO、SBB 和 NSE 细胞化学染色阴性
	非强表达 CD117 及其他同类标记(需要排除肥大细胞白血病)
急性粒单核细胞白血病	单核细胞及其前体细胞≥20%
	成熟中的粒细胞≥20%
	MPO 阳性原始细胞≥3%(免疫表型或细胞化学染色)
急性单核细胞白血病	单核细胞和 / 或其前体细胞(原单核细胞和 / 或幼单核细胞)≥ 80%***
	成熟中的粒细胞<20%
	原始细胞和幼单核细胞表达≥2 种单核细胞标记物,包括 CD11c、CD14、CD36 和 CD64,或 NSE 细胞化学染色阳性
急性红血病	原始红细胞≥30%
	骨髓以红系增生为主,通常有核红细胞≥80%
急性原始巨核细胞白血病	原始细胞表达≥1 种血小板糖蛋白:CD41(糖蛋白 Ⅱb)、CD61(糖蛋白 Ⅲa)或 CD42b(糖蛋白 Ⅰb)

注:* 共同的诊断标准包括:①骨髓和 / 或血液中原始细胞≥20%(急性红血病除外);②不符合 AML 伴遗传学异常定义的类型标准;③不符合混合表型急性白血病标准(与伴微分化型 AML 相关);④不符合细胞毒治疗后髓系肿瘤诊断标准;⑤无骨髓增殖性肿瘤既往史。MPO 为髓过氧化物酶,NSE 为非特异性酯酶,SBB 为苏丹黑 B。** 理想标准为 CD9 和 / 或 CD203c 阳性,HLA-DR 阴性。*** 可能为≥80% 白血病细胞是单核系细胞

1. 细胞分化包括形态学和免疫表型　这一类 AML 的分类是基于细胞形态学和细胞分

化标记物（免疫表型）设计的框架进行的，并与混合表型急性白血病（mixed-phenotype acute leukaemia，MPAL）和早期 T 前体淋巴细胞白血病/淋巴瘤（early T-precursor lymphoblastic leukaemia/lymphoma，ETP-ALL）相协调。有研究表明在 T 系与髓系混合 MPAL、ETP-ALL、系列不明急性白血病（acute leukaemia of ambiguous lineage，ALAL）和 AML 伴微分化中发现了 *BCL11B* 重排，表明这些实体之间存在生物学连续性。

2. **急性红血病**　急性红血病（acute erythroid leukaemia，AEL）以前称为纯红系细胞白血病，以伴成熟停滞和高频率 *TP53* 基因双等位改变的有核红细胞肿瘤性增殖为特征。诊断标准，以红系前体细胞为主，通常占≥80%（骨髓细胞），其中原始红细胞≥30%。有核红细胞<80%（原始红细胞≥30%）的 AEL 病例也被得到承认，因此类病例与其他 AEL 具有相同的临床病理学特征。强调了 *TP53* 双等位基因突变在这一具有侵袭性类型中的核心作用，是理想标准的支持性证据。原发的和 MDS 或 MDS/MPN 后而发生的病例都具有独特的形态学特征，原始红细胞显著增殖已被证明是治疗抵抗和不良预后的重要因素。

3. **急性巨核细胞白血病**　急性巨核细胞白血病（acute megakaryoblastic leukaemia，AMKL）可由几种分子驱动，见于三个临床组：唐氏综合征患儿、无唐氏综合征的儿童和成人患者。本型多为唐氏综合征患儿，预后较好。诊断 AMKL 需要检测巨核细胞分化标记物，以及新描述的见于 AML 伴其他遗传学改变定义亚型"*CBFA2T3::GLIS2*"相关的"RAM 免疫表型（CD56 强表达，CD45、CD38 弱表达或不表达，HLA-DR 不表达）"。

4. **细胞比例标准中的问题**　如表 5-6 所示，AML 伴成熟标准中"单核系细胞占骨髓有核细胞<20%"的限定和急性单核细胞白血病标准中"单核细胞和/或其前体细胞（原单核细胞和/或幼单核细胞）≥80%"的限定，主要在于它们区分于急性粒单核细胞白血病。如果作为具体的诊断标准，则使较多的"急性粒单细胞白血病"和"急性单核细胞白血病"病例得不到合理的归类，因"成熟特征粒细胞"相当多不是白血病性原幼细胞；急性粒单细胞白血病病例中原始细胞和幼单核细胞比例达 60%～80% 以上时，"成熟特征粒细胞"比例会<20%，而急性单核细胞白血病中当原始单核细胞和幼单核细胞比例在 20%～50% 左右时，"成熟特征粒细胞"也有>20% 的。

四、AML 分类、诊断规则和现状

WHO-HAEM5 设计的造血淋巴肿瘤分类与诊断规则反映了当前世界上最新研究的标准。但是，疾病诊断精细化伴随着各种检查和规则复杂性的增加，在不同的国家和地区的具体应用中发生的问题也随之渐显。尽管 WHO 也提出因标本不全、标本有限或不能进行分子/基因组学检查情况下，可以诊断到类型；也提出尽可能普遍地诊断一个类型的最低标准，即"基本标准"。即使这样依然有若干问题。

（一）最低诊断的基本标准

WHO-HAEM 5 中，在考虑资源问题前提下提出了诊断的最低的基本标准。但是这一最低的基本标准大多数依然需要分子等检查,限制了最基础最重要最先形态学检查与诊断报告的重要性。以 AML、MDS、B-ALL 为例,按 WHO 分类规则,遗传学等检查的特定异常在诊断中具有优先性,而形态学(即使包括免疫表型)也只有在遗传学等检查基本完善后才能进行分类。这是分类体系的不足之处。与 AML 相比,MDS 诊断的基本标准要求更高,在多数类型中没有理想标准,即使有理想标准,其诊断的指标也被包括在基本标准中。

(二)形态学(包括免疫表型)一般报告 AML

WHO 分类中早就取消了 FAB 分类,最先进行的形态学报告,在发达的欧美国家中,除了可以报告少数的(疑似)APL 等类型外,一般报告为 AML。过多地轻视了仔细的形态学(包括免疫表型)观察到的一些特征性及其意义。

(三)WHO 诊断规则不适用于不发达地区

在发达国家,有(比较)完善的医疗保险,在通过形态学被最先诊断的 AML,即可以启动患者经济低负担的各种遗传学等检查,实验室最后补发符合理想标准的精确诊断的 AML 分类类型报告。那么,在条件不允许或不能或因其他原因而没有进行遗传学等检查时,唯有仔细的形态学(包括细胞化学和免疫表型)检查进行分类诊断。因此,FAB 分类(原始细胞≥20%)还不能完全取消。

(四)形态学的进步与 FAB 分类的可取之处

FAB 分类是有明显的缺陷,但它随着形态学的与时俱进以及科学理性规范管理的不断实施,作为最基本(基础)诊断的实用性价值仍在。一是急性白血病等形态学表型是遗传学,尤其是基因 / 分子组学特定改变的结果。二是仔细的形态学(包括细胞化学染色和流式免疫表型)检查而评判的基本类型,除了明显的病态造血和原始细胞异常及其成熟性特征与治疗和预后的关系外,典型表型者与遗传学高度相关,如 AML-M3 与 *PML::RARA*,典型的 CML 与 *BCR::ABL1*;较为相关的还如典型的 AML-M4/M5 与 11(q23)重排,典型的 AML-M4Eo 与 *CBFB::MYH11*,典型的急性红血病与 *TP53* 突变和 / 或 *NPM1* 突变的关系。这些虽不如分子 / 基因组学那么精准,但作为资源缺乏的地区以及条件不允许进行遗传学等检查的情况下,作为临床上的一般性参考,可以进行基本上的诊断与治疗,还包括对于血液肿瘤诊断与治疗中许多实践(包括诊治成本)与现状碰撞的深层考量。三是密切结合临床特征(包括血常规等常规性检查信息),FAB 分类作为基本诊断和 / 或预后评判,也可显示一定的临床意义。在 WHO 分类诊断的规则中,一部分类型是由临床特征决定的,如有 MDS、MDS/MPN 病史发生的 AML 伴骨髓增生异常改变(AML-MR)、有给予细胞毒治疗后发生的细胞毒治疗后 AML 等髓系肿瘤、有 MPN 进展的 AML。还有急性原始淋巴细胞白血病(acute lymphoblastic leukemia,ALL)与原始淋巴细胞(病理学上称为淋巴母细胞)淋巴瘤(lymphoblastic lymphoma,LBL),以及慢性淋巴细胞白血病(chronic lymphocytic leukemia,CLL)与小淋巴细胞淋巴瘤(small lymphocytic lymphoma,SLL)是由外周血肿瘤细胞和 / 或骨髓肿瘤细胞的数量决定的。四是 FAB 分类的类型（M1、M2. M4 等）书写和使用，相比 WHO 分类，非常简便，实用性和适用性明显。

需要说明的是 FAB 分类仅适用于最先形态学报告的基本类型诊断，而与 WHO-HAEM4R 中的非特定类型（NOS）和 WHO-HAEM5 中的细胞分化定义类型的含义不同，不过 WHO 中的 NOS 和细胞分化定义中的类型和诊断条件与 FAB 分类的主要类型及其诊断标准是基本类同的。

（五）应用体会

由于发展不平衡或实际情况的现实性，如我国的实验室设置、地区差异以及部分临床的诊疗惯性，还有医疗保险制度，在应用 WHO 分类诊断时需要考虑适用性。比如实验室设置方面，细胞形态学诊断，大多在检验科进行；而病理科进行的骨髓活检又大多与细胞形态学分离；遗传学检测与报告又各自行之，这就决定了诊断的层次和整合报告的难度。另外，WHO 分类中早就没有了 FAB 分类，而我国因以上原因还在使用，这是特定情况下进行的最基本诊断，有其存在的合理性和可取性。临床上，根据患者具体病况（包括血象等常规性检查的评判）明确的或疑似的 AML 患者，按病人的实际情况和当地的医疗现状，开具合理的常规检查（骨髓形态学、流式免疫表型）并留取适当的或完善的遗传学等检查标本。在条件允许的情况下（可与第三方实验室实行资源共享），多为稍延时的遗传学等检查报告结合 FAB 分类的基本类型进行整合的 WHO 分类。这是我们继续提倡既要符合国情又要符合 WHO 分类规则而分步走的实用性适用性方案（图 5-9）。

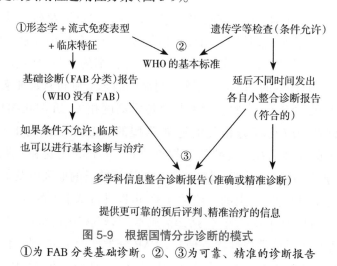

图 5-9　根据国情分步诊断的模式
①为 FAB 分类基础诊断。②、③为可靠、精准的诊断报告

五、继发性肿瘤

1. 一种已知易感因素背景下发生的新类别　WHO-HAEM5 将继发于细胞毒治疗后而发生的髓系肿瘤和胚系突变易感性髓系肿瘤归入此类。MPN 进展而转化的 AML 仍保留在

MPN 类别中,MDS 和 MDS/MPN 进展而发生的 AML 仍保留在 AML-MR 下(见前述)。重新设计了继发性肿瘤这一类别的框架,着眼于两个重要领域:①提供可扩展的分类结构,用于纳入新发现的胚系突变易感性髓系肿瘤;②认识到对暴露于细胞毒疗法后发生的髓系肿瘤,进行分类具有临床目的和人群健康目的的双重重要性。随着癌症生存期的延长以及继发性髓系肿瘤等治疗晚期并发症发生率的增加,获得越来越多的认可。将"细胞毒治疗后"和"胚系(基因)变异相关"视为疾病属性,将其作为相关髓系肿瘤类型的限定术语,例如细胞毒治疗后 AML 伴 *KMT2A* 重排或胚系 *RUNX1* 变异相关 MDS 伴低原始细胞。

2. **细胞毒治疗后髓系肿瘤(术语更精确并确认新相关细胞毒药物)**　与 WHO 之前版本相同,这一类别是因非髓系肿瘤而接受细胞毒性(包括大范围放射治疗,DNA 损伤)治疗后发生的 AML、MDS 和 MDS/MPN。用"细胞毒治疗后髓系肿瘤"(myeloid neoplasms post cytotoxic therapy,MN-pCT)取代既往的"治疗相关髓系肿瘤",以反映对克隆性造血(clonal haematopoiesis,CH)作为髓系肿瘤危险因素的理解,特别与继发于细胞毒治疗药物改变骨髓环境中原先存在的克隆扩张有关。MN-pCT 包括 MDS、MDS/MPN 和 AML,需要完整的诊断检查,诊断需要满足髓系肿瘤的标准。患者常具有 *KMT2A* 重排 AML 或与胚系 *RUNX1* 变异相关的低原始细胞 MDS 特征。病理报告中应尽可能提供最具体的诊断,例如细胞毒治疗后 CMML。新发现的 PARP1 抑制剂被认为是 MN-pCT 的标准细胞毒药物,而甲氨蝶呤则被排除。大多数细胞毒治疗后 AML(AML post cytotoxic therapy,AML-pCT)和 MDS(MDS post cytotoxic therapy,MDS-pCT)与 *TP53* 突变有关。此类患者常因 *TP53* 双等位基因改变(多次打击),如≥2 种 *TP53* 突变或伴随 17p/*TP53* 缺失或拷贝中性 LOH,预后更差。不太常见的突变,如 *PPM1D* 基因和 DNA 损伤反应基因等,可能需要另外检查胚系突变易感性。

3. **胚系突变易感性相关髓系肿瘤(引入一种新的可扩展模型)**　胚系突变易感性相关髓系肿瘤,是在具有与髓系肿瘤风险增加相关的遗传疾病个体中发生的 AML、MDS、MPN 和 MDS/MPN。范可尼贫血、唐氏综合征和 RAS 病患者中出现的髓系肿瘤将单独分类。这组疾病现在使用"髓系疾病表型 + 易感性胚系基因型"的公式化方法进行归类与诊断,例如 AML 伴 *RUNX1* 胚系致病变异。疾病的临床表现分为三个亚型,可以分配大多数胚系突变易感性条件(表 5-7)。国际共识分类(International Consensus Classification,ICC)认为还可见于淋系肿瘤,而称为血液肿瘤伴胚系易感性。遗传咨询和家族史评估是对有指征患者诊断评估的预期组成部分。诊断的基本标准是具有 MDS 特征或血液和 / 或骨髓中≥20% 原始细胞特征(髓系肿瘤)中检测到胚系突变。理想标准是除了胚系突变外,需要克隆分子和 / 或细胞遗传学异常,并由完整的遗传咨询确定阳性家族史。唐氏综合征相关髓系增殖,通常与 *GATA1* 外显子 2 或 3 体细胞突变相关,在先天性唐氏综合征儿童中相继出现两种克隆状况:仅限于生命前 6 个月的短暂性髓系造血异常(transient abnormal myelopoiesis,TAM)和唐氏综合征相关髓系白血病(myeloid leukemia associated with Down syndrome,ML-DS)。TAM 基本标准为确认第 21 号染色体三体;外周血白细胞增多伴原始细胞增多;检测 *GATA* 外显子 2/3 突变(*GATA1* 外显子 2/3 测序均应在外周血原始细胞>10% 情况下进行)。ML-DS 基本标准为 21- 三体;外周血和 / 或骨髓原始细胞持续增加(可以<20%);检测 *GATA1* 外显子 2/3 突变。

理想标准为其他基因突变分析，例如黏蛋白复合物基因 *EZH2*、*KANSL1* 和 / 或 *JAK3*。

表 5-7　伴胚系突变易感性相关髓系肿瘤分类（WHO-HAEM5）

伴胚系突变易感性无先前血小板疾病或器官功能障碍髓系肿瘤

- 胚系 *CEBPA* P/LP 变异（*CEBPA* 相关家族性 AML）

- 胚系 *DDX41* P/LP 变异 *

- 胚系 *TP53* P/LP 变异（Li-Fraumeni 综合征）

伴胚系突变易感性和先前血小板疾病髓系肿瘤

- 胚系 *RUNX1* P/LP 变异（家族性血小板疾病伴相关髓系肿瘤，FPD-MM）

- 胚系 *ANKRD26* P/LP 变异（2 型血小板减少症）

- 胚系 *ETV6* P/LP 变异（5 型血小板减少症）

伴胚系突变易感性和潜在器官功能障碍髓系肿瘤

- 胚系 *GATA2* P/LP 变异（GATA2 缺陷）

- 骨髓衰竭综合征

  ○ 严重先天性中性粒细胞减少症（SCN）

  ○ Shwachman-Diamond 综合征（SDS）

  ○ 范可尼贫血（FA）

- 端粒生物学疾病

- RAS 病（1 型神经纤维瘤病、CBL 综合征、Noonan 综合征或 Noonan 综合征样疾病 *）

- 唐氏综合征 *

- 胚系 *SAMD9* P/LP 变异（MIRAGE 综合征）

- 胚系 *SAMD9L* P/LP 变异（SAMD9L 相关性共济失调全血细胞减少综合征）**

- 双等位基因胚系 *BLM* P/LP 变异（Bloom 综合征）

注：* 也可发生淋系肿瘤；** 共济失调并不总是存在。P 致病，LP 可能致病。

六、髓系 / 淋系肿瘤伴嗜酸性粒细胞增多和酪氨酸激酶基因融合

1. **病名更改与新增类型**　原疾病类别名"髓系或淋系肿瘤伴嗜酸性粒细胞增多和 *PDGFRA/B*、*FGFR1* 重排"更改为"髓系 / 淋系肿瘤伴嗜酸性粒细胞增多和酪氨酸激酶基

融合（myeloid/lymphoid neoplasms with eosinophilia and tyrosine kinase gene fusions，MLN-TK）"。增加新识别的伴 *JAK2* 重排、*FLT3* 重排和 *ETV6::ABL1* 融合（表 5-8）。

表 5-8　MLN-TK 定义的遗传学异常类型（WHO-HAEM5）

1.*PDGFRA* 重排	2. *PDGFRB* 重排	3. *FGFR1* 重排
4. *JAK2* 重排	5. *FLT3* 重排	6. *ETV6::ABL1* 融合
7. 其他酪氨酸激酶基因融合　*ETV6::FGFR2*；*ETV6::LYN*；*ETV6::NTRK3*； *RANBP2::ALK*；*BCR::RET*；*FGFR1OP::RET*		

2. 设计了可扩展的遗传学分类框架　在分类中，增加伴其他酪氨酸激酶融合定义的新的可扩展的遗传学分类框架（见表 5-8），便于将发现的其他不常见而明确的遗传学改变，列入这一类型下的亚型。MLN-TK 是涉及编码特定酪氨酸激酶基因重排导致融合产物驱动的髓系或淋系肿瘤。融合产物激酶结构域因组成型激活，导致细胞信号转导失调，从而促进增殖。

3. MLN-TK 有独特的临床病理学特征和多样性组织学类型　这些 *BCR::ABL1* 阴性疾病因其独特的临床病理学特征和对酪氨酸激酶抑制剂（tyrosine kinase inhibitors，TKI）的敏感性而早已得到公认。伴 *PDGFRA* 或 *PDGFRB* 重排 MLN-TK 的自然史已被 TKI 改变，特别是因伊马替尼而显著改变。相比之下，具有 *FGFR1*、*JAK2* 和 *FLT3* 融合以及 *ETV6::ABL1* 患者对可用的新一代 TKI 具有更多不同的敏感性；在大多数情况下，只有通过异基因造血干细胞移植才能实现长期无病生存。

这组肿瘤涵盖广泛的细胞学 / 组织学类型，包括 MPN、MDS、MDS/MPN、AML 和 MPAL，以及急性原始 B 或 T 淋巴细胞白血病 / 淋巴瘤（ALL/LBL）。髓外疾病也很常见。嗜酸性粒细胞增多是一种常见且明显的特征，但也可能缺乏。从诊断等级的优先性看，MLN-TK 的诊断取代了其他髓系和淋系类型以及系统性肥大细胞增多症。在某些情况下，定义 MLN-TK 的遗传学异常是在 MDS 或 MDS/MPN 等髓系肿瘤过程中或在 MPN 原始细胞象转化时发现的。在做出慢性嗜酸性粒细胞白血病（CEL）诊断之前必须排除 MLN-TK。

4. 遗传学特征　大多数病例为 *PDGFRA* 重排相关，有 4q12 细胞遗传学隐匿性缺失，导致 *FIP1L1::PDGFRA*，也可以是其他伙伴基因与 *PDGFRA* 融合。*PDGFRB* 重排病例最常见于 t（5；12）（q32；p13.2）而导致 *ETV6:: PDGFRB* 融合，除了 *ETV6*，明确的其他伙伴基因还有 30 余个。*FGFR1* 重排病例可能表现为慢性髓系肿瘤或 B 细胞、T 细胞、髓系或混合表型起源的急变期，通常伴有嗜酸性粒细胞增多，典型的细胞遗传学特征是染色体 8p11 异常。*JAK2* 与 *PCM1* 以外基因重排导致的融合产物也得到认可，支持伴 *JAK2* 重排 MLN-TK 作为一种独特的类型。由 *FLT3* 重排而融合的病例罕见，为涉及染色体 13q12.2 重排所致，表现为骨髓中具有 MPN 特征的髓系肉瘤或伴有嗜酸性粒细胞增多的 T-ALL，但疾病特征和表型也可以是多样的。伴 *ETV6::ABL1* 的 MLN-TK 应与 B-ALL 伴 *ETV6::ABL1* 融合做鉴别。

5. 诊断的基本标准与理想标准 ①髓系/淋系肿瘤伴 *PDGFRA* 重排,基本标准为髓系(常见)或淋系肿瘤,常有明显的外周血嗜酸性粒细胞增多和/或组织嗜酸性粒细胞浸润;存在 *PDGFRA* 融合基因,常见伙伴基因为 *FIP1L1*(大多数病例有 4q12 细胞遗传学隐蔽缺失所致的 *FIP1L1::PDGFRA* 融合)。理想标准为如果没有融合基因的分子证明,若为 *BCR::ABL1* 阴性 MPN 并与脾肿大相关嗜酸性粒细胞明显增多者应疑似本病,检测血清维生素 B_{12} 水平升高,血清胰蛋白酶蛋白酶水平增高和骨髓肥大细胞增加。②髓系/淋系肿瘤伴 *PDGFRB* 重排被定义,诊断的基本标准为髓系或淋系肿瘤,常有明显的嗜酸性粒细胞增多和不同程度的中性粒细胞增多或单核细胞增多,与 *PDGFRB* 重排有关(5q32 染色体重排导致 *PDGFRB* 融合,最常见伙伴基因是 *ETV6*);无相关髓系肿瘤证据,B-ALL 伴 *BCR::ABL1* 样被排除在外。理想标准为用细胞遗传学和分子方法检测鉴定伙伴基因,如 t(5;12)(q32;p13.2) 与 *ETV6::PDGFRB* 或与其他伙伴基因形成的融合。③髓系/淋系肿瘤伴 *FGFR1* 重排,诊断的基本标准为 t(8;13)(p11.2;q12.1) 或易位所致 *FGFR1* 融合(重排);表型各异(异质性肿瘤),可为 MPN 或 MDS/MPN 伴明显的嗜酸性粒细胞增多、中性粒细胞或单核细胞增减不定,或有髓系、T 系或 B 系原始细胞增加,或混合表型常伴嗜酸性粒细胞增多。理想标准为分子鉴定 *FGFR1* 伙伴基因。④髓系/淋系肿瘤伴 *JAK2* 重排,诊断的基本标准为髓系或淋系肿瘤,常有明显的嗜酸性粒细胞增多并检出 *JAK2* 与伙伴基因融合(最常见是 *PCM1*),排除 B-ALL 伴 *BCR::ABL1* 样。理想标准为鉴定易位核型,分子鉴定融合基因如检出 *PCM1::JAK2*。⑤髓系/淋系肿瘤伴 *FLT3* 重排,常为 MPN 和/或 T-ALL/LBL 伴有嗜酸性粒细胞增多。诊断的基本标准为髓系或淋系肿瘤伴或不伴嗜酸性粒细胞增多,存在染色体重排所致的 *FLT3* 与伙伴基因形成的融合基因。⑥髓系/淋系肿瘤伴 *ETV6::ABL1* 融合,诊断的基本标准为 *ETV6::ABL1* 相关的慢性髓系或淋系肿瘤。理想标准为鉴定 t(9;12)(q34;p13) 或涉及其他染色体的复杂畸变。⑦髓系/淋系肿瘤伴其他酪氨酸激酶基因融合,诊断的基本标准为常嗜酸性粒细胞增多髓系和/或淋系肿瘤,检测到其他酪氨酸激酶基因重排,不是明确定义者(如 *PDGFRA*、*PDGFRB*、*FGFR1*、*JAK2*、*FLT3*、*ETV6::ABL1*)。理想标准为嗜酸性粒细胞增多,鉴定易位的核型,用分离 FISH 探针或其他分子方法鉴定其他酪氨酸激酶基因重排。

七、不明系列和混合表型急性白血病

不明系列急性白血病(acute leukemia of ambiguous lineage,ALAL)和混合表型急性白血病(mixed phenotype acute leukaemia,MPAL),因有临床和免疫表型重叠特征而被归为一个类别,最近研究表明它们也具有共同的分子致病机制。

1. 优先强调遗传学定义类型 在分类框架中,也是优先强调遗传学异常定义类型和诊断,而后是没有遗传学异常特征的免疫表型定义(表5-9)。

表 5-9　不明系列急性白血病分类（WHO-HAEM5）

不明系列急性白血病伴遗传学异常定义
混合表型急性白血病伴 *BCR::ABL1* 融合
混合表型急性白血病伴 *KMT2A* 重排
混合表型急性白血病伴其他遗传学改变
混合表型急性白血病伴 *ZNF384* 重排
不明系列急性白血病伴 *BCL11B* 重排

不明系列急性白血病伴免疫表型定义
混合表型急性白血病，B 系髓系混合类型
混合表型急性白血病，T 系髓系混合类型
混合表型急性白血病，罕见混合类型（B系-T 系、髓系-B系-T系、T系-巨核细胞）
不明系列急性白血病，非特定类型（NOS）
急性未分化白血病（AUL）

2. 增加两种有遗传学异常特征的新亚型　第一种是 MPAL 伴 *ZNF384* 重排，通常具有 B 系与髓系混合的免疫表型，见于约 50% 的儿科 B 系与髓系混合的 MPAL 中，其融合伙伴包括 *TCF3*、*EP300*、*TAF15* 和 *CREBBP*。伴 *ZNF384* 重排 B 系与髓系混合的 MPAL 和 B-ALL，具有相似的转录特征，表明存在生物学连续性。第二种亚型是 ALAL 伴 *BCL11B* 重排，其免疫表型更具异质性，见于急性未分化白血病（acute undifferentiated leukaemia，AUL）和 20%～30% 的 T 系与髓系混合的 MPAL。*BCL11B* 重排也可见于 AML 伴微分化型或不伴成熟型，以及 20%～30% 的 ETP-ALL。这些具有干细胞、髓系和 T-ALL 特征的不同类型急性白血病都有 *BCL11B* 重排，也表明存在生物连续性。其他的，如 *PHF6* 突变和 *PICALM:: MLLT10* 融合，也多见于 MPAL，但尚需要更多研究。

3. 评判与诊断强调表达强度和模式原则　通过免疫表型分析确定系列取决于每种抗原与被评判系列之间的关联强度。作为一般原则，某一抗原的表达强度和 / 或模式越接近最相似的正常细胞群，越能保证该系列的可靠性。例如，与均一的弱表达髓过氧化物酶（MPO）相比，MPO 表达强度和模式不一与早期髓系成熟中所见相似，与髓系列更具有强烈关系。此外，证明来自同一系列的多个抗原的协调表达模式，可以进一步提高这些抗原在系列归属中的特异性，例如 CD19、CD22 和 CD10 的联合表达与 B 系的相关性比单独的一种抗原更强烈。鉴于这些原则，对单一系列不明显情况下用于系列归属的免疫表型标准做了修订（表 5-10）。

表 5-10　混合表型急性白血病系列归属标准（WHO-HAEM5）

系列	标准
B 系	
CD19 强表达 *	并≥1 项强表达：CD10,cCD22 或 CD79a#
或 CD19 弱表达 **	并≥2 项强表达：CD10,cCD22 或 CD79a#
T 系	
cCD3（胞质或表面表达）***	流式细胞术检测强度部分超过成熟 T 细胞水平的 50%，或非 zeta 链试剂免疫细胞化学染色阳性
髓系	
MPO	强度部分超过成熟中性粒细胞水平的 50%
或单核细胞分化特征	≥2 项阳性和表达：非特异性酯酶、CD11c、CD14、CD64 或溶菌酶

注：*CD19 流式细胞术强度部分超过正常 B 祖细胞的 50%；**CD19 流式细胞术强度不超过正常 B 祖细胞的 50%；#T 系不在考虑范围，否则不能使用 CD79a；*** 使用抗 CD3ε 链抗体。

通过细胞化学染色和／或流式免疫表型分析 MPO 表达，在鉴别 AML 伴微分化型、MPAL 伴 T 系与髓系混合和 ETP-ALL 有关键作用。多个研究小组提出急性白血病中 MPO 阳性表达的流式细胞术阈值，为原始细胞表达范围 3%～28%。过去用于细胞化学染色 MPO 是以 3% 为切点，用于流式的系列归属有高灵敏度而特异性较差，以 MPO 阳性切点＞10% 似乎可以提高特异性，但还未达到共识。

4. 诊断的基本标准与理想标准　① MPAL 伴 *BCR-ABL1* 融合：基本标准为骨髓和／或血液中原始细胞≥20% 符合 MPAL 免疫表型，初诊时检测到 *BCR::ABL1* 和／或 t（9；22）（q34；q11.2），无慢性髓细胞白血病的先前或后续的证据，无细胞毒治疗史；理想标准为确定 *BCR::ABL1* 转录亚型并建立用于监测治疗反应的定量基线。② MPAL 伴 *KMT2A* 重排的基本标准为骨髓和／或血液中≥20% 原始细胞并有 MPAL 免疫表型，存在 *KMT2A* 重排，无细胞毒治疗史；理想标准为识别 *KMT2A* 融合的伙伴基因。③系列不明急性白血病伴其他遗传学异常：基本标准为骨髓和／或血液中≥20% 原始细胞表达混合系列或系列不明的免疫表型；检测到 *ZNF386* 或 *BCL11B* 重排。④ MPAL 伴 B 系与髓系混合或 T 系与髓系混合：基本标准为骨髓和／或血液中≥20% 原始细胞表达 B 系与髓系混合或 T 系与髓系混合抗原；不符合遗传学异常定义的 MPAL 标准；无细胞毒治疗史。⑤ MPAL 罕见（B 与 T 混合、B、T 与髓系混合、T 系与巨核细胞混合）型：基本标准为骨髓和／或血液中≥20% 原始细胞表达 B、T、髓系和巨核细胞系标记的组合；不符合 MPAL 定义的遗传学异常、B 与髓系或 T 系与髓系混合的标准；无细胞毒治疗史；无髓系肿瘤病史。⑥ ALAL,NOS：基本标准为骨髓和／或血液中≥20% 原始细胞并无以上明确系列的表型混合；不符合 MPAL 伴遗传学异常定义的标准。⑦ AUL：骨髓和／或血液中≥20% 原始细胞缺乏免疫表型系列标记表达；不符合明确遗传异常定义或罕见 MPAL 亚型标准。

八、原始／成熟浆细胞样树突细胞肿瘤

髓系肿瘤相关的成熟浆细胞样树突细胞增殖（mature plasmacytoid dendritic cell proliferation，MPDCP）是新增的类型，它与原始浆细胞样树突细胞肿瘤（blastic plasmacytoid dendritic cell neoplasm，BPDCN）一起，被归类于一组"浆细胞样树突细胞肿瘤（plasmacytoid dendritic cell neoplasms）"类别。更新的 BPDCN 免疫表型标准，见表 5-11。诊断的理想标准为缺乏 CD34 表达和高 Ki-67 增殖指数的淋系或髓系标记。MPDCP 基本表型为在定义髓系肿瘤背景下，具有成熟浆细胞样树突细胞形态和 CD123 和／或其他 PDC 标记表达的组合；理想标准为异常 PDC 免疫表型，CD56 缺失或低／部分表达。克隆性 MPDCP 细胞可以在携带激活 RAS 通路突变的骨髓增殖性 CMML 患者骨髓中积累（扩增）。AML 可能也具有克隆性扩增的浆细胞样树突细胞（pDC-AML），并与 CD34+ 原始细胞具有相同的突变景观，还常与 *RUNX1* 突变相关。

表 5-11　BPDCN 免疫表型诊断标准（WHO-HAEM5）

预期阳性表达

CD123[*]	TCF4[*]	TCL1[*]	CD303[*]
CD304[*]	CD4	CD56	

预期阴性标记

CD3	CD14	CD19	CD34
溶菌酶	髓过氧化物酶		

免疫表型诊断标准

除 CD4 和／或 CD56 外，还表达 CD123 和一种其他 pDC 标记([*])，或者表达任何三个 pDC 标记且不表达所有预期阴性标记

（卢兴国　叶向军）

第六章

MDS 和 MDS/MPN 整合诊断
关键性指标梳理

"骨髓增生异常综合征（myelodysplastic syndromes，MDS）"即为 WHO-HAEM5 新改名的骨髓增生异常肿瘤，推荐的缩写仍为"MDS"。MDS 诊断需要有血细胞减少，加上以下一种或多种诊断特征：至少一个系列病态造血细胞>10%，外周血原始细胞 2%～19% 或骨髓原始细胞 5%～19% 或原始细胞有 Auer 小体，定义的 MDS 细胞遗传学异常。骨髓增生异常-骨髓增殖性肿瘤（myelodysplastic/ myeloproliferative neoplasms，MDS/MPN）诊断指标包括：既有一系或二系髓系细胞增殖引起的骨髓高细胞量，及其导致的血细胞增多；又有一系或二系髓系细胞病态造血改变及引起的血细胞减少。

第一节　MDS 类型与整合诊断关键性指标

外周血和骨髓检查是诊断 MDS 的最基本方法，四片联检整合模式是适用的较佳的形态学检查。流式免疫表型、细胞遗传学和分子学检查有很好的互补性，在诊断中也很重要。如伴孤立 del（5q）MDS 的诊断中，需要整合细胞遗传学数据（伴孤立的获得性 5q 缺失）才能确诊。在 2017 版 WHO 分类中，还需要分子学方法进行 *TP53* 突变分析，从伴孤立 del（5q）MDS 这种预后普遍较好的 MDS 中区分出具有不良预后的部分患者。

一、MDS 类型诊断归类简图

归纳的 MDS 类型诊断简图见《骨髓细胞与组织病理诊断学》第二十三章。

二、MDS 血细胞减少的定义与解读

血细胞减少是任何 MDS 分类和诊断之前的一个"必要条件"，在诊断的初诊 MDS 病例，至少有一系血细胞减少。血细胞减少是骨髓无效造血和造血衰竭的结果。WHO 修订

第 4 版中定义的血细胞减少：血红蛋白<100g/L,中性粒细胞计数<1.8×10⁹/L 和血小板计数<100×10⁹/L。WHO 第 5 版中对 MDS、MDS/MPN 和 CCUS 血细胞减少的一致定义见图 6-1。

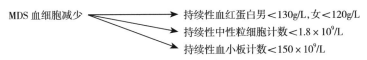

MDS 血细胞减少 → 持续性血红蛋白男<130g/L,女<120g/L
→ 持续性中性粒细胞计数<1.8×10⁹/L
→ 持续性血小板计数<150×10⁹/L

图 6-1 定义 MDS 初诊时的血细胞减少值
CCUS、MDS 和 MDS/MPN 定义的血细胞减少都相同

需要注意的是极少数 MDS 病例的血细胞减少水平较轻微,但至少存在一种血细胞减少。如有 MDS 的形态学特征和/或细胞遗传学特征的患者,可以轻度贫血(Hb 男性<130g/L、女性<120g/L)和轻微血小板减少(<150×10⁹/L)。又如,在 MDS 伴孤立 5q– 或 inv(3)(q21.3q26.2)或 t(3;3)(q21.3;q26.2)患者中,血小板计数可以增高(≥450×10⁹/L)。还应注意的是,某些种族中性粒细胞正常范围低于 1.8×10⁹/L,仅有中性粒细胞减少,以及定义的血小板减少 150×10⁹/L 也需要根据人种地区的参考区间,予以慎重解释。重要的是要了解每个实验室的参考区间,并考虑这些值的条件变量,包括种族和性别。

三、临床特征在特殊情况下的诊断优先

对于 MDS 诊断,首要的是临床特征分析。通常,对不能临床一般解释的外周血细胞减少,尤其是经常规治疗不见明显效果的中老年血细胞减少患者,需要高度怀疑 MDS。有细胞毒药物治疗史或化学治疗和/或放射治疗相关史所致者,通常作为优先诊断条件考虑为治疗相关改变 MDS。还有在特殊情况下,通过家族调查和家族中非 MDS 者的组织进行测序,发现家族性或有胚系基因突变者应优先诊断为伴胚系突变的 MDS 大类。

四、全血细胞计数在诊断中的方向性意义

WHO 规定诊断 MDS 时血细胞中必需有一系是减少的。血细胞减少是任何一个 MDS 类型和诊断的一个"必要条件"(见图 6-1)。因此,在考虑 MDS 时,需要仔细梳理血细胞是否减少,如果没有贫血,除了偶见外,可以暂不考虑 MDS;如果有贫血,而白细胞(中性粒细胞)计数增高者,即使是髓系肿瘤,也暂不首先考虑 MDS。

在血细胞成分中,单核细胞继续增多(>1×10⁹/L 和>10%),不是 MDS 而是慢性粒单细胞白血病(chronic myelomonocytic leukemia,CMML)诊断中的一个关键性诊断指标。而且,在 MDS 的发病过程中,常有一个红细胞参数变化的参考性指标,即平均红细胞体积(mean corpuscular volume,MCV)逐渐增大而 Hb 逐渐下降。

五、梳理原始细胞比例诊断的优先性

在结合临床特征和血细胞减少特征的基础上,原始细胞比例这一指标是诊断 MDS 是否伴原始细胞增多与不增多类型的最重要标准,具有优先的形态学诊断,诊断优先性排在细胞毒药物 / 放射治疗病史之后(详见《骨髓细胞和骨髓组织病理诊断学》第十五章)。界定的原始细胞比例几个级别见表 6-1。当外周血原始细胞(≥2%～4%)和 / 或骨髓原始细胞(≥5%)增多时,可以作为形态学诊断 MDS 伴原始细胞增多类型的关键性指标。原始细胞百分比是骨髓涂片和骨髓印片分类计数 500 个有核细胞(包括有核红细胞),外周血片分类计数 200个白细胞(不包括有核红细胞)。其他髓系肿瘤中,原始细胞百分比计算方法相同。

表 6-1　原始细胞界定的几个比例

血液	<1%=1%	2%～4%(< 5%)	5%～19%
骨髓	< 5%	5%～9%	10%～19%

注:报告中需要表述血液和骨髓原始细胞 %。

六、梳理病态造血细胞诊断价值

病态造血是 MDS 诊断中极其重要的一项评判指标。尤其是原始细胞比例不增高时,惟有病态造血存在的证据,或者有定义为 MDS 证据的细胞遗传学异常,才可以考虑 MDS。

WHO 推荐明显病态造血的要求是,红系和粒系病态造血细胞 ≥10%,巨核细胞评估涂片或切片(≥30 个巨核细胞)中病态造血占 ≥10%。红系病态造血主要表现为核异常,包括核出芽、核桥、核碎裂、多核和巨幼样变。MDS 常有巨幼样变,但仅凭这一变化不足以确定红系病态造血。胞质特征包括环形铁粒幼细胞、空泡和过碘酸 - 席夫(PAS)阳性(弥散或颗粒状)。粒系病态造血的主要特征是小个或很大的细胞,核少分叶(假性 Pelger-Huët 异常),核多分叶,胞质少颗粒或无颗粒,假性 Chédiak-Higashi 颗粒,Dohle 小体和 Auer 小体。巨核细胞病态造血的主要特征是微小巨核细胞,低核叶巨核细胞,多核巨核细胞。

我们认为微小巨核细胞(核)是巨核细胞最可靠的病态造血所见。多核巨核细胞对MDS 的特异性有限,唯有小圆形离散(逸开)的多核且大小大致相似,才有重要意义。巨核细胞病态造血在骨髓切片中有时很明显,有时不易观察,故骨髓切片(活检)和骨髓涂片应进行相互互补。骨髓切片病态造血总体上不易评估,尤其是在临界比例或轻度的不典型的病态形态,需要慎重。

七、梳理环形铁粒幼细胞的诊断特性

环状铁粒幼细胞(ring sideroblasts,RS)是 MDS 诊断中的另一个指标,而且本身属于病态造血范畴。当 RS≥15% 时,通常具有独立的评判意义。RS 常与 *SF3B1* 基因突变有关,当 *SF3B1* 基因突变时 RS≥5% 即判断为 MDS 伴环形铁粒幼细胞(MDS with ring sideroblasts,MDS-RS)。同时,还需要进一步分类(亚型),是 MDS-RS 单系病态造血(MDS with ring sideroblasts and single lineage dysplasia,MDS-RS-SLD)还是 MDS-RS 多系病态造血(MDS with ring sideroblasts and multilineage dysplasia,MDS-RS-MLD)。由于 RS 本身属于病态造血,故单系病态造血其实即指红系一系的病态造血;如另有粒系或巨核细胞病态造血即为 MDS-RS-MLD。

需要注意的是在这个类别及其分类中,必须不是 MDS 伴原始细胞增加(MDS with excess blasts,MDS-EB)、伴孤立 5q-MDS 和 MDS 不能分类型(MDS,unclassifiable,MDS-U)全血细胞减少和单系病态造血的类型。另需注意的是,WHO-HAEM5 对 MDS 已不按病态造血系列多少(单系还是多系)进行分类,详见本章第二节。

八、梳理免疫表型意义

在实践中,MDS 患者流式免疫表型可能检测到以下异常:粒细胞的侧向散射(SSC)减低;粒细胞、成熟髓细胞的异常表型(异常表达 CD10、CD11b、CD13、CD14、CD15、CD16、CD33、CD45、CD56、CD64、CD66、HLA-DR);粒细胞、成熟髓细胞不同步左移和异常成熟模式,如 CD11b 与 CD13,CD11b 与 HLA-DR,CD11b 与 CD16 和/或 CD13 与 CD16 的异常表达模式;粒细胞表达 CD34、CD117、HLA-DR;单核细胞的异常表型,如异常表达 CD2、CD5、CD7、CD11b、CD11c、CD13、CD14、CD15、CD16、CD33、CD34、CD36、CD45、CD56、CD117和/或 HLA-DR;髓系原始细胞数增加(>3%);原始细胞表型异常,如异常表达 CD2、CD5、CD7、CD11b、CD13、CD15、CD19、CD33、CD34、CD56、CD65、CD117、HLA-DR 和 TdT;造血细胞数量减少;单核细胞数量增加或减少(与淋巴细胞相比);单核细胞侧向散射增加;髓系细胞:淋巴系细胞比降低(<1);存在微小的 PNH 克隆。但是,流式免疫表型检测在评判 MDS 病态造血中具有相当的复杂性,需要注意。流式免疫表型检测的图像和抗原表达确认的原始细胞比例常低于骨髓细胞学计数中的比例。流式免疫表型只有与形态学检查相结合,诊断性评判意义才会大幅提升。

九、梳理细胞遗传学的诊断价值

MDS 常有遗传学异常。孤立 5q- 是诊断伴孤立 5q-MDS 类型的最重要的优先证据。对原始细胞增多的类型(MDS-EB)和 MDS-U(全血细胞减少和单系病态造血)类型,染色体核型有无异常则无优先性。在无 MDS 诊断性形态学特征时,仅检出 +8 或 –Y、del(20q),不能诊断为 MDS。但有原因不明外周血血细胞持续减少者,出现如表 6-2 所列其他细胞遗传学异常时,则可以在无诊断性形态学特征(病态造血)情况下推定为 MDS(图 6-2)。尽管在 MDS 中有预后意义的遗传学异常发现在增加,del(5q)仍是唯一一种定义为特定 MDS 类型的细胞遗传学异常。在 MDS 伴孤立的 del(5q) 诊断中,除 del(5q) 外,还可以有一种无不利影响的额外染色体异常,但这一额外异常不能是单体 7 或 del(7q)。WHO 造血淋巴肿瘤分类第 5 版(The 5th edition of the World Health Organization Classification of Haematolymphoid Tumours,WHO-HAEM5)定义的 MDS 遗传学还包括基因突变,如 *TP53* 和 *SF3B1*(见第二节)。

表 6-2　骨髓增生异常相关改变的细胞遗传学异常及其发生率(WHO,2017)

不平衡核型异常	发生率		平衡核型异常	发生率	
	全部 MDS	治疗相关 MDS		全部 MDS	治疗相关 MDS
+8[*]	10%		t(11;16)(q23.3;p13.3)		3%
−7/del(7q)	10%	50%	t(3;21)(q26.2;q22.1)		2%
del(5q)	10%	40%	t(1;3)(p36.3;q21.2)	1%	
del(20q)[*]	5%～8%		t(2;11)(p21;q23.3)	1%	
−Y[*]	5%		inv(3)(q21.3,q26.2)/ t(3;3)(q21.3;q26.2)	1%	
i(17q)/t(17p)					
−13/del(13q)	3%		t(6;9)(p23;q34.1)	1%	
del(11q)	3%				
del(12p)/t(12p)	3%				
del(9q)	1%～2%				
idic(X)(q13)	1%～2%				

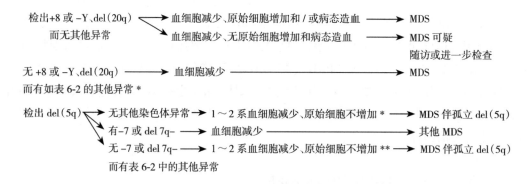

图 6-2　常规染色体核型分析诊断时需要注意的关键

* 在无诊断性形态学特征(病态造血)情况下推定做为 MDS 的证据; ** 指原始细胞骨髓<5%,外周血<1%,且无 Auer 小体

十、梳理相关基因突变的诊断价值

髓系肿瘤中,分子指标诊断非常重要,如慢性髓细胞白血病(chronic myeloid leukemia,CML)的 *BCR::ABL1* 阳性、真性红细胞增多症(polycythemia vera,PV)的 *JAK2*、原发性血小

板增多症（essential thrombocythaemia，ET）与原发性骨髓纤维化（primary myelofibrosis，PMF）的 *MPL* 或 *CALR* 突变和 *JAK2* p.V617F 突变。

在 MDS 中，基因突变的分子指标特异性价值也被认识到。与其他髓系肿瘤一样，在 MDS 诊断的病例中有大量获得性重现性突变的数据，同细胞遗传学一起可以提供克隆性造血的依据。其中，最常见和重要的突变是 *SF3B1*、*TET2*、*SRSF2*、*ASXL1*、*DNMT3A*、*RUNX1*、*U2AF1*、*TP53* 和 *EZH2*。

剪接体基因 *SF3B1* 的重现性突变常见于 MDS，并与 RS 存在有关。*SF3B1* 突变可能是 MDS 发病机制的早期事件，表现为独特的基因表达谱，并与预后良好相关。这一特定的 *SF3B1* 突变时，RS 比例低至 5% 也可以诊断为 MDS-RS。在 WHO 第 5 版中已作为遗传学异常独立定义的类型。

有意思的是，在 MDS 中可见的其他基因突变（*DNMT3A*、*TET2* 和 *ASXL1*，也称'DTA'突变），在无 MDS 的健康老年个体造血细胞中出现，可以作为不确定潜能的克隆性造血"（clonal hematopoiesis of indeterminate potential，CHIP），随访观察。一部分 CHIP 者可以发展为 MDS，但这种情况的自然史尚不完全明了。

另外，即使在不明原因血细胞减少患者中，这些突变可能也常见，但这一单独的 MDS 相关体细胞突变，不被认可作为 MDS 的诊断指标，需要进一步检查，以确定最佳的疾病管理和监测，同时探究特定突变、突变等位基因片段或突变组合以及之后发展为真正 MDS 之间的可能联系。

罕见的家族性 MDS 病例与基因胚系突变相关，可以通过对家族中的非 MDS 者组织测序进行调查。

TP53 突变是预后评判性指标，一般与 MDS 侵袭性相关联。如伴 del（5q）患者中存在 *TP53* 突变，似乎对来那度胺反应较差，有助于识别在这一通常预后良好的 MDS 病种中预后相对不良者。由于 *TP53* 突变 MDS 具有遗传学和临床特征，也被 WHO 第 5 版列为遗传学定义的类型。

FLT3 和 *NPM1* 突变主要见于 AML，罕见于 MDS-EB 和红系明显增生患者，若检出则提示已经或即将进展为 AML。

（叶向军　龚旭波）

第二节　WHO-HAEM5 的 MDS 分类更新解读

在 WHO 造血淋巴肿瘤分类第 5 版（WHO-HAEM5）中，MDS 分类更新的主要内容有以下几个方面。

一、病名变更与诊断指标

强调 MDS 的肿瘤性质，并与 MPN 病名相协调。引入"骨髓增生异常肿瘤（myelodysplastic

neoplasms，MDN）"取代"骨髓增生异常综合征（MDS）"。鉴于 MDN 和 MPN 之间语音和写法相似，认为缩写 MDS 优于 MDN 而仍使用 MDS。MDS 克隆性造血肿瘤由血细胞减少和病态造血定义。血细胞减少的定义不变，并与意义未明克隆性血细胞减少（clonal cytopenia of undetermined significance，CCUS）、MDS 和 MDS/MPN 中的血细胞减少定义相同以保持一致性。

在诊断 MDS 时需要使用多种诊断技术，因为没有一种技术能够捕捉到这一疾病宽广的复杂性。诊断指标包括足够的骨髓和外周血涂片细胞形态学检查，并结合以下一项或多项：染色体分析（例如常规核型分析、荧光原位杂交）、突变分析以及流式免疫表型检测。所有系列病态造血推荐阈值仍设置为 10%。作为一般的诊断思路，如果临床和药物史未知，则不应将任何患者诊断为 MDS。在接受包括红细胞生成素在内的生长因子治疗期间，也不应将任何 MDS 病例重新分类。某些药物、感染、代谢缺陷和免疫紊乱会导致血细胞减少和病态造血；在诊断 MDS 之前，必须仔细考虑这些可能的继发性病因。

二、MDS 分类框架的变化

MDS 分为具有遗传学异常特征定义和具有形态学定义两个类别，分类结构框架见图 6-3。重新组合可通过遗传学异常来定义类型，放弃过去强调分类中"基于风险"的分组（原始细胞百分比、环形铁粒幼细胞和病态造血系列的多少）来提高分类的严谨性（全面纳入相关变量的风险分层方案，例如年龄、血细胞减少的严重程度和细胞遗传学发现）。另一个修改是明确的术语（病名），以区分 MDS 伴低原始细胞（MDS with low blasts，MDS-LB）和 MDS 伴原始细胞增多（MDS with increased blasts，MDS-IB），MDS-IB 替代 WHO-HAEM4R 中的 MDS-EB，并保留长期以来的原始细胞基数。

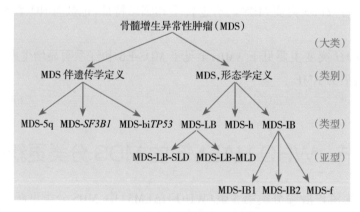

图 6-3　MDS 分类结构示意图

MDS-5q 为 MDS 伴低原始细胞和孤立 5q 缺失，MDS-*SF3B1* 为 MDS 伴低原始细胞和 *SF3B1* 突变，MDS-bi*TP53* 为 MDS 伴 *TP53* 双等位基因失活突变，MDS-LB 为 MDS 伴低原始细胞，MDS-IB 为 MDS 伴原始细胞增多，MDS-LB-SLD 为 MDS 伴低原始细胞和单系病态造血，MDS-LB-MLD 为 MDS 伴低原始细胞和多系病态造血，MDS-h 为 MDS 低增生型，MDS-f 为 MDS 伴原始细胞增多和骨髓纤维化

三、MDS 伴遗传学异常定义类型

将具有明确遗传学异常特征的 MDS 归为一组,包括三个类型:MDS 伴低原始细胞和孤立 5q 缺失(MDS-5q)、MDS 伴低原始细胞和 *SF3B1* 突变(MDS with low blasts and *SF3B1* mutation,MDS-*SF3B1*)和 MDS 伴 *TP53* 双等位基因失活突变(MDS with biallelic *TP53* inactivation,MDS-bi*TP53*)。

与 2017 修订版比较,MDS-5q 诊断标准没有变化。虽然 *SF3B1* 或 *TP53* 突变(非多重打击)被认为是可能改变疾病生物学和 / 或预后的因素,但两者的存在并不能否定 MDS-5q 的诊断(表 6-3)。WHO-HAEM5 推荐 MDS-5q 诊断的基本标准:①贫血伴或不伴其他血细胞减少和 / 或血小板增多;②巨核细胞病态造血伴或不伴其他系列病态造血;③原始细胞骨髓中 <5%,外周血中 <2%;④检测到孤立 5q 缺失或伴有一种除 −7/7q− 以外的异常;⑤不符合

表 6-3　骨髓增生异常肿瘤(MDS)分类和定义标准(WHO-HAEM5)

	原始细胞	细胞遗传学	基因突变
MDS 伴遗传学异常定义			
MDS 伴低原始细胞和孤立 5q 缺失(MDS-5q)	骨髓<5% 和外周血<2%	仅 del(5q),或伴有 1 个除 −7 或 del(7q)以外的其他异常	
MDS 伴低原始细胞和 *SF3B1* 突变(MDS-*SF3B1*)*		无 del(5q)、−7 或复杂核型	*SF3B1*
MDS 伴 *TP53* 双等位基因失活突变(MDS-bi*TP53*)	骨髓和外周血<20%	通常复杂核型	两个或多个 *TP53* 突变,或 1 个突变伴 *TP53* 拷贝丢失或 cnLOH*** 的证据
MDS,形态学定义			
MDS 伴低原始细胞(MDS-LB)	骨髓<5% 和外周血<2%	无孤立 5q 缺失等特定的异常	无 bi*TP53*
低增生 MDS(MDS-h)**			
MDS 伴原始细胞增多(MDS-IB)			
MDS-IB1	骨髓 5%～9% 或外周血 2%～4%		无 bi*TP53*
MDS-IB2	骨髓 10%～19% 或外周血 5%～19% 或有 Auer 小体		无 bi*TP53*
MDS 伴纤维化	骨髓 5%～19% 或外周血 2%～19%		无 bi*TP53*

注:*,环形铁粒幼细胞≥15% 可替代 *SF3B1* 突变,可接受的相关术语"伴低原始细胞和环形铁粒幼细胞 MDS";**,根据定义年龄调整后骨髓细胞量≤25%;***,cnLOH 为拷贝中性杂合性丢失。

AML、MDS-bi*TP53*、MDS-IB 或 MDS/MPN 诊断标准。无理想标准。

将 MDS-*SF3B1* 确定为一种独特的疾病类型,包括了 90% 以上环形铁粒幼细胞≥5% 的 MDS。MDS 伴低原始细胞和环形铁粒幼细胞这一术语,作为可接受的替代名称,用于环形铁粒幼细胞≥15% 的野生型 *SF3B1*(未突变)病例,还包含其他 RNA 剪接组件中具有驱动突变的罕见 MDS。

在 7%～11%MDS 中检测到某种致病性 *TP53* 改变(序列变异、节段缺失和拷贝中性杂合性丢失)。其中,约 2/3 患者有 *TP53* 多重打击,与双等位基因 *TP53* 改变一致。*TP53* 双等位基因(biallelic TP53,bi*TP53*)改变可包括多重突变或者突变同时伴另一个等位基因的缺失。这种"多重打击"突变状态导致肿瘤克隆缺乏任何残留的野生型 P53 蛋白。*TP53* 双等位基因改变,基于测序分析(至少覆盖外显子 4～11 个),常与检测拷贝数状态的技术相结合,通常用 17p13.1 上 *TP53* 基因座特异性探针组进行荧光原位杂交和/或阵列技术(例如比较基因组杂交或单核苷酸多态性阵列)。也可以通过二代测序推断 *TP53* 基因座遗传物质的丢失。当 *TP53* 基因变异频率 VAF≥50% 时,如果可以排除胚系 *TP53* 变异时,则可视为另一条染色体上等位基因拷贝丢失或拷贝中性杂合性丢失的推定证据。当检测到两个或多个 *TP53* 突变时,它们通常影响两个等位基因,并且可以认为是多重打击状态。诊断的基本标准是符合 MDS 诊断标准的髓系肿瘤;检测一个或多个 *TP53* 突变(一个突变时另需要 *TP53* 拷贝丢失或拷贝中性 LOH 的证据)。超过 90% 的 MDS-bi*TP53* 患者具有复杂的、大多数非常复杂(>3)的核型,因此在 MDS 修订的国际预后评分系统(The revised International Prognostic Scoring System for MDS,IPSS-R)中被认为是极高风险。bi*TP53* 状态本身是否可定义 AML 尚未定论,出于治疗考虑,有认为 MDS-bi*TP53* 可视为与 AML 等同。

根据定义,通过三项指标(原始细胞比例、细胞遗传学和基因突变)检测到具有遗传学异常特征的与限定的原始细胞百分比一起(表 6-3),具有诊断优先性,突显了遗传学定义的重要性。而高原始细胞比例对 MDS 伴低原始细胞和孤立 5q 缺失(MDS-5q)、MDS 伴低原始细胞和 *SF3B1* 突变(MDS-*SF3B1*)则不适用。MDS-bi*TP53* 诊断的基本标准:①符合 MDS 诊断标准的髓系肿瘤;②检测一种或多种 *TP53* 突变,有一个 *TP53* 突变和 *TP53* 拷贝丢失或 cnLOH 的证据。无理想标准。但在诊断规则中,如果符合细胞毒治疗后的 MDS 以及原始细胞<20% 并具有 AML 定义的遗传学异常,都具有优先诊断性,应分别诊断为细胞毒治疗后 MDS(MDS-pCT)和 AML 伴遗传学定义中的类型或在明确的髓系肿瘤类型后加限定语——治疗相关(国际共识分类)。这些限定语包括胚系突变和 MDS 进展,如 AML 伴骨髓增生异常相关细胞遗传学异常,治疗相关;AML 伴骨髓增生异常相关基因突变,由 MDS 进展;AML 伴骨髓增生异常相关基因突变,胚系 *RUNX1* 突变。

四、MDS,形态学定义类型

MDS,形态学定义的分为 3 个类型:MDS-LB、MDS-h 和 MDS-IB。MDS-IB 又分为 3 个亚型(表 6-3)。MDS-LB 还可以分为低原始细胞和单系病态造血(MDS-LB-SLD)和低原始细胞和多系病态造血（MDS-LB-MLD）亚型。病态造血是诊断中重要的评判指标。病态造血的系列通常是动态的，常代表克隆进化的临床和表型的表现——而不是本身定义特定的 MDS 类型，故 WHO-HAEM5 取消了 WHO-HAEM4R 分类规则。

更新的 MDS 分类方案以及在分类中加入 CCUS，使"NOS"或"不能分类型"不再需要。即 2017 修订第 4 版及之前版本中的 MDS 不能分类型（MDS-U）被删除。CCUS 被定义为存在一系或多系血细胞持续减少，由于血液学或非血液学条件不能解释，也不符合既定髓系肿瘤诊断标准，而检测到 CHIP 中的基因突变者。CHIP 被定义为专指在没有诊断出血液系统疾病或不能解释血细胞减少的个体中，在血液或骨髓中检测到携带髓系肿瘤相关体细胞突变的变异等位基因频率（variant allele action，VAF）≥2% 体细胞突变（男性 X 连锁基因突变≥4%）者。目前尚不清楚检测到较低水平变异的意义。克隆性造血（clonal haematopoiesis，CH）泛指存在源自突变多能干/祖细胞而具有选择性生长优势的细胞群，没有不明原因的血细胞减少、血液肿瘤或其他克隆性疾病。CH 的发病率随着年龄的增长而增加，并认识到在其他疾病中的总体死亡率增加。

低增生 MDS（hypoplastic MDS，MDS-h）被列为一个独特的类型。根据定义，在 70 岁以下的患者中低于正常细胞量的 30%，在 70 岁及以上的患者中低于 20%；≥1 系病态造血。部分患者染色体核型异常，如 +8、20q 缺失、−7；基因突变可见但较少见。诊断的基本标准为≥1 系血细胞减少；无药物/毒物接触或相关营养缺乏所致的骨髓低增生（骨髓活检，根据患者年龄调整）；粒细胞和/或巨核细胞病态造血；原始细胞骨髓<5%、外周血<2%；不符合遗传学异常定义的 MDS 或 MDS 伴原始细胞诊断的标准。理想标准为遗传学检测到克隆核型和/或分子异常的证据。长期以来，MDS-h 被认为具有独特的特征，它与 T 细胞介导的对造血干细胞和祖细胞的免疫攻击以及过度产生 IFNγ 和/或 TNFα 的 CD8+ 细胞毒性 T 细胞的寡克隆扩增有关（外周血可见大颗粒淋巴细胞增多）。MDS-h、阵发性睡眠性血红蛋白尿（paroxysmal nocturnal haemoglobinuria，PNH）和再生障碍性贫血（aplastic anemia，AA）互有几个特征重叠，包括与 CH 的关联。许多 MDS-h 患者对 AA 患者使用的药物（即抗胸腺细胞球蛋白，ATG）具有持续反应。因此，重点放在仔细的形态学评估上，除了评估骨髓涂片和印片以及检测突变和/或克隆细胞遗传学异常外，通常还需要骨髓活检病理学评估。GATA2、DDX41、范可尼贫血或端粒酶复合基因中有胚系致病变异的个体，骨髓增生可减低，并可以演变为 MDS 和/或 AML，且对免疫抑制治疗无反应。诊断的基本标准：①≥1 系血细胞减少；②无接触不良药物/毒物或相关营养缺乏不能解释的骨髓低增生（骨髓活检，根据年龄调整）；③存在粒系和/或巨核细胞病态造血；④原始细胞骨髓<5% 和外周血<2%；⑤不符合遗传学异常定义 MDS 或 MDS-IB 诊断标准。理想标准为检测到克隆细胞遗传学和/或分子异常。

MDS-LB 定义为原始细胞骨髓<5% 或外周血<2%，诊断不符合 MDS 定义的任一个遗传学异常。大多数 MDS-LB 常见 TET2、SRSF2、ASXL1、DNMT3A 和 U2AF1 突变，其中 MDS-LB-MLD 更常常见 RUNX1、ASXL1 和 SRSF2 突变；诊断的基本标准：①≥1 系血细胞减少；②≥1 系病态造血（病态造血细胞≥10%）；③原始细胞骨髓<5% 和外周血<2%；④排除叶

酸和维生素 B_{12} 缺乏症；⑤不符合遗传学定义 MDS 和 MDS-h 诊断标准。理想标准是与年龄因素无关的高细胞量骨髓以及检测到克隆细胞遗传学和 / 或分子异常。MDS-IB 定义为原始细胞骨髓 5%～19% 或外周血 2%～19%，或检出 Auer 小体，诊断不符合遗传学定义的 bi*TP53*，也不符合原始细胞 <20% 的 AML 伴遗传学定义中的类型。诊断的基本标准：①≥1系血细胞减少，②≥1 系病态造血；③原始细胞骨髓 ≥5% 或外周血 ≥2%；④不符合 MDS-bi*TP53* 和 AML 的诊断标准。理想标准为检测到克隆细胞遗传学和 / 或分子异常。

五、MDS 和 AML 之间界限弱化，定义 AML 原始细胞 20% 基数被保留

鉴于伴 10%～30% 髓系原始细胞而被归类为 MDS 或 AML 患者中显示出有效的新治疗方法，而需要重新评估定义 MDS-IB2 和 AML 界限的骨髓原始细胞比例。评估的主要挑战包括：①任何基于原始细胞比例基数都是任意的，不能反映骨髓致病机制中固有的生物学连续性；②原始细胞计数受抽样变异 / 误差和主观评价的影响；③不存在原始细胞计数的金标准，正交测试平台经常会产生不一致的结果。MDS-IB2 与 AML 合并以及对所谓的 MDS/AML 采用降低至 10% 基数的利弊同样存在，不过是用另一个基数替换原来的切点，但从治疗考虑和适当的临床试验设计角度看，MDS-IB2 可以视为 AML 等同疾病。此外，任意以 10% 切点原始细胞来定义 AML（即使符合 MDS/AML 或 AML/MDS 的条件）也会存在过度治疗的风险。因此，WHO-HAEM5 采用一种平衡的方法，以遗传学改变特征进行定义的，取消大多数 AML 类型的原始细胞百分比基数，但保留原始细胞 20% 用于区分 MDS 和 AML。国际共识分类（International Consensus Classification，ICC）将原始细胞 >10%～19% 的 MDS 称为 MDS/AML，分为 MDS/AML 伴 *TP53* 突变、MDS/AML 伴骨髓增生异常相关基因突变、MDS/AML 伴骨髓增生异常相关细胞遗传学异常或 MDS/AML，NOS。此外，在低原始细胞 MDS 中除了遗传学定义类型外还使用一个"非特定类型（NOS）"。

尽管，原始细胞的比例被弱化。但是，原始细胞比例在 MDS 及其类型归属中，依然是一项关键性的诊断指标，甚至是决定性的（见表 6-3 和表 6-1）。

六、儿童骨髓增生异常肿瘤：增强疾病术语特异性

儿童 MDS（childhood myelodysplastic neoplasms，cMDS）是一种发生于儿童和青少年（<18岁），≥1 系血细胞减少、≥1 系病态造血，并具有发展为 AML 风险的克隆性造血干细胞肿瘤，；年发病率为每百万儿童 1～2 例，其中 10%～25% 儿童原始细胞增加。JMML、唐氏综合征相关骨髓增殖和细胞毒治疗后 MDS 被排除在该组疾病之外。限定术语 cMDS，强调这类髓系肿瘤在生物学上不同于成人，其发病机制尚未阐明。

cMDS 伴低原始细胞（childhood MDS with low blasts，cMDS-LB）取代了以前的病名"儿童难治性血细胞减少症（refractory cytopenia of childhood，RCC）"。它包括两个亚型：cMDS 伴

低原始细胞,骨髓增生减低;cMDS 伴低原始细胞,NOS(表 6-4)。一部分 cMDS-LB 代表了 BMFS(范可尼贫血、先天性角化不良、无巨核细胞性血小板减少症、无桡骨的血小板减少症、Seckel 综合征)或胚系遗传易感综合征(如胚系 *RUNX1*、*ETV6*、*GATA2*、*SAMD9* 或 *SAMD9L* 突变)相关的发育异常进展。诊断的基本前提是排除非肿瘤性血细胞减少,如感染、营养缺乏、代谢疾病、骨髓衰竭综合征(bone marrow failure syndromes,BMFS)和胚系致病变异。cMDS 的约 80% 病例骨髓细胞过少(甚至低至适龄者的 5%～10%),即 cMDS-LB,低增生型,与严重再生障碍性贫血和其他 BMFS 相似,需要仔细的形态学检查来评估造血系列中病态造血的系列(≥1 系)和粒红两系造血细胞成熟欠佳的证据。遗传学检测到如 7 单体、7q 缺失或复杂核型提示疾病进展为 AML 的风险增加。cMDS 通常采用造血干细胞移植治疗,正常核型或 8 三体病例可能有一个惰性病程。cMDS 伴原始细胞增多(childhood MDS with increased blasts,cMDS-IB)被定义为骨髓中原始细胞≥5% 或外周血原始细胞≥2%。cMDS-IB 和 cMDS-LB 的遗传图谱相似,但都不同于成人 MDS。与 cMDS-LB 相比,cMDS-IB 更常见获得性细胞遗传学异常和 RAS 通路基因突变,也是理想标准的评判指标。

表 6-4　儿童骨髓增生异常肿瘤(cMDS)分类(WHO-HAEM5)

	原始细胞
儿童 MDS 伴低原始细胞	骨髓＜5% 和外周血＜2%
低增生	
非特定类型(NOS)	
儿童 MDS 伴原始细胞增多	骨髓 5%～19% 或外周血 2%～19%

(叶向军　董　敖)

第三节　MDS/MPN 整合诊断关键性指标

骨髓增生异常 - 骨髓增殖性肿瘤(MDS/MPN)是一组由既往疾病组成并根据这组疾病血细胞学与形态学特征以及与 MDS 和 MPN 各有不同特征,连贯而命名的髓系肿瘤。

一、病名解读

骨髓增生异常 - 骨髓增殖性肿瘤是英文 myelodysplastic/myeloproliferative neoplasms,MDS/MPN,2001 年 WHO 造血和淋巴组织肿瘤分类第三版曾缩写为 MD/MPN 的中文译名,是一组是既有骨髓增生异常(病态造血)系列,又有骨髓增殖(细胞成熟基本良好)系列特征的复合疾病或重叠疾病。MDS/MPN 大多数病例具有高白细胞数、贫血和 / 或血小板减少或增多,以及不同程度病态造血的特征。

这一大组疾病的译名,在复合的两组疾病之间用连接的短横“-”符号比斜杠“/”符号的中文含义恰当。

二、临床特征梳理

这组疾病诊断梳理的重点为是否有 MDS 与 MPN 特征的结合。当出现不能一般解释的血细胞减少与血细胞增多并存时,尤其是中老年患者,需要考虑到这组髓系肿瘤(CMML、aCML、MDS/MPN-U)的可能性。

确认有无原发疾病并排除治疗相关髓系肿瘤,以及潜在的非肿瘤性相关病变,如细胞因子治疗、慢性病毒感染、胶原血管病或营养缺乏症,尤其是遗传学检查正常的患者。

有明确的细胞毒治疗史者,有诊断优先,可以首先诊断为治疗相关 MDS/MPN,即 WHO-HAEM5 中更名的细胞毒治疗后髓系肿瘤(MN-pCT)中的一个亚型。

三、血象特征梳理

MDS/MPN 全血细胞计数构成的特点是二系或一系血细胞减少(MDS 的血细胞减少)与一系或二系血细胞增加(MPN 的血细胞增加)相伴随。

常见的组合是贫血和血小板减少与白细胞增高,贫血和白细胞减少与血小板增加,或贫血和白细胞增加与血小板增加(图 6-4)。因此,贫血是几乎所有 MDS/MPN 的血象特点。白细胞(粒细胞)增高和单核细胞增多也是 CMML 和 JMML 的一个关键性指标。白细胞(粒细胞)增高而单核细胞不增多(比例<10%)则是 aCML 的一个重要指标。

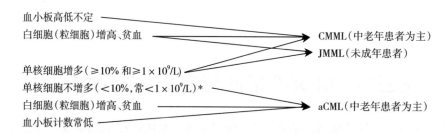

图 6-4　MDS/MPN 常见三种疾病血常规关键指标梳理

本组疾病 *BCR::ABL1* 阴性,若为阳性排除本病(诊断为 CML 或 CML 进展)。少数 CMML 患者白细胞计数可以不增高,也可见 Hb 正常低值但很少见。* 注意与寡单核细胞增多 CMML 鉴别

常见的白细胞成分是中性粒细胞增加(也可正常)和 / 或单核细胞增加($\geq 1 \times 10^9$/L,分类中 $\geq$ 10%);易见的病态造血细胞是核分叶障碍和嗜苯胺蓝颗粒缺乏的侏儒型幼粒细胞;部分病例伴有嗜碱性粒细胞稍多和可见的小型裸核或微小巨核细胞。

血常规和血涂片形态学复查,可以确认骨髓增生异常和骨髓增殖在外周血中显示的一些混合特征,还包括:①单核细胞绝对数;②嗜酸性粒细胞绝对计数;③血小板计数;④原始细胞百分比(包括原始粒细胞、原始单核细胞和幼单核细胞)。全血细胞计数和血片分类主要细胞梳理是诊断性方向判断的一个关键证据(表 6-5)。

表 6-5　MDS/MPN 与 CML 的血象特征

类型	WBC	Hb	PLT	中性粒细胞	单核细胞	嗜碱性粒细胞	嗜酸性粒细胞	幼粒细胞
aCML	↑	↓	↓↑	↑	<10%	轻度增多	正常或稍多	常在 10%~20%
CMML	↑	↓	↓↑	↑	>1×10⁹/L 且>10%	正常或稍多	正常或稍多	常<10%
JMML	↑	↓	↓↑	↑	↑	正常或稍多	正常或稍多	不定
CML	↑	正常或稍低	稍低至增高	↑	不增高	↑	↑	常>20%

四、骨髓形态学梳理

需要在结合临床特征与血象信息的前提下进行。

1.**有核细胞量**　MDS 的骨髓细胞是增生(增加)、MPN 的骨髓细胞更是增多(增殖)。故这组疾病的骨髓有核细胞是增加或显著增加。本组疾病也常见于中老年人,与年龄不相称的细胞增多时,更有评判意义。

2.**病态造血**　需要评估所有系列。这组造血肿瘤的骨髓细胞,绝大多数有一系或二系细胞病态造血,常见且容易评判的是巨核细胞。这 2 条信息梳理可以基本评判是否为本组疾病。

3.**增加的细胞成分**　粒细胞明显增加(幼粒细胞为主,易见嗜苯胺蓝颗粒减少)和巨核细胞增加(病态形态),常是 aCML 的特点。粒细胞和单核细胞(常需要细胞化学染色和免疫表型鉴定)增加常是 CMML 的特点(图 6-5);外周血血小板明显增加与贫血,骨髓巨核细胞为主造血细胞增加伴病态形态(可见大而高核叶巨核细胞,也易见移位性聚集性生长),常见是 MDS/MPN 不能分类型或 MDS/MPN 伴环形铁粒幼细胞和血小板增多。

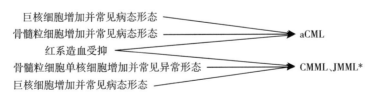

图 6-5　骨髓形态学特征与 MDS/MPN 常见三种类型的诊断梳理

*类似急性白血病,病态造血可以不明显。骨髓形态学梳理需要在密切结合临床特征和血象信息前提下进行。本组疾病 *BCR::ABL1* 阴性,若为阳性排除本病(诊断为 CML 或 CML 进展)

4.**原始细胞**　MDS/MPN 原始细胞可以轻度增加,较明显增加时,指示疾病进展,但也可以是 MPN 的疾病进展,注意鉴别诊断。CMML 病例原始细胞包括幼单核细胞,骨髓原始细胞和幼单核细胞增加需要进一步分型,梳理的外周血和骨髓中的比例与类型归入见图 6-6。

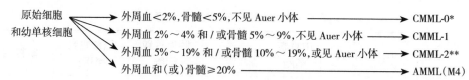

图 6-6　外周血和骨髓中原始细胞（包括幼单核细胞）比例与 CMML 类型

*CMML-0 型虽在 WHO-HAEM5 已被取消，但仍有一定的评判意义。** 此型易与 AMML 重叠，需要检测 11q23（*KMT2A*）和 / 或 *NPM1* 突变，若检测阳性，转化 AMML 的可能性提高或支持 AMML 的诊断

五、流式免疫表型梳理

流式免疫表型检查对评判单核系细胞，尤其是单核细胞和幼单核细胞，是否增加有意义。CD11c、CD11b、CD68、CD14 与 CD56 或 CD2 共表达是 CMML 的特点。经典单核细胞比例（CD14++/CD16–，≥94%）对于判断 CMML 有显著意义。

六、遗传学指标梳理

包括常规细胞遗传学、FISH 和分子学。有克隆性细胞遗传学异常是肿瘤性诊断指标，即排除了非肿瘤性疾病。*BCR::ABL1*，*PDGFRA/B* 与 *FGFR1* 重排和 *PCM1::JAK2*，以及 inv(16)、t(8;21)、t(15;17)、inv(3) 是排除本组疾病的鉴别诊断指标。

MDS/MPN 突变基因检测指标包括 *JAK2*、*SRSF2*、*SF3B1*、*SETBP1*、*TET2*、*ASXL1*、*ETNK1* 突变，针对 *BCR::ABL1* 阴性的特定类型（MDS/MPN）检测的指标详见《骨髓细胞和组织病理诊断学》。

MDS/MPN 虽常有基因突变，但特异性不如 MPN 的相关基因异常，它多作为诊断的补充或增加诊断或鉴别诊断的证据。如 MDS/MPN-RS-T 病例中，*SF3B1*、*JAK2* p.V617F、*CALR*、*MWPL* p.W515 常见阳性；CMML 中 *ASXL1*、*TET*、*SRSF2* 突变常阳性；aCML 病例中极少出现 *CSF3R* 突变，若有突变时需要重新评估并与 CNL 作出鉴别诊断，检出 *BCR::ABL1* 诊断为 CML 疾病进展（加速期）。此外，MDS/MPN 疾病大类，不应出现的重现性遗传学异常见图 6-7。

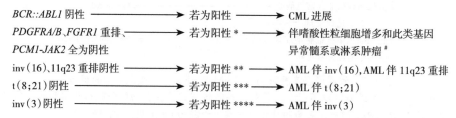

图 6-7　MDS/MPN 不出现的遗传学异常与类似病例阳性时的诊断归类

* 常见于伴嗜酸性粒细胞增多 CMML 和 aCML；** 见于可疑的 CMML-2；*** 常见于可疑的伴原始细胞增多的 aCML；**** 见于可疑的伴原始细胞增多和巨核细胞病态造血 aCML 和 CMML；# WHO-HAEM5 更名为髓系或淋系肿瘤伴嗜酸性粒细胞增多和酪氨酸激酶基因融合（MLN-TK）

在 MDS/MPN 和 MDS 中,1%~5% 患者存在 *NPM1* 突变。有这一突变的又称为伴 *NPM1* 突变髓系肿瘤(*NPM1*-mutated myeloid neoplasms,*NPM1*+MN),诊断要求外周血和 / 或骨髓原始细胞<20%。与 *NPM1*−MN 相比,*NPM1*+MN 患者具有年龄偏小、贫血明显、正常核型多见,*DNMT3A*、*PTPN11* 突变率较高而 *RUNX1* 和 *TP53* 突变少见、预后差的特点。

七、MDS/MPN-U(MDS/MPN,NOS)诊断关键性指标梳理

骨髓增生异常 - 骨髓增殖性肿瘤不能分类型(myelodysplastic/myeloproliferative neoplasm, unclassifiable,MDS/MPN-U)是 WHO(1999)提出的一个新类型,即 WHO-HAEM5 更名的 MDS/MPN,NOS。由于本病历史尚短,在许多方面还需要认识和充分的理解。

MDS/MPN,NOS 为初诊时,临床、实验室和形态学上既有 MDS 又有 MPN 特征,符合 MDS/MPN 诊断标准,但又不符合 CMML、JMML 或 aCML 诊断条件者。无 *BCR::ABL1*,也无 *PDGFRA*、*PDGFRB* 或 *FGFR1* 基因重排,无 t(3;3)(q21;q25) 或 inv(3)(q21q25)。诊断标准见《骨髓细胞和组织病理诊断学》第二十五章。WHO(2017)的诊断标准重在排除,具有上述特点并排除了其他相关肿瘤的诊断条件即可用考虑本类型(图 6-8)。MDS/MPN-U 与 MPN-U 相比,一是外周血有一系血细胞减少,二是有病态造血。

MDS/MPN-U →
- 有 MDS 和 MPN 的临床特征,无细胞毒药物或生长因子治疗病史 *,无 MPN 及其疾病进展期病史
- 贫血并常见白细胞增高($\geq 13 \times 10^9$/L) 和 / 或血小板增多($\geq 450 \times 10^9$/L)**
- 骨髓有增殖又有增生异常特征(常见巨核细胞病态或有 MDS 病态造血与 MPN 样特征的混合形态巨核细胞)
- 外周血和骨髓原始细胞<20%***
- 不符合 CMML、JMML、aCML 和 MDS/MPN-RS-T**** 诊断标准
- 无 *BCR::ABL1*,也无 *PDGFRA*、*PDGFRB* 或 *FGFR1* 基因重排,无 t(3;3)(q21;q25)或 inv(3)(q21q25)或 del(5q)

图 6-8　MDS/MPN-U 诊断关键性指标梳理

* 有细胞毒药物或生长因子治疗病史者,则需要经过临床和实验室观察或随访,以确定外周血和骨髓象变化不是由治疗所致,若由治疗所致归类于治疗相关髓系肿瘤(t-MN)。** 白细胞增高和 / 或血小板增高达不到标准值而其他条件符合仍可以考虑 MDS/MPN-U。*** 外周血和骨髓原始细胞<20% 且≥10%,则考虑 MDS/MPN-U 进展期;**** 具有 MDS/MPN-RS-T 特征,但外周血原始细胞≥1%,骨髓≥5% 则归类为 MDS/MPN-U。WHO-HAEM5 将 MDS/MPN-U 更名为 MDS/MPN, NOS;MDS/MPN-RS-T 更名为 MDS/MPN 伴 SF3B1 和血小板增多;治疗相关髓系肿瘤(t-MN)更名为细胞毒治疗后髓系肿瘤(MN-pCT)

【附】CMML 诊断与治疗中国指南(2021)

CMML 诊断与治疗中国指南(2021)中的诊断部分[引自中华血液学杂志,2021,42(1):5-9]。

(一)诊断程序

疑诊 CMML 患者以下实验室检查应作为必检项目。

1. 外周血细胞计数。

2. 骨髓穿刺涂片和外周血涂片分类计数。外周血涂片至少要分类计数 100 个白细胞，骨髓涂片应计数 200～500 个有核细胞。原始细胞包括原始粒细胞、原始单核细胞和幼稚单核细胞，非特异性酯酶等细胞化学染色有助于原始单核细胞和幼稚单核细胞的确认。单核细胞应区分正常(成熟)和异常(不成熟，immature)单核细胞。各系列是否有发育异常，判断标准与 MDS 的判断标准相同。

3. 骨髓活检组织切片病理细胞学分析和网状纤维(嗜银)染色，必要时用 CD34、CD68、CD163 和 CD16 等抗体加做骨髓切片免疫组织化学染色。

4. 骨髓和外周血免疫表型分析，特别是外周血单核细胞亚群分析(附表 1)。

附表 1　CMML 外周血单核细胞表型分型

单核细胞表型分型	表型定义	比例
经典型(MO1)	CD14^{bright}/CD16	≥94%
中间型(MO2)	CD14^{bright}/CD16+	<20%
非经典型(MO3)	CD14^{dim}/CD16+	<5%

5. 染色体核型分析。当常规染色体核型分析(附表 2)没有获得足够(20 个)中期分裂象时，应采用包括 5q31、cep7、7q31、20q、cep8、cepY 和 TP53 探针加做荧光原位杂交(FISH)检测。采用间期 FISH，TET2(位于 4q24)、NF1(位于 17q11)和 ETV6(位于 12p13)等基因隐匿性缺失检出率 2%～10%(附表 2)。

附表 2　CMML 常见细胞遗传学异常

异常	检出率[%，均数(范围)]	异常	检出率[%，均数(范围)]
常规染色体核型分析		间期荧光原位杂交	
+8	6.5(4.0～10.0)	TET2 缺失	8.3(6.0～10.0)
-7/7q-	5.0(3.0～8.5)	NF1 缺失	5.0(4.0～6.0)
-Y	4.5(3.0～6.0)	ETV6 缺失	3.0(2.0～4.0)
复杂核型	4.1(3.0～6.0)		
-20/del(20q)	2.8(1.0～5.0)		
+21	1.3(0.5～2.0)		

6. 分子学检测。BCR::ABL 融合基因，伴嗜酸性粒细胞增多患者还应检测 PDGFRA、PDGFRB、FGF1 重排或 PCM1::JAK2 融合基因。CMML 的常见基因突变见附表 3，基因突

变检查至少应包括已列入预后积分系统的 *AXSL1*、*NRAS*、*RUNX1* 和 *SETBP1*，以及已有靶向小分子药物的 *IDH1/2*、*FLT3*、*TP53* 等。

附表 3　典型 CMML 患者中可检测到的常见突变基因

基因	分类和功能	相对频率	临床影响
ASXL1	表观遗传学调控、组蛋白修饰	40%[a]	预后不良[b]、CHIP/ARCH[c]
EZH2	表观遗传学调控、组蛋白修饰	5%	
TET2	表观遗传学调控、DNA 甲基化	60%[a]	CHIP/ARCH[c]
DNMT3A	表观遗传学调控、DNA 甲基化	5%	预后不良[b]、CHIP/ARCH[c]
IDH1	表观遗传学调控	1%	药物靶点
IDH2	表观遗传学调控	5%～10%	药物靶点
CBL	信号通路	15%	RAS 通路
NRAS	信号通路	15%	预后不良[b]、RAS 通路
KRAS	信号通路	10%	RAS 通路
PTPN11	信号通路	5%	RAS 通路
FLT3	信号通路	＜5%	AML 相关、药物靶点
SRSF2	Pre-mRNA 剪接	50%[a]	
SF3B1	Pre-mRNA 剪接	5%～10%	
U2AF1	Pre-mRNA 剪接	5%～10%	
ZRSR2	Pre-mRNA 剪接	5%	
RUNX1	基因转录	15%	预后不良[b]、AML 相关
SETBP1	基因转录	15%	预后不良[b]
TP53	DNA 损伤	1%	预后不良[b]
PHF6	染色质衔接	5%	

注：AML，急性髓系白血病。[a] 这些突变可以被认为是 CMML 相关突变，但只有 *SRSF2* 突变不算经典的潜能未定的克隆造血 / 衰老相关的克隆造血（CHIP/ARCH）突变；[b] 这些基因突变是影响 CMML 生存的独立不良预后因素；[c] 这些基因经常在具有 CHIP/ARCH 个体中检测到，与其他（CMML 相关和其他）突变相比，这些突变的诊断意义被认为是较低的。

7. 肝脏、脾脏超声或 CT 检查。

（二）诊断与鉴别诊断

1. CMML 最低诊断标准　本指南采用新近"典型的 CMML、变异型和 Pre-CMML 疾病建议诊断标准"中提出的 CMML 最低诊断标准（附表 4）。诊断经典 CMML 需要满足所有的必备条件（A），并且满足形态发育异常（B）或者至少 1 条辅助标准（C）。

附表 4　典型 CMML 最低诊断标准

A. 必备条件（必须满足所有标准）

持续（≥3 个月）外周血单核细胞增多≥1×10^9/L，且白细胞分类计数单核细胞比例＞10%

排除 *BCR::ABL1*+ 白血病、经典的 MPN 和所有其他可能导致慢性持续单核细胞增多的骨髓肿瘤

外周血和骨髓涂片中的原始细胞计数＜20%，排除所有其他可作为 AML 证据的组织病理学、形态学、分子和细胞遗传学特征

B. 形态学标准

骨髓涂片中以下任意一系至少 10% 的细胞有发育异常：红系、粒系和巨核细胞系

C. 辅助标准

通过常规核型分析或 FISH 发现典型的染色体异常[a]

骨髓活检切片的组织学和 / 或免疫组织化学异常发现支持 CMML 的诊断[b]

流式细胞术检测骨髓和外周血细胞的异常免疫表型，表明单核和其他髓系细胞中有伴多种 CMML 相关的表型异常 / 发育异常细胞群体[c]

通过分子（测序）研究确定存在 CMML 相关突变的髓系细胞克隆细胞群体证据[d]

注：[a] 适用于符合 A 但不符合 B 的患者，以及其他表现出 CMML 典型临床特征的患者，如脾大；[b] CMML 常见细胞遗传学异常见附表 2；[c] 利用 MO1 单核细胞＞94% 的临界值，识别 CMML 病例的敏感性＞90%，特异性＞95%，MO3 单核细胞减少甚至与循环的 MO1 细胞增多具有同等诊断价值；[d] 在 CMML 中常检出的突变基因包括 *TET2*、*SRSF2*、*ASXL1* 和 *SETBP1*，最低等位基因负荷≥10% 作为辅助标准。

2. 寡单核细胞（oligomonocytic）CMML（O-CMML）　O-CMML 是新近确定的一个 CMML 特殊亚型，其最低诊断标准除外周血单核细胞绝对值为（0.5～0.9）×10^9/L 外，其他诊断条件同典型 CMML 最低诊断标准（附表 4）。

3. 可能发展为 CMML 的前驱疾病（Potentialpre-phasesof CMML）　CMML 诊断的确立需排除可能发展为 CMML 的前驱疾病，包括意义未明的特发性单核细胞增多症（IMUS）和意义未定的克隆性单核细胞增多症（CMUS）（附表 5）。

附表 5　可能发展为 CMML 的前驱疾病与典型 CMML 的主要特征

特征	IMUS	CMUS	O-CMML	CMML
单核细胞绝对增多（≥0.5×10^9/L）	+	+	+	+
单核细胞显著增多（≥1×10^9/L）	+/-	+/-	-	+
单核细胞相对增多（≥10% 的白细胞）	+	+	+	+
发育异常[a]	-	-	+	+
血细胞计数减少[b]	-	-	+/-	+/-
骨髓原始细胞比例	＜5%	＜5%	＜20%	＜20%
免疫表型异常	-	-	++	++

续表

特征	IMUS	CMUS	O-CMML	CMML
细胞遗传学异常（≥1 个）	−[c]	−[c]	++	++
分子学异常[d]	−	+[d]	++	++

注：CMML，慢性粒 - 单核细胞白血病；IMUS，意义未明的特发性单核细胞增多症；CMUS，意义未定的克隆性单核细胞增多症；O-CMML，寡单核细胞 CMML。[a] 在一个特定的系列（红系、粒系或巨核细胞系）中，发育异常细胞至少有 10%；[b] 持续性（至少 4 个月）血细胞减少；[c] 在一部分病例中，采用荧光原位杂交可以发现小克隆；[d] 指检测到一个潜质未定的克隆性造血（CHIP）样突变，尚未取得共识的问题是如果发现多个 CHIP 样突变时，最终诊断是否应改诊为 O-CMML。

4. **分型诊断标准**　① FAB 协作组分型标准：WBC $<13×10^9$/L 为发育异常型 CMML（MD-CMML），WBC $≥13×10^9$/L 为增殖型 CMML（MP-CMML）。② WHO（2016）分型标准：依据外周血和骨髓原始细胞比例进一步分为以下 3 型：①原始细胞外周血中<2% 和 / 或骨髓中<5% 者，诊断为 CMML-0；②原始细胞外周血中 2%～4% 和 / 或骨髓中 5%～9% 者，诊断为 CMML-1；③原始细胞外周血中 5%～19%，骨髓中 10%～19%，和 / 或有 Auer 小体，诊断为 CMML-2。

5. **鉴别诊断**　①反应性单核细胞增多症：亚急性细菌性心内膜炎、结核病、疟疾感染、EB 病毒感染、梅毒、伤寒、锥虫病、药物毒性反应、皮质类固醇治疗、GM-CSF 治疗、副肿瘤（T 细胞淋巴瘤、霍奇金病、实体瘤）、慢性和急性自身免疫性疾病、结节病和慢性肝炎合并肝硬化时，可以出现反应性单核细胞增多症，应仔细询问病史，必要时进行相关实验室检查以除外这些可导致反应性单核细胞增多的可能原因和疾病。②伴单核细胞增多的克隆性血液系统疾病：可伴单核细胞增多的克隆性血液系统疾病包括 MDS 伴单核细胞增多、单核细胞 AML、MPN 伴单核细胞增多、GATA2 缺陷伴单核细胞增多、JMML 和组织细胞增多症等。

（龚旭波　叶向军）

第四节　WHO-HAEM5 的 MDS/MPN 分类更新解读

这类髓系肿瘤有 MDS 和 MPN 重叠的病理和分子特征定义，临床上通常表现为各种血细胞减少和细胞增多的组合。血细胞减少的定义与 MDS 相同。

一、病名更改和分类变化

病名"MDS/MPN 伴中性粒细胞增多"取代之前的"不典型慢性粒细胞白血病（aCML）"。这种变化强调了疾病的 MDS/MPN 特性，并避免了与 CML 的潜在混淆。MDS/MPN 伴环形铁粒幼细胞和血小板增多基于 *SF3B1* 突变也被重新定义，重新命名为 MDS/MPN 伴 *SF3B1* 突变和血小板增多，而 MDS/MPN 伴环形铁粒幼细胞和血小板增多病名被保留而用于野生型

SF3B1 且环形铁粒幼细胞≥15% 的病例。不能分类型 MDS/MPN（MDS/MPN-U）改为 MDS/MPN，非特定类型（NOS），与整个分类中删除限定术语"不能分类型"一致。WHO-HAEM5 的分类类型见表 6-6，将之前版本中的"JMML"归类于 MPN。

表 6-6 MDS/MPN

慢性粒单核细胞白血病
骨髓增生异常 / 骨髓增殖性肿瘤伴中性粒细胞增多
骨髓增生异常 / 骨髓增殖性肿瘤伴 *SF3B1* 突变和血小板增多
骨髓增生异常 / 骨髓增殖性肿瘤，NOS

二、CMML 诊断标准修订

MDS/MPN 的原型和最常见的类型是慢性粒单核细胞白血病（CMML），其特征是持续的外周血单核细胞增多和涉及表观遗传调控、剪接体和信号转导基因体细胞突变的各种组合。修订的诊断标准，包括必要标准和支持标准（表 6-7）。第一个必要标准是外周血单核细胞持续绝对增多（≥0.5×10^9/L）和相对增多（≥10%）。也就是说，单核细胞绝对增多的基值从 1.0×10^9/L 降到 0.5×10^9/L，以纳入之前称为寡单核细胞 CMML 的病例。当单核细胞绝对值≥0.5×10^9/L，<1.0×10^9/L 时，为了提高诊断准确性，需要检出一种克隆细胞遗传学或分子异常和至少一个系列病态造血。外周血单核细胞亚群的异常划分，作为新的支持标准。新标准增加了"寡单核细胞 CMML"，不过诊断标准比≥1×10^9/L 和 10% 的非"寡单核细胞 CMML"严格，分子检测和病态造血是关键性指标。ICC 对持续性单核细胞增多（≥10% 和≥0.5×10^9/L），存在髓系肿瘤相关突变而无 CMML 的 BM 形态学所见，归类为"意义未明克隆性单核细胞增多症（CMUS）"的 CMML 前期。

表 6-7 慢性粒单核细胞白血病的诊断标准（WHO，2022）

必要标准
1. 外周血单核细胞持续绝对增多（≥0.5×10^9/L）和相对增多（≥10%）
2. 外周血和骨髓中原始细胞＜20%*
3. 不符合慢性随细胞白血病或其他骨髓增殖性肿瘤的诊断标准 **
4. 不符合髓系 / 淋系肿瘤伴酪氨酸激酶融合的诊断标准 ***
支持标准
1. ≥1 个髓系病态造血 #
2. 获得性克隆性细胞遗传学或分子异常

3. 外周血单核细胞亚群区分 ##

诊断要求

– 所有病例必须满足必要标准

– 单核细胞增多≥1×10^9/L 时,必须满足 1 项或多项支持标准

– 单核细胞增多≥0.5×10^9/L 且<1×10^9/L 时,必须满足第 1 条和第 2 条支持标准

亚型诊断标准

– 骨髓增生异常型 CMML(MD-CMML):WBC<13×10^9/L

– 骨髓增殖型 CMML(MP-CMML):WBC≥13×10^9/L

亚组标准(基于原始细胞和幼单核细胞百分比)

CMML-1:外周血<5%,骨髓<10%

CMML-2:外周血 5%~19% 和 / 或骨髓 10%~19%

注:* 原始细胞和原始细胞等同意义细胞包括原始粒细胞、原始单核细胞和幼单核细胞。**MPN 初诊时或疾病过程中可能与单核细胞增多有关,与 CMML 相似;此时,有 MPN 病史者可排除 CMML;骨髓中存在 MPN 特征和 / 或高负荷的 MPN 相关突变(*JAK2*、*CALR* 或 *MPL*)倾向于支持伴单核细胞增多 MPN 而非 CMML。*** 嗜酸性粒细胞增多病例中,必须排除伴酪氨酸激酶基因融合髓系 / 淋系肿瘤。# 骨髓造血系列中≥10% 细胞存在病态造血。## 在无活动性自身免疫疾病和 / 或全身性炎症综合征患者中,检测到经典单核细胞增多(>94%)。

骨髓增生异常型 CMML(myelodysplastic CMML,MD-CMML),外周血 WBC<13×10^9/L 和骨髓增殖型 CMML(myeloproliferative CMML,MP-CMML),外周血 WBC>13×10^9/L,这两个既往存在的亚型再次得到确认。MP-CMML 常见与激活 RAS 通路的基因突变和不良临床结果相关。WHO-HAEM4R(2017)中的 CMML-0 亚型(血液中原始细胞<2% 和骨髓中<5%),因预后评判意义很有限而在 WHO-HAEM5 中被取消。

三、其他类型诊断的基本标准与理想标准

MDS/MPN-N 基本标准为白细胞增多(≥13×10^9/L),中性粒细胞增多和幼粒细胞增多(≥10%)并可见病态形态;骨髓高细胞量,中性粒细胞为主伴病态造血,伴或不伴红系与巨核细胞病态造血;骨髓或外周血原始细胞<20%;不符合 MPN(尤其是 *BCR::ABL1* 融合。需要仔细评估现有方法,如细胞遗传学、原位杂交或基于 PCR 分析法排除隐蔽重排等情况)、髓系肿瘤伴嗜酸性粒细胞增多和定义的基因重排、CMML 或 MDS/MPN 伴 *SF3B1* 突变和血小板增多。理想标准为分子检测到 *SETBP1* 和 / 或 *ETNK1* 突变;无 *JAK2*、*CALR*、*MPL* 和 *CSF3R* 突变(这些突变在不常见,应及时进行形态学检查以排除其他疾病)。

MDS/MPN 伴 *SF3B1* 和血小板增多诊断标准,①外周血:贫血,血小板增多(>450×

$10^9/L$），无或极罕见原始细胞；②骨髓细胞形态学：病态造血，特别是环状铁幼细胞性细胞生成异常；③血液或骨髓分子检测：*SF3B1* 杂合子突变，同时有 *JAK2* p.V617F 或 *MPL* 或 *CALR* 突变等（如果不能进行分子检测，则需要外周血血小板持续增多至少 3 个月；骨髓环形铁粒幼细胞≥15%）；④排除疾病：治疗相关髓系肿瘤，MDS-5q，MDS-Bi *TP53*，髓系肿瘤伴 t（3；3）（q21.3；q26.2）或 inv（3）（q21.3q26.2），基因融合定义的疾病，如 *BCR::ABL1*。MDS/MPN-NOS 诊断标准，①外周血：≥1 系血细胞减少和≥1 系血细胞增多的增殖特征；②骨髓细胞形态学：病态造血和骨髓增殖同时存在；③血液或骨髓分子检测：增殖性和增生异常性肿瘤中所见的基因突变同时存在；④排除疾病：治疗相关髓系肿瘤以及基因融合定义疾病，如 *BCR::ABL1* 融合或 *PDGFRA*、*PDGFRB*、*JAK2* 或 *FGFR1* 重排的其他 MDS/MPN 类型。

（叶向军　王　新）

第七章

MPN 整合诊断关键指标和诊断标准解读与体会

骨髓增殖性肿瘤（myeloproliferative neoplasms，MPN）是以一系或多系髓系（粒系、红系、巨核系）细胞增殖为特征的造血干细胞疾病，主要见于成年人。与 MDS 相对，有一系或多系血细胞增加（原发性骨髓纤维化有例外），且无明显病态造血。慢性髓细胞白血病（chronic myeloid leukemia，CML）、真性红细胞增多症（polycythemia vera，PV）、特发性血小板增多症/原发性血小板增多症（essential thrombocythaemia，ET）和特发性/原发性骨髓纤维化（idiopathic/primary myelofibrosis，IMF/PMF）是常见的四个经典类型。ET 和 IMF 术语，病名"特发性"可能比"原发性"确切。PMF 是个折中病名。CML 有特有的遗传学异常 *BCR::ABL1*，被 WHO（2017）命名为"CML，*BCR::ABL1* 阳性"，其余 MPN 可合称为 *BCR::ABL1* 阴性 MPN。

第一节　MPN 整合诊断关键指标梳理

MPN 的诊断信息，始于临床和血细胞计数的分析。可以说外周血细胞计数提供诊断的第一个"必须条件"，骨髓细胞和组织病理学是第二个检查的常规项目，同时或最后是细胞遗传学和/或分子学检查。

一、临床特征梳理

在经典的 MPM 类型中，PV 与 ET 常有形态学与分子学上的重叠，分析临床特征（图 7-1）常有方向性，如面部和黏膜暗红（多血）常是 PV 显著的外貌改变和每一个多血期患者几乎都有的症状，皮肤瘙痒（典型者在热水浴后加重，约见于 50% 患者）也是一个有意义的症状。ET 几乎无这些症状。慢性中性粒细胞白血病（chronic neutrophilic leukemia，CNL）的临床特征为不易解释的白细胞（中性粒细胞）增高、脾大和发热。不明原因的白细胞明显增高与脾大常是 CML 的特征。PMF 症状复杂，但脾大与贫血、脾大与血小板减少、脾大与白细胞增多或减少常相伴随，也有脾不大而血小板明显增加者。PMF 纤维化期常见的典型特征是骨髓造血衰竭所致的血细胞减少。

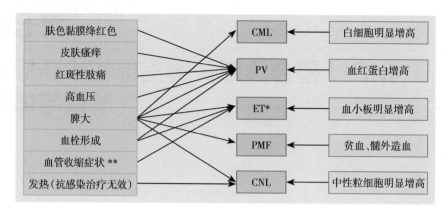

图 7-1　临床特征与 MPN 类型

*初诊时一般患者无明显症状；**视觉障碍、头晕、头痛、心悸、不典型胸痛、红斑性肢痛、网状青斑和肢端感觉异常

　　脾大常被认为是 MPN 的特征，但是随着现在诊疗水平和早诊早治意识的提高，早期患者增加，脾大的比例和脾大的程度也随之下降，故现在诊断的患者中，相当一部分患者是没有脾大的。除 CML 外，PMF、CNL、ET、PV、慢性嗜酸性粒细胞白血病，非特定类型（chronic eosinophilic leukemia，not otherwise specified，CEL，NOS）多发生于中老年人。因此，年龄也是一个参考因素。

　　病史是梳理类型及其是否有疾病进展的一个重要指标。MPN 的临床特征除了前述的体征外，还包括血细胞增多的病史。不能解释的血细胞增多病史是 MPN 的重要特征，尤其是 PV 和 ET 等 MPN 类型诊断后发生的 MF 与 PMF（纤维化期）血象常相似，PV、ET 等 MPN 类型诊断后疾病向 MF 进展时与 Pre-PMF（纤维化前期）骨髓组织形态学基本相同。因此，梳理病史（图 7-2）极其重要。

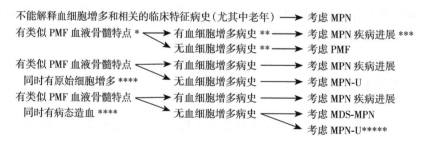

图 7-2　有无血细胞增多病史对 MPN 诊断或诊断方向的影响

PMF 包括骨髓纤维化前期和纤维化期。*非继发性病理改变主要为骨髓细胞增多、巨核细胞轻中度异形、胞核深染和 MF-1 级。**有血细胞增多（包括相关的临床特征）病史者，现病史（初诊）外周血细胞至少 1 系出现明显下降；血细胞减少也常见。***主要指 ET、PV、CML；****可以同时有病态造血或原始细胞增多（<20%）；*****有不同见解

二、血象梳理

MPN 是有效造血,反映在外周血为血细胞增高和无明显形态学异常。不能一般解释的血细胞一系或一系以上增多,尤其是中老年患者,并有嗜碱性粒细胞易见时,常是发现 MPN 的第一个较为明确的证据(表 7-1)。

表 7-1　MPN 等慢性髓系肿瘤诊断时常见血液骨髓细胞学特点

疾病	血细胞计数	血细胞形态	骨髓细胞与形态			
			细胞量	原始细胞	成熟	细胞形态
MPN	至少 1 系血细胞明显增高,在进展期可以减少	大致正常,嗜碱性粒细胞易见;较多幼粒细胞见于 CML;密集红细胞或血小板见于 PV 或 ET;幼粒幼红细胞和低比例原始细胞见于 PMF	增多,老年 ET 可以例外	< 20%	有	粒系和红系前体相对正常;巨核细胞,CML 偏小,PMF 异形,ET 大而高核叶,PV 多形性
MDS	1 系或多系血细胞减少,发病时几乎无粒细胞增多	可见病态形态,偶见幼稚细胞	通常增多	< 20%	尚可	有病态细胞
MDS/MPN	混合性血象,至少 1 系加和减少	单核细胞增多,可见病态细胞和 / 或幼粒细胞和少量原始细胞	增多	< 20%	有	混合象,至少 1 系病态形态和 1 系形态基本正常

MPN 类型之间血细胞增高常有重叠,但增高的血细胞系列、程度以及有无幼稚细胞等常有不同。PV 以红细胞(RBC)和血红蛋白(Hb)明显增高为特征,白细胞(WBC)和 / 或血小板(PLT)正常或增高;ET 以 PLT 显著增高为特征,WBC 正常或增高,Hb 正常或正常范围高值。PV 和 ET,一般不见或少见幼粒细胞,有核红细胞更少见,偶见巨核细胞。

CML 以 WBC(粒细胞)显著增高为特征,PLT 正常或增高,Hb 正常或稍低或稍高,幼粒细胞明显增多,嗜碱性和嗜酸性粒细胞增多,尤其是嗜碱性粒细胞。

PMF,Hb 减低、少数正常、未见增高,PLT 和 WBC 高低不定,幼粒细胞和幼红细胞以及泪滴形红细胞易见。需要注意泪滴形红细胞不是 PMF 都有的和特有的,它也见于有血栓形成等疾病,尤其是年老患者。

概述常见 MPN 类型的血细胞计数特点见图 7-3。

MPN 的血象指标中,还需要关注三个指标:其一是单核细胞比例在少数病例中稍高,如 *BCR::ABL1*(p190)+CML 可伴有单核细胞增多,或不增高但因白细胞计数增高而绝对值可以增高,必须和 CMML 作出鉴别;其二没有明显的病态细胞(PMF 除外);其三是一般不见原始细胞(PMF、CML 和 CEL 除外)。

CML ——→ WBC（粒细胞）增高,PLT 增高或正常而 Hb 几乎不增高（偶有增高）*

ET ——→ PLT 明显增高,WBC 轻中度增高和正常,Hb 正常或正常范围高值

PV ——→ Hb 或 Hct 增高**,WBC 轻中度增高和正常,PLT 增高或正常

PMF*** ——→ Hb 几乎都减低,WBC 高低不定, PLT 高低不定

CNL ——→ WBC（中性粒细胞）增高,几乎都有贫血,PLT 高低不定

图 7-3 MPN 常见类型血细胞计数特点

*CML 初诊时除了偶有 Hb 增高（轻度），通常无明显 Hb 和 PLT 减低。** 早期 PV 患者 Hb 可以在参考区间的高值上下波动。*** 一般指纤维化期，纤维化的结果是造血衰竭，故典型纤维化期除了 Hb 减低，还有 WBC 和 PLT 的降低或明显下降；纤维化前期部分患者可无贫血，WBC 和 PLT 增高常见

按照血细胞增高与分子指标之间的规律,BCR::ABL1 与 WBC 增高（CML）相关,JAK2 与 PV、ET 和 PMF 相关,MPL 和 CALR 与 ET 和 PMF 相关。归纳血细胞计数升高与相关分子指标之间的类型诊断见图 7-4,这是一个简便实用的诊断途径。

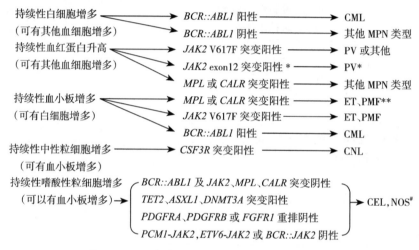

图 7-4 血细胞计数增高与相关的关键性分子指标

* 罕见于 ET 和 PMF,多见于年轻人；**CALR 更罕见于 PV,MPL 尚未见于 PV。白细胞增多、血红蛋白升高和血小板增多与相关基因突变的诊断优先性，依次为 BCR::ABL1＞JAK2＞MPL、CALR（一般原则）。除了 BCR::ABL1 指标外，JAK2、MPL、CALR 阴性 MPN 需要依据骨髓组织病理学等特征进行评判；[#]CEL，NOS 外周血原始细胞≥2% 或骨髓中≥5% 也为肿瘤克隆性的指标，WHO-HAEM5 取消了 CEL，NOS 中的"NOS"

由此可知,有 WBC（粒细胞）增高而疑似 MPN 者,必须检查 BCR::ABL1 或 Ph 染色体（核型分析）。有 Hb 升高而疑似 MPN 者,需要检查 JAK2 突变。有 PLT 增高而疑似 MPN 者,需要检查 JAK2、MPL 和 CALR 突变。有 Hb 升高同时又有 PLT 增加或 PLT 增高为主同时又有 Hb 稍高而疑似 MPN 者,都需要检查 JAK2、MPL 和 CALR 突变。

三、骨髓涂片和印片形态学梳理

在结合临床特征与血象信息的前提下梳理以下几个方面,最重要的是造血细胞增加、细胞成熟尚可、巨核细胞形态变化和原始细胞不增加（PMF 纤维化期和 CML 可以轻度增加）。

1. **有核细胞、细胞成分与形态**　CML 细胞量增加最显著,主要是不同阶段粒细胞(常以幼粒细胞为主),巨核细胞增多且以细胞小或偏小型(非小圆核的侏儒型)为特点,有核红细胞不增多。

PV 和 ET 细胞量增多。一部分病例不增多。PV 红细胞密集分布、巨核细胞和粒细胞部分病例增多,易见巨核细胞多形性和高核叶;ET 巨核细胞增多且细胞大而高核叶、血小板大簇大片分布。PMF(纤维化期)细胞量不定,巨核细胞增多并可见轻度异形性。Pre-PMF 细胞量增加,粒细胞增加、巨核细胞增加伴轻中度异形性,有核红细胞通常减少。

2. **原始细胞与病态造血细胞**　原则上说,除了 PMF 纤维化期、CML 和 CEL 外,其他MPN 类型无原始细胞增加,也无(明显)病态造血特点。出现原始细胞增多和/或病态造血,指示疾病进展(图 7-5)。

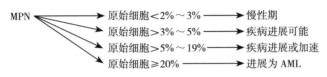

图 7-5　原始细胞递增的关键比例与疾病进展

3. **骨髓印片有核细胞与基质背景**　骨髓涂片常因不同程度的血液稀释和淋巴细胞与巨核细胞不易抽吸而致有核细胞减少。骨髓印片在基质背景清晰下的巨核细胞异常与异常骨髓细胞聚集性分布常示骨髓纤维化的存在。

四、骨髓切片形态学梳理

在结合临床特征、血象和/或骨髓涂片与印片信息的前提下展开。

1. **有核细胞量**　MPN 是骨髓细胞增殖的疾病,尤其是与中老年人不相称的细胞增多时,具有大类诊断的评判意义,在具体类型中也有一定的参考意义(图 7-6)。

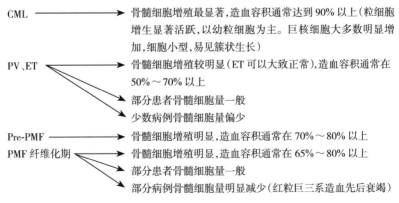

图 7-6　常见 MPN 类型骨髓有核细胞量

2. 细胞成分与形态　CML 以粒细胞（幼粒细胞为主）和巨核细胞（偏小型）为主增殖（图 7-6 和图 7-7）；ET 常以大而高核叶的巨核细胞增殖，且可见移位性聚集性生长（巨核细胞的形态和分布位置特征）；PV 常为红系与巨核细胞或粒系与巨核细胞或粒红巨三系增殖，但增殖程度多不及 CML，巨核细胞形态可以类似 ET 但常不及 ET。当原先无异形性的巨核细胞在病情中出现时，指示疾病向骨髓纤维化发展。PV、ET 等 MPN，甚至非肿瘤性切片标本中，都可见少量深染巨核细胞，一般裸核巨核细胞胞核为深染，需要与 Pre-PMF 的巨核细胞轻中度异形伴胞核深染区分开来，不可以将少量巨核细胞胞核深染或核叶减少诊断为 Pre-PMF。这些观察指标中，通常巨核细胞形态最为重要（图 7-7 和表 7-2）。在骨髓组织学检查中，具有 Pre-PMF 骨髓组织学特征的诊断思路比较复杂，在诊断中需要与血细胞增多病史等因素密切连贯起来，我们总结的思路见图 7-8。巨核细胞形态演变与疾病进展见图 7-9。除了 ET、PV，CML 在进展为纤维化过程中，同样在原来巨核细胞的形态基础上，出现进一步的小细胞化、胞核深染和异形化。

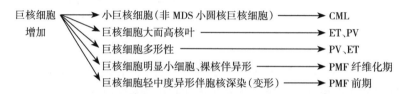

图 7-7　巨核细胞关键形态与 MPN 常见的四种类型
均可见巨核细胞移位性聚集性生长，其中 PMF 最常见

表 7-2　MPN 初诊及疾病进展中巨核细胞变化 *

疾病	小（型）巨核细胞	大而高核叶巨核细胞	多形性巨核细胞	异形性巨核细胞	小圆核巨核细胞	巨核细胞移位和聚集
CML	+++	−	−	−	−	+
CML-AP、BP	+	−	+	++	++	++
PV	−	++	++	−	−	+
ET	−	+++	++	−	−	+
PV 和 ET 后 MF	+	+	+++	+++	++	+++
PMF	+	+	+++	+++	+	+++
感染和脾亢等巨核细胞增生	−	++	+	−	−	−

注：* 都可以出现簇状结构。CML 为慢性髓细胞白血病；CML-AP、BP 为慢性髓细胞白血病加速期、急变期；PV 为真性红细胞增多症；ET 为原发性血小板增多症；MF，骨髓纤维化；PMF 为原发性骨髓纤维化。

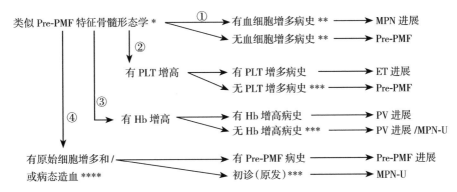

图 7-8　有类似 Pre-PMF 骨髓组织学特征的诊断思路

* 非继发性病理改变主要为骨髓细胞增多、巨核细胞轻中度异形伴胞核深染和 MF-1 级。** 有血细胞增多及相关临床特征病史者，现病史（初诊）外周血细胞至少 1 系出现明显下降，血细胞减少也常见。*** 常需要结合其他特征。**** 病态造血并各有 1～2 系血细胞增多和减少者应归类为 MDS/MPN

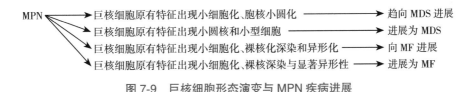

图 7-9　巨核细胞形态演变与 MPN 疾病进展

3. 纤维组织有无异常增生　PMF 纤维化期常为巨核细胞增殖伴异形性与纤维组织交织增生（MF 2～3 级）。CML、ET 和 PV 等 MPN 发生纤维化时，它们的病理异常与 PMF 一样，当原先无明显的纤维组织增生（MF≤1 级）出现明显增生时，同时巨核细胞出现小型化、异形化与裸核化，都指示疾病进展（见表 7-2）。Pre-PMF 常为 MF 1 级，同时有巨核细胞轻中度异形伴核深染（树根样云朵样胞核鼓突并失去核膜平滑性）。MF 的程度与 MPN 等疾病的关系见图 7-10。

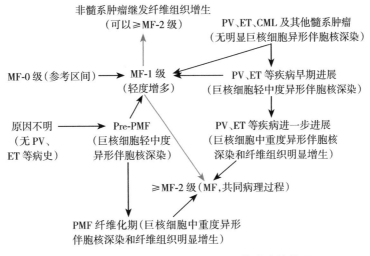

图 7-10　骨髓纤维化程度与 MPN 等疾病的关系

4. 原始细胞和病态造血　意义同骨髓涂片。出现病态造血和原始细胞增多常示疾病向 MDS 和 / 或 AML 转变。无 MPN 病史的初诊原发病例,应考虑 MPN,NOS。

五、流式免疫表型梳理

原则上说,流式免疫表型对初诊 MPN 诊断无帮助。在疾病进展中,出现病态造血和 / 或原始细胞增加时,则有一定意义。

六、遗传学梳理

遗传学检查是提供 MPN 进一步诊断与鉴别诊断证据的关键指标,尤其是形态学不典型表现的 ET、PV、CNL 等类型。细胞遗传学(常规核型方法和 FISH 方法)和分子学方法检测的 BCR::ABL1、JAK2、MPL、CALR、CSF3R 等基因异常都是常规项目。BCR::ABL1、JAK2、MPL 和 CALR 是 MPN 中常见四个类型最重要的分子指标。其中 BCR::ABL1 在类型中对 CML 具有诊断性和排它性,其余分子指标有重叠或交叉,但在评估诊断中某一分子指标常有优先考虑性。

(一)BCR::ABL1

BCR::ABL1 融合基因,是驱动 CML 和一部分 ALL 等白血病的病理分子,其融合蛋白具有强酪氨酸蛋白激酶活性。根据 BCR 断裂点不同,融合基因编码的融合蛋白分子量有 p190、p210 和 p230 三种。

BCR::ABL1(p190)极少见于 CML,主要见于原始淋巴细胞大小不一和异形的 ALL 和伴或不伴成熟型的 AML。BCR::ABL1(p210)是 CML 特异的重现性遗传学异常的分子标记,是诊断和分子靶向治疗的指标。BCR::ABL1(p230)则是 CML 变异型——伴中性粒细胞增多 CML 的分子指标。

1. BCR::ABL1(p210)　BCR::ABL1(p210)阳性是定义、诊断和提供分子靶向治疗 CML 的指标。因此,在诊断上,BCR::ABL1 具有诊断优先。检出 BCR::ABL1(p210)或 Ph 染色体者,在相似的上述四种 MPN 类型中,不管有血小板增多还是有血红蛋白升高,不管有无其他基因突变,就有诊断为 CML 的优先。即使患者同时有 JAK2 或 MPL 或 CALR 阳性,亦不影响 CML 的诊断。反之 ET、PV、PMF 患者都不可以有 BCR::ABL1 阳性。在我们的病例中,有 BCR::ABL1 伴 CALR、JAK2 阳性,还未遇到 BCR::ABL1 伴 MPL 阳性的 CML 患者。

由于 BCR::ABL1(p210)阳性总是与白细胞增高相关,这也是对于白细胞增高的 MPN 者必须检测 BCR::ABL1 的原因。对于白细胞不增高而嗜碱性粒细胞易见和血小板增高者也需要考虑到 CML 的可能,也可以是 ALL 前期(血细胞减少)的早期事件,我们遇见一例轻度贫血(其余正常)的 BCR::ABL1 阳性而首先考虑为 CML 的病例,经过 2 个月的随访,进展为 B-ALL。

2. *BCR::ABL1*(p190) 与 *BCR::ABL1*(p230) *BCR::ABL1*(p190) 在 CML 中,只有少数患者阳性,而大多数阳性患者见于 ALL,还可见于 AML 不伴成熟型和伴成熟型,即 AML 伴 *BCR::ABL1* 融合。

3. *BCR::ABL1* 与 Ph 染色体或 t(9;22)(q34.1;q11.2) *BCR::ABL1* 与 Ph 染色体或 t(9;22)(q34.1;q11.2),两者是方法学(分子学和细胞遗传学)上的不同,意义一样。Ph 染色体即 t(9;22)(q34.1;q11.2) 易位后变短的 22 号染色体。95% 以上的 CML 患者用细胞遗传学方法可以检测到 Ph 染色体。剩下的为隐蔽易位,需要用灵敏的方法(如 FISH、RT-PCR)才可以检测到。因此检出 *BCR::ABL1* 者不一定有相应的特定染色体易位(常规染色体核型分析方法),而且分子学方法检测时间快,诊断 CML 的优势明显。检测结果不一致时需要核查。

诊断为 CML 的患者全都为 *BCR::ABL1* 阳性,*BCR::ABL1* 阴性不能诊断为 CML。而且在 MPN 中,有 *BCR::ABL1* 阳性者应首先诊断为 CML,故 WHO 把慢性粒细胞白血病(chronic myelogenous leukemia)定名为"慢性髓细胞白血病(chronic myeloid leukemia),*BCR::ABL1*+"。

(二)*JAK2*

1. *JAK2* 基因突变的类型 *JAK2* 基因突变主要有 2 个类型:其一是 *JAK2* p.V617F,另一个是 *JAK2* 外显子 12 中有移码或点突变。它们的临床意义基本相同。*JAK2* p.V617F 突变阳性,在 MPN 最常见的四种类型中,CML 极其罕见,PV 95%~97% 阳性,ET 和 PMF 50%~60% 阳性。*JAK2* 外显子 12 突变阳性,CML、ET 和 PMF 罕见,PV 2%~3% 阳性。进一步的研究发现,PV 的 *JAK2* p.V617F 突变可为纯合子,而 ET 和 PMF 中的 *JAK2* p.V617F 突变为杂合子。少数缺乏 *JAK2* p.V617F 的 PV 患者,*JAK2* 外显子 12 中有移码或点突变,提示表型之间的分子改变既有相同又有相异。

2. *JAK2* p.V617F 突变诊断优先 在 MPN 最常见的四种类型中,*BCR::ABL1* 最具有诊断优先性。*JAK2* p.V617F 突变在同为阳性的 PV、ET 中,如果患者 Hb 水平达到 PV 诊断数值者,同时有血小板数值显著升高和/或白细胞增高(*BCR::ABL1* 阴性),尤其具有临床特征者,优先考虑为 PV。PV 与 ET 或它们进展中与 PMF 等重叠 MPN-U 的诊断关系见后述。

早期 PV 和 PV 疾病进展以及骨髓切片组织学诊断与 PMF 前期、ET 的关系见类型诊断的梳理与把握。

(三)*CALR* 和 *MPL*

CALR 和 *MPL* 与 *JAK2* 突变一般都是互相排斥的。*CALR* 或 *MPL* 突变见于 ET 和 PMF,而不见于 PV。所以有这两个基因突变,在有类似血细胞增高时,诊断 ET 和 PMF 的概率更高,也就是说,在一般原则上,有诊断指标上考虑的优先性,或者是 ET 与 PV 重叠的 MPN-U。

归纳上述四项指标的针对性意义见图 7-11。

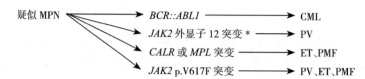

图 7-11　疑似 MPN 四项分子指标阳性需要首先考虑的类型
* 有罕见报告 ET 和 PMF 中阳性，作为一般原为不见

诊断中增加的分子指标，特别针对 *BCR::ABL1* 阴性 MPN（PV、ET、PMF、CNL），归纳其诊断意义见表 7-3。除了 *BCR::ABL1* 外，*JAK2*、*MPL*、*CALR* 等突变特异性不够强，故从诊断标准看，形态学（尤其是骨髓组织形态学）特征，也是公认的关键性诊断指标（见图 7-7、图 7-10）。这是形态学与分子学之间，需要整合评判的关系。*JAK2*、*CALR* 和 *MPL* 突变指标，在其他髓系肿瘤中可见阳性，没有诊断优先性，但具有确认髓系肿瘤克隆性的证据。CNL 多数病例存在 *CSF3R* 突变。诊断慢性嗜酸性粒细胞白血病非特定类型，必须经过遗传学检查，确认无 *PDGFRA/B*、*FGFR1* 重排及 *PCM1::JAK2* 者。

表 7-3　MPN 相关基因重排或突变的发生率（%）

MPN	*BCR:: ABL1*	*JAK2* p.V617F	*JAK2* exon 12 突变	*CALR* exon 9 突变	*MPL* exon10 突变	*CSF3R* p.T6181	备注
CML	100	罕见	0	罕见	罕见	0	*BCR::ABL1* 为 CML 的定义指标，均应阳性
PV	0	95～97	2～3	罕见	罕见	0	*JAK2* 等位基因负荷与预后、转化相关。与 *JAK2* p.V617F 突变者相比，*JAK2* exon12 突变者年龄较低、平均 Hb 高和白细胞与血小板计数较低、骨髓常红系增生
PMF	0	55～60	罕见	25～35	5～10	0	与 *JAK2* 突变者相比，*CALR* 突变者与较年轻、惰性病程和较长的生存期有关。血栓形成风险 *JAK2* 突变者最大，*MPL* 突变其次。三阴性者与较差预后相关且易于转化为 AL
ET	0	50～60	罕见	25～35	1～5	0	*JAK2* 突变者有较高的血栓形成率；*CALR* 突变者年龄较轻、血小板较高、白细胞较低，血栓风险较低，但有较高 PLT 数和骨髓纤维化转化率，也有报告无明显差异。*MPL* 突变者有较高的 MF 风险。三阴性者生存期最长，*MPL* 突变者最短
CNL	0	罕见	0	0	0	80	*CSF3R* 可见于少数 MDS/MPN，尤其 aCML

注：*JAK2* 与 *CALR*、*MPL* 一般都是互相排斥的突变。

其他分子检查,如髓系肿瘤中可见的基因突变,*ASXL1*、*EZH2*、*TET2*、*IDH1*、*IDH2*、*SRSF2*、*SF3B1*、*TP53* 等,均可以见于 MPN。这些突变可以指示髓系肿瘤克隆性病变和预后欠佳,如 *JAK2*、*CALR* 和 *MPL* 三阴性的 MPN(ET)检出其他髓系细胞具有的突变,有助于确认骨髓增殖的克隆性。

七、NCCN(2019)指南中,怀疑 MPN 的检查与诊断项目

①病史与体格检查,包括脾触诊、出凝血事件评估和心血管危险因子。②全血细胞计数与分类和形态学观察。③综合代谢组套,包括尿酸、LDH 和肝功能检查。④ FISH 或多重 RT-PCR 检测 *BCR::ABL1*,若为阳性首先诊断为 CML,对于其他 MPN 类型来说,为 *BCR::ABL1* 阴性。⑤髓穿刺和活检(包括网银纤维染色)。⑥骨髓细胞遗传学,如果骨髓不能抽吸用血液标本,进行常规核型分析和 / 或 FISH 方法检测。⑦检测血液标本 *JAK2* 突变,如果阴性检测 *MPL* 和 *CALR* 突变(针对 ET 和 PMF 病例)以及 *JAK2* exon12(针对 PV 患者),或者因情况使用 NGS 方法,包括 *JAK2*、*MPL* 和 *CALR* 在内的组套基因突变检测(有助于发现具有转化为白血病可能的 PMF 以及三阴性 MPN 的克隆性)。⑧血清 EPO 水平检测、血清铁检测。

(卢兴国　潘智勇)

第二节　MPN 诊断标准(WHO,2017)解读与应用体会

WHO 分类中,MPN 有七个类型,最常见的经典四个类型是 CML、PV、ET、PMF,其中,最不易诊断的类型是骨髓增殖性肿瘤不能分类型(myeloproliferative neoplasm,unclassifiable,MPN-U)。

一、慢性髓细胞白血病

1. 慢性髓细胞白血病(CML)　CML-CP 诊断基本标准:高白细胞(粒细胞)计数,外周血和骨髓幼粒细胞增多,嗜酸性嗜碱性粒细胞易见,原始细胞<5%(常<2%,外周血)和<10%(常<5%,骨髓),Ph 染色体 + 或 *BCR::ABL1*(p210)+。由于早期诊断病例增多,脾大和 / 或显著白细胞增高(>500×10⁹/L)明显趋少。*BCR::ABL1* 重要性增加,CML100% 阳性,而且总与白细胞增高相关,在其他分子指标中具有诊断优先。

2. CML-BP 诊断标准(符合任何一条)　外周血或骨髓原始细胞≥20%,在髓外组织出现原始细胞肉瘤,骨髓活检切片出现大的局灶性或簇状原始细胞增生。

3. CML-AP 诊断标准　为表7-4中≥1项血液学 / 细胞遗传学标准或 TKI 反应的"暂定"标准者。尽管,在 WHO-HAEM5 取消了 CML-AP,但了解 WHO-HAEM4R(2017)的 CML-AP 异常状态,尤其是形态学特征对评判疾病进展仍有重要意义。

表 7-4 CML-AP 诊断标准

血液学 / 细胞遗传学标准 [a]
　①对治疗不起反应的高白细胞（$>10 \times 10^9/L$）持续或逐渐（进行性）增加
　②对治疗不起反应的脾脏持续或逐渐（进行性）增大
　③对治疗不起反应的血小板持续增多（$>1000 \times 10^9/L$）
　④与治疗无关的血小板持续减少（$<100 \times 10^9/L$）
　⑤外周血嗜碱性粒细胞占≥20%
　⑥外周血和 / 或骨髓中原始细胞占 10%～19%[b,c]
　⑦诊断时 Ph+ 细胞中出现其他克隆性染色体异常，包括"主要路径"异常（第二条 Ph 染色体、8 三体、17q 等臂染色体、19 三体），复杂核型，3q26.2 异常
　⑧在治疗期间 Ph+ 细胞中出现任何新的克隆性染色体异常

TKI 反应的"暂定"标准
　①首次 TKI 治疗发生血液学抵抗（或首次 TKI 治疗未能达到完全血液学缓解[d]）
　②连续 2 个 TKI 疗程，血液学、细胞遗传学和分子学检查中，至少有一项显示抵抗
　③TKI 治疗过程中发生两种或多种 BCR::ABL1 突变

注：[a].骨髓活检标本中大簇或成片小的异常巨核细胞伴明显网状或胶原纤维化可以认为是 AP 的证据，尽管这些所见通常与上面所列的一种或多种标准相关；[b].在血液或骨髓中发现典型原始淋巴细胞，即使不到 10%，也应及时关注，急淋变可以迅速发生，需要临床进一步关注并检查细胞遗传学；[c].血液或骨髓中原始细胞≥20% 或者髓外部位原始细胞浸润性增殖，诊断为 CML-BP；[d].完全血液学缓解定义为白细胞计数$<10 \times 10^9/L$，血小板计数$<450 \times 10^9/L$，分类无幼稚粒细胞和不触及脾大

表 7-4 是复合标准，包括了血液学、遗传学指标。血液学标准中，还包含了临床特征，对治疗不起反应的脾大和 WBC、PLT 增加，与治疗无关血小板减少。指标阳性常是遗传演变异常或 TKI 出现抗药的结果。血液学完全缓解的界定：血常规 + 临床，WBC $<10 \times 10^9/L$、PLT $<450 \times 10^9/L$，分类幼稚粒细胞，触诊无脾大。

由于 CML 初诊时，一部分已经为加速期（accelerated phase，AP）或急变期（blast phase，BP），还有一部分则进展为骨髓纤维化（myelofibrosis，MF）和 / 或病态造血。CML 进展为 MF 和 / 或病态造血，相当多病例原始细胞无明显增多，但几乎或多数有贫血，PLT 和 WBC 多有原数值上的（明显）下降。因此，CML 进展包括原始细胞增多（AP、BP），纤维组织增生（MF），病态造血（向 MDS 和急性白血病发展）或以某一病变性进展为主伴有其他异常病理。BCR::ABL1（p210）阳性是最重要的鉴别于其他血液肿瘤的指标。在核型分析中，需要注意诊断时在 Ph+ 细胞中伴随的主要路径异常和病情中出现的额外或新的核型异常（或多重细胞遗传学异常）对 CML-AP 的评判意义。

二、真性红细胞增多症

真性红细胞增多症（PV）分为多血前期（PV 早期）、多血期（PV）和多血后 MF（PV 后 MF）。多血期，即 PV 的诊断标准见表 7-5。

表 7-5　PV 诊断标准

诊断要求符合所有 3 条主要标准,或者符合主要标准的前 2 条加上次要标准 *

主要标准

1. 血红蛋白浓度增加(男性>165g/L,女性>160g/L);或者血细胞比容增高(男性>49%,女性>48%);或者红细胞总量增加(red cell mass,RCM >平均正常预测值25%以上)*
2. 骨髓活检示有核细胞增加(高于相应年龄的细胞量),三系(全髓)增生,包括明显的红系、粒系、巨核细胞增殖伴多形性(大小不一)形态
3. 存在 *JAK2* V617F 或 *JAK2* 外显子 12 突变

次要标准

血清红细胞生成素水平低于正常

注:* 绝对的红细胞持续增多(男性 Hb>185g/L、HCT>55.5%,女性 Hb>165g/L、HCT>49.5%)的病例,若第 3 条主要标准和次要标准符合,第 2 条主要标准(骨髓活检)可以不作要求。不过,通过骨髓活检可以发现早期骨髓纤维化(高达 20% 患者存在),预测快速进展为明显骨髓纤维化,即 PV 后 MF 可能性。

这个标准有三个方面需要关注:一是 PV 不做骨髓活检可以诊断,只要 Hb 增高、*JAK2* 阳性和血清 EPO 减低即可。二是骨髓活检侧重意义在于发现 PV 早期纤维化,说明初诊中没有血细胞增多病史可以诊断 PV 伴早期纤维化,不过形态学与 Pre-PMF 的部分病例重叠。三是设定的 Hb 值是鉴别 *JAK2*(+)ET 的标准。

PV 伴早期纤维化的骨髓特征是:巨核细胞轻中度异形,纤维组织轻度增生,网银纤维评级≤MF-1 级。伴早期纤维化是 PV 早期进展的表现。

PV 进展也可是原始细胞增多和/或病态造血。因此,PV 进展包括原始细胞增多(AML)、纤维组织增生(MF)、病态造血(MDS 和 AML)。

PV 前期,即 MPN-U。诊断主要有三条:一是 Hb 在临界高值波动;二是 *JAK2* 阳性或无反应性红细胞增多;三是不符合 ET 标准。PV 前期,部分为伴缺铁的隐匿患者,也称 masked PV(mPV)。

PV 后 MF 诊断标准见表 7-6。

表 7-6　PV 后 MF 诊断标准

必需标准

1. 具有先前诊断(符合 WHO 的定义和标准)的 PV 病史

2. 骨髓纤维化 2～3 级(按 0～3 级标准)或 3～4 级(按 0～4 级标准)

附加标准(需要符合 2 条)

1. 贫血(低于年龄、性别、居住地海拔相关人群的参考值范围),或者不需要持续静脉放血或降细胞治疗

2. 外周血幼粒幼红细胞血象

续表

3. 渐进性脾大:可扪及的脾大者从基线增加>5cm(距左肋缘)或新出现可扪及的脾大

4. 具有以下 3 个全身症状中的 2 个或全部:6 个月内体重减轻>10%,盗汗,不明原因发热(>37.5℃)

这个标准说明,有 PV 病史或 Hb 增高病史,巨核细胞中重度异形性,纤维组织明显/显著增加,网银纤维评级≥MF-2 级,是诊断最主要的指标。附加标准中强调贫血或 Hb 在原来基础上下降的重要性。需要注意的是有幼粒红细胞血象几乎都有贫血,但贫血不一定有幼粒红细胞血象。

三、原发性血小板增多症

原发性血小板增多症(ET)诊断标准见表 7-7。

表 7-7　ET 诊断标准

诊断需要满足 4 条主要标准,或主要标准前 3 条加上次要标准

主要标准
1. 血小板计数≥450×10^9/L
2. 骨髓活检主要为巨核细胞系增殖,为胞体增大的核叶过多(高核叶)成熟巨核细胞增多;中性粒细胞和有核红细胞无明显增加或左移;罕见网状纤维轻度(1 级)增多
3. 不符合 *BCR::ABL1* 阳性 CML、PV、PMF、MDS 或其他髓系肿瘤的 WHO 标准
4. 存在 *JAK2* V617F 或 *CALR* 或 *MPL* 突变

次要标准
存在克隆性标记物或无反应性血小板增多的证据

在这个标准中,巨核细胞无明显异形性,可见少量核深染和核叶减少巨核细胞,轻微异形也可以在少数病例中存在。纤维组织不增生,网银纤维评级 MF-0 级。但也可见纤维组织局部轻度增生,网银纤维评级极限 MF-1 级。参考 PV 标准中的表述,说明 ET 同样可以存在早期纤维化(疾病早期进展)。中性粒细胞可以轻度增多。

ET 进展包括原始细胞增多(AML)、纤维组织增生(MF)、病态造血(MDS 和 AML)。基因突变与 PV 不同,ET 一般不发生 *JAK2* 外显子 12 突变,而 *MPL*、*CALR* 突变不见于 PV。部分病例无突变,有其他髓系克隆性证据或排除继发性血小板增多也可以诊断。

ET 早期,即 MPN-U。诊断主要有三条:一是血小板增高而达不到诊断值;二是 *JAK2* p.V617F 阳性或 *MPL*、*CALR* 阳性或无突变者排除反应性血小板增多;三是不符合 PV 标准。

ET 后 MF 诊断标准,见表 7-8。

表 7-8　ET 后 MF 诊断标准

必需标准
1. 具有先前诊断(符合 WHO 的定义和标准)的 ET 病史
2. 骨髓纤维化 2～3 级(三级分类)或 3～4 级(四级分类)
附加标准(需要符合≥2 条)
1. 贫血(低于特定年龄、性别、海拔的参考范围)或从血红蛋白基线水平下降＞20g/L
2. 外周血幼粒幼红细胞血象
3. 定义为在可扪及脾大者中从基线增加＞5cm(与左肋缘的距离),或新出现可扪及脾大
4. LDH 升高(参考值以上)
5. 有 3 个全身症状中的≥2 个:6 个月内体重减轻＞10%,盗汗,不明原因的发热(＞37.5℃)

在这个标准中,诊断需要有 ET 病史或血小板增高病史,巨核细胞中重度异形性,纤维组织明显/显著增加,网银纤维评级≥MF-2 级。与 PMF 大多数一致(一部分病例粒细胞较明显增多可能有所不同)。ET 进展 MF 早期,与 Pre-PMF 多不能鉴别(部分粒细胞较明显增多可能有所不同)。附加标准中强调贫血或 Hb 在原来基础上下降的重要性。并需要注意有幼粒红细胞血象几乎都有贫血,但有贫血不一定有幼粒红细胞血象。除了贫血外,血小板计数也在原高值上出现下降,同时还有白细胞的下降。

四、原发性骨髓纤维化

原发性骨髓纤维化(PMF)分为 Pre-PMF 和 PMF 纤维化期。诊断标准见表 7-9 和表 7-10。骨髓纤维化、胶原和骨硬化半定量分级见 2020 年人民卫生出版社出版的《骨髓细胞与组织病理诊断学》表 24-11～表 24-13。WHO 要求评判纤维组织只能在造血主质区进行,要求≥30% 造血面积出现纤维化,并且排除活检和切片过程中造成的假象。

表 7-9　PMF 前期诊断标准 ※

主要标准	1. 巨核细胞增殖和异型,网状纤维化≤ MF-1[*],年龄调整后的骨髓细胞量增高,粒系增生为主,红系造血常减低
	2. 不符合 *BCR::ABL1* 阳性 CML、PV、ET、MDS 或其他髓系肿瘤的 WHO 标准
	3. 有 *JAK2* 或 *CALR* 或 *MPL* 突变,或者有其他的克隆性标记物[**],或无轻度反应性骨髓纤维化的疾病[***]
次要标准	连续 2 次检查证实,至少有以下中的一项:①非并发症导致的贫血;②白细胞≥11×10^9/L;③可扪及的脾大;④ LDH 高于参考区间上限

注:※ 诊断需要满足 3 个主要标准和至少一个次要标准; * 见《骨髓细胞与组织病理诊断学》表 24-11; ** 检测到髓系肿瘤中伴随的其他突变(如 *ASXL1*, *EZH2*, *TET2*, *IDH1 / IDH2*, *SRSF2*, *SF3B1*)有助于确定疾病为克隆性; *** 较轻的网状纤维化(1 级)可见于感染、自身免疫性疾病或其他慢性炎症,多毛细胞白血病或其他淋系肿瘤、转移性恶性肿瘤,慢性中毒性骨髓病变。

表 7-10　原发性骨髓纤维化，纤维化期诊断标准※

主要标准	1. 巨核细胞增殖和异型，伴网状和 / 或胶原纤维化 2 级或 3 级 *
	2. 不符合 ET、PV、*BCR::ABL1* 阳性 CML、MDS 或其他髓系肿瘤的 WHO 标准 **
	3. 有 *JAK2* 或 *CALR*、*MPL* 突变，或者有其他克隆性标记物 ***，或无反应性骨髓纤维化 ****
次要标准	连续 2 次测定证实，至少有以下中的一种：①非并发症导致的贫血；②白细胞 ≥11×10⁹/L；③可打及的脾大；④LDH 高于参考区间正常值上限；⑤幼红幼粒细胞性血象

注：※ 诊断 PMF，纤维化期需要满足 3 个主要标准和至少一个次要标准；* 见《骨髓细胞与组织病理诊断学》表 24-11；**MPN 初诊或在疾病进展中出现单核细胞增多，酷似 CMML，若有 MPN 既往史可排除 CMML，有 MPN 骨髓特征和 / 或 MPN 相关基因（*JAK2*、*CALR*、*MPL*）突变者倾向支持 MPN；***3 种主要突变均阴性者，检到髓系肿瘤伴随突变（如 *ASXL1*，*EZH2*，*TET2*，*IDH1/IDH2*，*SRSF2*，*SF3B1*）可以帮助确定疾病的克隆性质；**** 较轻的网状纤维化（1 级）可继发于感染、自身免疫性疾病或其他慢性炎症，多毛细胞白血病或其他淋系肿瘤、转移性恶性肿瘤，中毒性（慢性）骨髓病变。

Pre-PMF 轻度贫血或无贫血，白细胞和血小板增多（类似 ET、CML 表现）。骨髓常为高细胞量。巨核细胞增殖，常呈簇状位于血窦和骨小梁旁生长和巨核细胞异常。后者为核质比偏高（胞质趋少）、成熟不佳；明显致密染色质（染色过深）异常（胞核球根状、云朵状或球棒状鼓突）且常为裸核。

纤维组织常轻度增生，网银纤维评级 MF-0 级至 MF-1 级。粒细胞增生较明显，原始细胞不增多。大多数病例红系造血减低。较有意义的所见是粒细胞增多，巨核细胞簇、核深染、小细胞与成熟不佳，网银纤维增加（MF-1 级）。

无 PLT 增多病史和前述较高比例的病理学所见，是 Pre-PMF 的主要证据（特异性方面尚有不足），对无持续血小板增多又无突变患者，只有分析骨髓病理特征。实践中，Pre-PMF 贫血并不少见，从 WHO 标准中红系造血常减低、附加标准第一条贫血和第四条 LDH 增高都可以予以说明。ET 一般无贫血，白细胞（粒细胞）轻度增多、红系增生减低少见。ET，可以有巨核细胞轻微异常和纤维组织轻微增生（MF-1）并看疑似疾病进展趋向，且多不能与Pre-PMF 鉴别。初诊时，Pre-PMF 类似 CML 者，如白细胞较高，必须检查 *BCR::ABL1*，明确是Pre-PMF 还是 CML 向 MF 发展。概述这些关系见图 7-12。

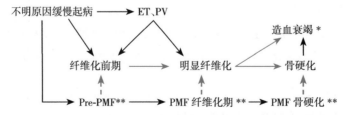

图 7-12　纤维化前期、纤维化期、骨硬化与 PMF、PV 和 CML 进展至 MF 的关系
* 红系、粒系、巨核细胞 / 血小板，随疾病进展而下降，最后外周血细胞减少，且进展为 MF 附加标准基本上都是一致的。** 为无 ET、PV 等病史或血细胞增多病史者

从流行病学看,ET 和 PV 发病率高于 PMF(表 7-11)。美国 PMF、ET 和 PV 的流行病学调查,年患者数分别约为 13 000、134 000 和 148 000;2001—2012 年每百万人口的发病率(incidence rates,IR)为 PV(IR=11)和 ET(IR=10)最高。如果在诊断中,ET 不见或极少见了,而 Pre-PMF 报告过多也从一个侧面反映相互间的诊断特征有待重视,特别是巨核细胞的形态学(包括与骨髓涂片比较的形态学)。Pre-PMF 需要整合评判:无 PV、ET 或 Hb、PLT 增多病史,常无 MPN 相关临床特征的病史(>30% 无症状),WBC 增高常较 PV、ET 明显。骨髓粒细胞增多也一样,PLT 常增高,正常、减少也可见,贫血不少见,骨髓红系造血常减低,巨核细胞明显增多(常簇状生长)伴轻中度异型和胞核异常(见前述),纤维组织常轻度增生,网银纤维评级常 MF-1(≥MF-2 为明显纤维化期)。

表 7-11　PMF、ET 和 PV 流行病学

	WHO(2017)	美国国立卫生研究院(2012)	其他
PMF*	0.5～1.5/10 万人	0.5～1.5/10 万人	0.5～1.5/10 万人, 0.3～1.3/10 万人
ET	0.2～2.3/10 万人	1.0～2.5/10 万人	1.0～2.5/10 万人, 0.6～2.5/10 万人
PV	0.01～2.8/10 万人	2.0/10 万人	0.6～1.8/10 万人, 0.7～2.6/10 万人

注:*Pre-PMF 占 PMF 的 30%～50%(WHO,2017);其他占 20%～40%。

MPN 中诊断最难的有 2 个类型:MPN-U 与 Pre-PMF。Pre-PMF 较多病例与 PV 和 ET 不易鉴别。PMF(明显 MF)又与 PV、ET 等 MPN 进展的 MF 不易鉴别。实践中,一些确诊 PMF(MF)前数年中,患者血细胞增多,可提示有一个未被确诊的 PV 或 ET 或 MPN 其他类型阶段(图 7-13)。PMF 核型异常高达 50%,而 ET 只有 5%,PV 只有 20%,可见 PMF 有更高的基因不稳定性。PMF 干细胞功能紊乱更为常见,如血中幼稚粒红细胞(包括原始细胞),也有提示无效造血的高乳酸脱氢酶(LDH),高度可能进展为急性白血病。提示 PMF 还是处于疾病进展期。

JAK2 p.V617F 阳性 ET 与 PV 有许多相似的实验室和临床所见(见图 7-13)。相比较而言,*JAK2* p.V617F 阴性 ET,只有 5%～10% 有 *MPL* 突变,在生物学上具有异质性。惊奇的是,*MPL* 等基因突变同样见于部分 PMF。从 ET 或 PV 等 MPN 类型的组织学特征看,包括网状纤维增生逐步发展和累积也提示疾病本身的进展过程(见图 7-13)。这使 PMF 与 ET、PV 之间的关系变得边界不清。至少提示一部分诊断为 PMF 的可能代表了先前为其他 MPN 类型的进展阶段。尽管还有一些不易解释的或尚未明了的问题,但是已经显示出传统的 ET、PV 与 PMF 分类向着分子学分类转变的重要性(图 7-14)。

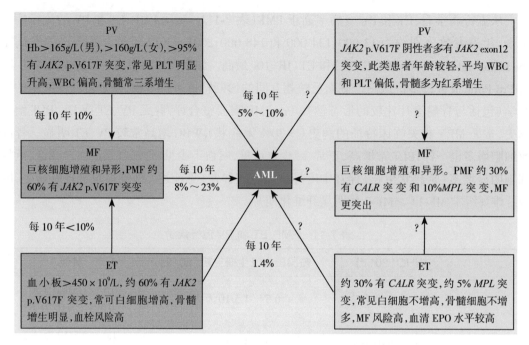

图 7-13　*JAK2* p.V617F 阳性与阴性 MPN 类型临床和实验室相似性

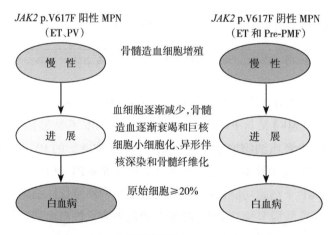

图 7-14　分子学类型与 PV、ET 和 PMF

JAK2 p.V617F 阳性 MPN（PV 和 ET）部分表型具有一致性，而 *JAK2* p.V617F 阴性 MPN（ET）具有异质性（5%～10% 存在 MPL 变异，约 30% 为 CALR 突变），*JAK2* p.V617F 阳性和阴性 MPN 都可以进入进展加速期，包括骨髓纤维化、血细胞减少或白细胞增高与脾大，少数患者进一步进展为 AML。此外，PV、ET 和 PMF 几乎都存在相同的早前表现

　　从 WHO 的 PV、ET 和 PMF 诊断标准看，它们之间的相互关系还是没有明确界定，至少一部分是模糊的。如 PV 和 ET 可以 MF ≤1 级，Pre-PMF 也是，且在 MF-1 至 MF-2 级之间有一个灰区。巨核细胞形态学也一样，纤维化早期相当多病例是重叠的。MF 程度和 MPN 进展中的巨核细胞形态变化见图 7-10。此外，PMF 中，相当多病例有血小板增多病史。我们支持 PMF 至少部分是由 ET、PV 等 MPN 类型进展而来的（见图 7-12、图 7-13），鉴别诊断的主要依据可能是临床特征（包括血细胞增多病史）、初诊（首诊）全血细胞计数和巨核细胞等

形态学。

五、MPN-U（MPN,NOS）

MPN-U（MPN,NOS），是 MPN 诊断中最有难度的，需要更多的解读与实践。

（一）定义解读与把握

WHO-HAEM4R（2017）中的骨髓增殖性肿瘤不能分类型（myeloproliferative neoplasm, unclassifiable,MPN-U;即 WHO-HAEM5 的 MPN,NOS）仅适用于有明确 MPN 的临床、实验室和形态学特征，而不符合其他任何一种 MPN 类型标准者，或存在 2 个或多个 MPN 类型特征的重叠特征（图 7-15）。按此理解，MPN-U 必须具有定义中的两个条件之一。根据实践，MPN-U 是不容易把握的类型，在定义的两个件条中的第一条，是确切的；而第二条，通常是含糊的，问题在于，重叠的血细胞之间，高达多少以及其他条件如何，尚无界定。

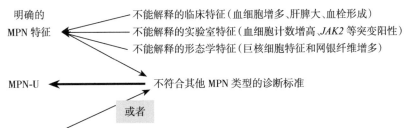

图 7-15　MPN-U（MPN,NOS）的 MPN 特征和重叠特征及诊断的关键

（二）类型重叠梳理

MPN-U 中存在类型之间的重叠。从常见的 MPN 类型看，CML 是 *BCR::ABL1* 阳性定义与诊断的，且总是与白细胞增高相关，可以伴有血小板增高，故不存在可以诊断为 MPN-U 中与 CML 类型之间的重叠。

PV 是由红细胞（血红蛋白）升高和 *JAK2* 突变以及巨核细胞多形性为主要条件定义与诊断的，可以伴有血小板增高；ET 是由血小板明显增高与 *JAK2* 或 *MPL*、*CALR* 突变以及巨核细胞大而高核叶为主要条件定义与诊断的，故在 PV 与 ET 中可以存在血红蛋白升高与血小板显著增多、骨髓巨核细胞形态学以及 *JAK2* 突变之间的重叠，可以归类为重叠类型的 MPN-U。但是，在重叠的血细胞之间，高达多少以及其他条件如何，尚无界定。ET 可以伴有 Hb 升高（一般在正常临界高值上下波动），同时检出 *MPL* 或 *CALR* 突变，可以认为是 ET 的特征。检出 *JAK2* exon12 突变则考虑 PV。

PMF 主要以骨髓巨核细胞异形性增殖和粒细胞增殖，伴有骨髓结缔组织（纤维组织）反应性增生和髓外造血为特征。Pre-PMF 是以无或轻中度贫血、白细胞轻中度增高和 / 或血小板常增高、无或轻度网硬蛋白增多的骨髓高细胞性为特征。故一般情况下不存在 PMF 与其他 MPN 类型重叠。唯有血细胞增多与骨髓巨核细胞形态学不一致的交叉重叠，且无明确的血细胞增多病史者，如 Hb 明显增高（WBC 和 PLT 正常）、Hb 和 PLT 均明显增高（WBC 轻度增高或正常）或血小板显著增高（Hb 和 WBC 正常），而骨髓巨核细胞出现类似 PMF 前期形态学，尤其出现前两种情况，是 MPN-U 实验室特征的重叠。CNL 也一样，白细胞增多、中性粒细胞增多可以伴有血小板增多，不诊断为类型重叠的 MPN-U，除非无明确病史而骨髓出现 Pre-PMF 巨核细胞形态学。

（三）MPN-U 常见于三组疾病

WHO 认为 MPN-U 主要见于三组疾病：第一组疾病，PV、PMF 或 ET 的早期。这些早期疾病中，有 MPN（PV、ET）的临床特征，关键的诊断指标（如 Hb、PLT）达不到诊断标准值，即典型特征尚未完全形成。

对这组疾病，有临床特征的早期 PV 与 ET，而血细胞增高达不到诊断阈值者，是常见的 MPN-U。Pre-PMF 不太可能与 MPN-U 混淆在一起。因诊断的关键指标之一是巨核细胞异常和网银纤维轻度增多。唯有 Pre-PMF 形态学，同时又有 Hb 明显升高者，也许可以疑似 MPN-U。

第二组疾病，MPN 晚期，显著的 MF、骨硬化或转化为更侵袭性的阶段，即原始细胞增多和/或病态造血，掩盖了疾病的原貌（因没有明确的病史或先期诊断而确诊其他 MPN 类型困难者）。

在这组疾病，可以选择的二种情况中的后一种情况才可以归类为 MPN-U：即无明确病史而有原始细胞增多和/或病态造血者。第一种情况不能归类 MPN-U，因显著的 MF 和骨硬化就是 PMF（无血细胞增多病史），除非原始细胞增多者。有血细胞增多和相关临床特征病史的是 ET、PV 进展的 MF。

第三组疾病，是有明确 MPN 证据的患者中，因共存的肿瘤或炎症性疾病掩盖了某些诊断性临床和/或形态学的特征。然而，在这组疾病中，因有明确的 MPN 证据，即使受共存肿瘤或炎性疾病的影响而掩盖了某些诊断性临床和/或形态学的特征，但在分子检查等信息配合下，可以做出类型诊断（图 7-16）。

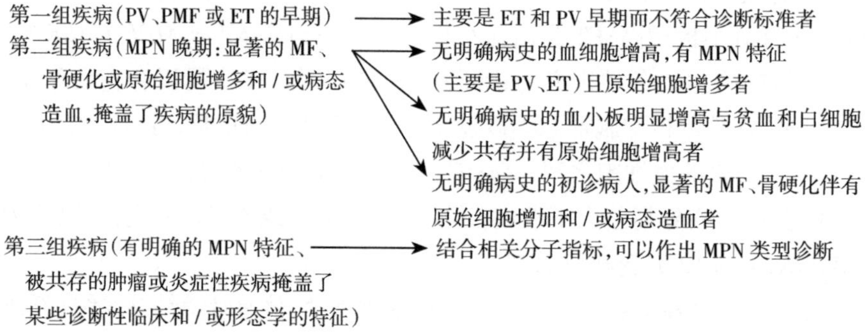

第一组疾病（PV、PMF 或 ET 的早期）────→ 主要是 ET 和 PV 早期而不符合诊断标准者
第二组疾病（MPN 晚期：显著的 MF、 ────→ 无明确病史的血细胞增高，有 MPN 特征
　骨硬化或原始细胞增多和/或病态 　　　　　（主要是 PV、ET）且原始细胞增多者
　造血，掩盖了疾病的原貌）　　　　　　　　　　无明确病史的血小板明显增多与贫血和白细胞
　　　　　　　　　　　　　　　　　　　　　　　减少共存并有原始细胞增高者
　　　　　　　　　　　　　　　　　　　　　　　无明确病史的初诊病人，显著的 MF、骨硬化伴有
　　　　　　　　　　　　　　　　　　　　　　　原始细胞增加和/或病态造血者
第三组疾病（有明确的 MPN 特征、 ────→ 结合相关分子指标，可以作出 MPN 类型诊断
　被共存的肿瘤或炎症性疾病掩盖了
　某些诊断性临床和/或形态学的特征）

图 7-16　体会三组疾病与 MPN-U（MPN，NOS）

（四）诊断标准的理解与把握

MPN-U 诊断标准见表 7-12,需要理解与把握:第一条是需要具有 MPN 的特征,包括临床、实验室和形态学。第二条,即整合评估,需要排除的其他髓系肿瘤。第三条,即排除相似的反应性或继发性血液骨髓病变的疾病。

表 7-12　MPN-U 诊断标准（WHO,2017）

诊断 MPN-U 需要满足所有 3 个标准
1. 存在 MPN 的特征
2. 不符合 WHO 的其他 MPN、MDS*、MDS-MPN* 或 *BCR::ABL1* 阳性 CML 标准
3. 存在与 MPN 特征相关的 *JAK2*、*CALR* 或 *MPL* 突变;有其他克隆性标记物 **;或无反应性纤维化的原因 ***

注:* 必须排除任何之前治疗的影响, 严重合并症和疾病过程自然进程中的变化; **3 项主要突变均阴性者, 检测到髓系肿瘤相关的其他突变（如 *ASXL1*, *EZH2*, *TET2*, *IDH1/IDH2*, *SRSF2*, *SF3B1*）可以帮助确定疑似 MPN-U 者为克隆性质; *** 继发于感染、自身免疫性疾病或其他慢性炎症, 多毛细胞白血病等淋系肿瘤、转移性肿瘤, 中毒性（慢性）骨髓病变的骨髓纤维化。

其他需要注意:外周血单核细胞 <10%;骨髓无明显病态造血（排除相似的 CMML 和 MDS）。分子指标中,*BCR::ABL1*（包括细胞遗传学检出 Ph 染色体）或 *PDGFRA*、*PDGFRB*、*FGFR1* 等重排,以及 *PCM1::JAK2*,*ETV6::JAK2* 或 *BCR::JAK2* 均为阴性,任何一项阳性不能诊断 MPN-U。但在部分病例中,存在 *JAK2* 或 *CALR* 或 *MPL* 突变,以及髓系肿瘤中可见的其他突变,如 *ASXL1*、*EZH2*、*TET2*、*IDH1*、*IDH2*、*SRSF2*、*SF3B1* 均有助于本型诊断。

（卢兴国）

第三节　WHO-HAEM5 的 MPN 分类更新解读

解读 WHO-HAEM5MPN 分类更新的主要内容如下。

一、慢性髓细胞白血病（CML）加速期（AP）不再需要

CML 的危险因素已经明确,通过 TKI 治疗和仔细的疾病监测,进展为晚期疾病的发生率已经降低,源自 *ABL1* 激酶突变和 / 或其他细胞遗传学异常的抗性出现以及急变期（BP）的发展代表了关键的疾病属性,CML 加速期（AP）变得不那么相关和重要,在 WHO-HAEM5 中省去了 CML-AP（2022 年推出的国际共识分类中仍有 CML-AP）。BP 的标准包括:①血液或骨髓中原始细胞 ≥20%;②出现原始细胞髓外增殖;③外周血或骨髓中原始淋巴细胞增加。原始淋巴细胞的最佳切点和低水平原始 B 淋巴细胞的意义仍不清楚。BP 的标准包括血液或骨髓中原始细胞 ≥20%,或原始细胞存在髓外增殖,或外周血或骨髓中存在真正的原

始淋巴细胞(即使<10%也需要考虑)。在 BP 中,原始细胞的增加不仅表明对治疗的反应丧失,也表明该疾病已获得急性白血病的特征。

二、增加了一个类型——幼年型粒单核细胞白血病

幼年型粒单核细胞白血病(juvenile myelomonocytic leukemia,JMML),认识到它是儿童早期的骨髓增殖性肿瘤,并没有真正骨髓增生异常肿瘤的特征;JMML 与胚系致病基因变异频繁相关,反映了其分子发病机制,故把它归类于 MPN。在 2017 年 WHO-HAEM4R 基础上,更新的诊断标准包括:①排除 *KMT2A* 重排;②取消作为细胞遗传学标准的 7 号染色体单体;③强调诊断性分子的重要性,特别是在 RAS 通路激活分子异常的证据。JMML 的遗传背景在风险分层和治疗方法中也有重要作用,如涉及 *PTPN11* 体细胞突变和 1 型神经纤维瘤病相关胚系致病性变异而发生的病例,是最具侵袭性的类型;一些与致病性胚系 *CBL* 变异相关的病例则偶尔会自发缓解。由此可见,WHO-HAEM5 进一步加强了遗传学指标在诊断中关键性作用,并重视分子指标在预后评判中的重要性。

三、MPN 非特定类型(NOS)取代 MPN-U 病名

与之前版本一样,保留 MPN-U,但病名改称为 MPN,非特定类型或不另行指定分类(MPN,not otherwise specified,MPN,NOS),用于具有 MPN 的临床、实验室、形态学和分子特征但缺乏任何特定 MPN 类型诊断标准或具有不同 MPN 类型重叠特征的病例。

四、*BCR::ABL1* 阴性 MPN 诊断标准的微小变化

依然使用之前版本中建立的诊断标准来区分 PV、ET 和 PMF。PV 诊断标准中用 ^{51}Cr 标记红细胞来确定增加的红细胞总量,这种分法在常规临床实践中已变得不常见,因此不再作为诊断标准。其实,这一诊断指标没有实用性,也几乎不为临床所应用。

JAK2、*CALR* 和 *MPL* 基因突变被认为是 *BCR::ABL1* 阴性 MPN 的驱动事件,但在超过一半的患者中还发现其他基因突变——特别是 *TET2*、*ASXL1* 和 *DNMT3A*。而影响剪接调节因子(*SRSF2*、*SF3B1*、*U2AF1*、*ZRSR2*)和染色质结构、表观遗传功能与细胞信号转导的其他调节因子(例如,*EZH2*、*IDH1*、*IDH2*、*CBL*、*KRAS*、*NRAS*、*STAG2*、*TP53*)的突变则不常见。可是,与 PV 和 ET 相比,这些突变在 PMF 和晚期疾病中更常见,且与一些较差的预后风险相关(例如 PMF 中 *EZH2*、*IDH1*、*IDH2*、*SRSF2*、*U2AF1* 和 *ASXL1* 的突变)。这些分子指标在评判所谓"三阴性(*JAK2*、*CALR* 和 *MPL*)"MPN 中具有重要的诊断价值,在非"三阴性"MPN 中重在评判预后和疾病进展。

慢性嗜酸性粒细胞白血病(CEL)是一种多系统疾病,其特征是形态异常的嗜酸性粒细胞及其前体细胞持续克隆性增殖,其诊断标准有几处修改:①定义嗜酸性粒细胞持续性增多

所需的时间间隔从 6 个月减少至 4 周;②增加对克隆性和异常骨髓形态的要求(如巨核细胞或红系病态造血);③取消原始细胞增加(外周血≥2% 或骨髓 5%～19%)作为克隆性的替代方法。这些标准提高了 CEL 与特发性嗜酸性粒细胞增多综合征和意义未明嗜酸性粒细胞增多症等疾病之间的区别,故删除了原来的 CEL,NOS 中的 NOS。这个"NOS"缺乏实际意义,诊断的关键性指标在于分子检测的异常特征(不过,2022 年推出的国际共识分类仍有这个类型)。我们认为,原始细胞增多结合临床特征和其他检查依然是极其重要的简便实用的关键性(克隆性)诊断指标,它比评判巨核细胞和有核红细胞病态造血有意义。

五、一些类型诊断的基本标准与理想标准

CML(CP)诊断的基本标准:外周血白细胞增多;通过细胞遗传学和 / 或适当的分子遗传学技术检测 Ph 染色体和 / 或 *BCR::ABL1* 阳性。理想标准:骨髓抽吸以确认疾病阶段,如果外周血发现不典型或无法获得骨髓穿刺涂片检查,则需要骨髓活检。

慢性中性粒细胞白血病(chronic neutrophilic leukemia,CNL)诊断的基本标准与 WHO-HAEM4R 相同。CEL 诊断的基本标准:在至少 4 周的间隔内至少 2 次外周血嗜酸性粒细＞1.5×10^9/L;克隆性证据(可能存在 CHIP,以及不是髓系肿瘤的髓系克隆性突变 VAF ＞10% 者);骨髓形态异常(类似 MDS/MP 和 MDS 形态学);不符合 WHO 的其他髓系或淋巴系肿瘤标准。PV、ET 的诊断标准与 WHO-HAEM4R 相同。

JMML 诊断标准(2022):临床、血液学和实验室标准(所有 5 个标准):外周血单核细胞计数≥1×10^9/L;外周血和骨髓原始单核细胞＜20%;器官浸润的临床证据,最常见是脾肿大;无 Ph 染色体或 *BCR-ABL1* 融合;无 *KMT2A* 重排。遗传学标准(符合以下 1 项标准),①典型 RAS 通路组分或调控因子基因突变:*PTPN11*、*KRAS* 或 *NRAS* 克隆体细胞突变(胚系突变,努南综合征,可以发生 JMML 样短暂骨髓增殖性疾病),体细胞或胚系 *NF1* 突变和 *NF1* 杂合性或复合杂合性缺失,以及体细胞或胚系 *CBL* 突变和杂合性缺失(偶尔有杂合子剪接位点突变)。②非典型克隆 RAS 途径致病变异(如 *RRAS*,*RRAS2*)或融合导致 RAS 途径上游基因的激活,如 *ALK*、*PDGFR-B*、*ROS1* 等。如果不符合上述任何遗传学标准(或没有检测基因突变)者,除上述临床、血液学和实验室标准外,还必须符合以下≥2 条标准:外周血涂片检出幼粒细胞;有核红细胞血红蛋白 F 增加;骨髓细胞增多,血小板减少,且常见巨核细胞数量减少(病态形态不定);髓系祖细胞对 GM-CSF 的超敏性,通过甲基纤维素克隆试验或无或低剂量外源性 GM-CSF 下测量 STAT5 磷酸化。

MPN-NOS 诊断的基本标准:要求符合 3 个标准(存在 MPN 临床特征;不符合任何其他 MPN、MDS、MDS/MPN 类型或 *BCR::ABL1* 阳性 CML 标准,*PDGFRA*、*PDGFRB*、*FGFR1*、*JAK2* 融合、*ETV6::ABL1* 和其他 *ABL1* 重排阴性疾病;存在驱动基因突变,如 *JAK2*、*CALR* 或 MPL 突变,或其他克隆标记)。当临床资料不足或骨髓标本不能进行准确评价和分类,以及最近使用细胞毒药物或生长因子给予病史(特别是出现异常形态特征)者,不能进行评判。理想标准:大多数 MPN-NOS 病例属于以下组之一:特定类型特征尚未完全发展的早期表现;一部

分出现门静脉或内脏静脉血栓形成,但不符合任何特定 MPN 类型标准;晚期 MPN 中明显的骨髓纤维化、骨硬化或转变为原始细胞增多和 / 或骨髓增生异常变化更具侵袭性的阶段,掩盖了潜在的疾病;具有典型 MPN 特征病例并存的肿瘤或炎症性疾病掩盖了一些常见的临床和 / 或形态学特征。

(叶向军　夏肖萍)

第八章

ALL 与 LBL 整合诊断关键性指标梳理

淋系肿瘤包括淋巴瘤、白血病、骨髓瘤等多种疾病。在 WHO 分类中,主要根据肿瘤细胞的系列和成熟性,以及病理特征分为前体淋巴细胞肿瘤、成熟 B 细胞肿瘤、浆细胞肿瘤及其他伴副蛋白疾病、成熟 T 和 NK 细胞肿瘤、霍奇金淋巴瘤以及免疫缺陷相关淋巴增殖性疾病等。一般情况下,肿瘤细胞与正常特定发育阶段的淋巴细胞相对应,而且这些系列和成熟性可通过免疫表型和遗传学检测来确定,是淋系肿瘤分类重要特征之一。

原始淋巴细胞白血病/原始淋巴细胞(淋巴母细胞)淋巴瘤(lymphoblstic leukaemia/lymphoma,ALL/LBL),又称原始淋巴细胞肿瘤或前体细胞淋系肿瘤。2017 年修订的 WHO 分类将前体细胞淋系肿瘤分为原始 B 淋巴细胞白血病/原始 B 淋巴细胞淋巴瘤(B-lymphoblstic leukaemia/lymphoma,B-ALL/LBL),原始 T 淋巴细胞白血病/原始 T 淋巴(淋巴母)细胞淋巴瘤(T-lymphoblstic leukaemia/lymphoma,T-ALL/LBL)和原始 NK 淋巴细胞白血病/原始 NK 淋巴细胞淋巴瘤 3 个大类。ALL 与 LBL 是同一原始细胞肿瘤,具有相同免疫表型和遗传学,但是不同起病方式的类型或病种。对于临床特征、血液骨髓(细胞)形态学特征典型而明确的类型,应加以区分。除了 LBL 外,在 B-ALL 中再分为 B-ALL 特定类型和 B-ALL 非特定类型(B-ALL,not otherwise specified,NOS),在 T-ALL 中仅分出一种暂定的(特定)类型,见《骨髓细胞和组织病理诊断学》。

一、ALL 与 LBL 类型诊断梳理

ALL 与原始淋巴细胞(淋巴母细胞)淋巴瘤(LBL)是同一疾病初诊时的不同表现形式。它们的细胞来源、形态学,免疫表型、细胞遗传学和分子学异常的特征一样,不同在于各自的起病方式和血液或骨髓中原始淋巴细胞的比例(图 8-1),属于不同的类型。其中,大多数为 ALL,为原发于骨髓和血液的原始淋巴细胞大量病变者。一般,骨髓原始淋巴细胞<20%,不考虑或可以不急于考虑 ALL。美国国家综合癌症网络(National Comprehensive Cancer Network,NCCN)、欧洲白血病网(European Leukemia Net,ELN)均将≥20% 界定为 ALL 的标准。中国成人急性淋巴细胞白血病诊断与治疗指南(2016 年版)也认为骨髓中原始/幼稚淋巴细胞比例≥20%,可以诊断 ALL。

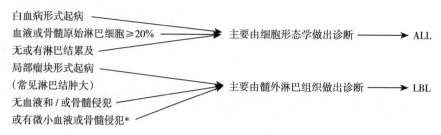

图 8-1　ALL 与 LBL 类别诊断梳理

* 需要与 ALL 鉴别时，界定骨髓原始淋巴细胞＜25%，≥25% 归类为 ALL（WHO；也有界定为 20%）。
ALL 和 LBL 合称为前体细胞淋系肿瘤（原始淋巴细胞肿瘤）

　　LBL 为原发于淋巴结或结外组织，无血液和骨髓侵犯，或有轻微侵犯者。所谓轻微侵犯，为原始淋巴细胞＜25%（WHO，2017）；患者初诊时有明显的局部瘤块又有骨髓原始淋巴细胞增多，两者之间的鉴别变得模糊；但当原始淋巴细胞≥25% 时归类为 ALL（WHO，2017）。有 LBL 病史（在病情经过中）而发生的血液骨髓侵犯则为 LBL 白血病性或非白血病性侵犯。证据明确的 ALL 与 LBL 都应予以区分，尤其在血液骨髓（细胞）形态学和流式细胞免疫表型检测的诊断报告中。

二、ALL 基本类型与特定类型和非特定类型

　　细胞形态学诊断的 ALL 是基础性类别诊断，它包含了 WHO 分类中的特定类型与 NOS。相互之间的关系见图 8-2。ALL 的特定类型与 NOS 的含义与 AML 相同（见 AML 关键性诊断指标梳理），需由经过多学科信息整合评判而作出的。

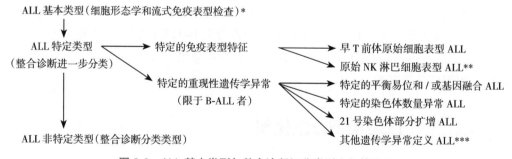

图 8-2　ALL 基本类型与整合诊断细分类型之间的关系

* 细胞形态学（原始淋巴细胞形态学和 MPO 与 SBB＜3% 阳性）诊断的 ALL 和流式免疫表型检测的绝大多数 B、T-ALL 都是基本类型。经免疫学和遗传学等检查并整合评判后分出特定类型后而剩下的 ALL 为非特定类型（NOS）；WHO-HAEM5 中对未经过完整遗传学检查的 B-ALL，也称为未进一步分类类型，与 FAB 分类（形态学加免疫表型）的基础类型相同。**WHO-HAEM5 认为此型缺乏明确可靠的诊断标准而将其取消。*** 为 WHO-HAEM5 定义类型

（一）特定类型中的基因重排

　　特定类型中，B-ALL 类型包括染色体平衡易位和染色体数的异常，许多与 B-ALL 非随

机遗传学异常者不在这个特定的类型中。B-ALL 伴 t(9;22)(q34.1;q11.2);*BCR::ABL1* 是 B 系原始淋巴细胞组成的肿瘤,在儿童患者中最常见的是融合基因产生 p190(分子量)的 *BCR::ABL1*,在成人患者中则一半左右为 p210 的 *BCR::ABL1*,p230 均很少见。B-ALL 伴 t(9;22)(q34.1;q11.2);*BCR::ABL1* 曾是预后不良类型,应用酪氨酸激酶抑制剂治疗后患者预后显著改观。B-ALL/B-LBL 伴 t(v;11q23.3);*KMT2A* 重排是原始 B 淋巴细胞携带了一个影响临床行为(预后不良)的融合基因。这个融合基因是 11q23.3 区带上的 *KMT2A* 与许多伙伴基因中的任一个发生易位的结果,典型者有高白细胞计数(常 $>100 \times 10^9$/L)和中枢神经系统高侵袭率,有 11q23.3 缺失而没有 *KMT2A* 重排不能归类在这个特定的类型中。B-ALL 伴 t(5;14)(q31.1;q32.1);*IGH::IL3* 为 14q32 上 *IGH* 与 5q31 上的 *IL3* 拼接使 IL3 高表达,导致外周血中嗜酸性粒细胞反应性增多,骨髓原始淋巴细胞可以 $<20\%$。B-ALL 伴 iAMP21 是 21 号染色体内部分扩增,患者白细胞计数常低,预后不良,需用更积极的治疗方案。

B-ALL 伴 *BCR::ABL1* 样的基因表达谱与 B-ALL 伴 *BCR::ABL1* 相似,但无 *BCR::ABL1* 重排,通常有编码其他酪氨酸激酶基因的易位,其中细胞因子受体样因子 2(cytokine receptor-like factor 2,*CRLF2*)重排约占一半。常见的 *CRLF2* 重排有:位于 Xp22.3 和 Yp11.3 染色体上 *PAR1* 基因家族中间缺失,使 *CRLF2* 基因与 *P2RY8* 基因启动子并置形成 *P2RY8::CRLF2*,或者 14q32 染色体上的免疫球蛋白重链基因(*IGH*)易位,形成 *IGH::CRLF2*。*CRLF2* 与另一 *PAR1* 基因家族 *CSF2RA* 形成 *CSF2RA::CRLF2* 融合。约 50% 的 *CRLF2* 重排伴随 *JAK1* 或 *JAK2* 突变,最常见的是 *JAK2* p.R683G。*CRLF2* 重排导致 *CRLF2* 过表达及 *JAK2* 突变引起下游 JAK-STAT 信号通路持续活化。其他酪氨酸激酶基因包括 *ABL2*、*PDGFRB*、*NTRK3*、*TYK2*、*CSF1R* 和 *JAK2*,相对少见。B-ALL 伴 *BCR::ABL1* 样目前尚无统一的诊断标准,主要是基于基因表达谱分析,各研究机构的诊断方法也不尽一致。美国儿童肿瘤协作组利用低密度基因表达芯片对新诊断的高危 B-ALL 患者进行筛查,然后再利用 RT-PCR、FISH、DNA 测序等方法对相关基因异常进行进一步检测。另外,通过多色流式检测 CRLF2 表达,也可以做为筛选 *BCR::ABL1* 样的病例。B-ALL 伴 *BCR::ABL1* 样患者预后不良,但用 TKI 或 JAK2 抑制剂治疗可以显效。

(二)B-ALL,NOS

ALL(B-ALL)约 75% 发生于 <6 岁以下的儿童,是一个原发的儿童疾病。估计全球 ALL 的年发病率为十万分之 1～4.75。80%～85% 的 ALL(B-ALL,NOS)为前 B 细胞免疫表型。T-ALL 约占儿童 ALL 的 15%,更多的见于青少年女性患者。T-ALL 约占成人 ALL 的 25%。T-ALL 常以高白细胞计数(肿瘤负荷)和常伴有纵隔大的肿块或其他组织肿块(淋巴结肿大、肝脾大)与骨髓造血受抑显著为特点;涂片和印片标本原始 T 淋巴细胞酸性磷酸酶局灶性阳性,但无特异性;*TCR*(T-cell receptor 或 *TR*)基因重排,20% 同时存在 *IGH* 重排。

B-ALL,NOS 外周血白细胞高低不定,常见淋巴结肿大、肝脾大,并可见明显的骨痛和关节痛;几乎所有患者 *IGH* 重排,而 *TCR*(*TR*)重排见于约 70% 患者,故抗原受体基因不能用于系列鉴别;除了特定的重现性遗传学异常外,del(6)、del(9p)、del(12p)与预后无明显关系,罕见的伴 t(17;19)(q22;p13.3);*TCF3::HLF* 者(在 WHO-HAEM5 中被定义为实体类型)预后差。

(三)T-ALL

50%～70% 的 T-ALL 患者核型异常,最常见的重现性遗传学异常是累及 14q11.2 区带上 *TCR*(*TR*)α 和 δ 基因座,累及 7q35 区带上 *TCR*(*TR*)β 基因座和 7p14-15 的 *TCR*(*TR*)γ 基因座,与多种伙伴基因发生重排。在多数患者中,染色体易位导致伙伴基因与 *TR* 基因座的调节区并置导致转录异常调节。最常见的涉及基因包括:10q24 上的转录因子 *TLX1*(*HOX11*)基因,见于 7% 的儿童和 30% 的成人患者;5q35 的 *TLX3*(*HOX11L2*),见于 20% 儿童和 10%～15% 的成人病例。其他的易位涉及转录因子有 8q24.1 的 *MYC*、1p32 的 *TAL1*、11p15 的 *LOM1*(*RBTN1*)、11p13 的 *LOM2*(*RBTN2*)和 19p13 的 *LYL1*(详见附录一)。1p34-35 的胞质酪氨酸激酶 *LCK* 基因见于许多病例,常规核型分析不能检出该易位,需分子学检测。在 20%～30% 的 T-ALL 病例中有 *TAL1* 基因易位,但仅约 3% 病例可检测到 t(1;14)(p32;q11)易位。更多病例为染色体 1p32 隐蔽性中间缺失导致 *TAL1* 与 *STIL*(也称为 *SIL*)融合。相对于 B-ALL,儿童 T-ALL 属于高风险疾病。

ETP-ALL 具有独特的免疫表型,限定于早 T 细胞分化者,占儿童 T-ALL 的 10%～13%,成人 ALL 的 5%～10%。ETP-ALL 的基因表达谱与正常早期胸腺前体细胞相似,不同于成熟的较晚阶段的 T-ALL。过表达的基因更多而典型地见于与髓系或干细胞表达谱相关的基因,例如 *CD44*、*CD34*、*KIT*、*GATA2* 和 *CEBPA*。既往描述的以 *LYL1* 过表达为特征的不成熟 T-ALL 病例很可能为 ETP-ALL。与其他 T 细胞白血病相比,该突变谱与髓系白血病更为相似,*FLT3*、*RAS* 基因家族、*DNMT3A*、*IDH1* 和 *IDH2* 突变频率高。ALL 的突变,诸如 *NOTCH1* 激活突变和 *CDKN1/2* 基因突变频率较低。原始 NK 细胞白血病 / 淋巴瘤的 *TCR*、*IG* 基因为胚系构型,其他遗传学特征不明。

(四)LBL

LBL 分 T、B 细胞两型,它们的肿瘤性原始淋巴细胞的免疫表型和遗传学与 B-ALL 特定类型和 T-ALL 一样,但患病率与 B、T-ALL 相反。T-LBL 占 80% 以上,B-LBL 占 10%～15%。T-LBL 的典型临床表现为前纵隔肿块,常见快速生长(肿大)并可见呼吸系统症状;胸腔积液常见,可累及骨髓及中枢神经系统;青少年女性患者相对多见。B-LBL(NOS)可以无症状性,往往表现为淋巴结肿大,常见头颈部肿块,尤其是儿童患者,可见血液和 / 或骨髓轻微受累。由于 LBL 和 ALL 细胞原始,少数交叉表达 B 和 T 细胞标记,甚至 NK 细胞或髓系细胞标记,需要结合其他指标整合评判。

三、WHO-HAEM5 的 ALL/LBL 分类更新解读

与 WHO-HAEM4R 相比,WHO-HAEM5 中,更新的主要内容如下。

（一）B-ALLALL/LBL

一是新增的类型：①少见的 B-ALL 伴 *TCF3::HLF* 融合，它不同于 B-ALL 伴 *TCF3::PBX1* 融合，具有侵袭性行为特征；② B-ALL 伴 *ETV6::RUNX1* 样特征（为基因表达谱类似于 *ETV6::RUNX1* 特征或鉴定出一个认可的 *ETV6* 融合的其他伙伴基因者）；③ B-ALL 伴其他遗传学异常定义类型（表 8-1），包括 B-ALL 伴 *DUX4*，*MEF2D*，*ZNF384* 或 *NUTM1* 重排，B-ALL 伴 *IG::MYC* 融合，B-ALL 伴 *PAX5*alt 或 PAX5p.P80R（NP_057953.1）异常的多种亚型。有趣的是，B-ALL 伴 *ZNF384* 重排、*DUX4* 重排或 PAX5p.P80R 异常，在治疗后甚至诊断时可伴有单核细胞分化，这丰富了白血病系别可塑性概念。这种系别转换对疾病管理和 MRD 检测时有重要意义。二是更加重视遗传学异常特征定义类型重要性，新增 B-ALL/LBL "伴其他遗传学异常定义"也为未来发现新亚型的归属点。三是把 WHO-HAEM4R 暂定的类型——B-ALL/LBL 伴 *BCR::ABL1* 样，作为一个疾病实体，定义为类似 B-ALL/LBL 伴 *BCR::ABL1* 表型重排者，可发生于各个年龄段并能从靶向治疗明显获益。如果不能通过基因组学方法也可以用其他方法，如通过流式方法检测到 CRLF2 表达可用于识别 B-ALL 伴 *BCR::ABL1* 类的常见表型。四是疾病病名上是微小变化，更侧重分子 / 基因组学异常特征（表 8-1）。如果不能进行细胞遗传学和分子检查进行完善的诊断分类，可以表述 B-ALL/LBL 未进一步分类（B-ALL/LBL, not further classified, B-ALL/LBL, NFC）。有家族史倾向性者，单基因易感的胚系检测，如 *PAX5*、*ETV6* 和 *TP53* 突变和可能的多基因风险变异（如 *GATA3*、*ARID5B*、*IKZF1*、*CEBPE*、*CDNK2A* 或 *CDNK2B*）相关联时，应该考虑。

表 8-1　ALL/LBL 分类 WHO-HAEM5 与 WHO-HAEM4R 比较

WHO-HAEM5	WHO-HAEM4R
原始 B 细胞白血病 / 淋巴瘤（B-ALI/LBL）	
B-ALL/LBL，非特定类型（NOS）	相同
B-ALL/LBL 伴超倍体（≥51 条）	B-ALL/LBL 伴超二倍体
B-ALL/LBL 伴低二倍体	相同
B-ALL/LBL 伴 iAMP21	相同
B-ALL/LBL 伴 *BCR::ABL1* 融合	B-ALL/LBL 伴 t（9；22）（q34；q11.2）；*BCR-ABL1*
B-ALL/LBL 伴 *BCR::ABL1* 样特征	B-ALL/LBL 伴 *BCR-ABL1* 样
B-ALL/LBL 伴 *KMT2A* 重排	B-ALL/LBL 伴 t（v；11q23.3）；*KMT2A* 重排
B-ALL/LBL 伴 *ETV6::RUNX1* 融合	B-ALL/LBL 伴 t（12；21）（p13.2；q22.1）；*ETV6-RUNX1*
B-ALL/LBL 伴 *ETV6::RUNX1* 样特征	未列入
B-ALL/LBL 伴 *TCF3::PBX1* 融合	B-ALL/LBL 伴 t（1；19）（q23；p13.3）；*TCF3-PBX1*
B-ALL/LBL 伴 *IGH::IL3* 融合	B-ALL/LBL 伴 t（5；14）（q31.1；q32.1）；*IGH/IL3*
B-ALL/LBL 伴 *TCF3::HLF* 融合	未列入
B-ALL/LBL 伴其他遗传学异常定义类型	

续表

WHO-HAEM5	WHO-HAEM4R
原始 T 淋巴细胞白血病 / 淋巴瘤（T-ALL/LBL）	
原始 T 淋巴细胞白血病 / 淋巴瘤,NOS	原始 T 淋巴细胞白血病 / 淋巴瘤
早 T 前体原始淋巴细胞白血病 / 淋巴瘤	早前体 T 原始淋巴细胞白血病
（原始 NK 细胞白血病 / 淋巴瘤,被删除）	原始 NK 淋巴细胞白血病 / 淋巴瘤

（二）B-ALL/LBL 诊断的基本标准与理想标准

基本标准为原始淋巴细胞≥20%,流式免疫表型检测为 B 系原始淋巴细胞;理想标准为伴有特定重现性遗传学异常的免疫表型谱,鉴定出特定的重现性遗传学异常类型。B-LBL 诊断的基本标准为在组织学上,由单形性原始细胞浸润的淋巴结结构消失或组织弥漫性浸润,免疫组化为 B 系表达特征:CD19、CD22、cCD79a 和 / 或 PAX5,且表达不成熟标记（CD34、TdT 和 / 或 CD10）,而 sIg 不表达,罕见病例 CD34 和 TdT 不表达（构成诊断挑战）;理想标准为伴有特定重现性遗传学异常的免疫表型谱并鉴定出特定的重现性遗传学异常类型。

（三）B-ALL 伴遗传学异常定义类型基本标准和理想标准

1. B-ALL 伴超二倍体　由 51～65 条染色体核型定义的原始淋巴细胞白血病,其特征是一个或多个整个染色体拷贝的重现性、非随机性获得,通常是染色体 X、4、6、10、14、17、18 和 21,无定义的易位核型。由于本型普遍获得 21 号染色体,使用 *ETV6::RUNX1* FISH 探针检测到多个（3～5 个）离散 *RUNX1* 信号可以提示超二倍体。在核型正常或细胞遗传学结果失败的患者中,可以使用靶向染色体 4、10 和 17 的着丝粒探针来确认。诊断的基本标准为符合 B-ALL/LBL 诊断标准,51～65 条染色体,不存在其他亚型易位（核型分析和 / 或 FISH 方法）,流式细胞术 DNA 指数可以作为超二倍体的指标,但不能确定精确评判染色体数量。理想标准为单核苷酸多态性（single nucleotide polymorphism,SNP）阵列检测,可以更好地排除双近单倍体 / 低亚二倍体。

2. B-ALL 伴低二倍体　定义为染色体≤43 条的预后不良的前体淋巴细胞白血病,分为三个亚型:近单倍体（24～31 条),低亚二倍体（32～39 条）;高亚二倍体（40～43 条）。常规核型、流式细胞术 DNA 指数、FISH 和 SNP 阵列检测都可用于鉴定。一些遗传改变还与特定的亚二倍体亚型有关。如近单倍体型 B-ALL 常表现为受体酪氨酸激酶和 RAS 通路信号转导的基因改变、*IKZF3* 缺失和 6p22 处组蛋白基因簇的局灶性缺失,低亚二倍体 B-ALL 在超过 90% 的病例中存在 *TP53* 改变,大约一半是体细胞,一半是生殖细胞突变,与 Li-Fraumeni 综合征有关,*IKZF2* 缺失和 *RB1* 突变在低亚二倍体型中也很常见。诊断的基本标准为符合 B-ALL 诊断标准（见前述）,核型分析和 / 或 FISH 示染色体<44 条,流式细胞术 DNA 指数可以作为亚二倍体的评判指标,但不能确认精确的染色体丢失。理想标准为单核苷酸多态性（SNP）阵列鉴定,可以更好地识别隐蔽的亚二倍体。

3. B-ALL 伴 iAMP21　由 FISH 定义为每个细胞≥5 个 *RUNX1* 拷贝,在单个异常染色体 21 上≥3 个或更多拷贝的预后不良的原始淋巴细胞白血病,诊断的基本标准为符合 B-ALL 诊断标准,并证明每个细胞有≥5 个 *RUNX1* 拷贝,在单个异常的 21 号染色体上有≥3 个拷贝。

4. B-ALL 伴 *BCR-ABL1* 融合　诊断的基本标准为符合 B-ALL 标准,检测 *BCR::ABL1* 融合阳性,排除在治疗期间继发获得的 *BCR::ABL1* 阳性 B-ALL 病例。理想标准为排除慢性髓细胞白血病急淋变。国际共识分类(International Consensus Classification,ICC)将此型分为多系 *BCR::ABL1* 阳性和仅淋系阳性 2 个亚型。

5. B-ALL 伴 *BCR-ABL1* 样特征　定义肿瘤细胞 DNA 改变可诱导类似 B-ALL 伴 *BCR::ABL1* 融合样的表型(无 *BCR::ABL1* 融合),预后欠佳。*BCR::ABL1* 样特征具有组成性激活 JAK/STAT、ABL 类或其他激酶信号通路的基因突变或重排,约 50% 病例为 *CRLF2*(细胞因子受体样因子 2)与 *IGH*(t(X/Y;14))或 *P2RY8*(chr.X/Y 假常染色体区域的染色体内缺失)重排,导致异常表达 *CRLF2*。检出这些异常是诊断的依据。*JAK2* 基因融合发生于约 7%B-ALL。*SH2B3*、*IL2RB* 和 *TYK2* 基因的改变发生在约 7% 患者中,且激活 JAK/STAT。与这些白血病不同的是 ABL 类激酶重排的病例:*ABL1*、*ABL2*、*CSF1R*、*PDGFRA*、*PDGFRB* 和 *LYN*,RAS 通路激活突变(*KRAS*、*NF1*、*PTPN11* 和 *CBL1*)或涉及 *NTRK3*、*PTK2B*、*FLT3* 和 *FGFR1* 的罕见融合。*IKZF1* 缺失发生在约 70%～80% 的成人和约 40%～60% 的儿科患者,特别是融合阳性病例中。大部分 *BCR::ABL1* 样重排在细胞遗传学上是隐蔽的,但细胞遗传学和 FISH 可用于排除已知的相互排斥的分子亚型。分离 FISH 探针可用于识别主要重排(涉及 3' 伙伴基因 *ABL1*、*ABL2*、*CRLF2*、*JAK2* 和 *PDGFRB*)。同样,多重逆转录酶 PCR 可用于快速检测最常见的基因融合。DNA 和 RNA 测序可以提供有关 JAK/STAT 和 RAS 通路突变的额外信息,可以检测到更罕见的重排(例如 *ETV6::NTRK3*、*FLT3* 重排)。

6. B-ALL 伴 *KMT2A* 重排　定义为 *KMT2A* 与许多伙伴基因中的任何一种发生重排(融合)和预后不良的原始淋巴细胞白血病。*KMT2A* 重排,尤其是 t(4;11)易位 B-ALL 常为 CD19+、CD10-、CD24-,且常有 CD15 和 CD65s 髓系标记和神经 / 胶质抗原 NG2(CSPG4)表达。诊断的基本标准为符合 B-ALL/LBL 标准并有 *KMT2A* 重排。理想标准为鉴定出 *KMT2A* 重排的伙伴基因。

7. B-ALL 伴 *ETV6::RUNX1* 融合　定义为染色体 12p13.2 上 *ETV6* 基因和 21q22.1 上 *RUNX1* 基因之间发生重排和预后良好的原始淋巴细胞白血病,免疫表型 CD27+、CD44dim/−。易位和基因融合可通过 FISH、RT-PCR 和 RNA 测序方法进行鉴定,是诊断的最重要指标。

8. B-ALL 伴 *ETV6::RUNX1* 样特征　定义为基因表达谱类似于 *ETV6::RUNX1* 而无相关易位和 *ETV6::RUNX1* 形成的 B-ALL。诊断的基本标准为符合 B-ALL 标准,无 *ETV6::RUNX1* 易位和其他明确定义的重现性遗传学异常,基因表达谱类似 *ETV6::RUNX1* 或鉴定到公认的 *ETV6* 与伙伴基因融合。

9. B-ALL 伴 *TCF3::PBX1*(*E2A::PBX1*)　原始淋巴细胞表达 CD19 和 CD10 表达外,还强表达 CD9、弱表达或不表达 CD34 以及至少部分缺乏 CD20。*TCF3::PBX1*(不包括 *TCF3* 与其他伙伴基因融合)可通过核型、FISH 和分子方法检测,是诊断的最重要指标。

10. B-ALL 伴 *IGH::IL3* 重排 由 *IGH* 增强子和 *IL3* 启动子并置定义的原始 B 淋巴细胞白血病,有特征性外周血和骨髓嗜酸性粒细胞增多的特点。原始淋巴细胞表达 CD19 和 CD10,一部分病例伴 CD33 和/或 CD13 阳性,原始淋巴细胞和嗜酸性粒细胞都表达 IL3 受体 CD123。可以通过核型或 FISH 检测 t(5;14)(q31.1;q32),但在原始细胞计数低或隐蔽重排时可能检测不到,需要用 *IGH* 重排的 FISH 检测,但它不是诊断性的。NGS 检测可识别 *IGH::IL3* 重排,且灵敏度高。诊断的基本标准为符合 B-ALL 并存在 *IGH::IL3* 重排。

11. B-ALL 伴 *TCF3::HLF* 融合 定义为 19p13.3 处的 *TCF3* 和 17q22 处的 *HLF* 之间重排的原始 B 淋巴细胞白血病。B-ALL 伴 *TCF4::HLF* 为亚型。核型、FISH 和分子方法可用于确定诊断,但 FISH 不能区分 *TCF3::HLF* 和 *TCF3::PBX1*。RNA 测序 NGS 方法,可以鉴定所有转录变体。诊断的基本标准为符合 B-ALL 并检出 *TCF3::HLF* 融合。

12. B-ALL 伴其他遗传学异常定义类型 亚型(暂定)有 B-ALL 伴 *DUX4* 重排,B-ALL 伴 *MEF2D* 重排,B-ALL 伴 *ZNF384* 重排,B-ALL 伴 *PAX5*alt(具有重排、内扩增或点突变的多种 *PAX5* 改变),B-ALL 伴 *PAX5* p.P80R,B-ALL 伴 *NUTM1* 重排和 B-ALL 伴 *MYC* 重排。与其他 B-ALL/LBL 相比,这些亚型几乎没有髓外肿块或 LBL 者无骨髓和血液浸润。这些临时类型由基因组测序(DNA 或 RNA)和/或表达谱(表 8-2)检测到的遗传异常定义。许多病例有额外突变,但不改变亚类或诊断(不符合既定 B-ALL 类型的标准)。基本标准为符合 B-ALL 的一般标准,检测到定义的其他特定遗传学异常,不符合既定的遗传学异常定义 B-ALL 类型的基因重排或突变。理想标准为 *DUX4* 重排(通过增加 *DUX4* 基因的表达和/或证明 CD371 表达来确认 *DUX4* 重排),检测到 *MYC* 重排的成人 B-ALL,需要排除双打击/三打击高级别 B 细胞淋巴瘤。

表 8-2 B-ALL 伴其他定义遗传学异常亚型(WHO,2022)

亚型	诊断性遗传学	基因功能	额外突变
B-ALL 伴 *DUX4* 重排	*DUX4* 重排、高表达,特征性基因表达谱	转录因子	*ERG*,*IKZF1*,*KMT2D*,*TP53*,*ZEB2*,*TBL1X41*
B-ALL 伴 *MEF2D* 重排	*MEF2D* 重排,特征性基因表达谱	转录因子	*PHF6*,*CDKN2A/B*
B-ALL 伴 *ZNF384* 重排	*ZNF384* 重排,特征性基因表达谱	转录因子	*NRAS*,*KRAS*,*PTPN11*,*EZH2*,*MLL2*,*ASH1L*
B-ALL 伴 *PAX5* 改变	表达谱有多种 *PAX5* 改变	转录因子	*CDKN2A*,*RB1*,*BTG1*,*KDM6a*,*KMT2A*,*ATRX*
B-ALL 伴 *PAX5* p.P80R	*PAX5* p.Pro80Arg(p.P80R)突变,特征性基因表达谱	转录因子	*NRAS*,*KRAS*,*IL7R*,*CDKN2A/B*,*IKZF1*
B-ALL 伴 *NUTM1* 重排	*NUTM1* 重排,特征性表达谱	组蛋白乙酰化	*TP53*,*KRAS*,*CREBBP*,*KMT2D*,*SETD1B*
B-ALL 伴 *MYC* 重排	*MYC* 重排,特征性表达谱	转录因子	*BCL2*,*BCL6*,*NRAS*,*KRAS*

(四)T-ALL/LBL 和 NK-ALL/LBL

T-ALL/LBL 分类,WHO-HAEM5 与 WHO-HAEM4R 相同。T-ALL 诊断的基本标准为 T 系列造血祖细胞存在,主要由表面和 / 或胞质 CD3 表达定义,具有异常的免疫表型;理想标准为外周血或骨髓中异常 T 祖细胞或原始细胞≥20%。ETP T-ALL 表现与正常前体 T 细胞早期阶段对应的基因表达特征,并有独特的免疫表型,包括干细胞和 / 或髓系标记物的表达。尽管对 T-ALL 遗传背景的理解取得了重大进展,但尚缺乏足够的证据,还没有确定具有临床相关性的遗传学定义 T-ALL 类型。ETP T-ALL 诊断的基本标准为原始淋巴细胞白血病 / 淋巴瘤的形态学,原始细胞具有 ETP 免疫表型:cCD3 阳性(mCD3 极少阳性),MPO(流式 <10% 阳性、细胞化学 <3% 阳性),CD1a 和 CD8 表达缺失,≥25% 原始细胞有≥1 个干细胞标记或髓系标记(CD34、CD117、CD13、CD33、CD11b、HLA-DR),CD5 阴性或暗淡着色(<75% 原始细胞阳性,暗淡的 CD5 也可以定义为平均荧光强度(MFI)比正常 T 细胞至少低 1 个 log,同样方法 T 细胞 MFI 应比阴性对照至少高 2 个 log)。

NK-ALL/LBL 在 WHO-HAEM4R 中认为是暂定类型(临时病种),在 WHO-HAEM5 中不再列为单独类型,原因为缺乏明确的诊断标准,缺乏表达 NK 细胞相关抗原如 CD94 和 CD161 的可靠信息,并与其他肿瘤类型在形态和免疫表型上重叠,如原始浆细胞样树突状细胞肿瘤、CD56 阳性 T-ALL,CD56 阳性急性髓系白血病和 CD56 阳性急性未分化白血病。

(五)B-ALL、T-ALL 与 B-LBL、T-LBL

B-ALLL、T-ALL 与 B-LBL、T-LBL 是肿瘤细胞形态学和免疫表型以及遗传学特征相同而临床特点(起病方式和病变部位)与血液学检验特点不同者。在疾病分类中,常常连在一起(B-ALL/LBL、T-ALL/LBL)介绍,实验室诊断时如果不结合临床和血液学检验的特征,尤其是髓外组织学检验,是分不清楚白血病还是淋巴瘤的。它们诊断的基本标准和理想标准见前述。

(卢兴国　叶向军)

四、临床特征诊断优先性

起病方式不同在诊断 ALL 与 LBL 中的优先性,见图 8-1。与 AML 相比,ALL 很少见 MDS 样病史,由化学治疗和 / 或放射治疗相关发生的继发性 ALL 虽罕见,但有明确的化学治疗和 / 或放射治疗相关史者,仍需要首先考虑为治疗相关 ALL。

五、血象梳理

ALL 的少数病例全血细胞计数正常,多数病例因造血衰竭而出现全血细胞计数减低。白细胞计数增高是大量白血病细胞出现于血液所致。当镜检中发现外周血原始淋巴细胞(MPO 和 SBB 阴性)达 20%,可以首先考虑为 ALL,不够 20% 时诊断需谨慎。伴有明显的局部肿块者,外周血原始淋巴细胞可以＞25%。

六、骨髓形态学关键性指标

包括涂片细胞形态学和切片标本组织病理学。诊断的主关键性指标见图 8-3。

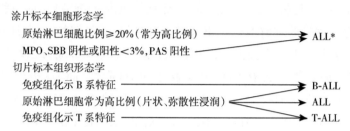

图 8-3　骨髓形态学关键性诊断指标梳理

*原始淋巴细胞有大小不一、异形性和胞质颗粒特点者 ALL 常见 *BCR::ABL1*（p190）阳性

七、免疫表型梳理

应用最广泛的流式细胞免疫表型检查,也成为 ALL 系列分类诊断的基础性项目,也是一部分 ALL 特定类型的关键性诊断指标,免疫表型一般特点见表 8-3。参考 WHO（2017）介绍的 B-ALL/LBL 特定类型与 B-ALL,NOS,T-ALL/LBL 与暂定的 ETP-ALL 以及 NK-ALL 的免疫表型见表 8-4、表 8-5。

表 8-3　ALL 免疫表型一般特征和其他相关特征

ALL 类型	免疫表型一般特征	相关的其他特征
B 系 ALL	共性表达 CD19 和 / 或 CD79a 和 / 或 CD22	
早前 B-ALL	CD10–、CD34+、TdT+,常无 B 细胞分化抗原表达	高白细胞计数,形态学为 L2 和 L1,常见 *KMT2A*（*MLL*）和 *BCR* 重排,预后差
普通型 ALL	CD10+,TdT+,CD34+（常见）	形态学为 L2 和 L1,常见低二倍体和 *BCR* 重排,预后较差
前 B-ALL	CD10+/–,cIg+,TdT+,CD34+（常见）	高白细胞计数,形态学为 L1 和 L2,常见 t（1; 19）,可见 t（9;22）,低二倍体（预后较差）和高二倍体（预后较好）
成熟 B-ALL* （ALL-L3）	cIg–/+,sIg+（κ/λ+）,CD10+/–,TdT–, CD34–	男性患者多见,髓外浸润明显,形态学为 L3,遗传学为 *MYC* 和 *IG* 基因重排,预后差
T 系 ALL	共性表达 cCD3 和 / 或 mCD3,TdT+	

续表

ALL 类型	免疫表型一般特征	相关的其他特征
早 T- 前体 -ALL**	CD7+、CD1a−、CD8−，CD3、CD2、CD4、CD5 少见阳性，CD117 和 / 或 HLA-DR+/−，CD34+（常见）	男性患者多见，具有 AML 相似的基因突变（*DNMT3A*、*JAK3*、*RUNX1* 和 *FLT3*），预后差
前 T-ALL	CD2+ 和 / 或 CD5+ 和 / 或 CD8+/−，CD34+/−	男性患者多见，白细胞计数较高，髓外浸润明显，TLX1（HOX11）或 LYL1 致癌转录因子过度表达
T-ALL***	CD2+，CD4+/CD8+，CD34−/+，TCR−/+	男性患者多见，白细胞计数较高，髓外浸润明显，LYL1 致癌转录因子过度表达
原始 NK 细胞白血病	CD56+、cCD3 弱阳性、mCD3−	淋巴结和脾常增大，骨髓或外周血原始淋巴细胞≥20%，胞质有嗜天青颗粒，无 *TCR*、*IG* 基因克隆性重排

注：* 为成熟 B 细胞肿瘤，Burkitt 细胞白血病；** 若表达 CD5，原始细胞群阳性率＜75%，同时可伴有≥1 个髓系或干细胞抗原，如 CD117、CD34、HLA-DR、CD13、CD33、CD11b、CD65；符合 ETP-ALL 其他标准，较强或均匀表达 CD5 的白血病称为近似 ETP-ALL；*** 为晚皮质和髓质 T-ALL。

表 8-4　B-ALL/LBL 免疫表型（WHO，2017）

ALL/LBL	免疫表型
B-ALL/LBL，NOS	CD19、cCD79a 和 cCD22 常阳性表达；以上 3 个抗体单一表达虽不具系列诊断特征性，但共表达或均质性强表达支持 B-ALL 诊断。大部分病例表达 CD10、CD22、CD24、PAX5 和 TdT，异质性表达 CD20 和 CD34；CD45 或弱表达（弱于成熟 B 细胞）。可表达髓系抗原 CD13 和 CD33，表达以上抗原不除外 B-ALL 诊断。 组织切片中常用 CD79a 和 PAX5 鉴别 B 细胞分化，但 CD79a 在一些 T-ALL 中也出现阳性，特异性欠佳；PAX5 被认为是 B 细胞最特异和敏感的标记，但 AML 伴 t(8;21)；*RUNX1::RUNX1T1* 和其他少部分 AML 也可表达 PAX5。MPO 有时阳性，主要见于免疫组化，部分见于流式，单独阳性而不伴有其他髓系标记的不能直接排除 B-ALL，尽管 MPO 阳性常提示 AML 或 B/M 混合细胞白血病。 原始 B 细胞分化阶段与临床和基因相关，早前 B 表达 CD19、cCD79a、cCD22 和 nTdT，普通型 / 中间阶段表达 CD10，前体 B 细胞最末阶段包括表达胞内 μ 链的 pre-B ALL 和少部分表达膜重链而轻链缺失的过渡期 pre-B ALL。sIg 缺失是 ALL 的特征，但表达轻链也不能排除 B-ALL/LBL。尽管 B-ALL 和正常祖细胞都表达 CD10，它们的免疫表型还是有区别的。B 祖细胞连续性表达 B 细胞成熟标记，包括轻链球蛋白和其他一些抗原的获得和丢失。与之相对 B-ALL 表型异常，常过表达或弱表达一些标记，如 CD10、CD45、CD38、CD58 和 TdT，这些差别对监测 MRD 非常重要
B-ALL/LBL 伴 t（9;22）（q34.1;q11.2）；*BCR::ABL1*	表达 CD10、CD19 和 TdT，常跨系表达髓系抗原 CD13 和 / 或 CD33，不表达 CD117。至少在成人表达 CD25 与 B-ALL 伴 *BCR::ABL1* 相关，极少病例表达原始 T 细胞相关表型

续表

ALL/LBL	免疫表型
B-ALL/LBL 伴 t(v;11q23.3);*KMT2A* 重排	B-ALL 伴 *KMT2A* 重排,尤其是 t(4;11)患者,表型特征为 CD19+、CD10−、CD24− 的 pro-B ALL,且多伴 CD15 的异常表达。表达 *CSPG4* 编码的 NG2 是 B-ALL 伴 *KMT2A* 重排的特异性表型
B-ALL/LBL 伴 t(12;21)(p13.2;q22.1);*ETV6::RUNX1*	CD19+、CD10+、CD34+,完全或基本不表达 CD9、CD20、CD66c;髓系抗原,尤其是 CD13 常阳性
B-ALL/LBL 超二倍体	表达 CD19、CD10 等相关标记,大部分病例 CD34+,CD45 常阴性/完全缺失。尽管 T-ALL 超二倍体大部分是近四倍体核型,但不能把它们与 B-ALL 超二倍体混淆
B-ALL/LBL 亚二倍体	表达前体 B 相关表型(CD19、CD10 等),无其他特征性免疫表型
B-ALL/LBL 伴 t(5;14)(q31.1;q32.1);*IGH::IL3*	原始细胞 CD19+、CD10+,该类原始 B 细胞比例较低且伴嗜酸性粒细胞增多强烈提示 B-ALL/LBL 伴 *IGH/IL3*
B-ALL/LBL 伴 t(1;19)(q23;p13.3);*TCF3::PBX1*	表达 pre-B 相关表型(CD19+、CD10+、cμ+),虽不是所有 pre-B ALL 都有 t(1;19),但是 cμ 阴性时,诊断该亚型需谨慎。这一类型表型特征强表达 CD9,不表达或只在白血病细胞微小亚群上表达 CD34
B-ALL/LBL 伴 *BCR::ABL1* 样	CD19+、CD10+,*CRLF2* 易位病例膜表面强表达,能用于 *CRLF2* 易位的筛查。未见膜表面蛋白不增高而 *CRLF2* 易位的病例。EPOR 和酪氨酸激酶易位,缺乏免疫表型特征
B-ALL/LBL 伴 iAMP21	这一遗传学异常目前只发现于 B-ALL,免疫表型特征不清楚

表 8-5　T-ALL/LBL 和 NK-ALL/LBL 免疫表型(WHO,2017)

ALL/LBL	免疫表型
T-ALL/LBL	常表达 TdT,异质表达 CD1a、CD2、CD3、CD4、CD5、CD7 和 CD8。其中 CD7 和 cCD3 是最常出现阳性的,但只有 CD3 有系列特异性。原始细胞常 CD4 和 CD8 共表达,CD10 也可阳性,但都是非特征性的,CD4 和 CD8 双阳性也见于 T-PLL,CD10+ 见于外周 T 细胞淋巴瘤(最常见于血管免疫母细胞性淋巴瘤)。TdT、CD34、CD1a 和 CD99 有助于鉴别 T 细胞处于原始阶段。29%～48% 病例免疫组化核 TAL1 阳性,但这并不意味着 *TAL1* 基因异常。 CD79a+ 约见于 10% 病例,CD13 和/或 CD33+ 见于 19%～32% 病例。CD117+ 与 *FLT3* 突变相关。表达髓系相关抗原不能排除 T-ALL/LBL,也需注意 T 与 M 混合细胞白血病可能。 不成熟 T 细胞标记如 CD7、CD2,甚至 CD5 和 cCD3ε,也可表达于 NK 前体细胞,因此很难鉴别只表达不成熟标记的 T-ALL 和 NK-ALL。CD56 虽是 NK 细胞标记,阳性也不能除外。T-ALL/LBL 按分化分为 4 个阶段:①早前 T(pro-T/T-Ⅰ);②前 T(pre-T/T-Ⅱ);③皮质 T/T-Ⅲ;④髓质 T/T-Ⅳ)。许多之前诊断为早前 T 或前 T-ALL 的,现在都可诊断为 ETP-ALL。和正常胸腺细胞一样,皮质 T-ALL CD4 和 CD8 双阳性且 CD1a+,髓质 T-ALL 只表达 CD4 和 CD8 中的一种。T-ALL 不同分化阶段与预后可能相关。T-ALL 比 T-LBL 表型更原始,但两者基本重叠

续表

ALL/LBL	免疫表型
ETP-ALL	表达 CD7,不表达 CD1a 和 CD8,且至少表达一种髓系或干祖细胞标记(CD34、CD117、HLA-DR、CD13、CD33、CD11b 和 CD65)。表达 cCD3,或少数患者表达 mCD3,亦可表达 CD2 和 / 或 CD4。 CD5 常阴性,如阳性,原始细胞群阳性率<75%。建议 CD5 阳性率≥75% 且其他符合 ETP-ALL 病例归于近似 ETP-ALL。MPO 阴性,若表达 MPO,更应将其诊断为 T 与 M 混合细胞白血病。个案报道 MPO 阴性 ETP-ALL 见 Auer 小体,包括跨系表达髓系抗原和 T 与 M 两系基因的混杂,支持初始淋巴细胞来源于多能干细胞
NK-ALL/LBL	之前一些诊断为 NK-ALL/LBL 的病例,事实上是 BPDCN 或 AML 微分化型。NK 细胞早期标记 CD2、CD7,甚至 CD5 和 cCD3ε 与 T-ALL 重叠,很难鉴别。较成熟 NK 细胞特异的如 CD16 很少表达于 ALL。 CD94 和 CD161 可能对诊断 NK-ALL 较特异(但使用少),有报道 CD94 1A 转录子表达于 NK 前体细胞。KIR 等可能有助于鉴别这一类别 ALL,但至今诊断标准有争议,故还是设为暂定类型。诊断标准暂定为表达 CD56,伴不成熟 T 系标记如 CD7 和 CD2(也可表达 cCD3),不表达 B 细胞和髓系标记,*TCR* 和 *IG* 基因属胚系结构,并排除 BPDCN

八、遗传学关键性指标与诊断的总体思路

遗传学包括细胞遗传学和分子 / 基因组学,诊断的主要类型见图 8-2 和表 8-1,但在梳理诊断关键性指标中还需要考虑的因素见图 8-4。

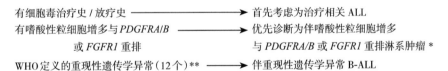

有细胞毒治疗史 / 放疗史 ——————→ 首先考虑为治疗相关 ALL
有嗜酸性粒细胞增多与 *PDGFRA/B* ——————→ 优先诊断为伴嗜酸性粒细胞增多
　　或 *FGFR1* 重排　　　　　　　　　　　 与 *PDGFRA/B* 或 *FGFR1* 重排淋系肿瘤 *
WHO定义的重现性遗传学异常(12个)** ——————→ 伴重现性遗传学异常 B-ALL

图 8-4　遗传学诊断指标中需要考虑的因素

EBF1::PDGFRB、SSBP2::PDGFRB、TNIP1::PDGFRB、ZEB2::PDGFRB、ATF7IP::PDGFRB 通常只见于 B-ALL 伴 *BCR::ABL1* 样, 分类为 B-ALL 伴 *BCR::ABL1* 样;部分 *ETV6::PDGFRB* 病例表现为 B-ALL 也宜归入 B-ALL 伴 *BCR::ABL1* 样。** 由 WHO(2017)界定的 B-ALL 为 9 个, 至 WHO-HAEM5 定义的新类型增加至 12 个

对于初诊的 ALL 病例,由形态学的基本诊断,免疫表型的系列确定,到 WHO 分类的特定类型和非特定类型(NOS)的整合诊断见图 8-5。

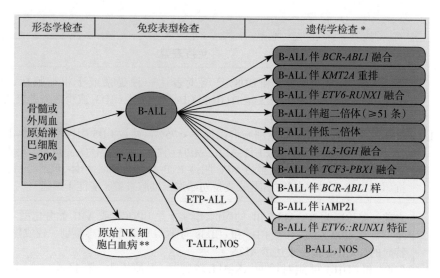

图 8-5　初诊 ALL 由形态学基本诊断到 WHO 的类型诊断

*WHO-HAEM5 定义的遗传学异常更多的是重视分子 / 基因组学特征，但常规染色体核型检验有特定的核型异常者，依然可以做出特定类型诊断。**WHO-HAEM4R 类型。形态学和免疫表型检验诊断的 ALL，原始淋巴细胞需要 ≥20%，与经过遗传学检验而明确定义的某些类型原始细胞比例的含义不同；B-ALL，NOS 为通过多学科信息而从形态学与免疫表型诊断的基本类型中分出特定类型后而剩下的类型；T-ALL 分出 ETP-ALL 后的类型为非特定类型（T-ALL，NOS）；原始 B/T 细胞（淋巴母）淋巴瘤（B-LBL 和 T-LBL）除了髓外淋巴组织标本不同外，诊断类型与关键性指标相同

九、淋巴瘤细胞白血病

一旦淋巴瘤侵犯血液骨髓，在临床分期中都归类为疾病晚期（Ⅳ期）。但是由于侵犯的程度不同，形态学诊断中，大量淋巴瘤细胞侵犯者也被称为白血病性浸润。淋巴瘤细胞白血病（lymphoma cell leukemia，LCL）即是（细胞）形态学常使用的诊断病名，以示血液骨髓受累的严重程度。按现在的认知，淋巴瘤细胞白血病分为如图 8-6 所显示的类型。

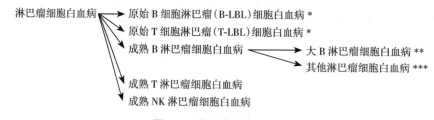

图 8-6　淋巴瘤细胞白血病

*初诊时无血液骨髓受累，疾病经过中发生血液骨髓明显侵犯（原始淋巴细胞＞20%）者，是典型的原始淋巴细胞淋巴瘤性白血病（期）；** 主要是弥漫大 B 细胞淋巴瘤（DLBCL）；*** 主要是滤泡淋巴瘤（FL）、套细胞淋巴瘤（MCL）。临床上，DLBCL、FL 和 MCL 是常见侵犯血液骨髓的白血病性类型

十、NCCN（2020）指南 ALL 诊断中的关键性项目

ALL 诊断通常需要对骨髓涂片与骨髓活检标本进行血液病理学评判,证明初诊时原始淋巴细胞≥20%（如果外周血有足够数量的原始淋巴细胞,一般认为≥1×10^9/L,而临床不宜做骨髓穿刺和活检的情况下,可以替代骨髓进行检查与诊断）。检查项目包括基本（必需）诊断项目与遗传学危险分组的进一步确定项目。

（一）基本项目

①骨髓涂片 Wright-Giemsa 染色形态学检查,骨髓活检和骨髓液凝块切片 HE 染色检查;②流式细胞免疫表型检测（检测到以下免疫表型尤其需要注意:CD10 阴性与 *KMT2A* 重排相关;ETP-ALL 典型特征不表达 CD5、CD8、CD1a,并表达至少一个髓系或干细胞标记;CD20 阳性的定义不明确,大部分研究以原始细胞>20% 表达 CD20 为标准）;③白血病性克隆的流式细胞免疫表型和 / 或分子检测的特征,为治疗后微小残留病分析提供参考基线;④ G 显带中期细胞染色体核型分型。

（二）分子特征

风险分层与治疗计划需要对骨髓或外周血原始淋巴细胞进行特定的重现性遗传学检查。① FISH 检查可以明确主要重现性遗传学异常的 ALL 类型。②反转录酶聚合链式反应（reverse transcriptase-polymerase chain reaction,RT-PCR）检测 *BCR::ABL1*,包括定量与定性,转录本大小（如 p190 还是 p210）。③检测白血病融合基因与致病性基因突变,尤其适用于已知为 *BCR::ABL1* 阴性患者（Ph 样表型与激活酪氨酸激酶通路上的重现性融合基因和基因突变相关,基因融合涉及 *ABL1*、*ABL2*、*CRLF2*、*CSF1R*、*EPOR*、*JAK2* 或 *PDGFRB*,基因突变累及 *FLT3*、*IL7R*、*SH2B3*、*JAK1*、*JAK3*,以及 *JAK2*（加上与 CRLF2 形成的融合基因）。初诊时检测这些异常有助于诊断与风险分层。对于这类患者安全而有效的靶向药物治疗是一个活跃的研究热点）。④其他有用的检查,如微阵列比较基因组杂交（array based comparative genomic hybridization,aCGH）方法,适用于非整倍体和核型分析失败患者。

（王　新　徐　胜）

第九章

成熟 B 细胞肿瘤与血液骨髓形态学相关的关键性指标

在 WHO-HAEM4R 中,成熟 B 细胞肿瘤包括白血病、淋巴瘤和浆细胞肿瘤。WHO-HAEM5 中,把浆细胞肿瘤从"成熟 B 细胞肿瘤"中分离而独立为一个大类。B 细胞淋巴增殖性疾病是用于描述 B 细胞克隆扩增的术语,广义上还包括非克隆型增生。淋巴瘤是最醒目的一类肿瘤,具有高度异质性,习惯上称为非霍奇金淋巴瘤(non-Hodgkin lymphoma,NHL),B 细胞型 NHL 占大多数,是细胞免疫学、生物学与分子学研究最深入的类型。

第一节　成熟 B 细胞肿瘤与血液骨髓形态学关键指标梳理

WHO-HAEM4R,将成熟 B 细胞肿瘤分为 40 余种,WHO-HAEM5 又将其分为 13 个类别更多类型和亚型,极其复杂。这里介绍与血液骨髓病变相关的类型,即淋巴细胞白血病、侵犯外周血和 / 或骨髓的淋巴瘤,以及 WHO-HAEM5 中与成熟 B 细胞肿瘤并列的浆细胞肿瘤。

一、成熟 B 细胞肿瘤大类和诊断的证据性标本

按传统而实用的方法,成熟 B 细胞肿瘤中的白血病以及浆细胞骨髓瘤是以骨髓为主要病变的血液肿瘤,诊断的证据性标本主要是血液和骨髓;淋巴瘤是属于原发于髓外淋巴组织(个别例外)的肿瘤,诊断的证据性标本主要是髓外(淋巴)组织(图 9-1)。

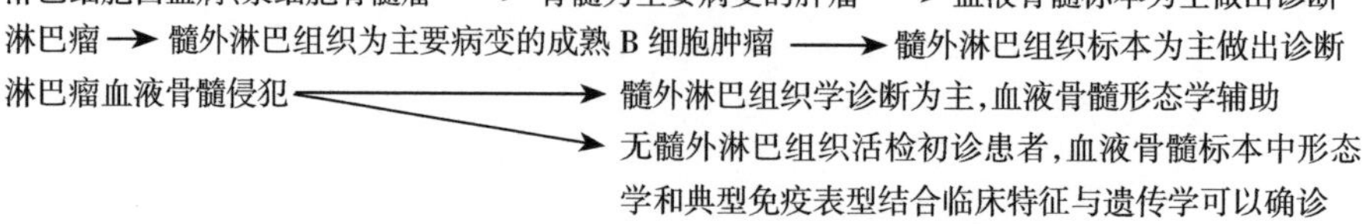

淋巴细胞白血病、浆细胞骨髓瘤 ⟶ 骨髓为主要病变的肿瘤 ⟶ 血液骨髓标本为主做出诊断
淋巴瘤 ⟶ 髓外淋巴组织为主要病变的成熟 B 细胞肿瘤 ⟶ 髓外淋巴组织标本为主做出诊断
淋巴瘤血液骨髓侵犯 ⟶ 髓外淋巴组织学诊断为主,血液骨髓形态学辅助
⟶ 无髓外淋巴组织活检初诊患者,血液骨髓标本中形态学和典型免疫表型结合临床特征与遗传学可以确诊

图 9-1　成熟 B 细胞肿瘤与浆细胞骨髓瘤类型和诊断的主要标本

二、血液骨髓形态学诊断中几项注意与原发骨髓淋巴瘤

从通俗方法梳理成熟 B 细胞肿瘤大类和诊断的证据性标本可知,如果不加以说明,在血液骨髓形态学诊断中,狭窄地使用"成熟 B 细胞肿瘤"是有所不当的。这一大类包括 40～50 种类型,如果受制于检验方法的局限性,可以给予宽泛的诊断,但要求到(可能)"类型"。在血液骨髓形态学检验诊断中,虽常不能明确类型,但需要作出是白血病性还是非白血病性的结论。使用 WHO-HAEM4R 分类标准时更要重视。

在实践中,许多淋巴瘤,如常见的经典套细胞淋巴瘤(mantle cell lymphoma,MCL)、滤泡淋巴瘤(follicular lymphoma,FL)、弥漫大 B 细胞淋巴瘤(diffuse large B-cell lymphoma,DLBCL)等原发髓外淋巴组织的肿瘤,与发生于骨髓的原发肿瘤——白血病不同。淋巴瘤与白血病诊断的主要手段是不一样的,没有原发髓外淋巴组织证据的初诊患者,只有骨髓累及(白血病或非白血病性)的形态学(包括免疫组化)的证据,还有流式免疫表型的诊断报告,可以考虑或提示或怀疑某种类型淋巴瘤累及骨髓,且常需要结合遗传学等信息做出最后诊断。免疫表型不典型的、部分与少数阳性的、弱阳性的,以及淋巴细胞稍大(偏大)的、模糊的或模棱两可的结果,都需要慎重和严控,尤其是 FL 与 FL3 级、MZL、BL、高级别 B 细胞淋巴瘤、DLBCL 和其他淋巴瘤的特指型(特定类型)与非特指型,详见第三章。

原发骨髓的淋巴瘤(primary bone marrow lymphoma,PBML)为发病形式罕见、进展快速和预后差的淋巴瘤。文献报告 ALK 阴性间变性大细胞淋巴瘤(ALK-negative anaplastic large cell lymphoma,ALK-ALCL)、外周 T 细胞淋巴瘤非特定(特指)型(peripheral T-cell lymphoma,not otherwise specified,PTCL,NOS)、霍奇金淋巴瘤(Hodgkin lymphoma,HL)、DLBCL 相对较为常见。临床特征、骨髓形态学特征和足够充分的免疫表型(包括流式方法检测)证据和影像学检查并结合遗传学进行整合评判是非常重要的(图 9-2)。PBML 可以有外周血累及。影像学检查包括胸部、腹部和骨盆增强 CT,全身浅表淋巴结 B 超检查和全身正电子发射 PET/CT(PET/CT 最重要),均无淋巴结、脾脏、肝脏或其他髓外累及。排除白血病/淋巴瘤细胞白血病,包括慢性淋巴细胞白血病/小淋巴细胞淋巴瘤白血病性侵犯,幼淋巴细胞白血病,淋巴浆细胞淋巴瘤,多毛细胞白血病,伯基特淋巴瘤(伯基特白血病)和急性淋巴细胞白血病。也有学者认为淋巴瘤没有原发于骨髓的,因此遇见首诊骨髓淋巴瘤(细胞)的必须仔细寻找髓外淋巴病变组织。

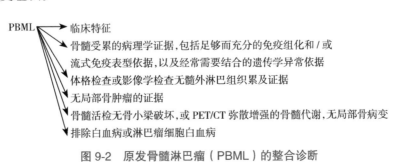

图 9-2　原发骨髓淋巴瘤（PBML）的整合诊断

三、成熟 B 细胞肿瘤中的白血病和淋巴瘤类型

成熟 B 细胞肿瘤中的白血病和淋巴瘤,与血液骨髓常见的和相关的类型见图 9-3。(成熟)小 B 淋巴细胞肿瘤又称为 B 细胞慢性淋巴细胞增殖性疾病(B cell chronic lymphoproliferative diseases,B-CLPD),包含的类型见图 9-4。

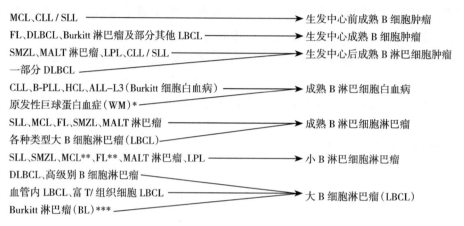

图 9-3　成熟 B 细胞肿瘤白血病和淋巴瘤类型

*血液骨髓白血病性病变的相关类型。**一部分例外。*** 为血液骨髓形态学相似的一组中大型肿瘤细胞的类型。MCL,套细胞淋巴瘤;CLL/SLL,慢性淋巴细胞白血病/小淋巴细胞淋巴瘤;FL,滤泡淋巴瘤;DLBCL,弥漫大 B 细胞淋巴瘤;SMZL,脾边缘区淋巴瘤;MALT,黏膜相关淋巴组织;LPL,淋巴浆细胞淋巴瘤;B-PLL,B 幼淋巴细胞白血病;HCL,多毛细胞白血病

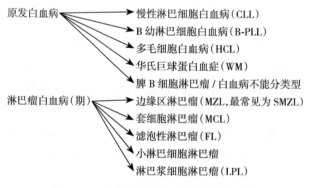

图 9-4　B 细胞慢性淋巴细胞增殖性疾病

四、白血病和淋巴瘤形态学上细胞成熟与幼稚

成熟 B 细胞肿瘤的"成熟"不是形态学意义上的成熟,而是通过细胞免疫表型描述的细胞发育阶段上的成熟。经过抗原刺激而在生发中心母细胞转化阶段发生的肿瘤在形态上为不成熟的原幼淋巴细胞,但在分类上仍属于成熟 B 淋巴细胞肿瘤。故形态学上,淋巴

瘤细胞既有成熟又有不成熟的细胞类型（图 9-5）。各种类型大 B 细胞淋巴瘤（large B-cell lymphoma，LBCL）组织学标本和侵犯血液骨髓或体液标本的肿瘤性 B 淋巴细胞，形态学上均是不成熟的原幼淋巴细胞。慢性淋巴细胞白血病（chronic lymphocytic leukemia，CLL）、小淋巴细胞淋巴瘤（small lymphocytic lymphoma，SLL）、淋巴浆细胞淋巴瘤（lymphoplasmacytic lymphoma，LPL）/ 原发性巨球蛋白血症（Waldenstrom macroglobulinemia，WM）、脾边缘区淋巴瘤（splenic marginal zone lymphoma，SMZL）、FL、MCL 和膜相关淋巴组织（mucosa-associated lymphoid tissue，MALT）淋巴瘤等，侵犯血液和 / 或骨髓（包括原发髓外组织）的肿瘤性 B 淋巴细胞，均为形态学上成熟的淋巴细胞（部分可以有幼淋巴细胞）。

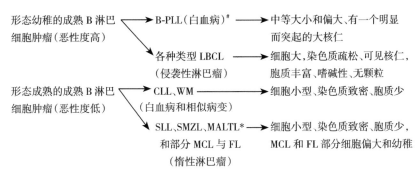

图 9-5　形态学上常见细胞成熟与幼稚类型

\# WHO-HAEM5 取消了该病名而分列于其他类型（见下述）。* 为黏膜相关淋巴组织淋巴瘤

按形态学分为（成熟）小 B 淋巴细胞肿瘤和大 B 淋巴细胞肿瘤两个大类。参照 WHO-HAEM4R 的 DLBCL 组织病理学，弥漫性浸润象中大 B 细胞淋巴瘤细胞的大小定义为细胞核≥正常巨噬细胞核或≥正常淋巴细胞核的两倍；小 B 淋巴细胞淋巴瘤 / 白血病细胞为细胞核＜正常淋巴细胞胞核的 2 倍（小于 2 倍胞核大小）。国内一般认为，成熟淋巴细胞直径约为小淋巴细胞 1.5 倍以内者称为小细胞；直径约为小淋巴细胞 2 倍左右者称为中等大细胞；直径大于小淋巴细胞 2.5 倍者称为大细胞。实践中，肿瘤性成熟淋巴细胞常为大小不一，一般将中小型或小型为主的淋巴细胞归纳为小细胞，将中大型或大型淋巴细胞归类为大细胞。

五、淋巴瘤侵犯血液骨髓的特征

成熟 B 淋巴细胞淋巴瘤常侵犯血液骨髓，侵犯方式可以分为白血病性和非白血病性。血液骨髓形态学检查是评判的主要指标（图 9-6）。形态学上，细胞幼稚类型的淋巴瘤白血病性侵犯时，血液骨髓细胞学表现典型，易于评判。过去习惯病名"淋巴瘤细胞白血病"，指的多是这类幼稚细胞者。对于形态学上，细胞成熟的淋巴瘤，如 SLL、MALT 淋巴瘤、SMZL、MCL 等，白血病性侵犯时，在没有临床等信息可以参考时，常相互混淆，也常不易与 CLL、WM 区分。淋巴瘤浸润骨髓的结构模式见图 9-7。

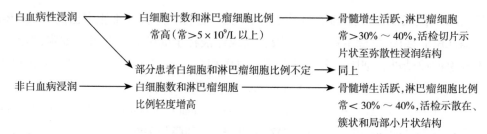

图 9-6　成熟 B 细胞淋巴瘤血液骨髓侵犯白血病性与非白血病性特征

淋巴瘤骨髓侵犯虽常为淋巴瘤Ⅳ期，但分为白血病性和非白血病性，可以反映骨髓受累或肿瘤负荷的程度

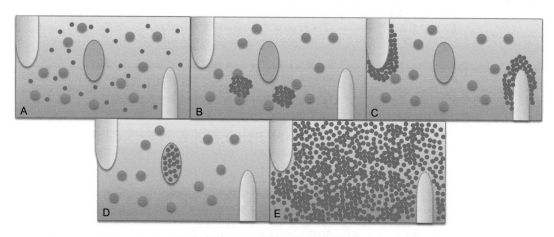

图 9-7　淋巴瘤侵犯骨髓的模式

A 为间质性浸润，瘤细胞散在正常造血组织之间，无明显骨髓结构破坏，一般不会明显取代骨髓组织，多见于 ALCL、NK/TCL 和 BL，较为隐匿且特异性差，需要借助免疫组化辅助鉴定。B 为最常见的结节性浸润模式，与造血组织混合存在，随机分布，多在小梁间区，几乎每种淋巴瘤都可见此模式，特异性差，需要借助辅助手段，充分了解淋巴瘤类型并选取恰当的标记。C 为骨小梁旁型，瘤细胞沿骨小梁表面生长，与骨小梁轮廓密切吻合，常是 FL 较为特征的浸润模式，也见于 LPL 与 MCL，借助免疫标记更易识别。D 为窦腔浸润型（瘤细胞聚集在血窦内），特异性强，但有时 HE 中识别困难，需要了解淋巴瘤类型，并选择合适的标记，见于 SMZL，也见于低级别结外 MZL 和肝脾 T 细胞淋巴瘤。E 为弥漫型，最易辨识，骨髓部分或全部成分被取代，是一种破坏性浸润模式，各种淋巴瘤后期均可见此浸润结构

六、白血病和淋巴瘤免疫表型基本特征

影响 B 细胞大小与成熟是由淋巴细胞骨髓发育、迁移适宜组织定位（接受抗原刺激）与免疫表型的特性决定的。免疫表型演变则是评判肿瘤性 B 淋巴细胞成熟与不成熟的重要指标。B-ALL/B-LBL 表达 CD34（常见）、TdT，不表达成熟细胞的 sIg(κ/λ)，CD45 不表达或弱表达；而肿瘤性成熟 B 淋巴细胞（不管是白血病还是淋巴瘤）的表达则相反（图 9-8）。按 B 细胞的发育，成熟 B 细胞肿瘤细胞与正常发育对应免疫表型的特征种类：如初始 B 细胞为 CD5、CD23，生发中心原幼 B 细胞为 CD10 和 BCL6；滤泡树突细胞（follicular dendritic cells，FDC）为 CD21 和 CD23，生发中心后 B 细胞为 IRF4/MUM1、CD138。肿瘤基因表达产物免疫

表型有 cyclin D1、BCL2、BCL6、MYC、ALK。正如第三章所述,免疫表型对成熟 B 细胞肿瘤诊断有特征性的强度依次是 CLL>HCL≥MCL>LBCL>FL>SMZL、LPL/WM、MZL。除了针对性的 CD5、CD23、ANX1/ANXA1(annexin-1/annexin A1)、cyclin D1(BCL1)外,CD200 对成熟的小 B 淋巴细胞类肿瘤也是一个较好的鉴别指标(图 9-9)。

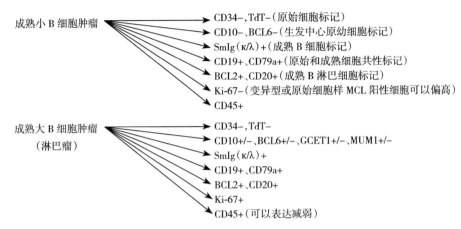

图 9-8　成熟 B 细胞肿瘤白血病和淋巴瘤免疫表型的基本特征

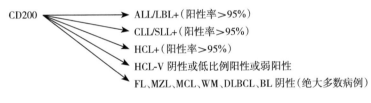

图 9-9　CD200 标记指标的鉴别意义

七、成熟 B 细胞肿瘤遗传学异常

成熟 B 细胞肿瘤中,常见遗传学异常,一些具有重现性或特征性,可对肿瘤类型做出评判(表 9-1)。

表 9-1　成熟 B 细胞肿瘤中常见遗传学异常及推荐检测方法

疾病	常见遗传学异常	累及基因 *	常用检测方法
CLL	11q32−,+12,13q14−,17p−		FISH,aCGH
FL	t(14;18)(q32;q21)	*IGH::BCL2*	FISH
MCL	t(11;14)(q13;q32)	*IGH::CCND1*,少数为 *IGK/IGL* 与 *CCND1* 并置	FISH
LPL/WM	*MYD*88 L265P 突变		PCR,测序

疾病	常见遗传学异常	累及基因 *	常用检测方法
MZL （MALT 淋巴瘤）	t(11;18)(q21;q21) t(14;18)(q32;q21) t(3;14)(p14;q32)	*BIRC3(API2)::MALT1* *IGH::MALT1* *IGH::FOXP1*	FISH
DLBCL	t(14;18)(q32;q21) t(3;14)(q27;q32) t(3;22)(q27;q11) t(2;3)(p12;q27) t(8;14)(q24;q32)	*IGH::BCL2* *IGH::BCL6* *IGL::BCL6* *IGK::BCL6* *IGH::MYC*	FISH,基因芯片
BL	t(8;14)(q24;q32) t(2;8)(q12;q24) t(8;22)(q24;q11)	*IGH::MYC* *IGK::MYC* *IGL::MYC*	FISH
PCM	t(11;14)(q13;q32) t(6;14)(p21;q32) t(4;14)(p16;q32) t(14;16)(q32;q23) t(14;20)(q32;q12)	*IGH::CCND1 IGH::CCND3* *IGH::WHSC1* *IGH::MAF* *IGH::MAFB*	FISH,常规染色体分析
HCL	*BRAF*-V600E 突变		PCR,测序

注：* 对于 *IG* 基因与（原）癌基因发生重排而形成的非融合基因，在两个基因之间可以用"/"。CLL，慢性淋巴细胞白血病；FL，滤泡性淋巴瘤；MCL，套细胞淋巴瘤；LPL/WM，淋巴浆细胞淋巴瘤/原发性巨球蛋白血症；MZL，边缘区淋巴瘤；MALT，黏膜相关淋巴组织；DLBCL，弥漫大 B 细胞淋巴瘤；BL，Burkitt 淋巴瘤；PCM，浆细胞骨髓瘤；HCL，多毛细胞白血病。

八、CLL 与 SLL 侵犯血液骨髓以及 MBL 诊断的关键性指标

CLL 与 SLL 是同一疾病不同起病方式的类型或病种。两者的形态（小淋巴细胞）、免疫表型（表达 CD5 和 CD23）和分子生物学特征一致。累及骨髓及血液为主者为 CLL,SLL 为累及淋巴结和脾脏或其他髓外组织起病者,诊断的关键性指标见图 9-10。CLL 外周血和骨髓中可见不规则核形的幼淋巴细胞和染色质疏松与胞质丰富的大淋巴细胞,通常在外周血中占淋巴细胞的比例不超过 15%。当这些细胞增加且幼淋巴细胞<55% 时称为 CLL 伴幼淋巴细胞增多（CLL with lymphocytosis,CLL/PL）或不典型 CLL（WHO,2017）。WHO-HAEM5 中,将 CLL/SLL 归类于肿瘤前和肿瘤性小淋巴细胞增殖类别,并将 CLL 伴幼淋巴细胞增多（>15%,胞质嗜碱性细胞和显著核仁的中等大小细胞,常见 *TP53* 突变者）称为 CLL 幼淋巴细胞进展（图 9-11）。少数 CLL 在病程中可以转化为大淋巴细胞,WHO-HAEM5 用"Richter 转化"一词替代既往的"Richter 综合征"。

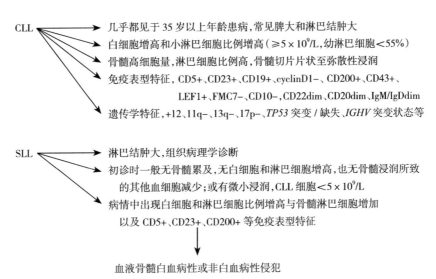

CLL

几乎都见于 35 岁以上年龄患病,常见脾大和淋巴结肿大

白细胞增高和小淋巴细胞比例增高($\geqslant 5 \times 10^9$/L,幼淋巴细胞<55%)

骨髓高细胞量,淋巴细胞比例高,骨髓切片状至弥散性浸润

免疫表型特征,CD5+、CD23+、CD19+、cyclinD1−、CD200+、CD43+、
　　　　　LEF1+、FMC7−、CD10−、CD22dim、CD20dim、IgM/IgDdim

遗传学特征,+12、11q−、13q−、17p−、*TP53* 突变 / 缺失、*IGHV* 突变状态等

SLL

淋巴结肿大,组织病理学诊断

初诊时一般无骨髓累及,无白细胞和淋巴细胞增高,也无骨髓浸润所致
　　的其他血细胞减少;或有微小浸润,CLL 细胞<5×10^9/L

病情中出现白细胞和淋巴细胞比例增高与骨髓淋巴细胞增加
　　以及 CD5+、CD23+、CD200+ 等免疫表型特征

血液骨髓白血病性或非白血病性侵犯

图 9-10　CLL 与 SLL 诊断的关键性指标

免疫表型检测在 CLL 诊断中最有意义,在临床特征和形态学解读下,CD5+、CD23+、CD200+、cyclin D1− 可以确诊。不典型病例 CD5− 或 CD23−/±、FMC7+、sIg 强阳性或 CD79b+、CD20 强阳性(组织切片增殖中心常见强阳性),而一部分 MCL 也可 CD23+,故应检测 cyclin D1、CD200、LEF1 外,还需要 FISH 检查 *CCND1* 重排或 t(11;14)与 MCL 进行鉴别诊断。CLL 的遗传学检查多在于评判预后

第 5 版 **WHO** 分类

修订第 4 版 **WHO** 分类

多毛细胞白血病

脾边缘区淋巴瘤

脾弥漫性红髓小 B 细胞
淋巴瘤 / 白血病
多毛细胞白血病变异型

B 细胞幼淋巴细胞白血病

慢性淋巴细胞白血病 /
小淋巴细胞淋巴瘤

多毛细胞白血病

脾边缘区淋巴瘤

伴显著核仁的脾 B 细
胞淋巴瘤 / 白血病

脾弥漫性红髓小 B
细胞淋巴瘤

套细胞淋巴瘤

幼淋巴细胞 $\geqslant 15\%$

CLL 幼淋巴细胞进展

图 9-11　WHO-HAEM5 总结脾 B 细胞淋巴瘤和白血病与 WHO-HAEM4R 类型的关系

WHO-HAEM5 中，将 MBL 分为 3 个亚型：①低计数 MBL 或克隆性 B 细胞扩增（expansion）：克隆性 CLL/SLL 表型 B 细胞计数 $<0.5 \times 10^9$/L，且无其他 B 细胞增殖性疾病的诊断特征，这一阈值来源于人群中克隆 B 细胞和临床列队的研究。② CLL/SLL 型 MBL：克隆性 CLL/SLL 表型 B 细胞计数 $\geq 0.5 \times 10^9$/L，B 淋巴细胞总数 $<5 \times 10^9$/L，且无其他 CLL/SLL 的诊断特征；B 细胞计数 $<5 \times 10^9$/L 患者与在 $(5 \sim 10) \times 10^9$/L 区间患者比较，很少需要治疗。③非 CLL/SLL 性 MBL：克隆性非 CLL/SLL 表型 B 细胞增多并无其他成熟 B 细胞肿瘤的诊断体征或特征，大部分病例与边缘区起源的 B 细胞特征一致。这些 MBL 亚型，临床上都有免疫功能损伤，如疫苗反应不良和感染风险增加。

B 细胞克隆性是由 Kappa:Lambda $>3 : 1$ 或 $<0.3 : 1$ 或 $>25\%$ 成熟 B 细胞缺乏 sIg 定义的。CLL/SLL 表型定义为 CD20 和免疫球蛋白轻链弱表达（"弱"定义为中值荧光强度至少为 20% 低于相同条件下染色的正常 CD20+ 外周血 B 细胞中值水平）并没有 CD10 表达的，$>20\%$ 克隆性 CD19+ B 细胞上共表达 CD5 和 CD23。此外，CD43、CD200 和 ROR1 通常会在 $>20\%$ 的克隆性 B 细胞上表达，CD79b 和 CD81 共表达较弱或不存在。CLL 诊断的基本标准为 CLL 细胞经典形态学和绝对值 B 细胞计数 $>5 \times 10^9$/L，流式免疫表型（血液和 / 或骨髓）示 CD19、CD5、CD20、CD23（可变）和弱表达单型轻链，组织病理学 / 免疫组织化学（骨髓细胞凝块或骨髓活检，以及淋巴结或其他组织活检）示 CD20+/weak+、CD5+/weak+、CD23（可变）表达和 cyclin D1-（在增殖中心可以弱阳性）；理想标准为流式免疫表型示 CD200、ROR1、CD43 阳性，不表达 FMC7、CD79b（可弱阳性）、CD10、CD81，组织病理 / 免疫组织示 CD23、LEF1、CD43、MUM1（增殖中心）+，CD10-、SOX11-。推荐的预后 / 预测检查评估：基本项目为 del（11q）、del（13q）、del（17p）和 12 三体，*TP53* 突变分析，*IGHV* 体细胞突变分析；理想项目为复杂核型，*BTK*、*PLCG2* 和 *BCL2* 突变分析。

NCCN（2021）指南中，CLL 诊断的基本项目：①若依据淋巴结或者骨髓活检进行诊断，应对所有切片进行血液病理学检查（至少 1 个为含肿瘤组织的石蜡块）。②外周血流式细胞术进行充分的免疫表型（κ 蜡块，CD19，CD20，CD5，CD23，CD10）鉴定（典型的免疫表型为 CD5+、CD23+、CD43+/-、CD10-、CD19+、CD20 弱阳性、SmIg 弱阳性和 cyclin D1-）。CLL 诊断要求外周血中单克隆 B 淋巴细胞 $\geq 5 \times 10^9$/L。由流式细胞术确认 B 细胞克隆性。若用流式明确诊断，还应包括细胞离心涂片的检测 *CCND1* 或 FISH 检测 t（11;14），t（11q;v）。CD200 阳性可能有助于 CLL 与 MCL 的区分，后者通常 CD200-。SLL 的诊断要求存在淋巴结病变和 / 或脾大和外周血单克隆 B 淋巴细胞 $\leq 5 \times 10^9$/L。SLL 的诊断应经由淋巴结活检的组织病理学检查确认。③若诊断不依据流式细胞术获得，则需进行淋巴结活检。仍不能诊断时，做骨髓涂片和活检。单独细针穿刺（fine needle aspiration，FNA）或空芯针活检结果不宜作为淋巴瘤初始诊断的依据。在某些情况下，淋巴结难以切除或切取活检时，空芯针活检联合 FNA 活检并结合适当的辅助鉴别诊断方法（免疫组化、流式细胞术等）也可诊断。通过 IHC 充分的免疫表型（CD3、CD5、CD10、CD20、CD23、cyclin D1）分析以确立诊断。LEF1 表达可将 CLL（阳性）与 MCL（阴性）区分开来。④单克隆 B 淋巴细胞绝对计数（无淋巴结肿大或其他淋巴细胞增殖性疾病的临床特征，单克隆 B 淋巴细胞绝对计数 $<5 \times 10^9$/L 持续超过 3

个月,应诊断为单克隆 B 淋巴细胞增殖性疾病。在反应性淋巴结中可能见到相同表型的细胞,故只有见到淋巴结结构消失的特征才能对 SLL 做出诊断)。

有助于评判预后和/或治疗决策的检查:①FISH 检测:+12;del(11q);del(13q);del(17p)。这些是最常见的异常,约见于 50%~60% 的患者。②TP53 测序。③CpG 刺激中期核型分析复杂核型。④分子学检测免疫球蛋白重链可变区(immunoglobulin heavy chain variable region,IGHV)突变情况。如果分子方法无法获得,可通过流式细胞术、甲基化或免疫组织化学测定 CD38,CD49d 和 ZAP-70 的表达,作为 IGHV 突变状态的替代标记。这些标记物的评估可能具有挑战性,建议不要在临床试验范围之外进行评估。在靶向治疗背景下,除了核型,检测 BTK、PLCG2 和 BCL2 突变也是需要的(最常见突变是 NOTCH1、ATM、SF3B1、TP53 和 BIRC3)。IGHV 突变和 TP53 畸变均被纳入了 CLL 国际预后指标(CLL international prognostic index,CLL-IPI),独立于年龄、临床分期和 β_2 微球蛋白水平。早期阶段的 CLL/SLL 国际预后积分(international prognostic score for early-stage CLL/SLL,IPS-E)包含了 IGHV 突变状态、淋巴细胞绝对计数>15×10^9/L 和明显的淋巴结大。

CLL/SLL 的治疗指征(≥1 项):①进行性骨髓衰竭的证据(血红蛋白和血小板进行性下降);②脾大超过左肋缘下 6cm 或进行性或有症状的脾大;③巨大淋巴结最长直径>10cm 或进行性或有症状的淋巴结肿大;④进行性淋巴细胞增多,如 2 个月内淋巴细胞增加 50% 以上;⑤淋巴细胞计数>$(200~300) \times 10^9$/L 或有白细胞淤滞症状(很少见);⑥自身免疫性溶血性贫血和/或免疫性血小板减少症对皮质类固醇或其他标准治疗反应不佳;⑦其他相关症状(≥1 项),近 6 个月内无明显原因体重下降≥10%,严重疲乏(如 ECOG 体能状态≥2 或不能进行常规活动),无感染证据体温>38℃两周,无感染证据夜间盗汗>1 个月。无治疗指征者可以等待观察,每 2~6 个月随访一次。SLL/CLL 患者的生存期为 2~15 年,与预后差相关的因素包括疾病晚期,存在 del(11q)、del(17p) 或 TP53 突变,IGHV 基因突变状态。11q- 患者常伴广泛的淋巴结肿大。一部分 CLL 患者存在 12 三体,有助于诊断。流式免疫表型检测 CD38 阳性肿瘤细胞比例≥30% 或 ZAP70 阳性细胞比例≥20% 或 IGHV 突变率≤2%,CD49d≥30%,复杂核型(≥3 个异常)等示预后不良。IGHV 突变有否,还可以支持 CLL 细胞来源,未突变者来源于生发中心前 B 细胞(与胚系结构同源),体细胞突变者来源于生发中心后 B 细胞。

九、B-PLL 诊断的关键性指标

B 幼淋巴细胞白血病(B-cell prolymphocytic leukaemia,B-PLL)是 B 幼淋巴细胞累及血液、骨髓和脾的白血病。在外周血中幼淋巴细胞占淋系细胞的 55% 以上,B 幼淋巴细胞为中等大小(正常淋巴细胞的 2 倍大小)、有明显核仁的圆形淋巴细胞。诊断的关键性指标见图 9-12。

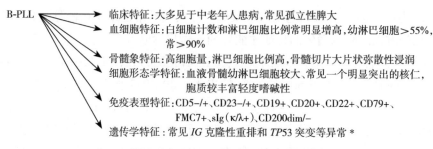

图 9-12　B-PLL 诊断的关键性指标

最重要的是临床特征、血细胞特征、骨髓象特征和细胞形态学特征，免疫表型无特征性，但 CD22 和 FMC7 阳性率高而 CD23、CD5 阳性率低，常与 CLL 不同。* 细胞遗传学检查还可见 inv（14）（q11；q32），t（14；14）（q11；q32），t（X；14）（q28；q11），+8，del（13q14）

　　血液肿瘤国际共识分类（2022）认为，B-PLL 只有在严格排除其他类型的淋巴瘤（特别是 CLL 转化、套细胞淋巴瘤或脾边缘区淋巴瘤）后，才能确认。WHO-HAEM5 认为，B-PLL 是异质性疾病，不再作为一个类型，而被归入：① 有 *IGH::CCND1* 特征者，诊断为套细胞淋巴瘤变异型；② CLL/SLL 幼淋巴细胞化进展，定义为骨髓和 / 或外周血中非套细胞的 CD5+ 肿瘤性 B 细胞＞15%；③ 其他类型，分类为"伴突显核仁的脾 B 细胞淋巴瘤 / 白血病"（见图 9-11）。后者诊断的基本标准：① 循环的中等大小淋巴样细胞，具有明显的核仁或扭曲的细胞核。虽然外周血中少量细胞可能显示出界限不清的细胞质突出物，但没有环状细绒毛突起。② 表达 B 细胞抗原 CD19、CD20、CD79a 或 PAX5。③ 缺乏 HCL 的特征性表型，包括 CD25、ANX A1、cyclin D1 和 TRAP 的表达。理想标准：① 脾红髓弥漫性受累伴白髓萎缩，但多数病例诊断时缺乏脾标本。② 缺乏 *BRAF* 突变。

十、HCL 与脾 B 细胞淋巴瘤和白血病诊断的关键性指标

　　多毛细胞白血病（HCL）是源自生发中心后记忆 B 细胞发生了趋化因子和黏附受体改变而活化的成熟 B 淋巴细胞肿瘤，主要累及血液、骨髓和脾红髓，在骨髓和外周血中肿瘤性 B 细胞以卵圆形胞核、丰富胞质"毛发样"突起为特征；细胞化学酸性磷酸酶阳性并不被酒石酸所抑制；免疫表型表达膜联蛋白 A1/ 膜联蛋白 1（Annexin-A1/Annexin-1，ANXA/ANX1）、CD103、CD25、CD11c、CD20、CD22、CD123 和单型 sIg，也表达 TBX21（TBET）、CD200、FMC7 和 cyclin D1；几乎都存在 *BRAF* p.V600E 突变或无此突变者而有 *MAP2K1* 突变；常伴有继发性骨髓纤维化和造血衰竭性血细胞减少。整合诊断的关键性指标梳理见图 9-13。HCL 变异型（HCL-V）在 2008 版和 2017 年修订版的 WHO 分类中，被归类于暂定的"脾 B 细胞淋巴瘤 / 白血病不能分类"的一个类型，外周血淋巴细胞增多、形态类似幼淋巴细胞，免疫表型 CD25、CD123、ANXA1、CD200 阴性，表达 CD72、全 B 抗原、CD11c、单型 sIg（常见 IgG）、CD103 和 FMC7。HCL-V 常需要与其他 B-CLPD 尤其 HCL 鉴别，还有同一暂定的另一类型——脾弥漫性红髓小 B 细胞淋巴瘤。脾弥漫性红髓小 B 细胞淋巴瘤，临床较罕见，有独特的临床病理学特征，常表现为脾大，外周血淋巴细胞常无增多，诊断需要进行脾脏病理学

检查。

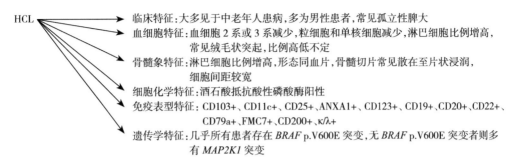

图 9-13　HCL 整合诊断的关键性指标

WHO-HAEM5 中,"脾 B 细胞淋巴瘤和白血病"为疾病实体,在这一类别下包括了毛细胞白血病(HCL),伴突显核仁的脾 B 细胞淋巴瘤 / 白血病(splenic B-cell lymphoma/leukaemia with prominent nucleoli,SBLPN),脾弥漫性红髓小 B 细胞淋巴瘤(splenic diffuse red pulp small B-cell lymphoma,SDRPL)和脾边缘区淋巴瘤(SMZL)类型。与 WHO-HAEM4R 不同,术语"SBLPN"替代"多毛细胞白血病变异型(HCL-V)"和"CD5-B-PLL"(见图 9-11);SBLPN 和 SDRPL 被单独分类,且前者命名发生了改变。HCL 有特征性临床病理学特征,并在 95% 以上患者中有 *BRAF* p.V600E(NP_004324.2)体细胞突变。其他脾小 B 细胞淋巴瘤通常无 *BRAF* 突变。HCL 诊断的基本标准为特征性形态学(包括骨髓活检),流式免疫表型和 / 或免疫组化示 CD20/CD11c/CD103/CD25 共表达,CD20 和 ANXA1(有高特异性)强阳性。理想标准为 BRAF p.V600E(NP_004324.2)突变;有用的辅助标记,强表达 CD22、CD200、sIg,表达 CD123、cyclin D1 和 TBX21/T-Bet。

新类型 SBLPN 白血病细胞可以与 HCL 的多毛细胞相似,但 SBLPN 增殖生物学特征与 HCL 不同。此外,这一类型,还包括了此前 WHO-HAEM4R 定义的 CD5-B-PLL 全部病例。SBLPN 是罕见的,好发于老年患者,脾肿大而常无淋巴结肿大;高白细胞计数和淋巴细胞比例,中等偏大的肿瘤细胞有特征性突出的单个大核仁(胞质丰富嗜碱性或胞质苍白、无绒毛状突起);无 *BRAF* 突变;无 HCL 标记 CD25、ANXA1、TRAP 和 CD123 阳性;骨髓活检最常见的浸润模式是间质和窦内;脾红髓弥漫性受累伴萎缩白髓;病程也比 HCL 更有侵袭性,并对克拉屈滨单药治疗耐药,最近研究利妥昔单抗或苯达莫司汀联合克拉屈滨能改善疗效反应。

SDRPL 外周血有循环小淋巴细胞,胞质丰富、绒毛状突起广泛且分布不均,核仁不明显;无 *BRAF* p.V600E 突变;除了脾门淋巴结,其他部位淋巴结受累极为罕见,也不常见 B 症状。SDRPL 与 HCL 和 SBLPN 有部分特征重叠,但仔细分析形态学和免疫表型特征可以做出鉴别。CD180 是区分 SDRPL 与 HCL 和 SMZL 的有用标记,流式 CD200 与 CD180 的平均免疫荧光强度比值<0.5,有助于支持 SDRPL 诊断。骨髓检查,SDRPL 的特征是窦腔内增生为主,结节浸润很少见,而 SMZL 和 SBLPN 在骨髓中可见不同增生模式,HCL 则是典型的弥散性增生伴网硬蛋白纤维化。尽管如此,如果没有脾脏病理活检的关键性检测指标,明确区分类型常是困难的。

NCCN（2020）指南中，HCL 诊断的基本项目（必需项目）：①骨髓活检和 / 或穿刺涂片：外周血或骨髓检查显示多毛细胞特征性形态学以及骨髓活检样本中网状浸润增加的特征性表现。（骨髓）穿刺常干抽。②充分的免疫分型分析对明确诊断（经典）HCL 并鉴别于 HCL-V 是必须的。IHC 或流式细胞术分析免疫表型（CD19、CD20、CD5、CD10、CD11c、CD22、CD25、CD103、CD123、cyclin D1 和 CD200）。在某些情况下有助于诊断的检查：分子学检测 *IGHV4-34* 重排，IHC 或分子学方法检测无典型免疫表型病例的 *BRAF* p.V600E 突变，在 10%～20%HCL 表型的 B 细胞淋巴增殖性肿瘤具有 *IGHV4-34* 重排而常缺乏 *BRAF* p.V600E 突变，在这部分 *BRAF* p.V600E 突变阴性而 *IGHV4-34* 重排的 HCL 中，约 70% 患者存在 *MAP2K1* 突变；HCL-V 患者无 *BRAF* p.V600E 突变，而一半患者伴有 *MAP2K1* 突变。HCL-V 的免疫表型特点为 CD25−、CD123−、ANXA1−、CD103+。

十一、LPL 与 WM 诊断的关键性指标

淋巴浆细胞淋巴瘤（lymphoplasmacytic lymphoma，LPL）/ 原发性巨球蛋白血症（Waldenstrom macroglobulinemia，WM）是由小淋巴 B 细胞、浆细胞样淋巴细胞和浆细胞组成的，约 90% 患者存在 *MYD88* p.L265P 突变，并常累及骨髓，有时累及淋巴结和脾脏的惰性肿瘤。WM 是以骨髓为"基地"的 LPL 常见亚型伴 IgM 血症者，FISH 检测见 40% 病例存在 6q21 缺失，被认为是原发骨髓的疾病和任何浓度的单克隆性 IgM 血症，20% 患者有家族倾向，50% 患者 del（6q），*IGHV3* 重排和突变较为多见。LPL 常以淋巴结为基地增殖的淋巴瘤，常见 t（9;14）（p13;q32），少数患者（约<5%）可为其他 M 蛋白或 IgM 与其他 Ig 的混合，亦可无 M 蛋白。WM 整合诊断的关键性指标梳理见图 9-14。

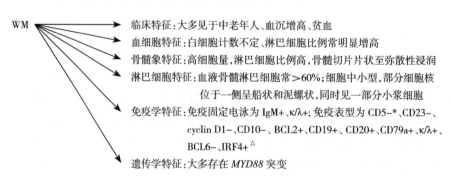

图 9-14　华氏巨球蛋白血症（WM）整合诊断关键性指标

* 可见阳性或偶见阳性。△浆细胞为主要组成的 LPL（还有 MZL）可以阳性。WM 免疫表型无特异性（CD19、CD20、sIgM、BCL2、CD19、CD20、CD22、CD79a），轻链限制性浆细胞表达 cIgM（有时 cIgG、cIgA 少见），主要是在临床、形态学和免疫固定电泳等信息前提下解读免疫表型

NCCN（2020）指南中，LPL/WM 诊断的基本项目（必需项目）：①血液病理检查至少 1 个为含肿瘤组织的石蜡块（若缺乏诊断性则重新活检）。②足够的组织活检进行免疫表型分析以确定诊断。典型的免疫表型：CD19+，CD20+，sIgM+；CD5、CD10、CD23 在 10%～20% 的病例中阳性，并且不排除诊断（LPL 包括 IgG、IgA、血清游离轻链和占<5%LPL 的非分泌性亚

型。非 IgM 型 LPL 的治疗与 IgM 型 LPL 相似,但常缺乏高血黏度或自身免疫相关的神经病变。重要的是要与 IgM 型 MGUS 或 IgM 型浆细胞骨髓瘤加以区分)。评估检查的基本项目,包括病史和体检,CBC,白细胞分类,血小板计数,肝功能检查,血清尿素氮 / 肌酐、电解质、白蛋白、钙、尿酸、LDH 和 $β_2$ 微球蛋白,肌酐清除率(直接计算或测量),血清免疫球蛋白定量,血清蛋白电泳,血清免疫固定电泳,单侧骨髓穿刺和活检(包括 IHC)和 / 或多参数流式细胞术,胸 / 腹 / 盆腔 CT(可能话增强 CT),骨髓 MYD88(p.L265P)AS-PCR 检测(<10% 的患者无突变,如果其他标准符合,不排除 WM 诊断)。

治疗适应证的相关症状:高血黏度;神经病变;器官肿大;淀粉样变性;冷凝集素疾病;冷球蛋白血症;疾病相关的贫血和其他血细胞减少症;巨大淋巴结。

WHO-HAEM5 诊断 WM 的基本标准为骨髓中 >10% 浆细胞样和 / 或浆细胞分化的小淋巴细胞,免疫表型为 IgM+、CD19+、CD20+、CD22+、CD25+、CD10−、CD23−、CD103−、CD138+/−;理想标准为 MYD88(NP_002459.2:p.L265P)突变,CXCR4 体细胞突变,血清电泳和免疫固定证明为单克隆 IgM。

LPL 分为 2 个亚型,最常见的 IgM-LPL/WM 型和非 WM 型 LPL。后者约占 LPL 的 5%,包括:①克隆性 IgG 或 IgA 患者;②不分泌型 LPL;③ IgM-LPL 无骨髓累及。IgM-LPL/WM 型,根据有无 MYD88 p.L265P 突变又分为 2 个亚型。MYD88 p.L265P 突变型是大部分 LPL/WM(>90%)患者的致病性驱动因子。MYD88 p.L265P 突变可以帮助鉴别一些诊断困难的结内和结外 MZL 伴浆样分化以及浆细胞骨髓瘤。只有极少数 MZL 有 MYD88 p.L265P 突变,绝大部分 MZL 和骨髓瘤无 MYD88 p.L265P 突变。CXCR4 突变发生于约 40% 的 LPL 患者,通常与 MYD88 突变同时发生。考虑使用 BTK 抑制剂的患者,需要检测 CXCR4 突变,因为这种遗传背景患者不仅与无治疗生存期较短相关,还与依鲁替尼的耐药有关。血液肿瘤国际共识分类(2022)标准为骨髓中出现异常淋巴浆细胞聚集以及克隆性 B 细胞和浆细胞(即使活检细胞比例 10%),可诊断为 LPL(WM)。在疑似病例中,建议 MYD88 和 CXCR4 突变进行检测。

十二、LBCL 侵犯血液骨髓诊断的关键性指标

初始 B 细胞(小淋巴细胞)在生发中心被高度激活,转化成增殖性原始细胞——大 B 细胞(也可以在结外),细胞大小约为淋巴细胞的 2～3 倍。大 B 细胞淋巴瘤(LBCL)侵犯血液骨髓时诊断的关键性指标见图 9-15。在 LBCL 类型中,常见侵犯血液骨髓的是 DLBCL,免疫表型主要为 CD19+、CD20+、CD22+、CD79a+、PAX5+(可有 ≥1 种泛 B 细胞标记缺乏)、CD10+/−、BCL6+/−、κ/λ+、Ki-67+、MYC−,进一步分类的关系见第一章。常规核型分析和 FISH 等方法检测到 t(2;3)(p12;q27)和 / 或 IGK::BCL6;t(3;4)(q27;p11)和 / 或 BCL6::TTF;t(3;14)(q27;q32)和 / 或 IGH::BCL6;t(3;22)(q27;q11)和 / 或 IGL::BCL6,均有诊断参考意义。LBCL 中常见的 DLBCL,NOS 按分子基因表达谱确定的 GCB 型,遗传学更常见甲基转移酶相关基因 EZH2 突变、BCL2 重排、细胞迁移调控因子 GNA13 突变;而非 GCB 型常见为

BCR/Toll 样受体和 NF-kB 信号因子的激活, *MYD88*、*CD79b*、*CARD11* 和 *TNFAIP3* 的突变。另一种生发中心标记 GCET1, 约一半病例表达并与 GCB 型高相关。强表达 MUM1 和 BCL6 共表达时, 需要鉴定 *IFR4*(6p25.3) 重排是否为 LBCL 伴 *IRF4* 重排(常为 *IG::IRF4*)。

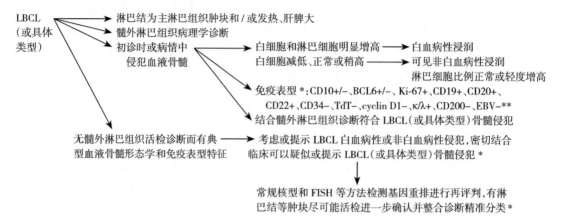

图 9-15　LBCL 及其侵犯血液骨髓时整合诊断的关键性指标

*LBCL 的主要类型是 DLBCL,NOS, 它分为活化型(ABC 型)或非 GCB 型(免疫表型 BCL6-/+、MUM1/IRF4+)和 GCB 型(CD10+/-、BCL6+、MUM1-/IRF4-), 阳性表达率为≥30%, 在 50% DLBCL 中 BCL6 与 MUM1/IRF4 为竞争性表达。Burkitt 淋巴瘤侵犯血液骨髓的瘤细胞表达 MYC, 不管是经典的地方型还是散发型, 确诊都需要遗传学检查, 如 FISH 的 *MYC* 检测, 其中 t(8；14)约占 80%, t(2；8)和 t(8；22)占 15%。** 若 EBV/EBVR+ 则提示 EBV 阳性 LBCL(如 EBV 阳性 DLBCL 和 BL)

当血液、骨髓中检出异常的大或中大型原幼淋巴细胞, 有一定的异型性, 胞质丰富嗜碱性(原始红细胞和早幼红细胞样)。结合临床和髓外淋巴组织病理学诊断, 可以符合或提示 LBCL(可以具体类型)血液和/或骨髓侵犯(以白血病性浸润为主)。无髓外淋巴组织病理学信息的初诊者, 结合血象和临床特征, 典型的形态学和免疫表型可以疑似或提示 LBCL 侵犯或给出方向性意见, 建议遗传学等进一步检查, 除了常规核型分析外, FISH 检出 *MYC*(8q24)、*BCL2*(18q21)、*BCL6*(3q27)重排等还可提示双打击或三打击 HGBL(新名称为 DLBCL/HGBL 伴 *MYC* 和 *BCL2*, 伴或不伴 *BCL6* 重排)。*MYC*、*BCL2* 和 *BCL6* 并置的 *IG* 主要是 *IGH*, 少数为 *IGL* 甚至 *IGK*。检测到孤立 *MYC* 或 *MYC::BCL6* 重排(有异质性)的诊断为伴 *MYC* 或 *MYC* 和 *BCL6* 重排的 DLBCL,NOS。根据免疫组化(权宜方法)的进一步分类见图 9-15。

LBCL 类型众多, DLBCL,NOS 是不符合特定类型的 LBCL 类型。因此, 对无髓外淋巴组织诊断的侵犯骨髓的初诊患者, 常因骨髓检查时一些诊断证据的缺失和参考信息的不全, 诊断 DLBCL 及其具体类型有难度。参考 DLBCL 组织形态学特征有二: 一是淋巴瘤细胞的大小; 二是淋巴瘤细胞弥漫性生长模式。NCCN 指南中, 根据(髓外淋巴组织)免疫组化对 LBCL 进一步分类的关键性指标见本章第三节。CD5+DLBCL 占 5%～10%, 需要与 MCL 鉴别, cyclin D1 和 SOX11 阴性有助于鉴别原始细胞样和多形性变异 MCL。共表达 MYC 和 BCL2 的 DLBCL 较常见, BCL2 阳性细胞在 50% 以上, MYC 肿瘤细胞核阳性在 40% 以上, 称为双表达,多见于 ABC 型。DLBCL,NOS 的生发中心 B 细胞样(germinal centre B cell-like,GCB)亚型表达生发中心来源相关的基因表达谱(gene expression profile,GEP),t(14;18)(q32;q21)形成的 *IGH::BCL2* 融合,以及暗区和亮区转录子与微环境互相作用而有助于生发中心发育的基因突变,如 *EZH2*、*GNA13*、*MEF2B*、*KMT2D*、*TNFRSF14*、*B2M* 和 *CREBBP*。激活 B 细胞样(activated B-cell-like,ABC)亚型来源于生发中心外或生发中心后,有早期浆母细胞样表型,特征为 BCR 信号和 NFκB 激活,大部分生发中心标记指标阴性,表达 IRF4/MUM1;还常见 BCR 通路上的基因突变,如 *MYD88*(大部分为 p.L265P)、*CD79B* 和 *PIM1*,以及 B 细胞分化阻断的基因改变如 *BCL6* 重排和 *PRDM1/BLIMP1* 重排/缺失。

从血液骨髓形态学看 LBCL 细胞,还包括不能与 LBCL 细胞区分的淋巴瘤类型,如 Burkitt 淋巴瘤(Burkitt lymphoma,BL)、一部分原始样细胞为主的 FL 和 MCL 以及间变性大细胞淋巴瘤。BL 在我国绝大多为散发型,腹部受累常见,典型表达 sIgM+、CD20+、CD10+、BCL6+、MYC+、BCL2−、TdT−、EBV−/+(散发型阳性率低,常 <30%;地方型 >95%)、MUM1−、Ki-67+(增殖指数高,>95%),遗传学特征为伴 *MYC* 重排的单型核型异常。BL 需要与 *MYC*、*BCL2* 和/或 *BCL6* 重排的 HGBL 和 Burkitt 样淋巴瘤伴 11q 异常(无 *MYC* 重排,CD10+、BCL6+、BCL2−)作出鉴别诊断。HGBL 是一组侵袭性成熟大 B 细胞淋巴瘤,包括 HGBL 伴 *MYC* 和 *BCL2* 和/或 *BCL6* 重排,以及 HGBL,NOS。*MYC* 与非 *BCL2* 与 *BCL6* 癌基因重排,如 *MYC* 与 *BCL1*(*CCND1*),或者没有 *MYC* 重排而只有 *BCL2* 和 *BCL6* 重排,均不能归类于 HGBL;除非有明确的 FL 证据(如完整滤泡)和罕见的 B-ALL,NOS,其他所有淋巴瘤伴有前述分子特征者,应归类于 HGBL 伴 *MYC* 和 *BCL2* 和/或 *BCL6* 重排。检测 *MYC*、*BCL2* 和 *BCL6* 重排,应通过细胞遗传/分子方法(如 FISH)。仅存在拷贝数增加/扩增或体细胞突变而没有潜在重排的指标证据不能诊断。免疫组化指标中,高表达 MYC 和 BCL2 蛋白的所谓双表达 DLBCL 也具有较差的预后。大多数双打击淋巴瘤也是双表达,但大多数双表达淋巴瘤不是双打击淋巴瘤。双表达淋巴瘤大多数是 DLBCL 活化 B 细胞亚型,多数无易位。重要的是将 MYC 和 BCL2 共表达的 DLBCL(不是诊断类别)与伴 *MYC* 和 *BCL2* 和/或 *BCL6* 重排的 HGBL(也常显示双表达)加以区别。WHO-HAEM5 对 LBCL 特定类型及其 HGBL 和 BL 的更新解读见本章第四节。

十三、MCL 侵犯血液骨髓诊断的关键性指标

套细胞淋巴瘤(MCL)是生发中心前 B 细胞淋巴瘤的代表。MCL 细胞形态学与组织学特征基本一致。血液、骨髓中检出异常的小或中小型淋巴细胞,并有一定异形性,胞质量少、核染色深,可见类似的粗大切迹或碎裂状胞核(与滤泡淋巴瘤细胞相似),胞质无绒毛状结构,可见幼淋巴细胞、偶见原始样细胞。主要免疫表型为 cyclin D1+、BCL2+、κ/λ+(多数表型 λ)、SOX11+,并常表达 CD5、FMC7、CD43,但 CD23−,少数 CD5−、CD23+;*IGHV* 无突变或少突变,*TP53* 突变常见(二代测序,*ATM* 突变最常,其次 *TP53*、*CCND1*、*KMTD*、*NSD2*、*SMARCA4*、*UBR5*、*BIRC3*、*NOTCH1*、*S1PR1* 和 *CARD11* 突变),临床侵袭性强,预后较差,属于

不可治愈的疾病。经典型的少数患者经额外的分子/遗传学异常可以进展为具侵袭性的原始细胞样或多形性MCL。少部分惰性MCL,被称为白血病样非结性MCL(non-nodal MCL, nnMCL),特征是cyclin D1过表达,是t(11;14)(q13;q32)的结果,常侵犯血液骨髓和脾脏,无淋巴结或仅有小淋巴结大,大部分患者无症状,分子遗传学变异较少,无*TP53*突变或缺失(出现突变时示疾病进展)而有*IGHV*突变,不表达或低表达SOX11,病程类似于惰性淋巴瘤,预后较好。nnMCL区别于MCL的生物学特征性指标有:①无SOX11表达,低Ki-67指数,常无CD5表达;②*IGHV*基因片段表达不同,*IGHV*1-8基因有较高的体细胞超突变负荷;③少见遗传学改变和基因组复杂性。

整合诊断的关键性指标见图9-16。t(11;14)(q13;q32)和/或*IGH::CCND1*融合是MCL的驱动基因,见于≥95%的MCL患者(CCND1阳性MCL型);一部分患者*IGK*或*IGL*增强子隐蔽性插入*CCND1*附近,导致CCND1高表达和MCL表型。但这些病例用CCND1分离探针FISH检测可阴性,用IGK、IGL分离探针、IGK/CCND1或IGL/CCND1双色双融合探针或WGS检测则可检出。少数CCND1表达和基因重排均阴性的MCL(CCND1-阴性MCL型),发现*CCND2*、*CCND3*或*CCNE*基因重排是细胞周期调节异常的替代性致病驱动因子,也都是诊断的关键性指标以及需要注意的方面。

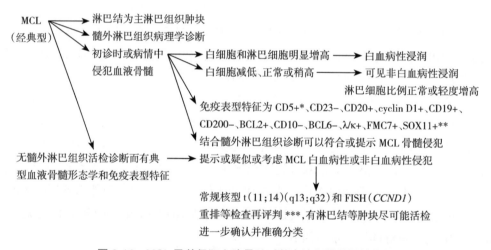

图9-16 MCL及其侵犯血液骨髓时整合诊断的关键性指标

* 有时可见 CD5-CD10+ 者,尤其是多形性或原始细胞样变异型; ** 白血病样非结性 MCL 常为不表达;
***MCL 常需要整合相关遗传学异常确诊

MCL主要见于成年人,尤其是中老年人,初诊时常侵犯血液骨髓,侵犯骨髓率达50%~100%,确诊时70%为Ⅳ期。有临床特征和髓外淋巴组织病理学诊断者,可以作出符合MCL血液和/或骨髓侵犯的诊断。无髓外淋巴组织病理学诊断的初诊患者,发现异常淋巴细胞(包括免疫表型,cyclin D1和BCL2有特征性),密切结合临床特征,可以提示或疑似或考虑MCL或其他类型成熟小B细胞淋巴瘤侵犯,用FISH等遗传学方法检出*CCND1::IGH*和t(11;14)(q13;q32)具有鉴别诊断价值,可以确诊。WHO-HAEM5提出的cyclin D1阳性MCL诊断的基本标准为B系淋巴瘤细胞(CD20阳性,通常CD5阳性),经典变异形态(单形和中心细胞样）或较少见变异形态,cyclin D1 阳性和 / 或检测到 CCND1 重排;理想标准为 SOX11 表达阳性。cyclin D1 阴性 MCL 在基本标准中为缺乏 cyclin D1 表达和 CCND1 重排;理想标准为检出 CCND2 重排。nnMCL 诊断的基本标准为典型的临床表现（淋巴细胞增多,多无症状,无淋巴结受累或淋巴结受累不明显）,通常为 CD20+ 的单形小中型淋巴细胞,表达 cyclin D1 和 / 或检测到 CCND1 重排。理想标准为 SOX11 常不表达。近几年得益于治疗方案的改进,MCL 患者的平均生存期明显延长;多形性或母细胞样表型形态学、Ki-67 高增殖（>30%+ 预后较差）、p53 表达（>50%+ 预后差）和 TP53 突变,都是评判预后的指标。

十四、FL 侵犯血液骨髓时诊断的关键性指标

FL 是滤泡中心（生发中心）B 细胞（不同比例中心细胞和中心母细胞 / 大的转化细胞）构成的肿瘤,通常至少有部分滤泡生长模式的结构,细胞成团分散而非弥漫分布而故名。在具有完全弥散生长模式的极少数情况下,肿瘤细胞仍显示生发中心 B 细胞形态和免疫表型。FL 主要是静止的生发中心细胞肿瘤,临床上多表现为惰性倾向。约 40%FL 初诊时有弥漫性淋巴结肿大和骨髓浸润,约 10% 外周血见淋巴瘤细胞。侵犯血液骨髓的 FL 细胞,常有大小和幼稚性不一（以中小型和成熟细胞为主）以及核裂隙的特点（低级别 FL）。侵犯血液骨髓的 FL 细胞,表达 CD10、BCL6 和 BCL2（滤泡生发中心抗原,BCL2 蛋白是线粒体膜蛋白,具有阻抑细胞凋亡作用,异常表达使细胞停留在 G0 阶段而成为"永生化"）,可与其他低级别淋巴瘤细胞作出基本鉴别,但常需要结合遗传学等信息,整合诊断的关键性指标特征见图 9-17。FL 的一部分由细胞较大（正常淋巴细胞大小的 2～3 倍,可见膜旁 1～3 个核仁）的

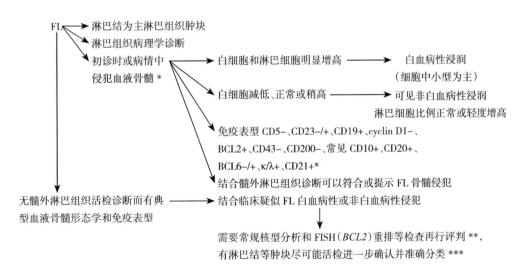

图 9-17　FL 及其侵犯血液骨髓时整合诊断的关键性指标

无痛性弥漫性淋巴结肿大和骨髓小梁旁侵犯常是 FL 的典型表现。*CD21、CD23、CD35 标记部分病例可见 FDC（网）,是 FL 侵犯的依据之一; ** 有相关遗传学异常,t（14；18）（q32；q21）和 / 或 IGH::BCL2,可以确诊; ***FL 免疫表型中 BCL2+ 无特异性,BCL2+ 见于许多成熟 B 淋巴细胞肿瘤（不同是其他淋巴瘤常无 BCL2 重排）,也可见 BCL2- 或 CD10-,细胞形态学上 FL 细胞与 MCL 等类型有部分重叠

中心母细胞组成，BCL6+，为侵袭性、高度恶性，与 DLBCL 不易区分，尤其是免疫表型。在自然病史中，还常见 FL 组织学分级进展。WHO-HAEM4R 认为，由中心母细胞组成的弥漫性淋巴瘤可以认为是 FL 进展为 DLBCL 的证据。WHO-HAEM5 认为如果存在完全或主要由大细胞组成的弥漫区域，需要诊断为 DLBCL，且变异型，包括滤泡大 B 细胞淋巴瘤（FLBCL），缺乏 t(14;18)(q32;q21)/*IGH::BCL2* 融合，并将 FL 分为经典 FL、滤泡大 B 细胞淋巴瘤和不常见特征的 FL(uFL)亚型。

FL 常侵犯血液和 / 或骨髓，在骨小梁旁形成有特征的浸润灶，并可向主质区扩散。FDC 组成网状结构的滤泡生长模式少见。淋巴瘤细胞常类似于淋巴结中的肿瘤性滤泡间细胞。通常，当血液、骨髓中检出异常的小或中小型淋巴细胞，胞质少、易见核裂隙，并有一定异形性和若干比例幼淋巴细胞，也可见原始样细胞，结合临床和髓外淋巴组织病理学诊断，可以给出符合 FL 血液和 / 或骨髓侵犯的结论。无髓外淋巴组织病理学诊断的初诊者，结合血象和临床特征，典型形态学和免疫表型特征者可以疑似或提示 FL 或其他某类型成熟小 B 细胞淋巴瘤侵犯，建议进一步检查。用 FISH 等遗传学方法检出 *BCL2::IGH* 和 t(14;18)(q32;q21)而无其他特征性染色体易位和基因重排者可明确诊断。罕见 *IGK*、*IGL* 与 *CCND1* 重排。FL 罕见携带 t(8;14)(q24;p32) 或同时伴有 t(14;18) 的变异，进展高级别伴双打击淋巴瘤可以发生 *BCL2* 与 *MYC* 同时重排。NCCN(2021,V2 版)指南中，FL 诊断的基本项目和评估检查的基本项目见本章第三节。

十五、MZL 侵犯血液骨髓诊断的关键性指标

边缘区淋巴瘤(MZL)一般包含 3 个类型:脾边缘区淋巴瘤(SMZL)、黏膜相关淋巴组织(MALT)淋巴瘤或黏膜相关淋巴组织结外边缘区淋巴瘤(extranodal marginal zone lymphoma of mucosa-associated lymphoid tissue,EMZL) 和结性边缘区淋巴瘤(nodal marginal zone lymphoma,NMZL),免疫表型为 CD19+、CD20+、CD10−、BCL6−、CD5−、CD23−、cyclin D1−,不同于其他小 B 细胞肿瘤的表达,但无特异性,MZL 的病理诊断更多的是一种排除法。鉴别指标 *MYD88* 有助于鉴别 MZL 伴浆细胞分化(SMZL 和 MALT 淋巴瘤 *MYD88* 突变率 7%)与 LPL/WM(突变率 90% 以上),免疫组化 ANXA1 和 *BRAF* 突变有助于鉴别 HCL。遗传学检查有 t(14;18)(q32;q21)和 / 或 *IGH::MALT1*(与见于 FL 的易位位点不同),或者 t(11;18)(q21;q21)和 / 或 *API2::MALT1* 可以确诊,尤其是 MALT 淋巴瘤(有此易位的原发胃 MLAT 淋巴瘤更容易产生抗生素治疗耐药,且多见于 Hp 感染阴性患者,预后不佳)。其他核型和分子异常有 t(1;14)(p22;q32) 和 / 或 *IGH::BCL10*,t(3;14)(p14;q32) 和 / 或 *IGH::FOXP1*,IG 克隆性重排。SMZL 缺乏上述的重现性染色体易位,但可以出现较有特征的 *IGHV1-2* 基因重排;70% 病例有异常核型,约一半为复杂核型,最常见是 7q-(缺失 7q31-32),见于 45% 病例,是唯一特异性相关分子标记。涉及 7q21、8q、1q、2p11-12 或 14q32 的易位以及 6q-、3q+、12q+ 相对少见。*NOTCH2* 和 *KLF2* 突变见于 SMZL 和淋巴结边缘区淋巴瘤,其他小 B 细胞淋巴瘤很少见。

　　SMZL 是常见的一种类型,常见脾大(重要的临床特征)伴血液和 / 或骨髓累及,一般不累及浅表淋巴结及结外组织,多无 B 症状。瘤细胞为小淋巴细胞伴有短绒毛且常为单侧,胞核可不规则状。因此,当血液、骨髓中检出这些异常细胞时,结合临床和病理学,可以提示 SMZL 血液和 / 或骨髓侵犯(窦腔内淋巴瘤细胞浸润常有特征性)。无髓外淋巴组织病理学诊断的初诊者,结合血象和临床,需要疑似(或不能除外)SMZL 或其他类型成熟小 B 细胞淋巴瘤血液或骨髓侵犯,建议进一步检查。整合诊断的关键性指标特征见图 9-18。

　　确诊 SMZL 需要进行脾脏组织病理学检查。当不能获得脾脏组织时,典型血液和骨髓细胞形态学 + 免疫表型(CLL 免疫表型积分系统积分≤2 分)+ 窦内 CD20 阳性细胞浸润,可以作为 SMZL 的最低诊断标准。SMZL 的治疗原则:对于无症状、无进行性血细胞减少、无脾大的患者可先观察等待。对伴有脾大且丙型肝炎病毒阳性的患者,如不存在丙型肝炎治疗禁忌,可给予抗丙型肝炎治疗。对伴有脾大、但丙型肝炎病毒阴性的患者,如无症状也可先观察等待;对有症状的患者,首选单纯脾切除或利妥昔单抗单药治疗。WHO-HAEM5 认为大多数病例,SMZL 诊断取决于外周血和骨髓检查结果,基本标准为累及骨髓和 / 或外周血的小 B 细胞由绒毛状突起的小淋巴细胞组成,表达泛 B 细胞标记物、IgM 和 IgD,而 BCL6、ANXA1、CD103、cyclin D1、SOX11、LEF1 不表达,排除其他脾脏和淋巴结 B 细胞淋巴瘤,脾肿大的临床或影像学检查。理想标准为肿瘤细胞 CD5 和 CD10 阴性。血液肿瘤国际共识分类(2022)认为骨髓或外周血存在与 MZL 表型一致的克隆 B 细胞群,加上脾脏受累的临床或影像学证据,可以诊断 SMZL,不过与 SDRPL 的鉴别需要脾活检。*KLF2*、*NOTCH2*、*TNFAIP3*、*KMT2D* 和 *TP53* 突变有助于 SMZL 诊断。

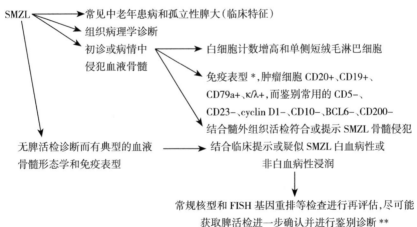

图 9-18　SMZL 侵犯血液骨髓整合诊断的关键性指标

*SMZL 免疫表型无特征性,对未获取脾组织活检者,一般采用临床特征、形态学特征和免疫表型的排除性方法诊断; ** 需要与脾红髓弥漫性小 B 细胞淋巴瘤和 HCL-V 的鉴别

　　MALT 淋巴瘤也较常见,为累及结外部位的惰性淋巴瘤,好发于胃肠道(如回肠集合淋巴结)、唾液腺、甲状腺、肺和眼,常与慢性淋巴细胞性炎症有关(如 HP 性胃炎、Sjogren 病),累及血液骨髓不如 SMZL 常见。这一胃淋巴瘤与幽门螺杆菌感染有关。肿瘤细胞为中心细

胞样的中小型淋巴细胞,缺乏短绒毛,有一定异型性,易见幼淋巴细胞,可见类似单核样的不规则状胞核。NMZL少见,是边缘区小B细胞的原发淋巴结淋巴瘤,不累及结外部位或脾脏;表达泛B细胞标记,75%病例表达MNDA和IRTA1;*MYD88*突变罕见,肿瘤细胞为小至中等的B细胞,可见短绒毛,混合有单核样胞核的B细胞,无结外或脾脏疾病,细胞遗传学也很少有异常核型。这两个类型侵犯血液骨髓的淋巴瘤细胞免疫表型特征与SMZL基本相同。NCCN(2021,V2版)指南中,MZL诊断的基本项目和评估检查的基本项目见本章第三节。

WHO-HAEM5,将SMZL归类于脾B细胞淋巴瘤和白血病类别中,新增"原发皮肤边缘区淋巴瘤(primary cutaneous marginal zone lymphoma,PCMZL)"和"儿童结性边缘区淋巴瘤(paediatric nodal marginal zone lymphoma,PNMZL)",并认为EMZL、NMZL和PCMZL在组织学和免疫表型特征上相同而病因和发病机制不同。EMZL发病部位不同,特征也不相同。EMZL、NMZL和PCMZL三种类型中3号和18号染色体三体易见;2p扩增和6p扩增(2p+和6p+),1p-和6q-在NMZL中常见;6p+和6q-也常见于眼附属器官EMZL。涉及*MALT1*易位如t(11;18)(q21;q21)和形成*BIRC3::MALT1*融合在胃和肺EMZL中常见,在其他脏器EMZL中极少见。PCMZL和NMZL尚未见重现性融合基因或基因重排。EMZL和NMZL的突变频谱不同,不同部位的EMZL也有显著的遗传学差异。如眼附属器官EMZL常见*TNFAIP3*突变或缺失,唾液腺*EMZL*有重现性*GPR34*突变,大部分甲状腺EMZL携带致病性*CD274*、*TNFRSF14*和/或*TET2*突变,PCMZL常携带*FAS*突变。NMZL中易见*KMT2D*、*PTPRD*、*NOTCH2*、*KLF2*和其他基因的体细胞突变体,而EMZL没有。了解这些遗传学指标有助于诊断并可能改进治疗策略。

十六、霍奇金淋巴瘤

霍奇金淋巴瘤(Hodgkin lymphoma,HL)是一种独特的淋巴系统恶性疾病,90%以淋巴结肿大为首发症状,多起始于一组受累的淋巴结,以颈部(约见于80%患者)和纵隔(约见于50%患者)淋巴结最常见。肿大的淋巴结常无触痛、硬有韧性。随着病情进展可逐渐扩散到其他淋巴结区域,晚期可累及脾、肝、骨髓等。患者初诊时多无明显全身症状,20%～30%患者有B症状,包括不明原因的发热、盗汗(常见湿透性)和体重减轻,还可以有瘙痒、乏力以及饮酒后淋巴结疼痛等症状。根据WHO-HAEM4R中的淋巴瘤分类,HL分为经典型(常见EB病毒阳性)和结节性淋巴细胞为主型(EB病毒阴性,绝大多数为35岁以下年轻男性患者)两大类型,经典型HL(classic Hodgkin lymphoma,cHL)可分为4种组织学亚型,即结节硬化型(是cHL中唯一好发于女性的类型)、富于淋巴细胞型、混合细胞型(常见于HIV感染者)和淋巴细胞消减型(常为老年男性患者)。

98%HL病例的肿瘤细胞起源于生发中心B淋巴细胞,形态学特征表现为正常组织结构破坏,在混合性细胞背景中散在异型大细胞,包括单个核的霍奇金细胞和多个核的Reed-Sternberg(R-S)细胞,合称Hodgkin/Reed-Sternberg(HRS)细胞。典型R-S细胞为双核或多核巨细胞,核仁嗜酸性,大而明显,细胞质丰富;若细胞表现为对称的双核时则被称为镜影细胞。结节性淋巴细胞为主型 HL 中的肿瘤细胞为淋巴细胞为主型（lymphocyte predominant，LP）细胞，过去被称为淋巴细胞和组织细胞（lymphocytic-histocytic cell，L-H 细胞），细胞核大、折叠，似"爆米花样"，故又被称为爆米花（popcorn）细胞，其核仁小、多个、嗜碱性。LP 被 PD-1 阳性的 T 细胞环绕。越来越多的证据提示完全呈弥漫生长的结节性淋巴细胞为主型霍奇金淋巴瘤（Hodgkin lymphoma nodular lymphocytic predominance type，NLPHL）和富于 T 细胞／组织细胞的大 B 细胞淋巴瘤重叠。

诊断 HL，常规免疫组织化学（immunohistochemistry，IHC）或免疫表型包括 CD45（LCA）、CD20、CD15、CD30、PAX5、CD3、MUM1、Ki-67 和 EBV-EBER。cHL 常为 CD30+、CD15+/–、PAX5 弱 +、MUM1+、CD45–、CD20– 或弱 +、CD3–、BOB1–、OCT2–/+、部分病例 EBV-EBER+。NLPHL 为 CD20+、CD79α+、BCL6+、CD45+、CD3–、CD15–、CD30–、BOB1+、OCT2+、EBV-EBER–。鉴别诊断时需增加相应的标记物，以鉴别 ALCL 或 DLBCL 等。治疗和预后相关的标记物包括 PD-1、PD-L1 和 P53 等。若肿瘤细胞侵犯骨髓，骨髓涂片 R-S 细胞阳性率仅 3% 左右，骨髓活检可提高到 9%～22%。如有混合性细胞增生，小淋巴细胞明显，呈流水样结构，提示 cHL 可能，需要引起注意。

NCCN（2021）指南中，HL 诊断的基本项目：推荐切除活检，空芯针穿刺活检也可能足够诊断；细针穿刺（FNA）有不足而不用于诊断霍奇金淋巴瘤，只有在特殊情况下，结合患者免疫组化才可以给出诊断。免疫组织化学评估：典型的经典型霍奇金淋巴瘤（cHL）免疫表型包括 CD15+、CD30+、PAX-5 弱阳性，以及 CD3–、CD20–（常弱表达或小部分表达）、CD45–、CD79a–。典型的结节性淋巴细胞为主型霍奇金淋巴瘤（NLPHL）免疫表型包括 CD20+、CD45+、CD79a+、BCL6+、PAX5/BSPA+，以及 CD3–、CD15–、CD30–。对诊断不明的病例可能需要更多标记物进行检测。

（卢兴国　叶向军）

第二节　浆细胞肿瘤定义指标与诊断标准

浆细胞肿瘤是源自成熟的，经过 IG 重链类别转换的终末分化 B 细胞克隆性疾病。这些 B 细胞通常分泌单克隆免疫球蛋白或 M 蛋白。通过浆细胞比例、分泌的蛋白、临床表现等特征，区分不同的浆细胞肿瘤，包括浆细胞骨髓瘤（PCM）、浆细胞瘤、非 IgM 型意义未明单克隆丙种球蛋白病（monoclonal gammopathy of undetermined significance，MGUS）、单克隆免疫球蛋白沉积症、浆细胞肿瘤伴相关的副肿瘤综合征。

一、浆细胞骨髓瘤

浆细胞骨髓瘤（PCM，WHO 使用病名），习惯称为多发性骨髓瘤（multiple myeloma，MM），MM 也是国际骨髓瘤工作组（International Myeloma Working Group，IMWG）使用的病名。PCM 是基于骨髓的浆细胞多灶性恶性肿瘤，诊断的关键性指标包括，症状和放射检查结果、骨髓克隆性浆细胞比例、单克隆免疫球蛋白、CRAB(hypercalcemia, renal insufficiency, anemia, bone lesions)四联症特征和骨髓瘤定义事件。经常由于以下一种或多种临床表现而怀疑PCM的诊断指标：骨痛并在常规骨骼X检查或其他影像学方法发现溶骨性病变；血清总蛋白增高和/或尿液或血清中有单克隆蛋白；提示恶性的全身症状或体征，例如不能解释的中老年贫血和血沉显著增高，以及高钙血症或有症状的偶然发现；由于并发的免疫球蛋白轻链淀粉样变性而导致急性肾衰竭或罕见的肾病综合征。

绝大多数PCM患者有由肿瘤性浆细胞产生和分泌的单克隆蛋白，可通过血清游离轻链(free light chain, FLC)分析、血清和/或24h尿蛋白电泳、血清和尿液的免疫固定电泳检测。约80%PCM患者的血清蛋白电泳可见M蛋白；血清免疫固定电泳阳性则达90%以上。同时增加血清FLC分析、尿M蛋白，则灵敏度可达97%或更高，其余3%患者血清和尿液免疫固定电泳、血清FLC比值均正常，被称为"非分泌性骨髓瘤"。

骨髓穿刺和活检中的浆细胞百分比是PCM诊断评估的关键指标。克隆性骨髓浆细胞≥10%是PCM诊断的主要标准。克隆性骨髓浆细胞≥60%，即使没有症状也需予以治疗。肿瘤性浆细胞表达单型cIg，缺失sIg，表达CD38、CD138，CD56、CD200多为表达，CD45不表达，CD19大多数不表达，CD20不表达。

2014年IMWG对骨髓瘤诊断标准做了修订。WHO(2017修订版)推荐IMWG这一诊断标准。IMWG修订后的标准除了经典的末端器官损害CRAB特征外，还有3个标记组成的另一个骨髓瘤定义事件(myeloma-defining events, MDE)(表9-2)。这3标记中≥1个也被认为足以诊断活动性(症状性)PCM。标记物阳性者2年内发生骨髓瘤相关器官损害风险约为80%或更高。更新的指标标准，使高危患者在发生严重器官损害之前就需要接受治疗。诊断的关键性指标见图9-19和图9-20。

表9-2　浆细胞肿瘤定义与诊断指标(标准)

疾病	定义指标(诊断标准)
活动性(症状性)浆细胞骨髓瘤	骨髓克隆性浆细胞≥10%或活检证实骨/髓外浆细胞瘤并有下列2项骨髓瘤定义事件(MDE)中的≥1项 　1.浆细胞增殖性疾病所致的终末器官损害(CRAB) 　　● 高钙血症：血清钙高出正常上限0.25mmol/L(1mg/dL)以上或 >2.75mmol/L(>11mg/dl) 　　● 肾功能不全：肌酐清除率<40ml/min 或血清肌酐>177μmol/L(>2mg/dl) 　　● 贫血：Hb低于正常值下限20g/L以上或Hb <100g/L 　　● 骨病变：骨骼拍片、CT或PET-CT示一处或多处溶骨性病变。若骨髓克隆性浆细胞<10%，则需要大于一处骨病变区别于孤立浆细胞瘤伴最低限度的骨髓受累 　2.≥1项恶性生物学标记 　　● 骨髓检查克隆性浆细胞≥60% 　　● 血清κ/λ或λ/κ游离轻链比率≥100且异常轻链绝对水平≥100mg/L(累及游离轻链或kappa或lambda高于正常参考范围；不累及的游离轻链通常在正常范围内) 　　● 磁共振成像检查≥5mm的局灶性病损>1个

疾病	定义指标（诊断标准）
冒烟性浆细胞骨髓瘤	符合以下 2 项指标： • 血清单克隆蛋白（IgG 或 IgA）≥30g/L，或尿单克隆蛋白≥500mg/24h 和 / 或骨髓克隆性浆细胞 10%～60% • 无 MDE 和淀粉样变性
非 IgM 型 MGUS	符合以下 3 项标准： • 血清单克隆蛋白<30g/L • 骨髓克隆性浆细胞<10% • 无 CRAB 和淀粉样变性
IgM 型 MGUS	符合以下 3 项标准： • 血清 IgM 单克隆蛋白<30g/L • 骨髓淋巴浆细胞浸润<10% • 无淋巴增殖性疾病所致的贫血、全身症状、高血黏度、肝脾淋巴结肿大或其他终末器官损害
轻链型 MGUS	符合以下 6 项标准： • 游离轻链比率异常（< 0.26 或>1.65） • 相关轻链水平升高（比值>1.65 患者 κ 游离轻链升高，比值<0.26 的 λ 游离轻链升高） • 免疫固定电泳无免疫球蛋白重链表达 • 无 CRAB 和淀粉样变性 • 骨髓克隆性浆细胞<10% • 尿单克隆蛋白<500mg/24h
孤立性浆细胞瘤	符合以下 4 项标准： • 活检证实骨或软组织孤立病损伴克隆性浆细胞浸润 • 正常骨髓，无克隆性浆细胞增生证据 • 骨骼检查和 MRI（或 CT）示脊柱和骨盆正常（原发性孤立病变除外） • 无浆细胞增殖性疾病所致的终末器官损害，如 CRAB
孤立性浆细胞瘤伴骨髓微小累及 *	符合以下 4 项标准： • 活检证实骨或软组织孤立病损伴克隆性浆细胞浸润 • 骨髓活检克隆性浆细胞<10%（通常用流式免疫表型检测鉴定） • 骨骼检查和 MRI（或 CT）示脊柱和骨盆正常（原发性孤立病变除外） • 无浆细胞增殖性疾病所致的终末器官损害，如 CRAB
POEMS 综合征	1. 必须符合 2 项主要标准　①多发性神经病；②单克隆性浆细胞增殖性疾病 2. 其他主要标准（符合≥1 项）　①硬化性骨病变；② Castleman 病；③血管内皮生长因子升高 3. 次要标准（符合≥1 项）　①器官肿大（脾、肝或淋巴结肿大）；②内分泌病（肾上腺、甲状腺、垂体、性腺、甲状旁腺或胰腺）；③皮肤变化（色素过度沉着、多毛症、肾小球血管瘤、多血症、手足发绀、面色潮红、甲床发白）；④视乳头水肿；⑤血小板增多；⑥血管外容量负荷过度（水肿、胸腔积液或腹水）

续表

疾病	定义指标（诊断标准）
系统性淀粉样轻链（AL）变性	符合以下 4 项标准： • 存在淀粉样蛋白相关的全身综合征（例如肾、肝、心、胃肠道或周围神经受累） • 任何组织（例如脂肪抽出物、骨髓或器官活检）刚果红淀粉样蛋白染色呈阳性 • 通过质谱蛋白质组学分析或免疫电镜直接检测淀粉样蛋白为轻链相关 • 单克隆浆细胞增殖疾病证据（血清单克隆蛋白、异常游离轻链比或骨髓克隆性浆细胞）

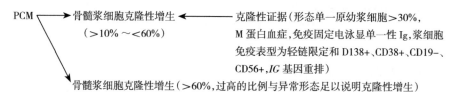

图 9-19　PCM 诊断的关键性诊断指标

不包括用于临床病期分期与治疗前需要评估的指标，虽也包括不需要实验室诊断的症状性与冒烟性 PCM 指标，但仍需要结合临床特征，如患者年龄、不明原因的血沉明显增高、CRAB 症状

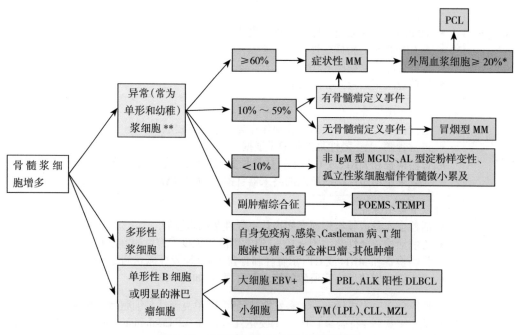

图 9-20　浆细胞增多时实验室诊断路径

*IMWG（2021）标准定义为 5%。** 除了形态学特征外，免疫表型和 IG 重排等方法证明为克隆性增生。PCL，浆细胞白血病；MM，多发性骨髓瘤；MGUS，意义未明单克隆丙种球蛋白病；AL，淀粉样变性轻链；POEMS，多发性神经病，器官肥大，内分泌病，M 蛋白和皮肤改变；TEMPI，毛细血管扩张，促红细胞生成素水平升高和红细胞增多，单克隆丙种球蛋白病，肾脏周围积液和肺内分流；PBL，浆母细胞淋巴瘤；EBV，EB 病毒；ALK，间变性淋巴瘤激酶；DLBCL，弥漫大 B 细胞淋巴瘤；WM，原发性巨球蛋白血症；LPL，淋巴浆细胞淋巴瘤；CLL，慢性淋巴细胞性白血病；MZL，边缘区淋巴瘤

IMWG 推荐的诊断骨髓瘤指标和影像学检查包括：①病史和体格检查。②常规检查（全血细胞计数及分类、外周血涂片检查，血生化包括钙、肌酐，血清蛋白电泳、免疫固定电泳、比浊法测定免疫球蛋白，尿常规、24h 尿检测尿蛋白定量、尿蛋白电泳和免疫固定电泳、尿 M 蛋白和白蛋白定量）。③骨髓检查（穿刺涂片和活检切片，并做细胞遗传学、FISH 和免疫表型检测）。④影像学：骨骼检查包括脊柱、骨盆、头骨、肱骨和股骨；IMWG 建议冒烟性多发性骨髓瘤（smoldering multiple myeloma，SMM）和孤立性浆细胞瘤使用低剂量全身 CT 或 MRI 检查；建议对所有疑似 SMM 患者进行全身或脊柱的 PET-CT，低剂量全身或 MRI，具体方式取决于可用性和资源；在 CT（包括低剂量全身）或 PET-CT 上看到一个或多个溶骨性骨破坏部位（大小≥5mm）的明确证据确实符合 PCM 的骨病标准，并且无论病变是否可以在骨骼 X 射线照片中检出均应视为符合 CRAB 的这一条要求；单凭 PET-CT 摄取增加不足以诊断 PCM，检查潜在的溶骨性骨破坏需要 CT 检查的证据；骨密度测定检查不能确定浆细胞骨髓瘤的存在；IMWG 不再建议在无溶骨性病变情况下将骨质疏松或椎骨压缩性骨折作为骨病证据。

二、意义未明单克隆丙种球蛋白病

意义未明单克隆丙种球蛋白病（MGUS）主要有 2 大类，浆细胞型和淋巴/淋巴浆细胞型。非 IgM 型意义未明单克隆丙种球蛋白病大多数为浆细胞型，IgM 型意义未明单克隆丙种球蛋白病大多数为淋巴/淋巴浆细胞型。其诊断路径见图 9-20。IgM 型 MGUS，约占 MGUS 的20%。在 50 岁及以上的普通人群中估计的患病率约为 0.6% 并随着年龄的增长而增加，男性多见于女性。

三、孤立性浆细胞瘤和单克隆免疫球蛋白沉积症

浆细胞瘤是由不同成熟程度的浆细胞组成的肿瘤，无 PCM 或浆细胞瘤所致的终末器官损伤证据，其组织学结构与 MM 相似。在骨骼中，称为骨孤立性浆细胞瘤，在骨外软组织，则称为骨外孤立性浆细胞瘤。诊断标准见表 9-2 或图 9-20。

单克隆免疫球蛋白沉积症是以异常 Ig 在内脏和软组织沉积，导致器官功能受损为特征的一组密切相关的疾病。潜在的疾病通常是浆细胞肿瘤，很少为淋巴浆细胞肿瘤。Ig 分子通常在肿瘤负荷变大之前就在组织中积累。因此，患者在诊断时通常没有明显的骨髓瘤或淋巴瘤。单克隆 Ig 沉积病主要分为两类：原发性淀粉样变性病以及轻链和重链沉积病。这些疾病似乎有相似的病理过程，导致临床上相似的状况。

原发性系统性淀粉样轻链，淀粉样变性少见，易于误诊。关键性指标是临床特征（轻链沉淀变性的器官损害症状）和实验室证据的结合：一是骨髓克隆性浆细胞增多，一般<10%；二是克隆性证据（骨髓浆细胞单形、幼稚、免疫表型检测为克隆性，*IGH* 重排阳性）；三是受损组织切片刚果红染色阳性；四是质谱蛋白质组学等检测证明淀粉样蛋白为轻链相关；五是排除其他浆细胞肿瘤和淋巴瘤。

四、浆细胞肿瘤伴相关副肿瘤综合征

POEMS 综合征又称骨硬化性骨髓瘤,是由多发性神经病、器官肿大、内分泌病、单克隆丙种球蛋白病、皮肤改变五种常见症状的英文首字母综合而得名。患者血清血管内皮生长因子(vascular endothelial growth factor,VEGF)水平通常升高。多发性神经病在典型的 MM 中并不常见,通常是由于同时存在 AL 淀粉样变性而引起。贫血、高钙血症、肾衰竭、病理性骨折以及骨髓中高比例的浆细胞的存在都有助于将经典 MM 与 POEMS 综合征区分。TEMPI 综合征是另一种浆细胞肿瘤相关的副肿瘤综合征,其特征是毛细血管扩张(telangiectasia)、红细胞生成素增高和红细胞增多症(elevated erythropoietin and erythrocytosis)、单克隆丙种球蛋白病(monoclonal gammopathy)、肾周积液(perirenal fluid collection)和肺内血管分流(intrapulmonary shunting)。几乎所有病例都表现为红细胞增多和红细胞生成素显著增高;多有毛细血管扩张,见于面部、躯干和上肢;毛细血管扩张常先于肺内血管分流;肾周积液为肾与包膜之间的透明浆液;血清电泳有单克隆丙种球蛋白病,多为 IgGκ。外周血和骨髓形态学无特异性发现,骨髓可见红系造血细胞增生,克隆性浆细胞多数病例<10%,少数>10%。

五、WHO-HAEM5 浆细胞肿瘤和伴副蛋白其他疾病更新解读

相比于第 4 版,WHO-HAEM5 将浆细胞肿瘤归类于成熟 B 细胞肿瘤并列的独立大类,并增加了新类型,还对分类结构进行了修订(表 9-3)。新类型包括肾脏意义单克隆丙种球蛋白病(monoclonal gammopathy of renal significance,MGRS)、冷凝集素病(cold agglutinin disease,CAD),以及将暂定病名"TEMPI 综合征"变为正式病名,还有一个 AESOP 综合征(腺病和广泛皮肤斑块为特征的浆细胞瘤)。根据 M 蛋白类型和疾病负荷,将 CAD、IgM 和非 IgM 型 MGUS、MGRS 归类为单克隆抗体病,具有单克隆免疫球蛋白沉积异常的疾病被归类为另一组(见表 9-3)。重链疾病(heavy chain diseases,HCD)又被归类于浆细胞肿瘤和伴副蛋白其他疾病大类中。CAD 是一种由单克隆冷凝集素介导的自身免疫性溶血性贫血,由潜在的克隆 B 细胞淋巴样增殖所驱动,但不符合 B 细胞淋巴瘤标准。MGRS 是一种不符合需要治疗标准的浆细胞或 B 细胞增殖性疾病,分泌的单克隆免疫球蛋白或免疫球蛋白片段,导致肾损伤,在 MGUS 中约 1.5%。需要注意浆细胞肿瘤中继发于轻链管型肾病的肾损害是浆细胞骨髓瘤的定义事件。MGRS 临床表现宽广,如蛋白尿、血尿、急性或慢性肾功能不全、高血压和低补体血症。低血压也可见,但常见于免疫球蛋白相关淀粉样变性患者;免疫球蛋白相关淀粉样变性、单克隆免疫球蛋白沉积病和冷球蛋白血症患者常有肾外表现。MGRS 诊断的基本标准为肾活检显示单克隆免疫球蛋白造成的损伤,蛋白尿>10 g/L 主要为白蛋白尿,进行性急性或亚急性肾损伤。理想标准为缺乏溶解性骨病变,无髓外浆细胞瘤,没有继发于骨病变的高钙血症,没有血红蛋白<100 g/L 的贫血,骨髓浆细胞<60%,累及与未累及游离轻链

比率<100,无高血黏度,无明显淋巴结肿大,无血小板减少症($<100 \times 10^9$/L)。

表 9-3　浆细胞肿瘤和伴副蛋白其他疾病分类

WHO-HAEM5	WHO-HAEM4R
单克隆丙种球蛋白病	
冷凝集素病	未列入
IgM 型意义未明单克隆丙种球蛋白病	相同
非 IgM 型意义未明单克隆丙种球蛋白病	相同
有肾脏意义单克隆丙种球蛋白病	未列入
伴单克隆免疫球蛋白沉积疾病	
免疫球蛋白相关(AL)淀粉样变性	原发性淀粉样变性
单克隆免疫球蛋白沉积病	轻链和重链沉积病
重链疾病	与浆细胞肿瘤并列的肿瘤
Mu 重链病	
γ 重链病	
α 重链病	
浆细胞肿瘤	
浆细胞瘤	相同
浆细胞骨髓瘤	相同
副肿瘤综合征相关浆细胞肿瘤 　POEMS 综合征 　TEMPI 综合征 　AESOP 综合征	相同,但 AESOP 综合征没有包括在内

　　更新了 IgM 型 MGUS 和非 IgM 型 MGUS 的风险分层,3 个危险因素包括:①血清游离轻链比率异常;② IgA 或 IgM 型 MGUS;③血清 M 蛋白>15g/L。这 3 个因素同时存在被认为是高风险,20 年进展比例为 50%～60%,如果没有以上高危因素则疾病进展风险只有 5%。TEMPI 综合征的诊断主要是通过临床和影像学检查,大多数病例骨髓变化不明显;少数病例为红系增生和低比例轻链限制性浆细胞。AESOP 综合征皮肤活检显示与周围皮肤黏蛋白相关的皮肤血管弥漫性增生,淋巴结可类似 Castleman 病特征。有许多研究揭示了该病从前体状态到浆细胞骨髓瘤(PCM)的进展,包括分化模式、新突变、肿瘤抑制基因的双等位基因打击以及基因片段拷贝数变化。虽然 1q21+ 通常是一个早期事件,但在发病过程中,1q21 易位和额外扩增共存常出现在疾病晚期。PCM 分期,根据国际骨髓瘤工作组修订后的

多发性骨髓瘤国际分期系统进行,并介绍了使用新一代流式细胞术或免疫球蛋白基因重排二代测序用于微小/可测量残留病(minimal/measurable residual disease,MRD)的重要性以及PET/CT在评估PCM患者预后和风险分层中的意义。应用新的指标有助于这些疾病的鉴别诊断和预后评判。

(叶向军)

第三节 NCCN(2021)B细胞淋巴瘤概要与诊断指南

一、诊断原则

1.淋巴瘤切除或切取活检,单纯的FNA活检一般不适合淋巴瘤的初步诊断。

2.芯针活检不是最佳选择,但可在某些情况下使用。在某些情况下,当不易进行淋巴结切除或切取活检时,组织芯针活检(首选多次活检)和FNA活检相结合,再适当地增加辅助技术进行鉴别诊断[免疫组化、流式细胞术、PCR检测 *BCR* 和 *TCR* 基因重排、染色体核型分析和FISH(如果仍然存在对克隆形式的高度怀疑,而其他技术尚未明确识别克隆形式,那么可以使用下一代测序(NGS)技术协助诊断)]可能满足诊断。

3.无法对FNA进行组织学分级。

4.对至少有一个代表肿瘤的石蜡块的所有切片进行血液病理学检查。如果切片没有诊断价值,则再活检。

二、B细胞分类类型(略)

三、滤泡淋巴瘤(FL)(1～2级)

(一)诊断的基本(必需)项目(为FL-1～2级。FL-3b级通常被视为DLBCL。对FL-3a级的管理是有争议的,治疗应个体化。任何级别的FL中DLBCL的区域应作为DLBCL进行诊断和治疗)

1.充分的免疫表型分析以确定诊断(典型免疫表型:CD10+、BCL2+、CD23+/–、CD43–、CD5–、CD20+、BCL6+。FL的罕见病例可能是CD10– 或 BCL2–。),包括IHC套餐[CD20、CD3、CD5、CD10、BCL2(在缺乏BCL2表达或t(14;18)的局部淋巴结病变的年轻患者中,要考虑PTFL的类型。PTFL的评估包括:IHC:FOXP1检测;FISH:*BCL6*、*IRF4/MUM1* 的重排和1p36的缺失;NGS:*TNFRSF14* 和 *MAP2K1* 的突变检测)、BCL6、CD21 或 CD23];需要或不需要,采用外周血和/或活检标本通过流式细胞术进行的细胞表面标记分析(κ/λ、CD19、CD20、CD5、CD23、CD10)。

2.在特定情况下的有用项目,包括分子检测:抗原受体基因克隆性重排;*BCL2* 重排;染色体核型或FISH检测:t(14;18);*BCL6*,1p36(1p36缺失的FL是一种发生在腹股沟淋巴结的局部的大肿块,镜下为弥漫生长模式,CD23+,通常为1～2级,预后良好),*IRF4/MUM1* 重排(伴有 *IRF4* 易位的淋巴瘤通常为 DLBCL,但偶尔也有仅为 FL-3b 级,常为 DLBCL 伴 FL-3b 级与 Waldeyer 环有关,通常是儿童 / 年轻的成人。肿瘤局部具有侵袭性,但对化学治疗反应良好 +/−。这些淋巴瘤没有 *BCL2* 重排,因此不应进行治疗,作为低级 FL 处理);IHC 套餐[Ki-67(有报道显示 Ki-67 增殖率>30% 可能是与更具侵袭性的临床行为有关,但没有证据这将指导治疗决策);针对 FL,3 级的 *IRF4/MUM1* 检测,Cyclin D1];NGS 包括 *TNFRSF14* 突变检测。需要注意的是,生发中心或滤泡中心细胞表型类型,除了 FL,也见于 Burkitt 淋巴瘤和 DLBCL。

(二)评估检查的基本项目

①体格检查:注意淋巴结累及区域,包括韦氏环和肝脾的大小。②体能状态。③ B 症状。④ CBC,白细胞分类,血小板计数。⑤ LDH 水平和综合代谢检查。⑥ HBV 检测(免疫治疗 + 化学治疗存在发生病毒再激活的危险。无危险因素的患者测定乙型肝炎病毒表面抗原及核心抗体。有危险因素或既往有乙型肝炎病史的患者应加测 e 抗原)。⑦如果计划对Ⅰ期、Ⅱ期疾病进行放射治疗,则必须进行 PET/CT 扫描(包括颈部)。⑧如果有计划全身治疗,行 PET/CT 扫描和 / 或胸部 / 腹部 / 骨盆(C/A/P)CT 诊断对照。⑨骨髓活检 + 抽吸(如果考虑替伊莫单抗;或如果计划进行 ISRT,记录临床Ⅰ～Ⅱ期疾病;或评估原因不明的血细胞减少)。骨髓活检为双侧或单侧组织芯活检>2cm。如果考虑使用替伊莫单抗,推荐双侧活检,病理医生应提供所有细胞组分的百分比以及累及骨髓细胞组分的百分比。如果以观察作为初始治疗,骨髓活检可以延迟进行。患者的选择:要求骨髓淋巴瘤在骨髓中具有>15% 和<25% 的足够的骨髓细胞,而血小板>100×10⁹/L。⑩育龄期妇女进行 HCG 试验(如拟行化学治疗或放射治疗)。

(三)FL 类型

1. 典型滤泡淋巴瘤,滤泡淋巴瘤伴 1p36 缺失,大 B 细胞淋巴瘤伴 *IRF4/MUM1* 重排和儿童型滤泡淋巴瘤(paediatric-type follicular lymphoma,PTFL)(成人)。

2. 成人发生的儿童型滤泡淋巴瘤,病理和临床表现(在缺乏 BCL2 表达或 t(14;18)的局部淋巴结病变的年轻患者中,要考虑 PTFL 的类型。PTFL 的评估包括:IHC:FOXP1 检测;FISH:*BCL6*、*IRF4/MUM1* 的重排和 1p36 的缺失;NGS:*TNFRSF14* 和 *MAP2K1* 突变检测)病理学包括形态,滤泡扩张,结构消失,无弥漫区域;表达 BCL6、CD10、± IRF4/MUM1(～20%),增殖指数(Ki-67/MIB-1)>30%;以及无 *BCL2*,*BCL6*,*IRF4/MUM1* 的重排。临床表现,包括局部疾病(Ⅰ期、Ⅱ期)(局限性疾病(Ⅰ期,Ⅱ期)比晚期疾病(Ⅲ期,Ⅳ期)更常见。如果患者的疾病>Ⅱ期,则根据定义不是 PTFL);头颈部(颈部、下颌下、颏下、耳后或腮腺周围淋巴结)或较少见的腹股沟淋巴结;男性为主;年龄小于典型 FL(但可发生于 60 岁以上的成人)。

四、边缘区淋巴瘤(MZL)

病理分类为黏膜相关淋巴组织结外边缘区淋巴瘤(MALT 淋巴瘤);淋巴结边缘区淋

巴瘤(NMZL);脾边缘区淋巴瘤(SMZL);MZL 向弥漫大 B 细胞淋巴瘤(DLBCL)的组织学转化。

(一)诊断的基本项目(幽门螺杆菌阳性的不足以明确诊断的非典型淋巴组织增生应在治疗幽门螺杆菌之前,再检查以确认或排除淋巴瘤。DLBCL 的任何区域应根据 NCCN 指南按照 DLBCL 进行治疗)

1. 胃 MALT 淋巴瘤的诊断需要内镜活检,FNA 远远不够。

2. 充分的免疫表型分析以确定诊断[典型免疫表型:CD10-、CD5-、CD20+、cyclin D1-、BCL2-(生发中心)]包括 IHC 组套[CD20、CD3、CD5、CD10、BCL2、κ/λ、CD21 或 CD23、cyclin D1(如果 IHC 检测 cyclin D1 是阳性的,t(11;14)的 FISH 检测不是必要的)、BCL6]。需要或不需要,外周血和/或活检标本通过流式细胞术进行的细胞表面标记分析(κ/λ、CD19、CD20、CD5、CD23、CD10)。

3. 幽门螺杆菌染色(胃),如果为阳性,则进行 t(11;18)(胃 MALT 淋巴瘤伴有 t(11;18)的患者更易发生局部晚期疾病,对抗生素治疗反应效果差)的 PCR 或 FISH 检测。

4. 在特定情况下有用的项目,包括分子分析检测:抗原受体基因重排,*MYD88* 突变状态用于区分 LPL/WM 与 MZL(如果存在浆细胞分化);染色体核型或 FISH:t(1;14);t(3;14);t(11;14)(如果 IHC 检测 cyclin D1 是阳性的,t(11;14)的 FISH 检测不是必要的);t(11;18);FISH 或 PCR:t(14;18)。

(二)脾边缘区淋巴瘤(SMZL)诊断的基本项目(SMZL 在脾切除术时诊断最明确,因为免疫表型无特异性,骨髓形态学特征可能无诊断价值。然而,SMZL 的诊断可能是基于骨髓和/或外周血受累,伴有免疫球蛋白(Ig)轻链限制的小淋巴细胞及缺乏其他小 B 细胞肿瘤(CD5、CD10、CyclinD1)的特征性表现。可能发生浆细胞样分化,石蜡切片上可检测到胞浆 Ig。在这种情况下,鉴别诊断可能包括 LPL。骨髓具有特征性的窦内淋巴细胞浸润,如果免疫表型一致,单纯骨髓活检可强烈提示诊断)

1. 充分的免疫表型分析以确定诊断(典型免疫表型:CD10-、CD5-、CD20+、CD23-/+、CD43-/+ 和 Cyclin D1-、BCL2- 滤泡、annexin A1 和 CD103-(区别于 HCL),同时表达 IgM 和 IgD。*NOTCH2* 和 *KLF2* 突变状态可能有助于区分 SMZL 和其他类型的 B 细胞性淋巴瘤)包括 IHC 套餐(CD20、CD3、CD5、CD10、BCL2、κ/λ、CD21 或 CD23、cyclin D1、IgD、CD43、ANXA1);需要或不需要,采用外周血和/或活检标本通过流式细胞术进行的细胞表面标记分析(κ/λ、CD19、CD20、CD5、CD23、CD10、CD43、CD103)。

2. 在特定情况下有用项目 包括①分子检测:抗原受体基因重排,*MYD88* 突变状态用于区分 LPL/WM 与 MZL(如果存在浆细胞分化)(*NOTCH2* 和 *KLF2* 突变状态可能有助于区分 SMZL 和其他类型的 B 细胞性淋巴瘤);通过 IHC 或者测序检测 *BRAF* 的突变状态区分 MZL 和 HCL;PCR 检测 t(11;18)。②染色体核型或 FISH:CLL 组合;t(11;18)、t(11;14)、del(7q)。③ FISH 或 PCR:t(14;18)。

五、套细胞淋巴瘤（MCL）

（一）诊断的基本项目

1. 充分的免疫表型分析以确定诊断（典型的免疫表型：CD5+，CD20+，CD43+，CD23–/+，cyclin D1+，CD10–/+。注意：某些 MCL 病例可能是 CD5– 或 CD23+。如果怀疑诊断，应进行 cyclin D1 重复染色或 FISH 检测 t（11;14），有罕见的 CCND1（–）MCL 的病例（<5%），具有其他典型的免疫表型），包括 IHC 套餐［CD20、CD3、CD5、cyclin D1、CD10、CD21、CD23、BCL2、BCL6、TP53、Ki-67（淋巴结中增殖指数 Ki-67 <30% 与更加良好的预后有关）］。需要或不需要，采用外周血和 / 或活检标本通过流式细胞术细胞表面标记分析（κ/λ、CD19、CD20、CD5、CD23、CD10）。

2. *TP53* 基因测序，用于典型 MCL（特别是如果准备前期移植的患者）可以预测侵袭性的临床过程（常规疗法，包括移植中 *TP53* 基因突变与患者预后不良有关，这些患者强烈建议进行临床试验）。

3. 在特定情况下有用，包括① IHC：LEF1 可能有助于区别变异型 CLL；SOX11 或 *IGHV* 测序可能有助于确定临床行为惰性的 MCL［惰性疾病最常见的生物标记物：SOX11-（*IGHV* 突变）。典型临床表现：白血病非淋巴结 CLL 样伴脾大，肿瘤负荷低，Ki-67 增殖分数<10%］；也可能有助于诊断 CCND1（–）MCL。②染色体核型或 FISH：t（11;14）、t（14;18）、CLL 组合。③外周血和 / 或活检标本流式细胞仪分析细胞表面标志物：CD200。

（二）评估检查的基本项目

①体检检查：注意淋巴结累及区域，包括韦式环以及肝脾大小。②体能状态和 B 症状。③白细胞总数及分类数。④生化常规。⑤ LDH。⑥骨髓活检 ± 涂片。⑦胸 / 腹 / 盆增强 CT 诊断。如果计划进行 Ⅰ、Ⅱ 期疾病或全身治疗的 RT，则必须进行全身 PET/CT 扫描。⑧如果拟用利妥昔单抗，行 HBV 相关检测。⑨如果使用蒽环类药物，建议做心电图或超声心动图。⑩育龄期妇女进行妊娠试验（如拟行化学治疗或放射治疗）。

六、弥漫大 B 细胞淋巴瘤（DLBCL）

（一）诊断的基本项目（成人）

1. 进行充分的免疫表型分析以确定诊断以及 GCB 和 non-GCB 来源（典型免疫表型：CD20+、CD45+、CD3–；其他标记物用于分类），包括 IHC 组合（CD20、CD3、CD5、CD10、CD45、BCL2、BCL6、Ki-67、IRF4/MUM1、MYC）。需要或不需要，采用外周血和 / 或活检标本通过流式细胞术进行的细胞表面标记分析（κ/λ、CD45、CD3、CD5、CD19、CD10、CD20）。

2. 染色体核型或 FISH 用于 *MYC* 重排的检测。

3. 在特定情况下有用项目 ①其他免疫组织化学研究确定淋巴瘤亚型:IHC套餐〔cyclin D1、κ/λ、CD30、CD138、EBER(EBV-ISH)、ALK、HHV-8、SOX11〕。②如果 *MYC* 重排检测阳性,染色体核型或 FISH 检测 *BCL2*、*BCL6* 的重排。

(二)评估检查的基本项目

①体检检查:注意淋巴结累及区域,包括韦氏环以及肝脾大小。②体能状态。③B症状。④白细胞总数及分类。⑤LDH、生化常规、尿酸。⑥PET/CT扫描 ± 胸/腹/盆诊断质量增强CT。⑦计算国际预后指数(IPI)。⑧HBV〔H〕检查。⑨如果使用蒽环类药物,建议做心电图或超声心动图。⑩育龄期妇女进行妊娠试验(如拟行化学治疗或放射治疗)。对于选定的病例有助于评估的检查:①头部增强CT/MRI或颈部增强CT/MRI。②讨论生育问题和精子冻存。③HIV检测。HCV检测。④β₂微球蛋白。⑤根据预后模型对高危患者考虑腰椎穿刺。⑥进行足够的骨髓活检(>1.6cm) ± 抽吸;如果PET/CT扫描阴性,则可能不需要骨髓检查,除非发现其他淋巴瘤亚型对于治疗决策很重要,如果PET/CT扫描显示骨骼疾病,则无需进行骨髓活检。PET/CT扫描阴性的骨髓活检可能显示不一致的淋巴瘤。

(三)DLBCL分类(略)

七、原发纵隔大B细胞淋巴瘤

原发纵隔大B细胞淋巴瘤(primary mediastinal large B cell lymphoma,PMBL)可定义为原发于纵隔部位伴或不伴其他部位累及的临床疾病类型,并具有DLBCL的组织学特征。PMBL与灰区淋巴瘤部分重叠,灰区淋巴瘤是在介于霍奇金淋巴瘤和DLBCL之间有独特诊断特征的一种类型肿瘤,需要临床病理相结合来确定诊断。

八、灰区淋巴瘤(介于DLBCL和经典HL之间)

包括B细胞淋巴瘤,无法分类,介于DLBCL和经典型霍奇金淋巴瘤(cHL)之间,具有中间特征;具有霍奇金样特征的大B细胞淋巴瘤。

(一)临床表现

1. 出现前纵隔巨大肿块,伴或不伴锁骨上淋巴结肿大。更常见于男性,年龄20~40岁之间。与纵隔病例相比,非纵隔灰区淋巴瘤更可能发生在老年个体中,通常具有更高的风险特征、更晚期疾病和更高的IPI。

2. 形态学 弥漫性纤维性间质中的大的、多形性细胞;通常比原发纵隔大B细胞淋巴瘤(PMBL)更大、更多形性,有时类似腔隙样或霍奇金样细胞;常无中性粒细胞浸润的坏死。

3. 免疫表型 非典型的免疫表型,常表现为PMBL和cHL之间过渡性的特征。常见:

CD45+，PAX5+，BOB1+，OCT-2+，CD15+，CD20+，CD30+ 和 CD79a+；CD10– 和 ALK；BCL6 的表达不确定，EBV 通常为阴性。如果形态学接近 PMBL，CD20 微弱 +/–、CD30+ 和 CD15+，将提示灰区淋巴瘤的诊断。如果形态学接 cCHL，CD20 强阳性和 / 或其他 B 细胞标记物阳性以及 CD15–，将提示灰区淋巴瘤的诊断。

(二)预后和治疗

本型淋巴瘤预后比 cHL 或 PMBL 更差。虽然对治疗尚未达成共识，但首选侵袭性大 B 细胞淋巴瘤治疗方案。如果肿瘤细胞为 CD20+，应考虑在化学治疗的基础上加用利妥昔单抗(FDA 批准的生物仿制药是利妥昔单抗的合适替代品)。如果为局部疾病，则首选巩固性放疗。

九、高级别 B 细胞淋巴瘤(HGBL)

(一)伴有 *MYC* 和 *BCL2* 或 *BCL6* 易位(双重 / 三重打击淋巴瘤)

FISH 或标准细胞遗传学检测到具有 *MYC* 和 *BCL2* 和 / 或 *BCL6* 易位的高级别 B 细胞淋巴瘤(HGBL)称为"双重打击"淋巴瘤。如果这三个都被检测到重排，称为"三重打击"淋巴瘤。绝大多数为生发中心 B 细胞样淋巴瘤。在 2017 年修订的有关(DLBCL)WHO 淋巴瘤分类中，双重打击被指定为一种独特的类别，称为 HGBL，为 *MYC* 和 *BCL2* 和 / 或 *BCL6* 重排。

(二)高级别 B 细胞淋巴瘤(非特指型)

定义为包括出现母细胞样形态的病例或形态介于 DLBCL 和 BL 之间但缺乏 *MYC* 和 *BCL2* 和 / 或 *BCL6* 重排的病例。排除 *MYC* 和 *BCL2* 和 / 或 *BCL6* 易位或明确的 DLBCL 的患者。临床表现常伴有不良预后参数，如 LDH 升高、骨髓和中枢神经系统受累以及高 IPI 评分。

十、Burkitt 淋巴瘤(BL)

Burkitt 淋巴瘤(BL)(对于儿科患者，请参阅 NCCN 指南《儿童成熟 B 细胞淋巴瘤》。对于双重或三重打击肿瘤的治疗，见 HGBL-1。在其他情况下如果无法区分 BL 和高级别 B 细胞淋巴瘤，根据本指南进行治疗可能是合适的。这种疾病是复杂和可治愈的，首选在具有疾病管理专业知识的中心进行治疗)诊断的基本(必需)项目包括以下三条：①充分的免疫表型分析以确定诊断[典型免疫表型：sIg+、CD10+、CD20+、TdT–、Ki-67+(≥95%)，BCL2–，BCL6+。如果最初进行流式细胞术检测，IHC 选择标记物(BCL2 和 Ki-67)可以补充流式结果]，包括 IHC 套餐(CD45、CD20、CD3、CD10、Ki-67、BCL2、BCL6、TdT)。需要或不需要，流式细胞仪分析外周血和 / 或活检标本细胞表面标记物(κ/λ，CD45、CD20、CD3、CD5、CD19、CD10、TdT)。②染色体核型 ± FISH：t(8;14)或变型；*MYC* 重排(最常见的核型:*MYC* 重排是唯一的异常。有一个 BL 的罕见变异型,无 *MYC* 重排,但有 11q 异常。尽管它通常被视为典型的 BL,但是这种罕见亚型的处理方式是不明确的)。③在特定情况下有用的项目,包括 FISH:*BCL2* 或 *BCL6* 重排;EBER-FISH。

十一、AIDS 相关 B 细胞淋巴瘤

诊断的基本(必需)项目包括以下 3 条:①充分的免疫表型分析以确定诊断和亚类(例如 DLBCL、Burkitt 淋巴瘤、浆母细胞性淋巴瘤,原发性渗出性淋巴瘤)。包括 IHC 套餐(CD45、CD20、CD3、CD10、BCL2、BCL6、Ki-67、CD138、κ/λ、HHV-8 LANA(HHV-8 也可通过 PCR 检测)、用于原发性渗出性淋巴瘤的 CD30)。需要或不需要,②采用外周血和 / 或活检标本通过流式细胞术进行的细胞表面标记分析(κ/λ、CD45、CD3、CD5、CD19、CD10、CD20)。③EBER-ISH。在特定情况下有用项目,包括分子检测的抗原受体基因克隆性重排与 *BCL2*、*BCL6*、*MYC* 重排,以及染色体核型或 FISH 检测 *BCL2*、*BCL6*、*MYC*。

十二、淋巴母细胞淋巴瘤

淋巴母细胞淋巴瘤(淋巴母细胞淋巴瘤(LBL)包括两种疾病,T 细胞型(T-LBL;90%)和 B 细胞型(-LBL;10%),如果表现为髓外部位肿物,分别对应于 T-ALL 和 B-ALL。这种疾病是复杂且可治愈的;首选在具有疾病管理专业知识的中心进行治疗)诊断的基本项目:①充分的免疫表型分析以确定诊断(典型免疫表型:B-LBL:sIg-、CD10+/-、CD19+、CD20-/+、TdT+。T-LBL:sIg-、CD10-、CD19/20-、CD3-/+、CD4/8+/+、CD1a+/-、TdT+、CD2+、CD7+ 胞浆 CD3+、sCD3-/+),IHC 组套(CD45、CD19、CD20、CD79a、CD3、CD2、CD5、CD7、TdT、CD1a、CD10、cyclin D1)。需要或不需要,通过流式细胞术外周血和 / 或活检标本细胞表面标记分析(κ/λ、CD45、CD3、CD5、CD4、CD7、CD8、CD19、CD20、CD10、TdT、CD13、CD33、CD1a、cCD3、CD22、MPO)。②染色体核型 ±FISH:*MYC*;t(9;22);t(8;14);以及其他易位或 PCR 检测 *BCR::ABL*。③在特定情况下有用的指标:增加免疫组化分析确定淋巴瘤亚型(石蜡组合:CD22、CD4、CD8、Cyclin D1;分子检测抗原受体基因重排)。

十三、移植后淋巴组织增殖性病变

诊断的基本项目包括以下 3 条:①充分的免疫表型分析以确定诊断,IHC 套餐(CD3、CD5、CD10、BCL6、BCL2、IRF4/MUM1、CD20、CD79a、PAX5、Ki-67、kappa、Lambda)。需要或不需要,通过流式细胞术对外周血和 / 或活检标本进行细胞表面标志物分析(CD3、CD5、CD7、CD4、CD8、CD19、CD20、CD10、kappa、lambda)。②通过 EBV-LMP 或 EBER-ISH 评价 EBV(如果 EBV-LMP1 阴性,推荐行 EBER-ISH 检测)。③在特定情况下有用项目,包括增加免疫表型分型,IHC 套餐(CD15、CD30、CD45、CD7、CD4、CD8、ALK、TIA-1、granzymeB、CD57、CD56、CD138);使用外周血和 / 或活检标本通过流式细胞术进行的细胞表面标记分析(CD138、细

胞质 κ 和 λ、CD30、CD57、CD56、CD16、CD25、CD52），或分子检测：*BCR* 和 *TCR* 基因重排，*BCL6* 基因突变分析，Southern 印迹法检测 EBV。

十四、Castleman 病

Castleman 病［对于 AIDS 患者中发生的与 Castleman 病相关的淋巴瘤，见 AIDS-1。HIV 阴性患者中发生的与 Castleman 病相关的 DLBCL，见 BCEL-1。有 2 种分型：透明血管型（实际上总是单中心的，HHV-8）和浆细胞型（可能是多中心的，通常是 HHV-8+，+/–HIV+）。两种类型的 DLBCL 与 HHV-8（+）PC 类型相关联：浆母细胞性（EBV–）和"嗜生发中心性"（EBV+）］诊断的基本项目包括：①充分的免疫表型分析以确定诊断，包括 IHC 套餐（κ/λ、CD20、CD3、CD5、CD138、HHV-8）和 EBER-FISH。②在特定情况下有用项目，包括分子检测（免疫球蛋白和 *TCR* 基因重排）；IHC［Ki-67、IgH（在 HHV-8+ 的浆细胞型中，浆母细胞是 IgM 型 Lambda 单克隆表达，而正常浆细胞是多克隆性的 IgG 或 IgA 型），CD10、BCL2、BCL6、CyclinD1、CD21 或 CD23、CD38、IRF4/MUM1、PAX5］；采用外周血和 / 或活检标本通过流式细胞术进行的细胞表面标记分析（κ/λ、CD19、CD20、CD5、CD23、CD10）。

【附】免疫表型 / 基因检测在成熟 B 细胞和 NK/T 细胞肿瘤诊断中应用

应用与评判免疫表型和 / 或基因变化需要临床表现与病理形态相结合。一般原则，特殊方法的选择和解释能够用形态学和 / 或临床特征加以解释（附表）。鉴别诊断基于形态学和 / 或临床表现。从适用于形态学诊断的广泛组合开始，根据鉴别诊断限制一组抗体（除非临床紧急情况需要，否则避免使用不必要抗体的"鸟枪法"组合）。根据初步结果，在抗体组合中添加其他抗体。根据需要进行遗传学检查。如果免疫表型 + 形态无特异性，则返回至临床表现。

附表　免疫表型 / 基因检测不同诊断中的应用（临床表现与病理形态相结合使用）[a]

B 细胞抗原阳性（CD19,CD20,CD79a,PAX5）[b,c]	T 细胞或 NK/T 细胞抗原阳性（CD2,CD3,CD5,CD7）和 B 细胞抗原阴性[b,c]
形态学 ▶ 细胞学 　小细胞、中等大小细胞、大细胞 ▶ 模式 　弥散、结节状、滤泡状、套状、边缘、窦内	形态学 ▶ 间变性 vs 非间变性 ▶ 表皮性
临床 ▶ 年龄（儿童、成人） ▶ 位置淋巴结、结外、特定部位	临床 ▶ 年龄（儿童、成人） ▶ 位置皮肤、结外非皮肤（特定部位）、淋巴结

B 细胞抗原阳性（CD19,CD20,CD79a,PAX5）[b,c]	T 细胞或 NK/T 细胞抗原阳性（CD2,CD3,CD5,CD7）和 B 细胞抗原阴性 [b,c]
免疫表型 ▶ 初始 B 细胞：CD5、CD23 ▶ GCB 细胞：CD10、BCL6 ▶ FDC：CD21、CD23 ▶ GCB 后细胞：IRF4/MUM1、CD138 ▶ 免疫球蛋白重链和轻链（表面、细胞质、类别转换、轻链型） ▶ 致癌基因产物：BCL2、CyclinD1、MYC、BCL6、ALK ▶ 病毒：EBV、HHV-8 ▶ 其他：CD43、Ki-67	免疫表型 ▶ CD30、ALK*、CD56、βF1、细胞毒性颗粒蛋白 ▶ CD4、CD8、CD5、CD7、TCRαβ、TCRγδ、TCR B1、CD1a、TdT ▶ 滤泡辅助 T 细胞：CD10、BCL6、CD57、PD1/CD279、CXCL13、ICOS ▶ 病毒：EBV、HTLV1（克隆）
基因检测 ▶ *BCL2、BCL6、CCND1、MYC、ALK、MYD88、BRAF、IG* 重排	基因检测 ▶ *ALK、TCR、HTLV1*

注：[a] 这些是一般指南。结果的解释应根据个体情况而定，可能存在差异。并非所有情况下都需要进行所有检测。[b] 一些淋巴瘤可能缺乏广谱白细胞（CD45）、广谱 B 和广谱 T 抗原。其他抗体的选择应基于形态学和临床特征（例如，浆细胞骨髓瘤、ALK（+）DLBCL、浆母细胞性淋巴瘤、间变性大细胞淋巴瘤、NK 细胞淋巴瘤）产生的鉴别诊断。[c] 通常进行 1 个 Pan-B（CD20）和 1 个 Pan-T（CD3）标记，除非怀疑为终末分化 B 细胞或特殊类型的 PTCL。* 如果 CD30＋，都要进行 ALK 检测。

（常雁斌）

第四节　WHO-HAEM5 分类的 LBCL 和 BL 更新解读

在 WHO-HAEM5 分类中，最明显的特点之一是新增"肿瘤前病变"大类或类别。B 细胞为主肿瘤样病变,包括淋巴瘤样反应性富 B 细胞淋巴增生、IgG4 相关疾病、局灶型 Castleman 病（血管滤泡淋巴组织增生）、特发性多中心型 Castleman 病、KSHV/HHV-8 相关多中心型 Castleman 病。成熟 B 细胞肿瘤大类,分为 12 个或 13 个类别,层级类型组成见表 9-4。肿瘤前和肿瘤性小淋巴细胞增殖是一个新增的大类或类别。大 B 细胞淋巴瘤（LBCL）类别十分庞大,除 DLBCL,NOS 外,大部分类型与 WHO-HAEM4R 相同（表 9-4),但从命名一致性原则对部分类型做了更改（图 9-21）。

表 9-4　WHO-HAEM5 与 WHO-HAEM4R 比较：B 细胞淋巴增殖和淋巴瘤

第 5 版分类（2022）	修订第 4 版分类（2017）
B 细胞为主肿瘤样病变	/
淋巴瘤样反应性富 B 细胞淋巴增生症	未列入

续表

第 5 版分类（2022）	修订第 4 版分类（2017）
IgG4 相关疾病	未列入
局灶型 Castleman 病（血管滤泡性淋巴组织增生）	未列入
特发性多中心型 Castleman 病	未列入
KSHV/HHV-8 相关多中心型 Castleman 病	多中心型 Castleman 病
前体 B 细胞肿瘤：急性原始 B 细胞白血病 / 淋巴瘤（见表 8-1）	
成熟 B 细胞肿瘤	
肿瘤前和肿瘤性小淋巴细胞增殖	
克隆性 B 细胞增多症	相同
慢性淋巴细胞白血病/小淋巴细胞淋巴瘤（CLL/SLL）	相同
B-PLL 病名被删除	B 幼淋巴细胞白血病（B-PLL）
脾 B 细胞淋巴瘤和白血病	
毛细胞白血病	相同
脾边缘区淋巴瘤	相同
脾红髓弥漫性小 B 细胞淋巴瘤	相同
伴突显核仁脾 B 细胞淋巴瘤 / 白血病	无此病名（包括毛细胞白血病变异型和部分 B-PLL）
淋巴浆样细胞淋巴瘤	
淋巴浆样细胞淋巴瘤	相同
边缘区淋巴瘤	
黏膜相关淋巴组织结外边缘区淋巴瘤	
原发皮肤边缘区淋巴瘤	未单独列出（归入黏膜相关淋巴组织结外边缘区淋巴瘤）
结性边缘区淋巴瘤	相同
儿童结性边缘区淋巴瘤	相同
滤泡淋巴瘤	
原位滤泡 B 细胞肿瘤	原位滤泡淋巴瘤
滤泡淋巴瘤	相同

第 5 版分类（2022）	修订第 4 版分类（2017）
儿童滤泡淋巴瘤	相同
十二指肠型滤泡淋巴瘤	相同
皮肤滤泡中心淋巴瘤	
原发皮肤滤泡中心淋巴瘤	相同
套细胞淋巴瘤	
原位套细胞肿瘤	原位套细胞淋巴瘤
套细胞淋巴瘤	相同
白血病性非结节型套细胞淋巴瘤	相同
惰性 B 细胞淋巴瘤转化	
惰性 B 细胞淋巴瘤转化	未列入
大 B 细胞淋巴瘤	
弥漫大 B 细胞淋巴瘤, NOS	相同
富 T 细胞 / 组织细胞大 B 细胞淋巴瘤	相同
弥漫大 B 细胞淋巴瘤 / 高级别 B 细胞淋巴瘤伴 *MYC* 和 *BCL2* 重排	高级别 B 细胞淋巴瘤伴 *MYC* 和 *BCL2* 和 / 或 *BCL6* 重排
ALK 阳性大 B 细胞淋巴瘤	相同
大 B 细胞淋巴瘤伴 *IRF4* 重排	相同
高级别 B 细胞淋巴瘤伴 11q 异常	伴 11q 异常 Burkitt 样淋巴瘤
淋巴瘤样肉芽肿病	相同
EBV 阳性弥漫大 B 细胞淋巴瘤	EBV 阳性弥漫大 B 细胞淋巴瘤, NOS
弥漫性大 B 细胞淋巴瘤伴慢性炎症	相同
纤维蛋白相关大 B 细胞淋巴瘤	未列入
液体过量相关大 B 细胞淋巴瘤	未列入
浆母细胞淋巴瘤	相同
免疫豁免区原发大 B 细胞淋巴瘤	未单独分型（包括原发中枢弥漫大 B 细胞淋巴瘤, DLBCL, NOS 中原发玻璃体视网膜和睾丸）

续表

第 5 版分类（2022）	修订第 4 版分类（2017）
原发皮肤弥漫大 B 细胞淋巴瘤，腿型	相同
血管内大 B 细胞淋巴瘤	相同
原发纵隔大 B 细胞淋巴瘤	相同
纵隔灰区淋巴瘤	B 细胞淋巴瘤，不能分类型，特征介于 DLBCL 和经典霍奇金淋巴瘤之间
高级别 B 细胞淋巴瘤，NOS	相同
伯基特淋巴瘤	
伯基特淋巴瘤	相同
KSHV/HHV-8 相关 B 淋巴细胞增殖性疾病和淋巴瘤	
原发性渗出性淋巴瘤	相同
KSHV/HHV-8 阳性弥漫大 B 细胞淋巴瘤	HHV-8 阳性弥漫大 B 细胞淋巴瘤，NOS
KSHV/HHV-8 阳性亲生发中心淋巴增殖	HHV-8 阳性嗜生殖细胞淋巴增生性疾病
免疫缺陷和失调相关淋巴增殖和淋巴瘤	
免疫缺陷 / 失调所致淋巴增殖	未列入，包括非破坏性的移植后淋巴组织增生性疾病等
免疫缺陷 / 失调所致多形性淋巴增殖	未列入，包括多态性移植后淋巴增生性疾病，其他医源性免疫缺陷相关的淋巴增生性疾病等
EBV 阳性皮肤黏膜溃疡	相同
免疫缺陷 / 失调所致淋巴瘤	未列入，包括单型移植后淋巴增生性疾病、典型霍奇金淋巴瘤移植后淋巴增生性疾病、与 HIV 感染相关淋巴瘤等
先天免疫缺陷相关淋巴增殖和淋巴瘤	原发性免疫疾病相关淋巴细胞增生性疾病
霍奇金淋巴瘤	
经典霍奇金淋巴瘤	相同
结节性淋巴细胞为主型霍奇金淋巴瘤	相同
浆细胞肿瘤及伴副蛋白其他疾病（见表 9-3）	

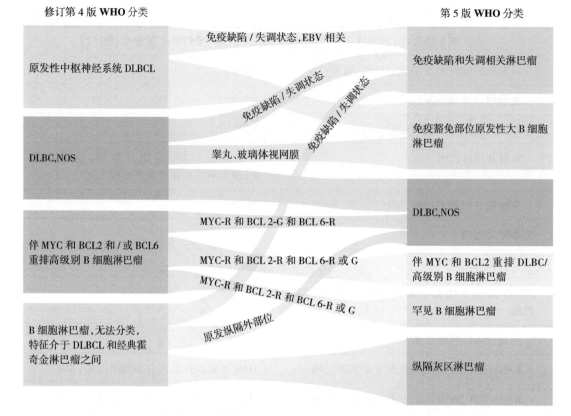

图 9-21 WHO-HAEM5 命名和定义 LBCL 类型与 WHO-HAEM4R 之间的关系

罕见 B 细胞淋巴瘤是指特定临床病理特征伴 *MYC* 和 *BCL2* 重排者，例如与液体过多相关 LBCL 和罕见的滤泡淋巴瘤。R 为重排；G 为胚系构型

WHO-HAEM5 对 WHO-HAEM4R 定义的 *MYC* 和 *BCL2* 和 / 或 *BCL6* 重排双打击 HGBL，进行了重新命名，称为 DLBCL/HGBL 伴 *MYC/BCL2* 重排。这一由双 *MYC* 和 *BCL2* 重排定义的肿瘤，表现为大细胞或中等大小细胞或母细胞样细胞（图 9-22）。这一组疾病常表达独有的生发中心基因谱，与 FL 和分子学 GC 样 DLBCL 在致病机制上相似。另外，DLBCL/HGBL-*MYC/BCL2*（MHG，DHITsig）相关的基因表达特征与 Burkitt 淋巴瘤（BL）明显重叠。相比于 DLBCL/HGBL-*MYC/BCL2*，*MYC* 和 *BCL6* 重排的淋巴肿瘤基因表达谱和突变频谱更具异质性。因此将这部分病例从 DLBCL/HGBL-*MYC/BCL2* 类型中删除，而根据形态学特征被归入 DLBCL，NOS 或者 HGBL，NOS（图 9-22）。

HGBL 伴 11q 异常（HGBL-11q）在 WHO-HAEM4R 中称为 Burkitt 样淋巴瘤伴 11q 异常，是一种 *MYC* 重排阴性的侵袭性成熟 B 细胞肿瘤，形态学类似于 BL 或中等大小细胞、母细胞样，免疫表型（CD10+、BCL6+、BCL2-）和 / 或基因频谱类似于 BL，11q+ 或 11q- 具有特征性，其中 11q24qter 缺失最为特异。最新研究指标，突变频谱和基因组失衡不同于 BL 而类似于 DLBCL-GCB 型；需要注意的是，作为 BL 的关键分子指标之一，影响 D3-TCF3 复合物的基因组改变，在 HGBL-11q 中很少见。因此，缺失 *MYC* 重排 Burkitt 样表现的 B 细胞淋巴瘤患者，需要检测有无 11q 异常。由特定的 11q+/- 模式定义的 HGBL-11q 形态学特征，相比于

DLBCL/HGBL-*MYC/BCL2*,限制更为严格。

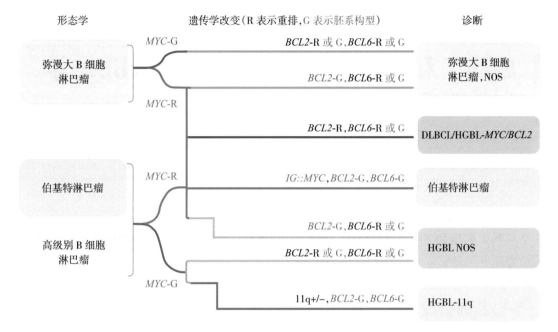

图 9-22　根据 *MYC*、*BCL2* 和 *BCL6* 重排和复杂的 11q+/−,对侵袭性 B 细胞淋巴瘤进行分类

　　HGBL,NOS 是由中等大小或母细胞样细胞组成的侵袭性成熟 B 细胞淋巴瘤,NGS 检测的突变谱和基因表达特征表明,它是一个异质性类型,包括 *MYD88*、*CD79B* 或 *TBL1XR1* 突变的活化 B 细胞淋巴瘤。最常见的突变是 *KMT2D*(43%)和 *TP53*(30%)。通过 GEP,大多数 HGBL,NOS 病例被归类为"不能分类"组,其余的被分类于其他类别 / 类型中。有趣的是,尽管没有 *MYC/BCL2* 基因重排,基因表达分析显示 54% 的 HGBL,NOS 患者具有 LBCL/HGBL 伴 *MYC/BCL2* 特征性的"双打击"表达谱(DHITsig)。

　　WHO-HAEM5 对 Burkitt 淋巴瘤(BL)的定义与 WHO-HAEM4R 基本没有变化。BL 是一种侵袭性成熟 B 细胞肿瘤,由中等大小细胞组成,生发中心表型特征(CD10+、BCL6+、BCL2−/dim)、高 Ki-67 指数(>95%)和 *IG::MYC* 并置(图 9-22)。最近研究表明,EBV 阳性 BL 和 EBV 阴性 BL 有不同的分子特征,且与流行病学背景和地理位置无关,而推荐根据 EBV 检测指标将 BL 分为 EBV 阳性和 EBV 阴性 BL 两个亚型。EBV 感染在导致 B 细胞逃避凋亡的早期发病中起着重要作用,并表明 BL 发病的双重机制:病毒驱动和突变,取决于 EBV 状态。与 EBV 阴性 BL 相比,EBV 阳性 BL 有更高水平的体细胞超突变,特别是在靠近转录起始位点的非编码序列中;但少有驱动突变,尤其是在凋亡通路,并示编码转录因子 TCF3 或其抑制因子 ID3 的基因突变频率较低。基于这些生物学新认知,WHO-HAEM5 推荐将 BL 分为 EBV 阳性和 EBV- 阴性两种亚型。

(徐　胜　卢兴国)

第十章

成熟 T 和 NK 细胞肿瘤与血液骨髓形态学相关的关键性指标

成熟 T 细胞和 NK 细胞肿瘤中,与成熟 B 细胞淋巴瘤相比,诊断的难度更大,临床特征的重要性更明显。

一、T 细胞发育组织发生的相应肿瘤与 WHO 分类

成熟 T 细胞在迁移与生长过程的组织中发生的相应肿瘤见《骨髓细胞和组织病理诊断学》。前体 T 细胞即为形态学和免疫学上的真正原始 T 淋巴细胞,发生的肿瘤称为(急性)原始 T 细胞白血病(T-acute lymphocytic leukemia,T-ALL)与原始 T 淋巴(淋巴母)细胞淋巴瘤(T-lymphoblastic lymphoma,T-LBL)。原始 T 细胞来源于骨髓造血干细胞,主要迁移至胸腺发育成熟为初始 T 细胞,然后迁入外周淋巴组织的淋巴细胞经抗原激发母细胞转化后再成熟,由此发生的 T 细胞肿瘤称为成熟 T(淋巴)细胞肿瘤(包括白血病和淋巴瘤)。WHO-HAEM5 与 WHO-HAEM4RT 和 NK 细胞肿瘤分类比较见表 10-1。

表 10-1 WHO-HAEM5 与 WHO-HAEM4R 比较:T 和 NK 细胞淋巴增殖性疾病和淋巴瘤分类

WHO-HAEM5	WHO-HAEM4R
T 细胞为主肿瘤样病变	未列入
菊池 - 藤本病(KFD)	未列入
惰性原始 T 淋巴细胞增殖(ITLP)	未列入
自身免疫性淋巴增殖综合征(ALPS)	未列入
前体 T 细胞肿瘤	
原始 T 淋巴细胞白血病 / 淋巴瘤	
原始 T 淋巴细胞白血病 / 淋巴瘤,NOS	原始 T 淋巴细胞白血病 / 淋巴瘤

续表

WHO-HAEM5	WHO-HAEM4R
早 T 前体原始淋巴细胞白血病 / 淋巴瘤	早前体 T 原始淋巴细胞白血病
（原始 NK 细胞白血病 / 淋巴瘤，被删除）	原始 NK 淋巴细胞白血病 / 淋巴瘤
成熟 T 细胞和 NK 细胞肿瘤	
成熟 T 细胞和 NK 细胞白血病	
T 幼淋巴细胞白血病（T-PLL）	相同
T 大颗粒淋巴细胞白血病（T-LGLL）	T 大颗粒淋巴细胞白血病
NK 大颗粒淋巴细胞白血病（NK-LGLL）	NK 细胞慢性淋巴细胞增殖性疾病
成人 T 细胞白血病 / 淋巴瘤（ATLL）	相同
塞扎里综合征（SS）	相同
侵袭性 NK 细胞白血病（ANKL）	相同
原发性皮肤 T 细胞淋巴瘤	
原发性皮肤 CD4 阳性小或中等大小 T 细胞淋巴增殖性疾病	相同
原发性皮肤肢端 CD8 阳性淋巴增殖性疾病	原发性皮肤肢端 cd8 阳性 t 细胞淋巴瘤
蕈样肉芽肿	相同
原发性皮肤 CD30 阳性 T 细胞淋巴增殖性疾病：淋巴瘤样丘疹病	相同
原发性皮肤 CD30 阳性 T 细胞淋巴增殖性疾病：原发性皮肤间变性大细胞淋巴瘤	相同
皮下脂膜炎样 T 细胞淋巴瘤	
原发性皮肤 γδT 细胞淋巴瘤	相同
原发性皮肤 CD8 阳性侵袭性亲表皮细胞毒性 T 细胞淋巴瘤	
原发性皮肤外周 T 细胞淋巴瘤，NOS	未列入
肠道 T 细胞和 NK 细胞淋巴增殖和淋巴瘤	
胃肠道惰性 T 细胞淋巴瘤	胃肠道惰性 T 淋巴细胞增殖性疾病
胃肠道惰性 NK 细胞淋巴增殖性疾病	未列入

WHO-HAEM5	WHO-HAEM4R
肠病相关 T 细胞淋巴瘤	相同
单形性亲上皮性肠道 T 细胞淋巴瘤	相同
肠道 T 细胞淋巴瘤, NOS	相同
肝脾 T 细胞淋巴瘤	
肝脾 T 细胞淋巴瘤	相同
间变性大细胞淋巴瘤	
ALK 阳性间变性大细胞淋巴瘤	间变性大细胞淋巴瘤, ALK 阳性
ALK 阴性间变性大细胞淋巴瘤	间变性大细胞淋巴瘤, ALK 阴性
乳房植入物相关间变性大细胞淋巴瘤	相同
淋巴结 T 滤泡辅助(TFH)细胞淋巴瘤	
淋巴结 TFH 细胞淋巴瘤, 血管免疫母细胞型	血管免疫 T 母细胞淋巴瘤
淋巴结 TFH 细胞淋巴瘤, 滤泡型	滤泡 T 细胞淋巴瘤
淋巴结 TFH 细胞淋巴瘤, NOS	TFH 表型的淋巴结外周 T 细胞淋巴瘤
其他外周 T 细胞淋巴瘤	
外周 T 细胞淋巴瘤, 非特定型(NOS)	相同
EBV 阳性 NK/T 细胞淋巴瘤	
EBV 阳性淋巴结 T 细胞和 NK 细胞淋巴瘤	未列入
结外 NK/T 细胞淋巴瘤	结外 NK/T 细胞淋巴瘤, 鼻型
儿童 EBV 阳性 T 细胞和 NK 细胞淋巴增殖和淋巴瘤	
严重蚊子叮咬过敏症	相同
种痘水疱病淋巴增殖性疾病	种痘水疱病淋巴样增殖性疾病
系统性慢性活动性 EBV 病	全身性慢性活动性 EBV 感染, T 和 NK 细胞型
儿童系统性 EBV 阳性 T 细胞淋巴瘤	相同

二、成熟与前体 T 细胞肿瘤的免疫表型特征

成熟 T 细胞肿瘤与前体 T 细胞肿瘤（T-ALL、T-LBL）的免疫表型特征区分见图 10-1。成熟 NK 细胞的发育成熟及其发生的肿瘤也有类似性。

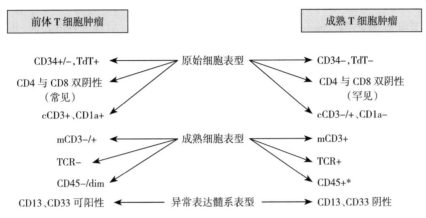

图 10-1　原始 T 与成熟 T 细胞白血病 / 淋巴瘤典型免疫表型

*CD45 原始淋巴细胞弱表达或不表达，成熟 B、T 细胞表达或强表达。CD45RA、CD45RO 正常 T 细胞都表达，肿瘤 T 细胞是限制性表达（CD45RA/CD45RO+）；正常浆细胞 CD45 表达，肿瘤性（克隆性）浆细胞弱表达或不表达

三、与血液骨髓病变关系密切的类型

按传统成熟 T 细胞肿瘤可以分为宽泛的四个类型：白血病性或播散性、结性、结外性和皮肤性。与血液和 / 或骨髓形态学最为密切的是白血病性或播散性的肿瘤，以及 T 和 NK 细胞淋巴瘤血液骨髓白血病性和非白血病性侵犯（图 10-2）。

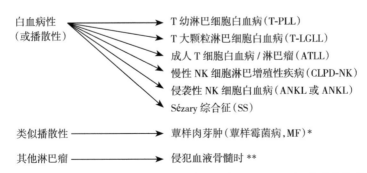

图 10-2　与血液骨髓病变关系密切的成熟 T 和 NK 细胞肿瘤类型

*Sézary 综合征和蕈样霉菌病进展期侵犯血液骨髓时，曾被称为慢性 T 细胞白血病；** 常在疾病中晚期发生

四、成熟 T 和 NK 细胞肿瘤形态学上细胞成熟与幼稚

　　肿瘤性成熟 T 和 NK 细胞也不全是形态学意义上的成熟细胞(图 10-3),但与肿瘤性成熟 B 淋巴细胞相比,其形态学上的幼稚与成熟差别不如肿瘤性 B 淋巴细胞。通常,侵袭性 NK 细胞白血病(aggressive NK-cell leukemia,ANKL)、间变性 T 大细胞淋巴瘤、血管免疫母细胞性 T 细胞淋巴瘤(angioimmunoblastic T-cell lymphoma,AITL)、T-PLL 等,形态上不成熟的特点较明显;而 Sézary 综合征(Sézary syndrome,SS)、蕈样霉菌病(mycosis fung,MF)、T 大颗粒淋巴细胞白血病(T-cell large granular lymphocytic leukemia,T-LGLL)、NK 细胞慢性淋巴细胞增殖性疾病(chronic lymphoproliferative disorders of NK cells,CLPD-NK)、成人 T 细胞白血病/淋巴瘤(adult T cell leukemia/lymphoma,ATLL)等,在形态上属于成熟的肿瘤性细胞。

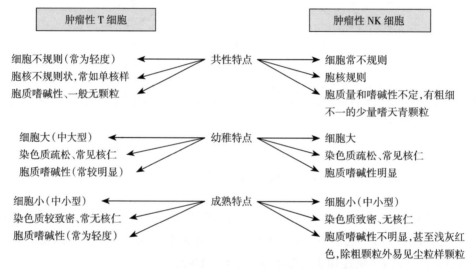

图 10-3　形态学上肿瘤性 T 细胞成熟与幼稚
形态学上评判还常需要结合临床、免疫表型等信息

五、成熟 T 和 NK 细胞白血病与淋巴瘤整合诊断主要指标

　　除了白血病外,成熟 T 和 NK 细胞淋巴瘤有无侵犯血液和/或骨髓时整合诊断的主要指标见图 10-4。

六、成熟 T 和 NK 细胞肿瘤免疫表型和遗传学基本特征

　　成熟 T、NK 细胞肿瘤按有无细胞毒标记、NK 细胞标记以及 *TCR* 进行解读。成熟细胞毒 T 细胞和 NK 细胞肿瘤免疫表型和遗传学诊断的关键性指标见图 10-5,*TCR* 和 CD4 与 CD8

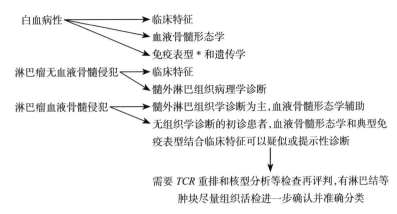

图 10-4 成熟 T 和 NK 细胞白血病与淋巴瘤整合诊断的主要指标
*免疫表型包括流式免疫表型和骨髓免疫组化

表达指标解读淋巴瘤类型见图 10-6。成熟 T 细胞的免疫表型克隆性,相比于 TCR 重排的重要性要低一些,但也有一些抗原表达的特点有助于 T 细胞克隆性评判参考:CD4∶CD8 > 10 或 < 10(少数表达感染可以 > 10),CD4 和 CD8 表达的缺失(也见于异常 NK 细胞,单个缺失也见于病毒感染),CD7 和 CD5、CD2 表达的缺失(2 个表达缺失意义较大,少数免疫性疾病和病毒感染也可见 CD5 和 CD7 缺失),CD4 和 CD8 共表达细胞增加,CD2+CD3− 细胞异常增多(也可见于部分异常 NK 细胞增多)等。免疫表型(免疫组化和流式免疫表型检测),在成熟 T、NK 细胞肿瘤中应用,与成熟 B 细胞肿瘤一样,需要在密切结合临床特征和形态学的基础上,进行单抗选择和结果解读。

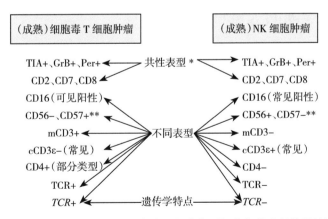

图 10-5 成熟细胞毒 T 和 NK 细胞肿瘤免疫表型与遗传学诊断的关键性指标

* 为细胞毒 T 细胞具有的, NK 细胞带有这些标记,但在不同的类型中等互有缺失或表达减弱,尤其是 CD2、CD7、CD8。TIA、GrB 和 Per 为细胞毒蛋白标记,分别为 T 细胞内抗原 -1、颗粒酶 B 和穿孔素。
**CD56 在 NK 细胞肿瘤表达而细胞毒 T 细胞肿瘤常不表达或不定表达,CD57 在 T-LGLL 中表达而在 NK 细胞肿瘤中常不表达。非细胞毒 T 细胞肿瘤即一般 T 细胞肿瘤表达全 T 细胞抗原,但有 1～2 个缺失或阳性强度改变,CD57 和 CD56 不表达或表达少

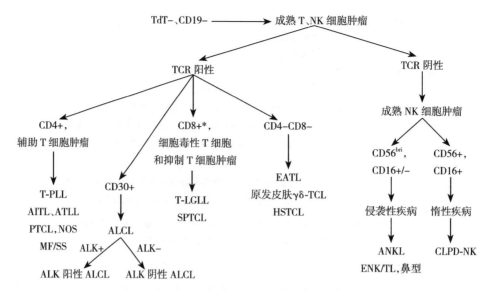

图 10-6　TCR 和 CD4 与 CD8 表达指标解读淋巴瘤类型

常见 *STAT3* 和 *WTAT5* 突变，*STAT3* 在 CD8+T-LGLL 中高突变（具有侵袭性），重现性 *STAT5* 突变见于约 30%CD4+T-LGLL。PLL，T- 幼淋巴细胞白血病；AITL，血管免疫母 T 细胞淋巴瘤；ATLL，成人 T 细胞白血病 / 淋巴瘤；PTCL，NOS，外周 T 细胞淋巴瘤非特指型；MF/SS，蕈样霉菌病 /Sézary 综合征；ALCL，间变性大细胞淋巴瘤；T-LGLL，T- 大颗粒淋巴细胞白血病；HSTCL，肝脾 T 细胞淋巴瘤；EATL，肠病相关 T 细胞淋巴瘤；SPTCL，皮下脂膜炎样 T 细胞淋巴瘤；ALK，间变性淋巴细胞激酶；ANKL，侵袭性 NK 细胞白血病；ENK/TL, 鼻型，结外鼻型 NK 细胞 /T 细胞淋巴瘤；CLPD-NK，NK 细胞慢性淋巴细胞增殖性疾病

七、T-PLL 诊断的关键性指标

T-PLL 是以成熟的胸腺后 T 细胞免疫表型,小至中等大小幼淋巴细胞克隆增殖并累及血液、骨髓、淋巴结、肝、脾和皮肤为特征的侵袭性 T 细胞肿瘤。遗传学特征是 *TCL1A* 或 *MTCP1* 与 *TCR* 基因座（主要是 *TRA/TRD* 基因座）并置。诊断 T-PLL 的基本方法是结合临床前提下的血片形态学和流式免疫表型进行的足够免疫表型检测。血片中,大约一半病例幼淋巴细胞核为圆形或椭圆形,其余病例的胞核为不规则形状（常有卷曲）。在大多数病例中（约 75%）,典型的为中等大小幼淋巴细胞,无颗粒的嗜碱性胞质和可见的单个核仁,在 20%～25% 病例中,细胞很小并且核仁可能不明显。通常骨髓活检中可见幼淋巴细胞弥漫性浸润,但单独基于骨髓检查难以确诊。通常情况下,骨髓活检并非确诊 T-PLL 所必需,但 IHC 有助于诊断。整合诊断的关键性指标见图 10-7。

NCCN（2021）指南中,T-PLL 诊断的基本项目:①外周血涂片形态学和外周血流式免疫表型（TdT、CD1a、CD2、CD3、CD4、CD5、CD7、CD8、CD52、TCRα、TCRβ）检测可以明确诊断（组织病理学检查并非诊断必需）,典型的免疫表型为 CD1a–、TdT–、CD2+、sCD3+/–、cCD3+/–、CD5+、CD7++、CD52++、TCRαβ+、CD4+/CD8–（65%）、CD4+/CD8+（21%）、CD4–/CD8+（13%）。②细胞遗传学（FISH 方法或核型分析）,可见异常 inv（14）(q11;q32);t（14;14）(q11;q32);

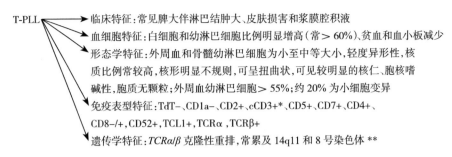

图 10-7 T-PLL 整合诊断的关键性指标

细胞形态学、免疫表型和遗传学是实验室诊断关键指标中的关键，尤其是前两项。*CD3（mCD3）可以弱阳性；**14 号染色体的倒位或易位而导致 *TCL-1* 癌基因高表达是 T-PLL 中最常见的细胞遗传学异常，也可见 t（X；14）（q28；q11）易位致 *MTCP1* 癌基因表达。位于 11q22-23 区 *ATM* 缺失或突变易于发生 T 细胞肿瘤，包括 T-PLL。基因测序还可见 *JAK-STAT* 途径中的基因高频突变。复杂核型（≥5 种细胞遗传学异常）可以是 T-PLL 的一个不良预后因素

t（X；14）（q28；q11）；+8。某些情况下有助于诊断的检查：①分子检测 *TCR* 克隆性重排（*TCR* 重排也见于非恶性疾患，结果解释应与前面的检查相结合）。②骨髓活检加 IHC 组套（CD1a、TdT、CD2、CD3、CD5、TCL1）。

评估检查的基本项目：①病史及体检，包括完整的皮肤检查以及淋巴结、脾、肝的检查。②体能状态。③ LDH。④ CBC 和分类。⑤综合代谢检查。⑥（用血清学或其他方法）评估 HTLV-1/2。点击以下地图链接查看 HTLV-1/2 流行地区分布：https://cmr.asm.org/content/cmr/23/3/577/F1.large.jpg。但在非流行地区住院患者中也有阳性报道。⑦ PET 扫描（T 细胞淋巴瘤常有结外侵犯，PET 检查是首选项目）和 / 或差异化胸 / 腹 / 盆腔 CT 扫描。⑧拟行化学治疗或放射治疗计划的育龄期妇女需要妊娠试验。某些情况下有用的检查：①需要使用含蒽环类方案或含蒽二酮方案，行超声心动图或 MUGA 扫描。②骨髓评估。③ HIV 检测。④乙型肝炎病毒和丙型肝炎病毒检查。⑤如果考虑阿仑单抗治疗，应筛查针对活动感染和 CMV 的血清学检查。⑥讨论生育和精子储存问题。

WHO-HAEM5 认为 T-PLL 是罕见的有异质性临床病程的白血病，通过对标准化诊断、分期和治疗反应的努力，目前有个统一诊断标准。这一标准包括具有适当表型的 T 淋巴细胞增多（>5×10⁹/L）和 T 细胞单克隆性和遗传畸变（包含断裂点结构变异影响 *TCL1A* 或 *MTCP1* 位点或 TCL1 表达）的存在。诊断的基本标准为外周血或骨髓中淋巴细胞增多（>5×10⁹/L）并有 T-PLL 免疫表型，T 细胞单克隆性，*TCL1A* 或 *MTCP1* 重排阳性，或者 TCL1A 蛋白表达。理想标准为检测到 *TCL1A* 或 *MTCP1* 基因与 *TCR*（主要是 *TRA/TRD*）基因座并置。成熟 T 细胞和 NK 细胞白血病，是一个在扩展的类别。除了 T-PLL 外，还包括 T-大颗粒淋巴细胞白血病（T-LGLL）、NK 大颗粒淋巴细胞白血病（NK-LGLL）、成人 T 细胞白血病 / 淋巴瘤（ATLL）、Sézary 综合征（SS）和侵袭性 NK 细胞白血病（ANKL），可以把识别的分子特征纳入这些疾病的诊断标准或预后评判的指标。

八、ATLL 整合诊断的关键性指标

ATLL 是 HTLV-1 感染相关的外周 T 细胞（主要为 CD4+T 细胞）肿瘤,由胞核高度多形性 T 细胞组成,临床上常表现为广泛的播散性。病情中可以淋巴瘤发病,也可以进展为白血病性,淋巴瘤和白血病表型在许多患者中有明显的重叠。诊断 ATLL 需要对肿瘤组织进行组织病理学检查与免疫表型,或进行外周血形态学检查和免疫表型分析,以及 HTLV-1 血清学检查。整合诊断的关键性指标见图 10-8。

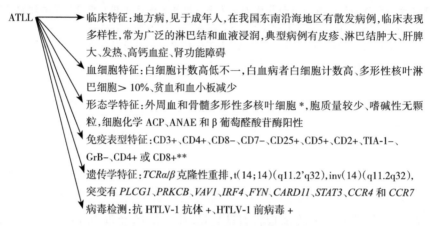

ATLL → 临床特征:地方病,见于成年人,在我国东南沿海地区有散发病例,临床表现多样性,常为广泛的淋巴结和血液浸润,典型病例有皮疹、淋巴结肿大、肝脾大、发热、高钙血症、肾功能障碍
→ 血细胞特征:白细胞计数高低不一,白血病者白细胞计数高、多形性核叶淋巴细胞＞10%、贫血和血小板减少
→ 形态学特征:外周血和骨髓多形性多核叶细胞 *,胞质量较少,嗜碱性无颗粒,细胞化学 ACP、ANAE 和 β 葡萄糖醛酸苷酶阳性
→ 免疫表型特征:CD3+、CD4+、CD8−、CD7−、CD25+、CD5+、CD2+、TIA-1−、GrB−、CD4+ 或 CD8+**
→ 遗传学特征:$TCR\alpha/\beta$ 克隆性重排,t(14;14)(q11.2'q32),inv(14)(q11.2q32),突变有 $PLCG1$、$PRKCB$、$VAV1$、$IRF4$、FYN、$CARD11$、$STAT3$、$CCR4$ 和 $CCR7$
→ 病毒检测:抗 HTLV-1 抗体 +、HTLV-1 前病毒 +

图 10-8　ATLL 整合诊断的关键性指标

* 又称花细胞; ** 还常表达有特征的滤泡辅助 T 细胞相关 CXCL13 和 PD1 等抗原。免疫表型分析,一看是否 CD3+;二看是否 CD4+ 与 CD8−;三看是否泛 T 细胞抗原 1～2 个缺失;四看是否 CD25+;五看是否 TCR+ 和细胞毒抗原不表达,CD7 常不表达

NCCN（2021）指南中,ATLL 诊断的基本项目:① CBC、白细胞分类和血片不典型细胞分析（典型的 ATLL 细胞是"花细胞",有明显的多叶核,均匀凝集的染色质,核仁小或无,胞质嗜碱性无颗粒,可见多种形态。无其他标准时,不典型细胞应≥5% 为诊断所必需）,急性与慢性亚型均有不典型淋巴细胞增多,成人患者不典型淋巴细胞绝对值＞$4×10^9$/L。②外周血流式细胞分析（典型免疫表型为 CD2+、CD3+、CD4+、CD5+、CD7−、CD8−、CD25+、CD30−/+、TCRαβ+。外周血免疫表型异常的 T 淋巴细胞≥5% 为诊断所必需）。③血清学或其他方法评估 HTLV-1/2。某些情况下有助于诊断的检查:当外周血检查不能确诊,或需要排除潜在感染（如结核病、组织胞浆菌病、弓形体病）时,需要进行淋巴结（切除）活检、皮肤活检、胃肠道或骨髓活检。如果进行活检,石蜡切片 IHC 推荐的抗体谱为 CD3、CD4、CD5、CD7、CD8、CD25、CD30（通常为 CD4+T 细胞,伴有 CD2、CD5、CD25、CD45 RO、CD29、TCRαβ 和 HLA-DR 表达。常见 CD7−、CD26−,伴 CD3 低表达。罕见 CD8+ 或 CD4/CD8 双阳性或双阴性）。

ATLL 评估检查的基本项目:①病史和体检,包括完整的皮肤检查;②综合代谢组套;③ LDH;④类圆线虫血清学检查;⑤ PET/CT 扫描和 / 或胸 / 腹 / 盆腔 / 颈部增强 CT;⑥拟行化学治疗或放射治疗的育龄期女性患者需要进行妊娠试验。某些情况下有帮助的检查:① HIV;②乙型肝炎病毒和丙型肝炎病毒检查;③上消化道内镜检查;④有症状患者进行骨髂检查;⑤中枢神经系统评估(所有急性或淋巴瘤亚型患者或有神经系统表现的患者均需要头部 CT 或增强 MRI 和 / 或腰椎穿刺);⑥尿酸检查;HLA 分型;⑦讨论生育问题和精子储存。

WHO-HAEM5 中,遗传学分析发现 ATLL 中存在免疫逃逸的重要性原因,包括 *CTLA4::CD28* 和 *ICOS::CD28* 融合、REL C 末端截断、HLA-A 和 HLA-B 的重现性改变和破坏 *CD274(PD-L1)* 的 3' 端非翻译区的结构变异。此外,体细胞突变的频率和模式似乎也与临床行为相关。亚型方面,侵袭性亚型表现出更多的基因改变,惰性亚型更为常见 *STAT3* 突变。ATLL 诊断的基本标准为 HTLV-1 携带者,成熟 T 细胞表型肿瘤性淋巴细胞增殖。理想标准为有显著卷积和分叶状淋巴样细胞,HTLV- 单克隆整合检查阳性。

九、SS 诊断的关键性指标

Sézary 综合征(SS)被认为是以明显侵犯血液系统和淋巴结肿大为特征的侵袭性红皮病性白血病,蕈样霉菌病(MF)的白血病型或侵袭性变异类型,约占皮肤 T 细胞淋巴瘤的 5%。SS 主要源自成熟 T(CD4+)记忆细胞(外周嗜表皮性 T 细胞)的恶性增殖。MF 是一种以惰性表现为特征的原发皮肤的成熟 T 细胞淋巴瘤,临床表现为多发性皮肤红斑、斑块和瘤样结节。全身皮肤均可发生,常伴皮肤瘙痒,病程呈反复性进展,病变可局限于皮肤数月、数年、甚至几十年,在疾病晚期可发生淋巴结和内脏受侵,约 10%MF 的皮损是广泛性红皮病。WHO-HAEM5 认为 SS 虽然与 MF 密切相关,但却是一个独立的类型,基因组学全面分析在SS 中观察到细胞老化和紫外线照射的致病性。SS 诊断的基本标准为红皮病累及超过 80% 的体表面积,血液受累的证据由克隆 *TCR* 基因重排和绝对 Sézary 细胞计数 $\geqslant 1 \times 10^9$/L 或 CD4/CD8 比率 > 10、CD4+ CD7– 细胞 $\geqslant 40\%$ 或 CD4+ 定义 CD26– 细胞 $\geqslant 30\%$。

SS 整合诊断的关键性指标见图 10-9。临床特征、外周血细胞形态学、流式免疫表型和 *TCR* 基因克隆性重排检测是诊断的关键性项目,单纯的细胞形态有一定的主观性,需要与流式细胞免疫表型等检查紧密结合。

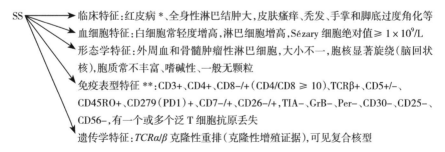

图 10-9　SS 整合诊断的关键性指标

* 红皮病,即红斑覆盖体表面积至少 80%;**①泛 T 细胞表达和部分缺失共存(CD7 丢失常见,CD26 丢失被认为较有特征);②CD4/CD8$\geqslant$10;③无细胞毒标记;④无 NK 细胞表达;⑤TCR+;⑥ CD4+CD45RO+(记忆 T 细胞)

NCCN(2021)指南中,MF/SS 诊断的基本项目:①可疑皮肤病变部位活检,必要时需要多次活检,以便在诊断时捕捉到疾病的病理学变化。②由具有诊断皮肤 T 细胞淋巴瘤专业病理学家检查至少 1 个为含肿瘤组织的石蜡块的所有切片。若标本结合临床特征为非诊断性，则需要重新活检。③皮肤活检 IHC 抗原套组（CD2、CD3、CD4、CD5、CD7、CD8、CD20、CD30）。④用分子方法检测 *TCR* 基因克隆性重排或其他克隆性检测。

十、T-LGLL 诊断的关键性指标

T-LGLL 为外周血中 T 系标记（mCD3）阳性的大颗粒淋巴细胞（large granular lymphocytes, LGL）克隆性扩增（常 $>2 \times 10^9$/L，持续 6 个月以上）和 *TCR* 重排的隐匿性 T 细胞（是效应记忆细胞表型的成熟细胞毒 T 细胞）肿瘤，大多数病例临床病程为非侵袭性的，故属于惰性的 T 细胞淋巴增殖性疾病。T-LGLL 患者可以出现自身免疫性疾病（如 Crohn 病、Sjogren 综合征、类风湿关节炎），常见自身免疫性中性粒细胞减少，血小板减少和贫血不常见，但可见粒细胞为主的两系或三系血细胞减少。整合诊断的关键性指标见图 10-10，同时排除其他疾病病理过程中可以伴随的 LGL 增多，如病毒感染、其他恶性肿瘤、风湿性疾病，以及肝脾 T 细胞淋巴瘤、ANKL、EBV 阳性 T 细胞和儿童成熟 NK 细胞淋巴增殖性疾病等。

T-LGLL
- 临床特征：中性粒细胞减少、反复感染、类风湿关节炎、红系增生不良性贫血，淋巴结肿大罕见
- 血细胞特征：无明显原因的 LGL 持续性增加，>6 个月，绝对值常 $>2 \times 10^9$/L，可以评判为克隆性增殖
- 形态学特征：外周血和骨髓淋巴细胞比例增高，LGL 胞质丰富，有明显粗大的嗜天青颗粒，常位于一侧，也可见污点样颗粒。骨髓活检见淋巴瘤呈结节性或间质性分布，细胞毒 T 细胞在血窦内呈线性积累较为特异
- 免疫表型特征：CD3+、CD8+、CD4-、TIA+、GrB+、Per+、CD57+、CD56-、CD16+*、TCRαβ+、CD7-/+、CD5-/+、CD2+、CD95+、CD11b 和 CD11c+/-
- 遗传学特征：TCRα/β 克隆性重排，一部分为 *TCRγ/δ* 重排，可见 *STAT3* 突变

图 10-10　T-LGLL 整合诊断的关键性指标

* 正常 T 细胞不表达 CD16。CD16 阳性 T 细胞群占总 T 细胞的 30% 以上，提示克隆性疾病。骨髓造血衰竭患者可以检测到少量 LGL 克隆（$<0.5 \times 10^9$/L）或多克隆 LGL 淋巴细胞增多的无症状患者，需要在 6 个月内重复外周血流式免疫表型检测和 *TCR* 基因重排，排除反应性增多。免疫表型简要分析，①是否 CD8+（CD4-）；②是否 CD57+（CD56-）；③是否细胞毒抗原 +；④是否 TCR+

NCCN（2021）指南中，T-LGLL 诊断的基本项目：①外周血涂片细胞学分析（存在以肾形或圆形胞核和含嗜天青颗粒胞质丰富为特征的较大淋巴细胞）；②外周血细胞流式免疫表型检测；③确诊需要充分的免疫表型检查与分析，流式免疫表型（CD3、CD4、CD5、CD7、CD8、CD56、CD57、TCRαβ、TCRγδ），需要或不需要 IHC 套组（CD3、CD4、CD5、CD7、CD8、CD56、CD57、TCRβ、TCRγ、TIA1、Pre、GrB）。T-LGL 典型的免疫表型：CD3+、CD8+、CD16+、CD57+、CD56+/-、CD28、CD5 dim、CD7 dim、CD45RA+、CD62L-、TCRαβ+、TIA1+、GrB 或 GrM+。但常与反应性 LGL 增多重叠。某些情况下有助于诊断的检查：①骨髓穿刺和活检常用于确认诊断，特别是在较低 T-LGL 计数（$<0.5 \times 10^9$/L）和疑似并发骨髓衰竭疾病的鉴别中很重要，IHC 组套见诊断的基本项目；②突变分析：*STAT3* 和 *STAT5B*；③分子学检测 *TCR* 基因克隆性重排或其他克隆性评估（仅有 *TCR* 基因克隆性重排不足以诊断，非恶性疾病患者中亦可见，

结果应视整体情况进行解读);④ IHC,GrM;⑤ EBER-FISH。

WHO-HAEM5 认为 T-LGLL 是一种细胞毒性大颗粒 T 细胞的肿瘤性增殖,具有持续的外周血绝对(>2×10⁹/L)或相对(>50%)淋巴细胞增多。有特殊的临床和表型特征,大多数 T-LGLL 有成熟效应记忆表型(CD3+/CD8+/CD57+/CD45RA+/CD62L−)的 CD8 阳性 α-β T 细胞(CD8 T-LGLL);少数病例单独表达 CD4 或与 CD8dim(CD4+ T-LGLL)表达;不到 10% 是 γ/δ T 细胞系列。这些病例都表达 CD57 和 CD16,部分表达 CD8,并优先显示 Vγ9/Vδ2 谱。关键的分子指标,*STAT3* 突变主要见于 CD8 阳性 T-LGLL 和 γ/δ T-LGLL,与中性粒细胞减少和较差的总生存率相关。*STAT5B* 突变在罕见的 CD4+ 阳性 T-LGLL 中所占比例较高(约 30% 病例),与 CD8 阳性 T-LGLL 的不良预后相关,但对 CD4 阳性 T-LGLL 和 γ/δ T-LGLL 的预后没有影响。T-LGLL 诊断的基本标准为血中细胞毒性 T 细胞增加(常>2×10⁹/L),具有 CD5 和 / 或 CD7 下调和 / 或 CD16 和 NK 细胞相关受体异常表达的 T 细胞群(通常为 CD8 阳性),T 细胞单克隆(或寡克隆)证据。符合这三个基本标准中的两个与理想标准中的一个,就足以诊断 T-LGLL。理想标准为骨髓免疫组化示窦内细胞毒性淋巴细胞浸润,*STAT3* 突变。

十一、CLPD-NK 诊断的关键性指标

NK 细胞慢性淋巴细胞增殖性疾病(CLPD-NK)是无明显原因外周血 NK 细胞增加(常≥2×10⁹/L,也认为 LGL 占淋巴细胞的 40% 以上)持续 6 个月以上,代表了与慢性临床过程相关的 NK 细胞增殖的异质性和少见的暂定病种,整合诊断的关键性指标见图 10-11。WHO-HAEM5 中,将"慢性 NK 细胞淋巴增殖性疾病"更名为 NK 大颗粒淋巴细胞白血病(NK-large granular lymphocytic leukaemia,NK-LGLL),并认为本病是 NK 细胞的单克隆或寡克隆扩增。诊断的基本标准①外周血 NK 细胞增加,常>2×10⁹/L,持续 6 个月以上;②外周血或骨髓流式免疫表型检测到 mCD3−、CD16+ 均一性 NK 细胞群;③流式分析证明 KIR 限制性表达模式(相关 KIR 显性表达或缺乏)可以认为是克隆扩增的替代标记;④骨髓窦内细胞毒性 CD8+NK 细胞和 / 或 *STAT3* 和 / 或 *TET2* 突变的存在以及流式分析证实 NK 细胞系列。如果 ②和③ 2 条都存在,则可以在没有记录外周血 NK 细胞计数持续>2×10⁹/L 情况下做出 NK-

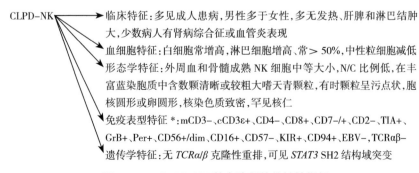

图 10-11　CLPD-NK 整合诊断的关键性指标

* ① mCD3−、CCD3ε+;②其他泛 T 细胞标记有 1～2 个缺失;③有细胞毒标记;④ NK 细胞标记阳性;⑤ CD57−;⑥ EBV−;⑦ TCR−

LGLL 诊断。

十二、ANKL 和 ENKTL 诊断的关键性指标

侵袭性 NK 细胞白血病(ANKL)是 EBV 相关激活的 NK 细胞全身性肿瘤性增殖,呈侵袭性和常为暴发性(血细胞减少、肝脾大和弥散性血管内凝血)临床经过的 NK 细胞肿瘤,与 CLPD 一样,是 NK 细胞以带有细胞毒 T 细胞的一些功能和标记为特征,骨髓肿瘤细胞异形性明显且常见明显的嗜天青颗粒和噬血现象。整合诊断的关键性指标见图 10-12。最近形究认为全基因组测序为 ANKL 致病机制提供了新见解。认识到涉及 JAK/STAT 和 RAS/MAPK 通路、表观遗传修饰物(*TET2*、*CREBBP*、*KMT2D*)和免疫检查点分子 *CD274*(*PD-L1*)/*PDCD1LG2*(*PD-L2*)的基因突变在疾病发病机制中的作用。

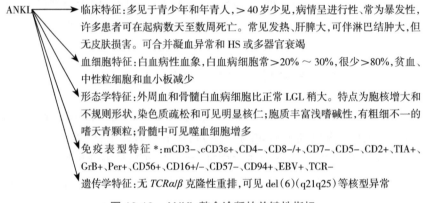

ANKL ⟶ 临床特征:多见于青少年和年青人,>40 岁少见,病情呈进行性、常为暴发性,许多患者可在起病数天至数周死亡。常见发热、肝脾大,可伴淋巴结肿大,但无皮肤损害。可合并凝血异常和 HS 或多器官衰竭

血细胞特征:白血病性血象,白血病细胞常>20%～30%,很少>80%,贫血、中性粒细胞和血小板减少

形态学特征:外周血和骨髓白血病细胞比正常 LGL 稍大。特点为胞核增大和不规则形状,染色质疏松和可见明显核仁;胞质丰富浅嗜碱性,有粗细不一的嗜天青颗粒;骨髓中可见噬血细胞增多

免疫表型特征 *:mCD3−、cCD3ε+、CD4−、CD8−/+、CD7−、CD5−、CD2+、TIA+、GrB+、Per+、CD56+、CD16+/−、CD57−、CD94+、EBV+、TCR−

遗传学特征:无 *TCRα/β* 克隆性重排,可见 del(6)(q21q25)等核型异常

图 10-12 ANKL 整合诊断的关键性指标

* 主要特征:① mCD3−、cCD3ε+;②其他泛 T 细胞标记有 1～2 个缺失;③细胞毒标记阳性;④ NK 细胞标记(CD56)+;⑤ EBV+;⑥ CD57−;⑦ TCR−。鼻型 T/NK 细胞淋巴瘤血液骨髓侵犯的免疫表型与 ANKL 免疫表型相似,且常不表达 CD16,多数患者无 *TCR* 重排。HS,噬血细胞综合征;LGL,大颗粒淋巴细胞

WHO-HAEM5 提出的 ANKL 诊断的基本标准为急性表现,伴有发热和全身症状;肿瘤性淋巴细胞的全身(多器官)增殖;NK 细胞免疫表型;缺乏 TCR 蛋白表达和 / 或缺乏 *TR* 基因克隆重排。理想标准为 EBER 阳性(见于约 90% 病例);噬血细胞增多症。

结外 NK/T 细胞淋巴瘤(extranodal NK/T-cell lymphoma,ENKTL),是 EBV 相关淋巴瘤,90% 以上患者的肿瘤组织中 EB 病毒阳性。在我国,结外 NK/T 细胞淋巴瘤占所有 NHL 中的 9%。鼻腔是最常见原发部位,其次为鼻咽、扁桃体和口咽等上呼吸消化道器官,也可发生于皮肤、胃肠道、睾丸等结外器官。NK/T 细胞淋巴瘤 80%～90% 源自 NK 细胞,10%～20% 源于细胞毒性 T 细胞,但并未发现不同细胞来源肿瘤在临床病理特征上存在明显差异,故命名为 NK/T 细胞淋巴瘤,也因绝大部分原发于结外,故在 2001、2008 和 2017 年修订版的 WHO 淋巴瘤分类中,均采用 ENKTL 命名。ENKTL 的免疫表型特点与 ANKL 基本一致(见图 10-12),确诊需要充分的免疫表型证据,典型的 ENKL 免疫表型为 CD2+、CD3+、CD56+(str)、TIA-1+、GrB+、EBV/EBER+。血浆 EBV-DNA 和肿瘤负荷有关,LDH 增高、分期晚、B 症

状和 IPI 评分高的患者 EBV-DNA 浓度高。免疫组化 EBV-EBER 阴性时诊断要谨慎,如果 CD56+、CD3+、细胞毒标记物均表达可以诊断 ENKTL,如果 CD3+、CD56−、TCR+,则需要考虑 PTCL,NOS。60%～90% 的 ENKTL 无 *TCR* 基因克隆性重排。如果表达 PD-1、PD-L1、CD30 和 p53 则与治疗和预后相关。NK 细胞 ENKL 典型免疫表型为 CD20−、CD2+、cCD3+(mCD3−)、CD4−、CD5−、CD7−/+、CD8−/+、CD43+、CD45RO+、CD56+、TCRαβ−、TCRδγ−、EBV-EBER+ 和细胞毒性颗粒蛋白阳性。Ki-67 高表达(>65%)与较短 OS 和 DFS 相关。EB-DNA 病毒载量与临床分期、疗效以及生存率相关。EBV-DNA≥6.1×10^7 copies/mL 或更高与 DFS 短相关。治疗前全血和血浆中 EBV-DNA 水平是 ENKTL 患者接受基于天门冬酰胺酶化学治疗后疗效和生存的良好预测指标。在 NCCN(2021)指南中,骨髓活检和穿刺涂片(淋巴聚集罕见,如 EBER-1 阳性,则认为受累,可见噬血现象)与其他许多淋巴瘤一样,作为 ENKTL 疾病评估检查中的一个基本项目。

十三、其他成熟 T 和 NK 细胞淋巴瘤与侵犯血液骨髓诊断的关键性指标

其他成熟 T 和 NK 细胞淋巴瘤多达 20 余个类型。外周 T 细胞淋巴瘤非特定型或非特指型(peripheral T-cell lymphoma,not otherwise specified,PTCL,NOS)是 PTCL 中最常见的一种类型,也是 T 细胞淋巴瘤的常见类型,最常发生于淋巴结,也常侵犯肝脏、骨髓、胃肠道和皮肤,见于成年人并具有侵袭性临床经过。PTCL,NOS 病理组织学为丰富的高内皮小血管增生、上皮样组织细胞增生及炎性细胞浸润的混合性背景。瘤细胞形态多样且变化大,可以由小至中等或大细胞组成,多数为中到大细胞,胞质淡染,胞核多形性、不规则,染色质多或泡状,核仁明显,核分裂象多见。常见免疫表型为 CD3+、CD4+、CD5+、CD45RO+、CD7−、CD8−,还常表达 CD3ε 和 CD2 等 T 细胞相关抗原,而丢失一种或多种其他成熟 T 细胞抗原(CD5 或 CD7,CD4/CD8、CD52),提示 T 细胞克隆性增殖。PTCL,NOS 的 *TCR* 常表现为克隆性重排。PTCL,NOS 包括三种亚型,分别过表达 GATA3、TBX21 和细胞毒基因,GATA3 型预后差。细胞遗传学检查可见 t(2;5)易位及其变异易位。PTCL,NOS 在形态学、免疫学、遗传学和临床表现上缺乏特异性,在排除其他独立分型的 T 细胞淋巴瘤,如结性外周 T 细胞淋巴瘤伴滤泡辅助 T 细胞(T follicular helper,TFH)表型[表达 1～2 个 TFH 标记的 CD10、BCL6、PD1、CXCL13、CXCR5、ICOS、SAP, 无 增 生 的 FDC(CD21) 和 HEV(ECA79)]、血 管免疫母 T 细胞淋巴瘤(AITL)[CD4+, 表达 1～2 个 TFH 标记 CD10、BCL6、PD1、CXCL13、CXCR5、ICOS、SAP,有增生的 FDC(CD21)和 HEV(ECA79)标记阳性,EBV+CD20+B 原始细胞]、ATLL、ALK 阳性间变性大细胞淋巴瘤(CD30+、ALK+、EMA+、CD25+、细胞毒颗粒 +/−、CD4+/−、CD3−/+、CD43+)、ALK 阴性间变性大细胞淋巴瘤等类型后,方能做出诊断。因此,侵犯血液骨髓而无髓外淋巴组织病理诊断者,因信息不全而常不易作出明确的特指与非特指型诊断。通常在髓外部位活检确诊 PTCL,NOS 后,为了分期而做骨髓活检进行评估。骨髓侵犯可以局灶性、结节性或间质性。后者较难发现,需借助免疫组化。浸润通常呈多形性,

肿瘤性T细胞混杂组织细胞、反应性T细胞和嗜酸性粒细胞。异常抗原表达或丢失在确定骨髓受累中具有价值。最常丢失的抗原是CD7、CD5、CD4/CD8。PCR检测到髓外活检相同的克隆性TCR重排也有助于确认轻微（骨髓）累及。

原发皮肤CD30+T细胞淋巴细胞增殖性疾病是一个疾病谱,包括原发皮肤性ALCL(primary culaneous anaplasic large cell lymphoma,PC-ALCL)、淋巴瘤样丘疹病(lymphomatoid papulosis,LyP)、以及具有重叠临床和病理特征的"交界性"病例。原发皮肤CD30+T细胞淋巴细胞增殖性疾病的诊断,需要组织病理特征和临床的密切结合,极其重要。NCCN指出,不能仅根据病理学读片作出诊断。PC-ALCL约占皮肤淋巴瘤的8%,通常具有惰性病程。组织学特征为大型CD30阳性（>75%）细胞呈弥漫性、粘结成片,形态间变性、多形性或免疫母细胞外观。临床特征通常包括孤立性或局部结节或肿瘤（经常破溃）,约20%的病例出现多灶性病变。皮肤外病变约见于10%病例,通常累及局部淋巴结。也可见斑片和斑块,在病变中还可见到某种程度的自发缓解。累及骨髓率约10%。LyP已被WHO-EORTC分类为淋巴瘤,但最好分类为淋巴细胞增殖性疾病(lymphoproliferative disorders,LPD),因为它有自发消退的病理过程。

AITL常表现为广泛性淋巴结肿大,常伴有高丙种球蛋白血症、肝或脾大、嗜酸性粒细胞增多、皮疹和发热,主要发生于老年患者,预后与PTCL,NOS相似。AITL细胞表达T细胞相关抗原,通常为CD4+,且常无泛T细胞抗原丢失,CXCL13可能是鉴别AITL与PTCL,NOS标记物。AITL以EBV阳性的B细胞为特征,约40%的PTCL也可见EBER（EBV病毒编码小RNA）阳性。肝脾T细胞淋巴瘤(HSTL)为常见于年轻人的中小型淋巴细胞组成的侵袭性淋巴瘤,特征性临床表现有肝脾大而无淋巴结肿大,B症状和全血细胞减少（尤其是血小板减少）,免疫表型特点是表达CD3、CD43、CD45RO,表达TIA1而不表达Per与GrB,不表达CD4、CD5、CD7、CD8,尤其是CD4与CD8双阴性,遗传学检查TCRγδ重排,i(7)(q10)。

其他T和NK细胞淋巴瘤侵犯血液骨髓时整合诊断的关键性指标见图10-13。

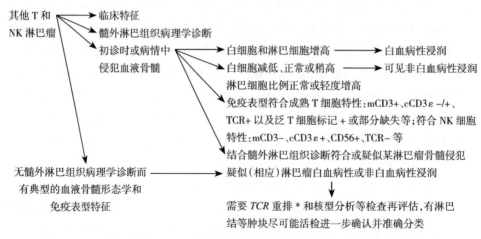

图10-13　其他成熟T和NK细胞淋巴瘤与侵犯血液骨髓时诊断的关键性指标
*对TCR基因克隆性重排的评判与注意见第一章

（卢兴国　叶向军）

十四、WHO-HAEM5 新增 "T 细胞增生为主肿瘤样病变" 类别

WHO-HAEM5 对 WHOHAEM4R 的成熟 T 和 NK 细胞肿瘤进行了重新组合与分类。新增一个 "T 细胞增生为主的肿瘤样病变"。成熟 T 细胞和 NK 细胞肿瘤根据细胞起源 / 分化状态、临床特征、发病部位和细胞形态学不同，分为 9 种类别（表 10-1）。WHO-HAEM4R 中，第一次为了防止淋巴瘤过度诊断，提高对临床病理上不同分型的识别，淋巴瘤样或需要重点鉴别诊断的非肿瘤性疾病纳入分类标准。WHO-HAEM5 还新增了一个 "T 细胞增生为主肿瘤样病变"。

新增的类别，T 细胞增生为主肿瘤样病变，包括三个亚型（见表 10-1）。这些 T 细胞增生可误诊为淋巴瘤。惰性原始 T 淋巴细胞增殖（indolent T-lymphoblastic proliferation，ITLP）可能单独发生，或与良性和肿瘤性滤泡树突状细胞增殖和其他恶性肿瘤有关。形态学可见从染色质较疏松的小淋巴细胞到稍大的细胞簇状或融合分布（形态学符合正常胸腺细胞），由于表达 TdT 可误认为原始 T 淋巴细胞白血病 / 淋巴瘤。ITLP 受累组织肿瘤细胞可能会扭曲变形，但常见正常组织结构，TdT+ 细胞不像原始淋巴细胞白血病 / 淋巴瘤中的不典型；也无 *TCR* 克隆性重排。菊池 - 藤本病（Kikuchi-Fujimoto disease，KFD）通常表现为 T 免疫母细胞和组织细胞的大量聚集和片状分布，并有明显的淋巴结凋亡，类似于外周 T 细胞淋巴瘤，NOS。正确诊断的线索包括年轻女性颈部淋巴结肿大的典型临床表现，淋巴结浸润的局限性和非扩张性，存在浆细胞样树突状细胞（CD123+）组分和许多表达 MPO 的组织细胞。自身免疫性淋巴增生综合征（autoimmune lymphoproliferative syndrome，ALPS）与 FAS 介导的细胞凋亡基因受累以及自身免疫和胚系或体细胞致病性改变有关，淋巴结或结外 CD4–/CD8-T 细胞浸润，可表现为非典型的中等大小型细胞，具有清晰的胞质，可以类似淋巴瘤；临床情况（如年轻患者）和缺乏破坏性浸润可能为其良性性质的判别提供线索。

（叶向军）

案例一　POEMS 综合征整合诊断

POEMS 综合征是一组以多发性外周神经病为主要特征的罕见的克隆性浆细胞病,存在多系统损害综合征,主要指多发性周围神经病(polyneuropathy,P)、器官增大(organomegaly,O)、内分泌病变(endocrinopathy,E)、单克隆 γ 病(monoclonal gammopathy,M)、皮肤改变(skin changes,S)。该疾病发病率低,致残率高,中位生存期为 5～7 年。由于其罕见性、多系统受累及、有一定临床异质性,加之对本病缺乏必要的认识,给诊断造成一定困难,易被误诊、漏诊。

○─┤【病历摘要】├─○

患者女,56 岁,9 年前发现血小板增高,血小板计数在$(500～1000)×10^9/L$ 之间,伴手脚麻木和刺痛感 10 个月就诊。2013 年 *JAK2* 和 *BCR::ABL1* 基因检查均阴性。患者有 IgA 型意义未明单克隆丙种球蛋白病(monoclonal gammopathy of undetermined significance,MGUS)病史。IgA Lambda 单克隆蛋白<0.2g/dL,持续多年未变。游离轻链(free light chain,FLC)比率未升高(1.13)。2020 年 6 月 CT 检查,双侧腋窝多个淋巴结肿大(直径 1.3cm 左右),左侧腋窝一淋巴结肿大(2.5cm),双侧胸肌下多个淋巴结肿大和局部骨硬化。血清血管内皮生长因子(vascular endothelial growth factor,VEGF)1739pg/mL(参考范围 9～86pg/mL)。RT-PCR 检测 M-bcr/abl［t(9;22),p210］阴性。染色体核型分析及骨髓增殖性肿瘤(myeloproliferative neoplasm,MPN)间期 FISH panel:正常。MPN-NGS panel:*JAK2*、*CALR* 和 *MPL* 均阴性;髓系相关基因 *ASXL1*、*EZH2*、*TET2*、*IDH1*、*IDH2*、*SRSF2* 和 *SF3B1* 突变检测阴性。

○─┤【整合诊断】├─○

患者手脚麻木和刺痛感,CT 发现多处肿大的淋巴结和局部(股骨和椎骨)骨硬化

（图 11-1A），血常规和血涂片示血小板明显增多（骨髓涂片发现异常浆细胞，部分浆细胞呈火焰浆（图 11-1B）。骨髓活检发现 CD138 阳性细胞局部增多（图 11-1B）和多发性骨硬化改变（图 11-1C），巨核细胞增生。患者有 IgA 型 MGUS 病史。流式细胞学示 CD19−/CD56+ 浆细胞限制性表达 cLambda 轻链。染色体核型分析及 MPN 间期 FISH panel：正常。MPN-NGS panel：*JAK2*、*CALR* 和 *MPL* 阴性；*ASXL1*、*EZH2*、*TET2*、*IDH1*、*IDH2*、*SRSF2* 和 *SF3B1* 突变阴性。血清 VEGF 升高。整合诊断符合 POEMS 综合征。

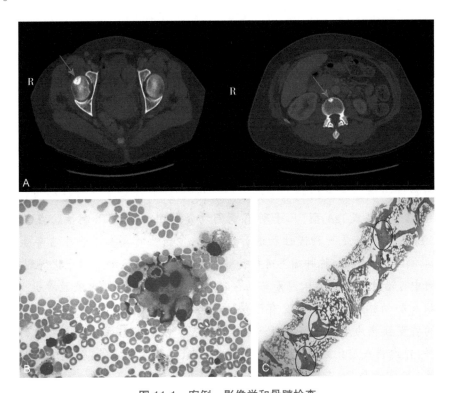

图 11-1　案例一影像学和骨髓检查

A 为 CT 影像学检查，示局部骨硬化；B 为骨髓涂片发现形态异常浆细胞，胞质边缘火焰状，插图为骨髓活检 CD138 染色浆细胞灶性阳性；C 为骨髓活检示多处局灶性骨硬化改变

【评析】

　　POEMS 综合征，曾被称为骨硬化性骨髓瘤、Crow-Fukase 综合征、PEP 综合征（浆细胞病、内分泌病、多发性神经病）或 Takatsuki 综合征。POEMS 综合征是一种罕见的疾病，在浆细胞肿瘤中不到 1%，报道的许多病例来自亚洲，男性发病率稍多于女性（男：女 =1.4∶1），中位年龄 50 岁。本病病因尚不清楚，但 VEGF 水平明显升高似乎是一个重要的致病因素，并可引起此病的一些症状。POEMS 综合征和骨硬化性骨髓瘤、

Castleman 病之间的病理生理联系目前还不清楚。特别是 Castleman 病有关的病例,据报道与人类疱疹病毒 8(human herpes virus-8,HHV-8)有关。本病的多数患者不出现 POEMS 综合征的所有表现,诊断 POEMS 综合征不需要具备所有的临床表现。2/3 患者有淋巴结肿大,有类似于浆细胞型 Castleman 病的改变。大于 95% 病例存在骨硬化性骨病变,约半数病例可见单发性硬化性病损,约 1/3 病例可见 3 个以上骨病损。器官增大出现在至少一半的患者,主要是肝脾大。内分泌疾病和皮肤改变分别占 2/3 病例。皮肤改变主要色素沉着、多毛症。其他相对常见的临床表现包括视乳头水肿、血小板增多、水肿和体腔浆液性渗出、体重下降、疲乏、杵状指、骨痛和关节痛。高钙血症、肾功能不全和病理性骨折少见。远离骨硬化性病变的骨髓浆细胞比例常 <5%,但在广泛病变患者中浆细胞比例可能 >50%。

形态学,有特征的病变是单发或多发的骨硬化性浆细胞瘤,病变主要为局部增厚的骨小梁伴小梁周围纤维化,这些纤维化间质中可见内陷的浆细胞。浆细胞可因被小束结缔组织扭曲而拉长。一半患者中发现单克隆或多克隆浆细胞环绕于聚集的淋巴细胞周围。巨核细胞簇状增生,常具有与骨髓增生性肿瘤相似的异常形态学特征。淋巴结活检通常显示浆细胞型 Castleman 病的特征。大多数 POEMS 综合征,骨髓单克隆浆细胞群可以通过流式细胞术或免疫组织化学检测,常有多克隆浆细胞背景。肿瘤性浆细胞为 IgG 或 IgA 型,几乎所有病例均是 lambda 轻链限制性。在大多数情况下,POEMS 综合征是一种慢性和进行性疾病,中位生存期 165 个月,5 年生存率为 60%～94%。局灶性浆细胞肿瘤患者接受放射治疗效果最好,副肿瘤症状得到改善,在一些病例中可治愈。几个临床因素与生存时间短有关,包括体腔浆液性渗出、杵状指、呼吸症状和肺动脉高压。目前没有已知的遗传发现可以预测预后。POEMS 综合征最常见的首发症状为周围神经病变和水负荷增多(水肿、浆膜腔积液),首诊科室多为神经内科、肾内科或消化内科(腹水)。由于临床表现存在高度异质性,容易被误诊为慢性吉兰 - 巴雷综合征、慢性肾炎或结核性腹膜炎。大部分患者在首诊时除了主要症状外,常有合并其他症状或体征而常被忽略。例如,以周围神经病变首次就诊于神经内科时多已出现皮肤改变、男性乳腺发育 / 阳痿、肢体水肿、甲状腺功能减退症等。如果专科医师能够关注其专科以外的症状和体征,可以降低漏诊率和误诊率。伴血小板增多者易与 JAK2、CALR 和 MPL 三阴性原发性血小板增多症与反应性血小板增多症混淆。

POEMS 综合征以临床为主的多学科信息的整合诊断,包括患者的症状、体征、影像学以及多项实验室检查结果。诊断标准看似简单,但一些细节问题要格外注意。例如 M 蛋白几乎均为 λ 轻链,若为 κ 型要慎重。又如内分泌病变,单纯甲状腺功能减退症或者糖尿病并不能作为诊断标准,而男性性腺异常包括乳房发育和阳痿是相对特征性改变。皮肤改变,只有肾小球样血管瘤才是疾病最为特异性的皮肤改变。硬化性骨病也是 POEMS 综合征的特征性改变,一般在影像学上可以表现为单纯硬化、单纯溶骨以及硬化＋溶骨的混合型病变，以混合型病变最为常见，部位以骨盆和脊柱多见。血清 VEGF 升高是 POEMS 综合征特异性的诊断指标之一，若以＞1200ng/L 为阈值，其诊断 POEMS 综合征的特异性、敏感性分别为 90%、84%。

（沈玉雷　陈宏伟）

参考文献

[1] KELLY JJ, KYLE RA, MILES JM, et al. Osteosclerotic myeloma and peripheral neuropathy [J]. Neuology, 1983, 33(2):202-210.

[2] DISPENZIERI A, KYLE RA, LACY MQ, et al. POEMS syndrome: definitions and long-term outcome [J]. Blood, 2003, 101(7):2496-2506.

[3] DISPENZIERI A. POEMS syndrome:2014 update on diagnosis, risk-stratification, and management [J]. Am J Hematol, 2014, 89(2):214-223.

[4] DAO LN, HANSON CA, DISPENZIERI A, et al. Bone marrow histopathology in POEMS syndrome: a distinctive combination of plasma cell, lymphoid, and myeloid findings in 87 patients [J]. Blood, 2011, 117(24):6438-6444.

[5] SWERDLOW SH, CAMPO E, HARRIS NL, et al. WHO Classification of Tumours of Haematopoietic and Lymphoid Tissues [M]. 4th ed. Lyon: IARC Press, 2017:256-257.

[6] WANG F, HUANG X, ZHANG Y, et al. Bone lesions in Chinese POEMS syndrome patients: imaging characteristics and clinical implications [J]. Peer J, 2016, 4: e2294.

[7] 李剑. 我如何诊断和治疗 POEMS 综合征[J]. 中华血液学杂志, 2019, 40(5):368-371.

案例二　异常早幼粒细胞，一个都不能放过——早期至白血病期的 APL

【病历摘要】

患者男，63 岁，间断乏力 8 个月余，伴胸闷、气短、活动后加重就诊心内科，查血常规，WBC 2.09×10^9/L，RBC 4.33×10^{12}/L，Hb 143g/L，PLT 17×10^9/L，两系血细胞减少未予以重视。此后多次复查血常规示白细胞低下，血片有核细胞减少，未见异常细胞。就诊血液科，查体无皮疹及出血点，全身淋巴结未触及肿大，肝脾肋下未触及。门诊骨髓涂片有核细胞增生活跃，细胞分类 250 个有核细胞，异常早幼粒细胞占 0.8%

（图11-2A）。异常早幼粒细胞中等偏大，细胞一侧可见明显的伪足，胞质内布满粗大的紫红色嗜苯胺蓝颗粒，胞核不规则状，疑似急性早幼粒细胞白血病（acute promyelocytic leukemia，APL）细胞，建议住院完善相关检查。

入院检查：凝血六项除纤维蛋白原（FIB）1.77g/L 降低，余未见异常。第2次骨髓涂片，细胞分类250个有核细胞，异常早幼粒细胞占4.4%（图11-2B），血片仍未见异常细胞。骨髓异常早幼粒细胞，胞中等偏大，细胞一侧并可见明显的伪足，胞质内布满粗大的紫红色嗜苯胺蓝颗粒，胞核不规则状。骨髓细胞流式免疫表型检测白血病细胞32种抗原，0.3%为原始幼稚髓系细胞，淋巴细胞比例占19%，粒细胞为62.4%，单核细胞为4.1%，未见明显异常免疫表型，粒细胞发育模式正常。13种白血病融合基因套餐检查，*BCR::ABL1*、*NPM::MLF1*、*AML::ETO*、*PML::RARA*、*PLZF::RARA*、*NPM::RARA*、*DEK::CAN*、*STAT5B::RARA*、*NUMA1::RARA*、*PRKARIA::RARA*、*FIPIL1::RARA*、*NPM::ALK*、*CBFB::MYH11* 均为阴性。染色体核型分析为正常男性核型。患者出院。

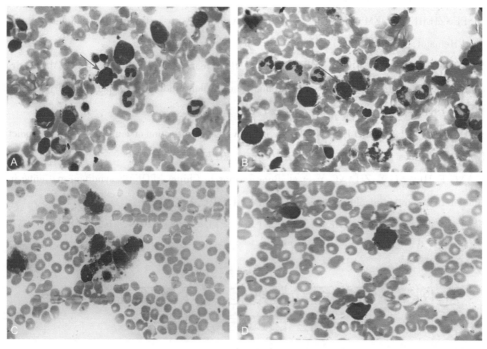

图 11-2　案例二第1～3次骨髓涂片异常早幼粒细胞比例随疾病进展渐增

A为首次骨髓涂片，分类250个有核细胞中仅见0.8%异常早幼粒细胞（红色箭头所示）；B为数日后第二次骨髓涂片，异常早幼粒细胞为4.4%，而同步检测的骨髓细胞流式免疫表型和白血病融合基因全为阴性；C、D为3个月后第3次骨髓涂片异常早幼粒细胞，分类250个占32.8%，呈较为典型的APL骨髓病理改变，而同步检测的第2次骨髓细胞流式免疫表型和白血病融合基因亦出现异常特征

3个月后门诊复查，血片示有核细胞减低，未见异常细胞。第3次骨髓涂片，分类250个有核细胞，异常早幼粒细胞占32.8%（图11-2C、D）。该细胞胞体中等偏大，

胞核大、不规则状,有折叠、凹陷,核仁清楚,1～3个,细胞一侧可见明显的伪足及内外胞质,胞质内布满粗大的紫红色嗜苯胺蓝颗粒。第2次骨髓细胞流式检测31个抗原,原始细胞向髓系延伸的分化区域见显著异常细胞占有核细胞42.5%,表达CD2、CD9、CD33、CD13、CD38、CD56、CD64、CD117、CD123、MPO,部分表达CD15,不表达CD34、HLA-DR、CD3、CD11b、CD11、CD19、CD64、CD7、CD71、CD20、CD22、TdT、cCD79a等抗原。13种白血病融合基因套餐检查,检出 *PML::RARA*,其余均为阴性。*PML::RARA* 融合基因分型定量检测为 Bcr3 型(S 型)*PML::RARA* 阳性,*PML::RARA/ABL1*=0.1717。染色体核型 47,XY,+?8 [3]/46,XY [2]。

【整合诊断】

整合3次骨髓细胞形态学、2次流式免疫表型、2次白血病融合基因检查,符合早期至白血病期 APL 伴 *PML::RARA* 融合。

【评析】

按细胞形态学,APL 分为多颗粒型和微颗粒型两种。多颗粒型异常早幼粒细胞的核大小和形状不规则,变化很大,往往是肾形或双叶,胞质颗粒很大和/或数量极多可以遮盖核质边缘,并易见"柴棒"状 Auer 小体细胞。微颗粒型异常早幼粒细胞颗粒明显减少或无颗粒,核形主要为双叶,但常能见到少数异常早幼粒细胞含有清晰的颗粒和/或"柴棒"状 Auer 小体。APL 的临床特征常与弥散性血管内凝血和纤溶增加有关。NCCN 指南明确提出当初诊形态怀疑 AML-M3 时即可用维 A 酸,当细胞遗传学和分子生物学检查不支持 APL 时应该停止维 A 酸治疗。这无疑为我们广大血液病诊断形态工作者指明了方向:形态学上的 AML-M3,并不等同于 APL 伴 *PML::RARA* 或 APL伴 *RARA* 变异型。有时候 AML 伴 *NPM1* 或 *IDH1* 形态上很难与 AML-M3 区别,即使形态上和流式免疫表型都符合 AML-M3 的最后也不一定是 APL,因此 WHO(2017)修订版更强调了 *PML::RARA* 的重要性。

本病例遗传学检测为典型的 APL *RARA* 易位。APL 的 t(15;17)易位,产生 *PML::RARA*融合基因。该基因存在于98%的 APL 病例中。根据 *PML* 基因中的断点位置,通常会产生3个主要的融合转录本。这些断点分别是内含子6和3中的 bcr1 和 bcr3,外显子6 中的 bcr2。到目前为止,报道了 APL 的16个 *RARA* 变异型,产生融合的伙伴基因分别 为 *ZBTB16*(PLZF)、*NPM1*、*NuMA*、*STAT5b*、*PRKAR1A*、*FIP1L1*、*BCOR*、*NABP1*、*TBLR1*、*GTF2I*、*IRF2BP2*、*FNDC3B*、*ADAMDTS17*、*STAT3*、*TFG* 和 *NUP98*。还有累及 *RARB*、*RARG*的相关报道。

该患者长期乏力,白细胞低,多次检查除白细胞低,凝血功能 FIB 和 DD 未见异常。骨髓涂片,第1次分类250个细胞,异常早幼粒细胞仅占0.8%,建议换部位重新穿刺,第2次异常早幼粒细胞占 4.4%。查融合基因 *PML::RARA* 阴性，但存在微量拷贝数，所以建议定期复查，直到 3 个月后，第 3 次骨髓涂片异常早幼粒细胞占 33.2%，同时融合基因检测出 *PML::RARA* 阳性、骨髓细胞流式免疫表型也出现白血病性异常特征，以及 FIB 降低和 D- 二聚体增高，符合 APL 诊断。由于及时发现及时治疗，诱导 15d 后达到缓解，至今仍持续完全缓解中。因此即使只有一个典型的异常早幼粒细胞，也不能放过，因有可能是 APL（早期）；原始粒细胞很高，只要同时存在异常早幼粒细胞，还可能是 APL；形态上像 M3 的，基因染色体可能并不支持 APL，有可能是多颗粒 AML。因此，细胞形态学极其重要，"宁可错杀一千，也不错过一次"。抢救患者生命，比什么都重要！同时，有条件的尽量将 *PML::RARA* 及 *RARA* 变异型做全，最好做二代测序（next generation sequencing，NGS），因为有助于发现少见的或新的基因异常。

（赵　强）

参考文献

[1] SWERDLOW SH, CAMPO E, HARRIS NL, et al. WHO Classification of Tumours of Haematopoietic and Lymphoid Tissues (Revised 4th edition). Lyon: IARC Press, 2017.

[2] NCCN Clinical Practice Guidelines in Oncology (NCCN Guidelines®). Acute myeloid leukemia. Version 3, 2020.

[3] MANNAN A, MUHSEN IN, BARRAGÁN E, et al. Genotypic and phenotypic characteristics of acute promyelocytic leukemia translocation variants. Hematol Oncol Stem Cell Ther, 2020, 13(4): 189-201.

案例三　骨髓涂片细胞极少，印片检出大量转移性癌细胞

骨髓印片是一种可以与其他形态学互补的兼有细胞学和组织学的标本，尤其在骨髓有核细胞量评判和骨髓转移性肿瘤检出方面具有一定优势。

【病历摘要】

患者男，71 岁。患者 1 个月前在家中因反复行走 10 余分钟后感头晕不适，程度中等，随即出现恶心呕吐就诊。患者有前列腺癌病史 2 年，曾行化学治疗，但效果欠佳，时感右下肢疼痛，未予服药。血细胞计数，白细胞 2.7×10^9/L，Hb 57g/L，血小板 27×10^9/L。骨髓涂片细胞形态学，有核细胞极少见，造血细胞更少，未见异常细胞（图 11-3A）。骨髓印片细胞学检查，该类异常细胞轻度大小不一，胞核类圆形、较规则、深染，染色质致

密，不见明显核仁，胞质极其丰富，轻度嗜碱性，结构排列缺乏规则性，但一部分异常细胞簇仍可以观察到腺管样结构（图 11-3B）。骨髓印片细胞形态学显示异常细胞具有转移性癌细胞的特征，结合临床考虑骨髓印片转移性癌（前列腺癌来源可能）。骨髓印片细胞学与骨髓涂片形成显著性反差，遂将剩余的骨髓 2 张涂片再行染色，镜检全片仍未找到转移性癌细胞。

后续的骨髓切片标本，见不完整骨小梁间区 8 个，骨小梁被肿瘤细胞融骨性破坏。有核细胞增生活跃，但被大多数异常细胞占据，造血细胞残留极少。见异常细胞簇有三种结构，第一种呈清晰的腺管状结构排列，大小不一、胞质极其丰富、囊泡状伸向腺管样结构内侧，细胞核则位于腺管状结构外侧（图 11-3C）；第二种为不规则状聚集癌细胞簇（图 11-3D）；第三种为癌细胞与纤维细胞交织性增生。骨髓组织病理学符合转移性癌细胞的形态和组织结构特征。进一步免疫组化：癌胚抗原阴性、神经元特异性烯醇化酶（neuron specific enolase, NSE）、Napsin A 阴性，P63 阴性，前列腺癌抗原（prostate cancer antigen, PSA）阳性（图 11-3E），P504S 阳性（++）（图 11-3F），CK34βE12 阴性。支持前列腺癌来源。

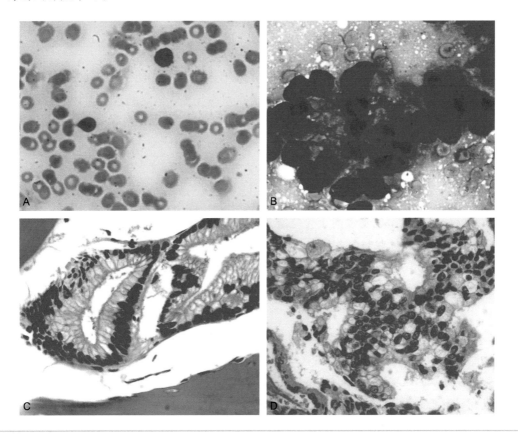

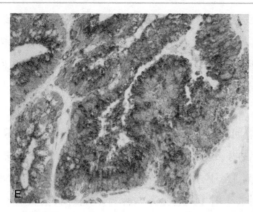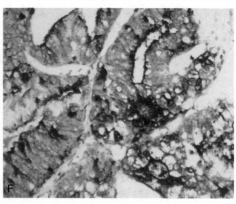

图 11-3　案例三骨髓涂片、印片和切片标本

A 为骨髓涂片有核细胞量极少，细胞成分以淋巴细胞和中性粒细胞为主，除了常规染色 3 张外，另加 2 张，共 5 张涂片均未找到癌细胞；B 为印片类似腺管结构的簇状异常细胞簇，在低倍镜下多见大小不一癌细胞簇，平均每一低倍视野有 3～4 个，大的由数百个细胞组成；C 为骨髓切片 HE 染色腺管状结构癌细胞；D 为癌细胞簇；E、F 分别为前列腺癌单抗标记 P504S 和 PSA 阳性，P504S 阳性被认为是前列腺上皮内恶性肿瘤的良好标记物，有高的特异性和灵敏度

【整合诊断】

骨髓涂片细胞形态学，未见异常细胞；骨髓印片检出大量的单一的异常细胞簇，结合临床考虑骨髓印片转移性癌（前列腺癌来源可能）；骨髓组织病理学，检出转移性癌细胞，结合组织结构特征和免疫组化，符合转移性癌细胞，考虑前列腺来源。整合诊断，符合骨髓转移性前列腺癌。

【评析】

骨髓印片有核细胞量常高于骨髓涂片，这是骨髓印片实用意义的一个价值。细胞多少与获取标本的过程和制备标本的方法不同有关。骨髓涂片有核细胞量常少于骨髓印片，是与骨髓穿刺时血液稀释，以及一些正常细胞（如淋巴细胞和巨核细胞）和异常细胞（如转移性肿瘤细胞和纤维化组织）不易被抽吸有关。骨髓印片是骨髓组织的直接印片，不受骨髓穿刺抽吸诸多因素的影响，故细胞常多。此外，骨髓印片还可以观察到骨髓涂片所不见的一些细胞组织结构方面的信息，如正常造血细胞的岛性分布、白血病和淋巴瘤侵犯时的片状和弥散性浸润、转移性肿瘤细胞侵犯时的结节性结构等。骨髓印片标本的这些特性，在本病例中得到很好体现。患者骨髓涂片幼红细胞极少，细胞成分以淋巴细胞和中性粒细胞为主，多张涂片仔细检查均未找到转移性癌细胞，而骨髓印片标本上，在低倍镜下巡视时即见大量灶性分布的异常细胞，大小不一，非常醒目，极易判断。由于骨髓印片与骨髓涂片同染色同检查，可以快速将提示性或明确的细胞形态学诊断信息提供给临床，有助于临床及时采取治疗措施，还由于骨髓印片有核细胞量和异常细胞的检出、意义明确,避免了骨髓涂片稀释或其他原因不能诊断而可能需要再次进行穿刺等检查,也减少了患者不必要的检查和痛苦。

一般情况下,肿瘤细胞转移到骨髓,骨髓印片检出肿瘤细胞的阳性率比骨髓涂片高。我们曾比较研究骨髓印片和骨髓涂片两组检查,结果为骨髓印片检出肿瘤细胞明显高于骨髓涂片,且检出肿瘤细胞的数量也显著多于骨髓涂片。可以说,凡骨髓涂片上找到转移性肿瘤细胞的,骨髓印片上有之,反之则不然。而且,骨髓印片的阳性结果也会经骨髓切片得到进一步的证实,如本例图 11-3C。我们在实践中体会到,骨髓检查最好进行四片联检(血片、涂片、印片、切片),这样可以降低各自分散检查的假阳性与假阴性结果;同时体会到,即使在基层医院形态学检验中不能进行骨髓切片的联检,前三片(血片、骨髓涂片、骨髓印片)联检,也能拓展分析思路,增加诊断信息的依据。

(李菁原　陈丽惠)

参考文献

[1] 卢兴国. 骨髓检查规程与管理[M]. 北京:人民卫生出版社,2014:13-22.

[2] 卢兴国. 血液形态四片联检模式诊断学图谱[M]. 北京:科学出版社,2011:51-52.

案例四　罕见 AML 伴 *BCR::ABL1* 转化为 ALL 伴 *BCR::ABL1*

"系别转化"或者"系列转换"(lineage switch)是用来描述急性白血病最初诊断时符合某一特定系列(淋系或髓系)标准,但在复发时转变为另一系列,并与较差的临床预后相关。目前报道的大多数病例为儿童急性原始淋巴细胞白血病(acute lymphoblastic leukemia,ALL)转换为急性髓细胞白血病(acute myeloid leukemia,AML),而原发性 AML 伴 *BCR::ABL1* 转化为 *BCR::ABL1* 阳性的 ALL 则极为罕见。

【病历摘要】

患者,女性,19 岁,因"发热、头晕头痛、恶心伴呕吐 4 天"入院。查体无浅表淋巴结肿大和肝脾大,且无细胞毒或放射治疗史。血常规:WBC $0.5×10^9$/L,Hb 50 g/L,PLT $37×10^9$/L;血涂片未见原始细胞、嗜酸性粒细胞和嗜碱性粒细胞。骨髓细胞学检查:骨髓增生明显活跃,粒系异常增生,以原始粒细胞为主,占有核细胞的 58%,未见 Auer 小体。该类细胞胞体圆形、类圆形;胞核圆形、类圆形;染色质细致,核仁较明显;胞质丰富,大部分细胞胞浆含有数量不等的细颗粒,偶有较大的嗜天青颗粒(图 11-4A)。髓过氧化物酶(myeloperoxidase,MPO),几乎所有白血病细胞呈较强的阳性(图 11-4B)。骨髓细胞流式免疫表型检测:原始细胞占有核细胞的 67%,表达 CD34、CD117、CD13、CD33、HLA-DR 和 cMPO,不表达 cTdT、CD3、CD4、CD8、CD14、CD20、cCD22、CD7、CD61、CD41、cCD79a、CD19 及 CD56。PCR 检出 *BCR::ABL1*(P190)融合基因。染色体核型分析显示:48,XX,+8,t(9;22)(q34;q11),+17[17]/46,XX[3]。诊断为 AML 伴 *BCR::ABL1*(P190)。用阿糖胞苷、阿柔比星和粒细胞集落刺激因子治疗,获得完全缓解。四年后,患者开始口服伊马替尼,但依从性差,多次查 *BCR::ABL1*,从未转阴。两年后,患者因"下颌骨和牙齿疼痛一周"再次就诊。血常规:WBC 134.3×10⁹/L,淋巴细胞绝对值 13.43×10⁹/L,中性粒细胞绝对值 8.51×10⁹/L,RBC 3.54×10¹²/L,Hb 121g/L,PLT 88×10⁹/L,不成熟细胞占 84%。骨髓细胞学检查(图 11-4C):增生极度活跃,原始细胞占 74%,细胞大小不一、核型较规则;胞体圆形、类圆形;胞核圆形、类圆形,见凹陷、切迹;染色质稍粗、核仁 1~3 个;胞质量较少、染蓝色,易见脱落胞质体。细胞化学 MPO 染色阴性(图 11-4D)。形态学考虑 ALL。流式免疫表型检测到幼稚细胞占

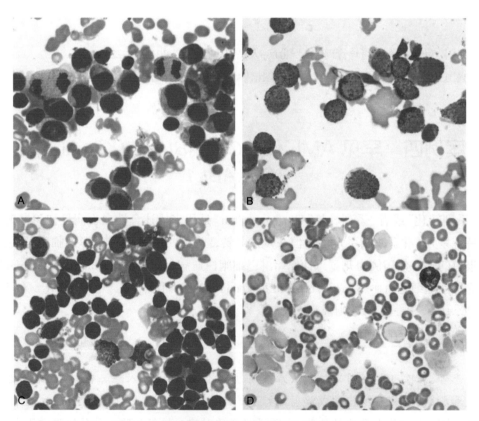

图 11-4　案例四细胞形态学和细胞化学 MPO 反应

A、B 为初诊 AML 伴 *BCR::ABL1* 的骨髓涂片原始细胞和细胞化学 MPO 阳性;C、D 为患者 6 年后骨髓涂片有原始淋巴细胞特征的形态和 MPO 染色阴性

86.98%，表达 CD10、CD19、CD34、CD38、CD24、TdT 和 cCD79a，符合 B-ALL 免疫表型特征。细胞遗传学分析显示 47,XX,+2,t(9;22)(q34;q11.2)[19]/46,XX[1]。RT-PCR 检出 *BCR::ABL1*（P190），比例 53.02%，6.15×10^4 拷贝数。

【整合诊断】

根据骨髓形态学、免疫表型和分子学（*BCR::ABL1*）、染色体核型检测，以及患者没有 CML 病史、无细胞毒或放射治疗史，初诊为 AML 伴 *BCR::ABL1*。经过 6 年左右不规律的治疗（其间获得过完全缓解）后，转化为 ALL 伴 *BCR::ABL1*。

【评析】

本病例初诊为 AML 伴 *BCR::ABL1*，是一种原发 AML，患者用阿糖胞苷、阿柔比星和粒细胞集落刺激因子治疗，获得完全缓解。其间多次复查均为完全缓解。四年后，患者开始口服伊马替尼，但多次查 *BCR::ABL1* 都为阳性。最后患者转化为 Ph 阳性 ALL。患者多次查 *BCR::ABL1* 从未转阴，可能是后来复发的主要原因之一，可见白血病的治疗仅达到形态学的完全缓解是不够的。本例 *BCR::ABL1* 阳性 AML 到 *BCR::ABL1* 阳性 B-ALL 的谱系转换尚未查到类似的文献报道。值得注意的是白血病治疗后发生了系列转换，需警惕是否为治疗相关急性白血病（therapy-related acute leukemia，t-AL）。系列转换和 t-AL 鉴别的根本点在于转换前后两种表型的白血病细胞是否来源于同一个克隆。真正的系列转换是原有克隆的重现，是疾病的复发；而 t-AL 则是获得了新的遗传学异常，初诊白血病异常核型和分子标记彻底消失，是第二肿瘤。这可以通过对系列转换前后白血病细胞的染色体核型、融合基因和 / 或 *IG/TCR* 基因重排进行鉴定，如果这些遗传信息与初诊时完全不同，提示出现了新的白血病克隆，即发生了 t-AL，否则提示复发。由于该患者为 AML 转换为 ALL，按照 WHO-HAEM4R 观点，不属于 t-MN 类别。

（李　婷　陈宏伟　陈雪艳）

参考文献

[1] STASS S, MIRRO J, MELVIN S, et al. Lineage switch in acute leukemia[J]. Blood, 1984, 64(3): 701-706.

[2] PODGORNIK H, DEBELJAK M, ŽONTAR D, et al. RUNX1 amplification in lineage conversion of childhood B-cell acute lymphoblastic leukemia to acute myelogenous leukemia[J]. Cancer Genet Cytogenet, 2007, 178(1): 77-81.

［3］MANTADAKIS E,DANILATOU V,STIAKAKI E,et al. T-cell acute lymphoblastic leukemia relapsing as acute myelogenous leukemia［J］. Pediatr Blood Cancer,2007,48(3):354-357.

［4］SZCZEPAŃSKI T,WILLEMSE MJ,KAMPS WA,et al. Molecular discrimination between relapsed and secondary acute lymphoblastic leukemia: proposal for an easy strategy［J］. Med Pediatr Oncol,2001,36(3):352-358.

案例五　以血小板显著增高为主要表现的慢性髓细胞白血病

慢性髓细胞白血病(chronic myeloid leukemia,CML)不典型表现包括血小板显著增多而白细胞增多不明显,易被误诊为原发性血小板增多症(essential thrombocythemia,ET),或有其他 MPN 类型特点者。

○【病历摘要】○

患者女,66 岁,自 2018 年 5 月初无诱因反复感头昏、乏力,伴间断感左侧颞部搏动性疼痛到当地医院检查,血常规示 PLT 1308×10⁹/L、WBC 10.6×10⁹/L、Hb 152g/L。为进一步治疗入院体格检查和 B 超:无肝脾淋巴结肿大和其他异常。外周血分类未见幼粒细胞,嗜碱性粒细胞易见,血小板显著增多(图 11-5A)。骨髓涂片有核细胞增生明显活跃,粒系以中晚幼阶段细胞为主,嗜酸性嗜碱性粒细胞可见,巨核细胞 850 个,产生的血小板量亦多(图 11-5B)。中性粒细胞碱性磷酸酶(neutrophilic alkaline phosphatase,NAP)染色:阳性 53%、积分 102 分。*JAK2* V617F、*CALR*、*MPL* 阴性。骨髓活检,造血

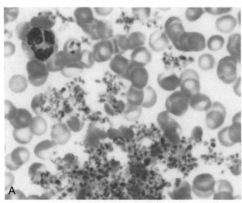 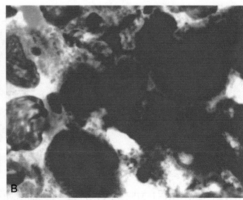

图 11-5　案例五血片和骨髓涂片细胞形态学

A 为血片,粒细胞以成熟阶段细胞为主,未见晚幼粒及以上阶段细胞,血小板大簇成片分布;B 为骨髓涂片,有核细胞增生明显活跃,除了中晚幼粒细胞增多,嗜酸性嗜碱性粒细胞可见外,巨核细胞明显增多,部分胞体小型,血小板产生增多

组织增生明显活跃,容量占 50%～60%,粒红比增高。粒系增生,以中幼及以下阶段粒细胞为主,嗜酸性粒细胞易见。红系增生,以中晚幼红为主。巨核细胞增生(>10 个/HPF),散在或成簇分布,可见单圆核及胞体小、核分叶少巨核细胞。考虑 MPN 类疾病,CML 不排除,建议结合染色体及 BCR::ABL1 检查。染色体核型,46,XX,t(9;22)(q34;q31)[20]。BCR::ABL1(P210)阳性,BCR::ABL1(P190、230)阴性。

【整合诊断】

整合外周血形态学、骨髓形态学、细胞遗传学和分子学检查,符合慢性髓细胞白细胞(慢性期)伴 BCR::ABL1(p210)阳性。

【评析】

CML 易见血小板增多,但血小板显著增高($>1000\times10^9$/L)较少,且常被认为是有 Ph 染色体的 ET(Ph+ET)。WHO(2001 版)造血与淋巴组织肿瘤的病理学和遗传学分类解决了这个问题,将 BCR::ABL1 作为 CML 的诊断标准,同时作为 ET、PV 和 PMF 的排除标准。复习文献,我们发现以血小板增多为主要表现的 CML 有如下特点:①女性患者多见;②无反复出血及血栓形成病史;③可无肝脾大,少数报道也有脾大;④外周血表现为血小板明显增高($>1000\times10^9$/L),白细胞轻度增高或正常;⑤外周血不出现未成熟粒细胞,骨髓中具有无分叶或低分叶的小巨核细胞聚集分布;⑥外周血 NAP 积分正常或升高;⑦有 Ph 染色体和 BCR::ABL1 融合基因,BCR::ABL1 转录断点通常在 e14a2,JAK2 p.V617F、CALR、MPL 阴性。第三章中案例二十四亦是以血小板增多的 CML,该例患者白细胞计数接近参考区间下限线,白细胞分类中,仅为嗜碱性粒细胞轻度增多。有学者认为以血小板增多为主要表现的 CML 应诊断为 CML 变异;少数 ET 患者外周血白细胞可检测到 BCR::ABL1 转录本,但其表达水平明显低于 CML 患者,且 Ph 染色体阴性。

(陈宏伟　侯　霞　杨　礼)

参考文献

[1] PAJOR L,KERESKAI L,ZSDRÁL K,et al. Philadelphia chromosome and / or BCR::abl mRNA-positive primary thrombocytosis: morphometric evidence for the transition from essential thrombocythaemia to chronic myeloid leukaemia type of myeloproliferation [J]. Histopathology,2003,42(1): 53-60.

[2] JAFFE ES,HARRIS NL,STEIN H,et al. World Health Organization classification of tumours: pathology and genetics of tumours of haematopoietic and lymphoid tissues [M]. Lyon: IARC Press,2001.

［3］TURAKHIA SK,MURUGESAN G,COTTA CV,et al. Thrombocytosis and STAT5 activation in chronic myelogenous leukaemia are not associated with JAK2 V617F or calreticulin mutations［J］. J Clin Pathol,2016,69（8）:713-719.

［4］HSU HC,TAN LY,AU LC,et al. Detection of BCR::abl gene expression at a low level in blood cell of some patients with essential thrombocythemia［J］. J Lab Clin Med,2004,143（2）:125-129.

案例六　与急性早幼粒细胞白血病混淆的伴 *NPM1* 突变和 *HOX11* 阳性 AML

WHO 分类的 AML,NOS 中无 M3,一些形态上有 APL 特征但无 *RARA* 融合基因者被归入其他类型。核磷蛋白（*NPM1*）基因突变是 AML 常见的重现性遗传学异常（特定基因突变）,且有相对的 AML 特异性。AML 伴 *NPM1* 突变常发生在急性单核细胞白血病或急性粒单细胞白血病,该亚型在不伴 *FLT-3* 突变时预后良好。T 细胞白血病同源盒（T cell leukemia homeobox 1,*TLX1*）基因（又称同源盒 11,*HOX11*）位于 10q24,作为基因的转录调节因子参与细胞的生长和分化。最早发现表达于急性 T 原始淋巴细胞白血病（T-line acute lymphoblastic leukemia,T-ALL）。AML 中 *HOX11* 表达增加阳性率约占 13.7%。AML 伴 *NPM1* 突变同时 *HOX11* 阳性者的特征尚未见报道。近年我们发现 2 例 AML 伴 *NPM1* 突变患者同时原癌基因 *HOX11* 阳性（表达增加）,并与 APL 有相似形态学和流式免疫表型上的高度一致性,易于混淆。

○─○【病历摘要1】○─○

病例 1,29 岁男性患者。2d 前自觉乏力,触及颈部淋巴结大,肝脾淋巴结未及肿大,无化学药物和放射性接触史,既往体健,无血细胞减少等相关家族性疾病。血常规:Hb 75g/L,PLT 21×10⁹/L,WBC 14.0×10⁹/L。凝血谱检查:PT 17.0s,Fbg 5.05 g/L,APTT 37s,D- 二聚体 3283 ng/ml,FDP 20.61μg/ml,其他检查:hs-CRP 113.2ng/L,LDH 296IU/L。

外周血白细胞计数增高,血片有核细胞增多,分类为白血病细胞占 43%（图 11-6A）。骨髓涂片有核细胞增生活跃,细胞分类为白血病细胞占 89%（图 11-6B）。血片和骨髓涂片中白血病细胞形态相似,细胞中等偏大,胞质量一般至丰富,位于细胞一侧并可见明显的伸突,胞质内含多量灰尘样细小颗粒,常呈浅红色,也可见较粗大的类似嗜碱性的颗粒,偶见细长 Auer 小体。胞核不规则状居多,约 50% 细胞核折叠或核分叶状,约 5% 白血病细胞胞核呈杯口状（图 11-6B）。白血病细胞髓过氧化物酶（MPO）和 SBB 染色均为强阳性。检测流式免疫表型白血病细胞抗原,强表达 CD33、MPO,表达 CD117,CD38,弱表达 CD13,不表达 CD34、HLA-DR、CD15、CD11b、CD56、CD19、CD36、CD7、CD64、CD14、cCD3、cCD79a、CD19 等抗原。49 种白血病融合基因套餐检查,仅为原癌基因 *HOX11* 阳性表达,其他 48 种融合基因全为阴性。检测突变基因四项(*FLT3*-ITD、*KIT*、*NPM1*、*CEBPA*),检出 *NPM1*(exon12)突变,其他阴性。染色体核型分析为正常男性核型。

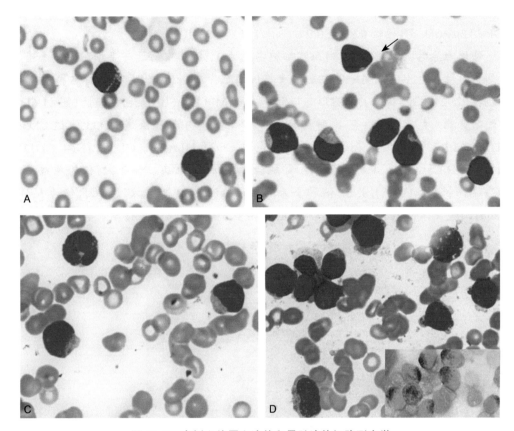

图 11-6　案例六外周血涂片和骨髓涂片细胞形态学

A 为病例 1 的血片,分类中占 2/5 以上白血病细胞有早幼粒细胞的基本特点,胞质较丰富,类似 APL 细颗粒型或变异型的浅红色胞质(左上),也可见颗粒粗大(右下);B 为病例 1 骨髓涂片,有核细胞增生明显活跃,除了少量原始细胞(黑色箭头)外,绝大多数为胞质位于一侧含细颗粒的白血病细胞,胞核不规则,易见折叠并可见不典型杯口状;C 为病例 2 的血片,2 个白血病细胞有较多细颗粒,一部分细颗粒中散布着较粗颗粒,也易见胞核折叠、分叶细胞而类似 APL 变异型形态,近一半细胞具有单核系细胞形态特点;D 为病例 2 骨髓涂片,一半以上白血病细胞有细颗粒,部分细胞颗粒较为密集,胞质比典型 APL 白血病细胞少,插图为骨髓涂片 SBB 染色强阳性

【整合诊断 1】

细胞形态学诊断为 AML,APL 不能除外。流式免疫表型诊断,提示为 APL。分子检查为急性白血病,*HOX11* 阳性和 *NPM1* 突变。整合诊断,符合 WHO 定义的特定类型:AML 伴 *NPM1* 突变并 *HOX11* 阳性。

○•【病历摘要2】•○

病例2,64岁男性患者,乏力,血象异常就诊。肝脾淋巴结未及肿大,无化学药物和放射性接触史。既往体健,无血细胞减少等相关家族性疾病。血常规:Hb 94g/L,PLT 22×10⁹/L,WBC 7.4×10⁹/L。凝血谱检查:PT 13.6s,Fbg 4.88g/L,D-dimer 5950ng/ml,FDP 28.3μg/ml。其他检查:hs-CRP 69.6ng/L,LDH 323IU/L。

外周血涂片,细胞分类中白血病细胞占比为71%,其中的近一半细胞胞质含有多量细小颗粒(图 11-6C),另一半细胞具有单核细胞特点。骨髓涂片为高细胞量,白血病细胞占比92%(图 11-6D),细胞形态与血片相同,MPO 和 SBB 染色强阳性(图 11-6D)。骨髓细胞流式免疫表型检查 40 种抗原,与病例 1 高度相似,强表达 CD33,表达 CD56、CD117、MPO,部分细胞表达 CD11c,不表达 CD34、HLA-DR、CD38、CD64、CD11b、CD61、cCD3 和 CD19 等淋系抗原。常规检测 49 种白血病融合基因,仅为原癌基因 *HOX11* 阳性(图 11-7A),其余 48 种全为阴性。检测 AML 四项突变基因,仅为 *NPM1* (exon12)突变阳性(图 11-7B)。细胞遗传学核型分析为正常男性核型。

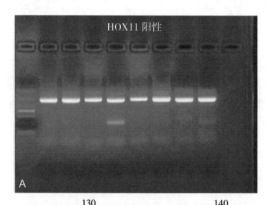

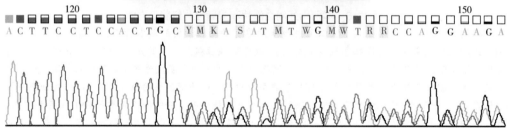

图 11-7　病例 2 分子检测 *HOX11* 阳性和 *NPM1* 突变阳性

A 为 49 种白血病融合基因或原癌基因中仅为 *HOX11* 阳性;B 为 AML 四项突变基因仅为 *NPM1* (exon12)突变阳性,黄色核核苷酸代码表示发生突变,Y=C/T, M=A/C, K=G/T, S=G/C, W=A/T, R=A/G。注:显示的是逆向序列,若正向则该片段野生型为 TTTTCCAGGCTATTCAA GATCTCTGGCAGTGGAGGAAGT,突变后序列为:TCTTCCTGGTCAAGCTATATGTAGAGCA GTGGAGGAAGT

【整合诊断 2】

外周血细胞形态学提示 APL。骨髓涂片细胞学检查提示 AML、APL 可能。流式免疫表型诊断,考虑为 AML、APL 和急性单核细胞白血病可能,建议结合其他检查和临床综合评判。常规检测 49 种融合基因仅为原癌基因 *HOX11* 阳性(表达增加),考虑为血液肿瘤(急性白血病首先考虑),建议结合形态学、细胞遗传学或 FISH 检查及临床综合判断。特定基因突变仅为 *NPM1* 突变。整合诊断,符合 WHO 定义的特定类型:AML 伴 *NPM1* 突变并 *HOX11* 阳性。

【评析】

AML 伴 *NPM1* 突变患者伴 *HOX11* 阳性的病例未受关注。我们发现 2 例相关病例,具有形态学、免疫表型、细胞遗传学和分子学之间的特征性,而且在诊断的基本项目中,形态学和流式免疫表型与 APL 表现出很高的一致性,具有共性特点,易与 APL 混淆。①临床特征,患者病程短,凝血功能异常;轻或中度贫血,白细胞正常或轻度增高,常无肝脾淋巴结肿大。②外周血和骨髓细胞形态基本一致,均见白血病细胞中等偏大,胞质较丰富,偏于细胞一侧,含多量灰尘样细颗粒,部分细胞颗粒较为粗大。胞核易见折叠核、蝴蝶样核,这常被认为是 APL 细颗粒型的重要特征。仔细观察细胞形态,还可见低百分比(约 5%)的胞核杯口状白血病细胞;且与典型 APL 细胞相比胞质偏少。③流式免疫表型特点,白血病细胞群均质强表达 CD33,表达 CD117 和 MPO,不表达 CD34、HLA-DR 和 CD64 等。与 APL 免疫表型一致。从以上三条特征看,极易误认为或高度怀疑 APL(细颗粒型),且与患者的凝血象异常相符。在整合诊断之前,病例 2 已经接受了 2d 的维 A 酸和砷剂化学治疗,病例 1 则因为有髓外淋巴结浸润,暂未执行 APL 方案化疗。④白血病融合基因和特定基因突变检测,有 *HOX11* 重排和 *NPM1* 突变的双阳性特征。AML 伴 *NPM1* 突变被认为与胞核杯口状细胞增多有关,可能是 *NPM1* 突变导致核质柔韧性增高,但是常见的胞核杯口样细胞多不含颗粒,且免疫表型常随单核细胞群的分化表达或部分表达单核细胞标记(如 CD36,CD64,CD14),也可表达 CD13,绝大多数不表达 CD34 和 HLA-DR,而上述病例白血病细胞中均含多量细小颗粒并不表达 CD64 和 CD14,CD13 表达则弱或不表达。

我们认为 AML 伴 *NPM1* 突变和 *HOX11* 阳性具有临床、形态学免疫表型与遗传学上的一些特征,有特定意义。在遗传学检查前,形态学与免疫表型特点和临床特征,与 AML-M3 的细颗粒型极易混淆,而可见的一部分胞核杯口状以及不规则胞核的白血病细胞又与急性(原始)单核细胞白血病相似。这些既可能是这个特殊类型 AML 的特征,又是造成诊断混淆的因素。因此,血液肿瘤诊断中,需要整合各方面的信息,抓住诊断项目的优先性与次要性。在这 2 个病例中,最有诊断优先的是分子检测项目,是 *NPM1* 突变,尤其是正常核型患者,它是除了治疗相关、重现性染色体平衡易位和 / 或相应的白血病融合基因以及骨髓增生异常相关改变之外,最先需要并具有评判的诊断性指标,因为经临床问诊和病史追查以及白血病49种融合基因检测均不存在WHO所定义的需要优先考虑的这些指标。*HOX11*阳性特征,在WHO分类系统中是不作为定义急性白血病特定类型的指标。*HOX11*阳性文献上一般见于T-ALL,预后较差。通常是与*TRA/D*(14q11)和*TRB*(7q35)基因融合,融合后*TCR*(*TR*)基因调控序列位于*TLX1*(*HOX11*)的上游而异常表达,这是T-ALL的致癌机制。这两种使*TLX1*异常激活的融合分别发生在t(10;14)(q24;q11)以及t(7;10)(q35;q24)变异型易位。从本文AML病例中提示,AML伴*NPM1*突变和*HOX11*阳性可能具有APL(细颗粒型)样形态学,又有部分符合急性(原始)单核细胞白血病特点以及APL免疫表型特征者。

(潘智勇　龚旭波)

参考文献

[1] SWERDLOW SH, CAMPO E, HARRIS NL, et al. WHO Classification of Tumours of Haematopoietic and Lymphoid Tissues [M]. 4th ed. Lyon: IARC Press, 2017:141.

[2] 阳洁,陈宏. 急性髓系白血病患者HOX11基因的表达及意义[J]. 肿瘤防治研究,2015,42(5):478-480.

[3] GOLOMB HM, ROWLEY JD, VARDIMAN JW, et al. "Microgranular" acute promyelocytic leukemia: a distinct clinical, ultrastructural, and cytogenetic entity [J]. Blood, 1980, 55:253-259.

[4] LIU YR, ZHU HH, RUAN GR, et al. NPM 1-mutated acute myeloid leukemia of monocytic or myeloid origin exhibit distinctimmunophenotypes [J]. Leuk Res, 2013, 37:737-741.

[5] GHASEMIAN SF, MONTAZERSAHEB S, ANSARIN A, et al. Molecular analysis of more than 140 gene fusion variants and aberrant activation of EVI1 and TLX1 in hematological malignancies [J]. Ann Hematol, 2017, 96(10):1605-1623.

案例七　急性髓细胞白血病伴 *CEBPA* 双等位基因突变

急性髓细胞白血病(acute myeloid leukemia, AML)伴 *CEBPA* 双等位基因突变这一疾病名称,由WHO(2008版)的AML伴 *CEBPA* 突变更改而来,与预后良好相关的是双等位基因突变,而非单基因突变。AML伴 *CEBPA* 双等位基因突变是伴重现性遗传学异常中的一个特定类型,发生于4%～9%的儿童和年轻成人AML患者,老年患者发病率可能较低。常为原发性,有成熟或无成熟迹象AML形态学,某些病例可呈现粒单核细胞或原始单核细胞特征。

【病历简要】

患儿男,11 岁,既往体健,无肿瘤及相关治疗史,也无血细胞减少或增加的家族性病史。因"食欲差 1 个月,发现血象异常 1 小时"入院。查血常规示白细胞 $10.93 \times 10^9/L$、血红蛋白 88g/L、血小板 $96 \times 10^9/L$、淋巴细胞 82.3%、中性粒细胞计数 $0.41 \times 10^9/L$,考虑"血象异常查因"收住入院。查体,颈部可触及数枚肿大淋巴结,大者约 2cm×2cm,无触痛,质韧,活动可。肝脾肋下未及。

外周血原始细胞占 80%(图 11-8A),骨髓原始细胞占 54%(图 11-8B),血片和骨髓涂片中白血病细胞形态相似,细胞胞体偏大,圆形或类圆形,胞质灰蓝色,部分含少许嗜天青颗粒、空泡,Auer 小体偶见,胞核圆形、类圆形,多数核仁小,1～2 个;巨核细胞和有核红细胞病态形态相对易见;细胞化学染色 MPO 染色(图 11-8C)阳性;CE 染色阴性;NAE 染色阳性(图 11-8D),NAE+NaF 阳性反应未被抑制。形态学考虑为 AML (非 M3)。流式免疫表型检测到异常髓系原始细胞占有核细胞 60.52%,表达 CD34、CD117、CD38、CD33、CD123、MPO,部分表达 CD56、TdT,弱表达 CD7、CD13、HLA-DR,不表达 CD15、CD64、CD11b、CD22、CD5、CD2、CD20、CD19、CD10、CD4、CD14、

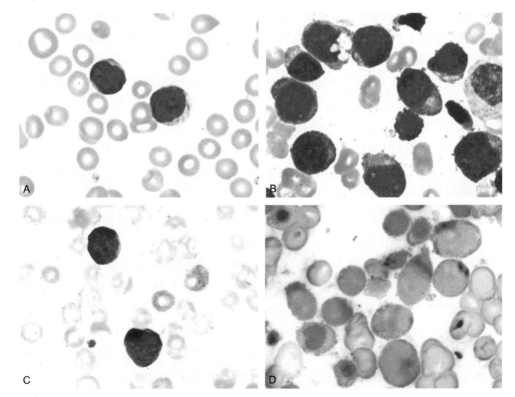

图 11-8　案例七血片和骨髓涂片细胞形态学

A、B 为血片和骨髓涂片,原始细胞,胞质灰蓝色,部分含少许嗜天青颗粒、空泡,Auer 小体偶见;C 为骨髓涂片 MPO 阳性;D 为骨髓涂片 NAE 染色阳性

CD36、CD9、cCD79a、cCD3、mCD3。染色体核型 46,XY［20］。常规检测 43 种白血病融合基因全为阴性。NGS 所检测基因中：*CEBPA* 基因编码序列发现 p.H24Afs*84 和 p.Q311-Q312insF 突变，分别为位于 N 端 TAD1 结构域上游的移码突变和位于 C 端 bZIP 区域 LZD 结构域的氨基酸插入突变，突变频率(%)均为 50.0%。

【整合诊断】

外周血细胞形态学提示 AML。骨髓涂片细胞学检查符合 AML，非 APL。流式免疫表型符合 AML 表型。43 种白血病融合基因全部阴性，NGS 发现 *CEBPA* 双等位基因突变。整合诊断，符合 WHO 定义的特定类型：AML 伴 *CEBPA* 双等位基因突变。

【评析】

AML 伴 *CEBPA* 双等位基因突变，①临床表现：与无 *CEBPA* 突变的 AML 相比，患者血红蛋白水平较高、血小板计数较低、LDH 水平较低。诊断 AML 伴 *CEBPA* 双等位基因突变(尤其是年轻患者)时，应警惕并及时调查胚系突变引起 AML 的可能，还应评估是否为家族性综合征。②形态学特征：AML 伴 *CEBPA* 双等位基因突变无明显的形态特征。部分病例有多系病态造血(与 AML 伴 *NPM1* 突变相似)的原发特征，并且无不良的预后意义，但需要排除有 MDS、MDS/MPN 病史或有 MDS 相关细胞遗传学异常类型者。③免疫表型：与 *CEBPA* 单突变病例相比，AML 伴 *CEBPA* 双等位基因的病例 HLA-DR、CD7、CD15 的表达更多见，CD56 的表达更少。单核细胞标记如 CD14 和 CD64 通常阴性。④遗传学与预后：超过 70% 病例核型正常，5%～9% 见 *FLT3*-ITD 突变，约 39% 见 *GATA2* 基因的锌指 1 基因突变，伴 *FLT3*-ITD 和 *GATA2* 突变对预后的影响尚不清楚。部分患者与 AML 伴 *NPM1* 突变相似，常见 del(9q)，且似乎与预后无关。

WHO(2017)分类将"伴胚系易感性髓系肿瘤"作为一个新的临时诊断性病种，与胚系内的遗传或从头突变有关，用来指一些在使患者易于发生髓系肿瘤的胚系遗传或新生突变的情况下发生的 AML 和 MDS，可见特定的遗传和临床类型。胚系和体细胞 *CEBPA* 突变有一致的形态和免疫表型特征。因此，从临床上和根据原始细胞的初始分子学分析可能不能区分胚系或体细胞的 AML 伴 *CEBPA* 突变。由于胚系的 AML 伴 *CEBPA* 突变被认为是常染色体显性遗传，几乎完全外显，仔细地调查家族史可揭示亲属患有髓系肿瘤。所有 *CEBPA* 双等位基因突变病例均应考虑胚系易感性突变的可能。组织标本(首选皮肤活检)突变分析可明确区分 *CEBPA* 的体细胞突变与胚系细胞突变。

(陈宏伟　牟文凤)

参考文献

[1] 肯尼斯·柯尚斯基. 威廉姆斯血液学[M]. 陈竺,陈赛娟,译. 9版. 北京:人民卫生出版社,2018.

[2] SWERDLOW SH,CAMPO E,HARRIS NL,et al. WHO Classification of Tumours of Haematopoietic and Lymphoid Tissues[M]. 4th ed. Lyon: IARC Press,2017:142-144.

[3] BROWN AL,HAHN CN,SCOTT HS. Secondary leukemia in patients with germline transcription factor mutations(RUNX1,GATA2,CEBPA)[J]. Blood,2020,136(1):24-35.

[4] CZUCHLEWSKI DR,PETERSON LC. Myeloid neoplasms with germline predisposition: a new provisional entity within the World Health Organization Classification[J]. Surg Pathol Clin,2016,9 (1):165-176.

[5] 叶向军,卢兴国. 2016年更新版《WHO造血和淋巴组织肿瘤分类》中伴胚系易感性髓系肿瘤临时类别的解读[J]. 临床检验杂志,2016,34(11):854-857.

案例八 AML 伴 t(11;19)(q23;p13.1);
KMT2A::ELL 和 *MECOM* 阳性

【病历简要】

患者女,23岁。因右小腿肿痛4d,自觉乏力而就诊。患者既往体健,家族成员中无相关疾病,无肝脾淋巴结未及肿大和化学药物和放射性接触史。检查血常规发现血细胞异常,白细胞 175.6×10^9/L、血红蛋白 52g/L、血小板计数 45×10^9/L,异常细胞 44.0%,考虑急性白血病,予水化碱化输血抗感染治疗2d,复查血常规白细胞计数为 114.9×10^9/L、血红蛋白为 54g/L、血小板计数为 35×10^9/L、原始细胞占 48.0% 并易见病态粒细胞(图11-9A、B),凝血谱D-二聚体:6060μg/L(增高)。拟"急性白血病"收住入院。体格检查,皮肤黏膜未见出血点与瘀斑,全身浅表淋巴结未触及肿大,胸骨无压痛,肝脾肋下未及。Murphy征阴性。右小腿可见片状红肿,略高出皮面,压痛明显。

骨髓涂片有核细胞增生活跃,原始细胞占21%(图11-9C),伴有部分成熟,幼粒细胞及其后期阶段细胞较多见,病态造血细胞易见。白血病细胞髓过氧化物酶和苏丹黑B染色均为强阳性。流式免疫表型检测白血病细胞32种抗原,检测到异常细胞(原幼粒细胞)占9.7%,强表达CD33、MPO,表达CD117、CD38、CD13和CD64,部分表达CD34、HLA-DR,不表达CD15、CD11b、CD56、CD19、CD36、CD7、CD64、CD14、cCD3、cCD79a、CD19等抗原。常规检测49种白血病融合基因套餐检查,除了 *KMT2A::ELL* 阳性和 *MECOM*(*EVI1*)阳性外,其余均为阴性(表11-1)。检测 *FLT3-*

ITD、*KIT*、*NPM1*、*IDH1*、*IDH2*、*CEBPA*、*JAK2* V617F基因突变全部阴性。染色体核型分析为46,XX,t(11;19)(q23;p13.1)[12]/46,XX[1]。

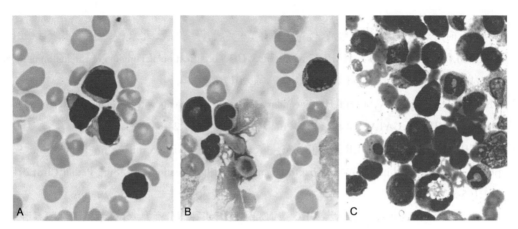

图 11-9　案例八血片和骨髓涂片原始细胞和病态粒细胞

A为血片白血病性原始细胞；B为血片，除了原始细胞，还易见病态粒细胞；C为骨髓涂片，有核细胞显著增生，原始细胞增生伴细胞成熟，并见较多病态细胞

表 11-1　49种白血病融合基因检测结果

检测项目				
MLL::AF4	*MLL::AF6*	*MLL::AF9*	*MLL::AF10*	*MLL::AF17*
MLL::AF1P	*MLL::AF1Q*	*MLL::AFX*	*MLL::ELL*	*MLL::ENL*
dupMLL	*CBFB::MYH11*	*AML::ETO*	*AML1::MDS1*	*SET::CAN*
DEK::CAN	*PML::RARA*	*PLZF::RARA*	*NPM::RARA*	*STAT5B::RARA*
NUMA1::RARA	*PRKARIA::RARA*	*FIPIL1::RARA*	*NPM::ALK*	*ETV6::RUNX1*
E2A::PBX1	*BCR::ABL1*	*NPM::MLF 1*	*TEL::ABL1*	*E2A::HLF*
TLS::ERG	*SIL::TAL1*	*ETV6::PDGFRA*	*FIP1L1::PDGFRA*	*ETV6::PDGFRB*
EVI1	*HOX11*	*NUP98::HOXA9*	*NUP98::HOXA11*	*NUP98::HOXA13*
NUP98::HOXC11	*NUP98::HOXD13*	*NUP98::PMX1*	*NUP98::RARG*	*NUP98::NSD1*
NUP98::KDM5A	*CBFA2T3::GLIS2*	*HLXB9::EVT6*	*RBM15::MKL1*	
检测结果				
筛查结果	检测到 *EVI1* 基因和 *MLL::ELL* 融合基因阳性			
内部对照	阳性			
阴性对照	阴性			

【整合诊断】

细胞形态学考虑 AML-M4。流式免疫表型诊断考虑髓系肿瘤。整合多学科信息诊断:①AML 伴 t(11;19)(q23;p13.1);*MLL*(*KMT2A*)∷*ELL* 和 *MECOM*(*EVI1*)阳性(重排);②继发性肺结核。

确诊后予以去甲氧柔红霉素联合阿糖胞苷的 I A 方案,治疗两周期。治疗期间出现Ⅳ度骨髓抑制,并出现咳嗽、发热,肺 CT 检查示肺上叶后端结节,肺门增大,予以美罗培南、氟康唑、卡泊芬净抗感染治疗不佳,行 S-TOP 阳性而怀疑肺结核,停用化学治疗,予以输注血小板、升白细胞药物、亚胺培南西司他丁钠、万古霉素抗感染治疗后,血象恢复,未出现发热。进一步支气管镜检查示肺上叶管口黏膜隆起粗糙,有白色坏死物覆盖,灌洗液检查结核杆菌 RNA、DNA 阳性,非结核分枝杆菌 DNA 阴性,结核分枝杆菌 RPOB 快速耐药及突变检测示结核分枝杆菌复合群阳性。送检痰涂片找抗酸杆菌阳性。予以抗结核治疗后血象恢复正常,复查骨髓获完全缓解。2 个月后出现 AML 骨髓复发,在排除化学治疗禁忌后,予以去甲基化药物阿扎胞苷联合调整剂量 CHG 化疗方案一个疗程,并继续予以四联抗结核治疗,病情出现稳定,但未获缓解。一个月后复查骨髓原始细胞 35%,骨髓 MRD 检测到原始细胞 46.2%,在排除化学治疗禁忌证后,予以 I A 并继续抗结核治疗。化学治疗后骨髓出现重度抑制,外周血白细胞计数 0.5×10^9/L,粒细胞降至 0%,血小板降至 6×10^9/L。病情危重,回当地医院继续治疗。

【评析】

AML 伴 t(11;19)(q23;p13.1);*MLL*(*KMT2A*)∷*ELL* 和 *MECOM*(*EVI1*) 阳性(重排),很少见,是预后差的类型,具有一定的临床特征、形态学特征和遗传学特征。赖氨酸甲基转移酶 2A(lysine methyltransferase 2A,*KMT2A*)基因,以前称为混合系列白血病(mixed lineage leukemia,*MLL*)基因,位于染色体 11q23 上。其编码的蛋白与其他成分共同组成组蛋白 - 赖氨酸 N- 甲基转移酶,后者在早期发育和造血中起重要作用。*KMT2A*(*MLL*)基因若发生重排则会导致严重的急性白血病。它在白血病相关染色体异常中频繁发生而备受关注,被称为 11q23 异常或 *MLL* 重排。涉及 *KMT2A* 基因的易位超过 135 种,其中已经鉴定的伙伴基因已有 94 种。在 ALL 中,B-ALL/LBL 伴 t(v;11q23.3);*KMT2A* 重排为 WHO 分类的特定类型。AML 中则只有 AML 伴 t(9;11)(p21.3;q23.3);*KMT2A*∷*MLLT3* 属于 AML 伴 *KMT2A* 融合的常见特定类型,其他 *KMT2A* 融合基因作为 *KMT2A* 变异型易位,需要在报告中作出相关异常的说明或解释。此外,按诊断规则,在 de novo AML 患者中检出 t(11;19)(q23;p13.1);*KMT2A*∷*ELL* 异常时,应诊断为 AML 伴 t(11;19)(q23;p13.1),在有相关治疗史者应诊断为治疗相关 AML。

KMT2A 相关 t(11;19) 有两种不同易位,它们在 11q23(*KMT2A*,即 *MLL* 基因)处断点相同,但 19p 断点有 2 个,一个在 19p13.1 区段的 *ELL* 基因(RNA 聚合酶延伸因子

Ⅱ基因或 11-19 赖氨酸富集白血病基因),另一个在 19p13.3 上的 *MLLT1* 基因(即 *ENL* 基因)。前者,即 *KMT2A::ELL* 与 AML 强相关,通常见于成人 AML(40 岁以上),且多为 FAB 形态学分类的 AML-M4/M5,肝脾大、也易于累及中枢神经系统。*KMT2A::ELL* 占 *KMT2A* 重排 AML 患者的 11%,仅为偶见于急性淋巴细胞白血病。后者多见于淋系、双表型和先天性的婴儿白血病。

常规染色体显带可识别 t(11;19)(q23;p13.1)与 t(11;19)(q23;p13.3)。由于 19p 染色体条带的形态,t(11;19)(q23;p13.1)易位容易用 R 带鉴定,但不易用 G 或 Q 带鉴定。t(11;19)(q23;p13.3)易位与之相反。在临床上开展的 49 种白血病融合基因套餐检查中包括 *KMT2A::ELL* 融合基因。国外也有专门检测 *KMT2A::ELL* 融合基因的 FISH 试剂盒可帮助区分。

AML 伴 t(11;19)(q23;p13.1);*KMT2A::ELL* 患者,预后很差,中位生存期 6 个月。AML 病例中的 *MECOM* 阳性(重排)也被认为是预后不良指标,而低表达者化学治疗易达到完全缓解。本文病例 AML 伴 t(11;19)(q23;p13.1);*KMT2A::ELL* 融合基因并 *MECOM* 阳性,属于罕见的特殊病例,具有一定的形态学、遗传学特征和临床特征,表现为外周血血细胞减少,骨髓原始细胞比例偏低,形态学为 AML-M4,预后差。通过本例也表明,对于类型的考虑或新的认知需要从多学科多信息出发进一步整合与衡量,如以一项或个学科的检查论检查常有不足。

(陈宝炳　许晓华　唐海飞)

参考文献

[1] MEYER C,BURMEISTER T,GROGER D,et al. The MLL recombinome of acute leukemias in 2017[J]. Leukemia,2018,32(2):273-284.

[2] SWERDLOW SH,CAMPO E,HARRIS NL,et al. WHO Classification of Tumours of Haematopoietic and Lymphoid Tissues [M]. 4th ed. Lyon: IARC Press,2017:137.

[3] HURET JL,BRIZARD A,SLATER R,et al. Cytogenetic heterogeneity in t(11;19) acute leukemia: clinical,hematological and cytogenetic analyses of 48 patients-updated published cases and 16 new observations [J]. Leukemia,1993,7(2): 152-160.

[4] BIGGERSTAFF JS,LIU W,SLOVAK ML,et al. A dual-color FISH assay distinguishes between ELL and MLLT1(ENL) gene rearrangements in t(11;19) - positive acute leukemia[J]. Leukemia,2006,20(11): 2046-2050.

[5] BHATNAGAR B,BLACHLY JS,KOHLSCHMIDT J,et al. Clinical features and gene- and microRNA-expression patterns in adult acute leukemia patients with t(11;19)(q23;p13.1) and t(11;19)(q23;p13.3)[J]. Leukemia,2016,30(7):1586-1589.

案例九 MDS 伴 MF 进展为 CMML 再演变为 AML

慢性粒单细胞白血病(chronic myelomonocytic leukaemia,CMML)的诊断主要根据外周血持续的(>3 个月)单核细胞增多(≥1×10⁹/L,单核细胞≥10%)以及骨髓病态造血。

【病历摘要】

患者 4 年半前无明显诱因出现进行性头晕乏力就诊。入院时血常规:WBC 4.1×10⁹/L、单核细胞 0.3×10⁹/L,单核细胞比例 7.7%,血片白细胞分类单核细胞 5%、中性分叶核粒细胞 54%、杆状核 3%,未见原始细胞和幼粒幼红细胞。Hb 41g/L、PLT 166×10⁹/L。血生化:LDH 276U/L。骨髓常规,有核细胞轻度减少,有核细胞分类,中性杆状分叶核粒细胞占 49%,晚幼粒及以上粒细胞占 12%,原始粒细胞占 1%;幼红细胞 14%,多为中晚幼红细胞,可见类巨变幼红细胞和泪滴形红细胞;环片计数巨核细胞 8 个,可见核叶减少的小巨核细胞,并检出 1 个小圆核巨核细胞。流式免疫表型:原始髓系细胞群约占非红系细胞的 4.04%,异常粒细胞群约占非红系细胞的 30.27%,示粒细胞表达模式异常。骨髓活检:骨髓造血组织增生明显活跃,三系细胞均呈增生象;粒红比例偏低,原始细胞稍为多见,粒系轻度核左移,红系中晚幼红细胞增多较明显;巨核细胞明显增多,散在及簇状分布,细胞大小不一,可见低核叶和小圆核巨核细胞以及轻中度异型性巨核细胞,纤维组织轻度增生;特染示网状纤维明显增生(MF-2~MF-3 级)伴胶原化(图 11-10A、B)。染色体核型分析正常。分子学检测 JAK2、DNMT3A 突变均阴性,WT1 基因表达定量 0.11%(>2 为阳性)。考虑 MDS 或原发性骨髓纤维化可能。予以 TD(沙利度胺+地塞米松)方案治疗。2 个月后患者单核细胞持续>0.5×10⁹/L,比例≥10%,但绝对值一直低于 1×10⁹/L。直至第 4 个月后,外周血单核细胞明显增高,绝对值大多在 1×10⁹/L 以上。

4 年前(初诊 6 个月),患者再次入院。血常规:WBC 16.3×10⁹/L,单核细胞 1.9×10⁹/L,单核细胞比例 11.4%,Hb 110g/L,PLT 334×10⁹/L,乳酸脱氢酶 268U/L。骨髓常规:有核细胞数量增多,原始粒细胞占 1%,单核细胞占 5.5%。骨髓活检:骨髓造血组织增生极度活跃。骨髓染色体检查为正常核型。流式细胞微小残留病检测见 1.53% 异常髓系细胞;检测 JAK2 p.V617F、CALR 外显子 9、JAK2 外显子 12、MPL 外显子 10 突变均为阴性,检测 BCR::ABL1 p190、BCR::ABL1 p210、BCR::ABL1 p230 均阴性。WT1 基因表达定量 0.08%。3 年前患者再次入院。查骨髓常规:有核细胞数量增多,原始粒细胞占 1%,单核细胞占 2.5%,环形铁粒幼细胞 8%,并可见病态造血。骨髓染色体仍为正常核型。

半年前本院查血常规:WBC 10.4×10⁹/L,单核细胞绝对值 2.8×10⁹/L,单核细胞比例 27.3%,Hb 84g/L,PLT 255×10⁹/L。外周血涂片:原始细胞 2%,单核细胞 28%。骨髓细胞学:原始粒细胞 3%,原幼单核细胞 8%,单核细胞 8%。骨髓活检:造血组织增生十分活跃伴病态造血及幼稚细胞稍增多,提示骨髓增生异常-骨髓增殖性肿瘤（myelodysplastic/myeloproliferative neoplasms，MDS/MPN）可能。骨髓染色体检查为 48，XY，del（1）（p21p32），del（9），add（12）（p13），+19，+21［5］/46，XY［15］。与血液肿瘤密切相关的 141 个基因热点区域或 CDC 突变二代测序分析，检测到 *SETBP1*、*ASXL1*、*BCOR*、*NF1*、*ARID1A*、*FAT1* 突变，其他等均为阴性。

4 个月前复查血常规：WBC $30.5×10^9$/L，单核细胞绝对值 $8.6×10^9$/L，单核细胞比例 28.3%，血红蛋白测定 97g/L，血小板计数 $186×10^9$/L，肌酐 123μmol/L，尿酸 628μmol/L。骨髓涂片：原始粒细胞 3%，原幼单核细胞 3%，单核细胞 12%。骨髓病理：骨髓造血组织增生十分活跃，粒红比例增高，粒系增生明显，以中晚幼及以下分化阶段细胞为主，红系造血细胞减少，细胞散在分布，巨核细胞增多，并见较量多散的单圆核巨核细胞，网状纤维轻度增多（MF-1）。骨髓 *WT 1* 基因表达升高达 3.18%；骨髓流式免疫表型检查：单核细胞占有核细胞 19.9%；骨髓染色体：49，XY，del（1）（p22p32），add（4）（q31），add（8）（p11.2），der（9）t（6；9）（p23；q34），der（12）t（3；12）（q25；p13），+14，der（15；22）（q10；q10），+17，+19，+21［3］/46，XY［17］。

2 个月前血常规：WBC $51.3×10^9$/L，幼稚单核细胞 5%，单核细胞比例 36%，Hb 48g/L，PLT $132×10^9$/L，异常细胞 7%；骨髓穿刺涂片：原幼单核细胞 38%，单核细胞 13%，原始粒细胞 I＋II 占 12%，形态学符合 CMML 转向 AML-M4（图 11-10C、D）。骨

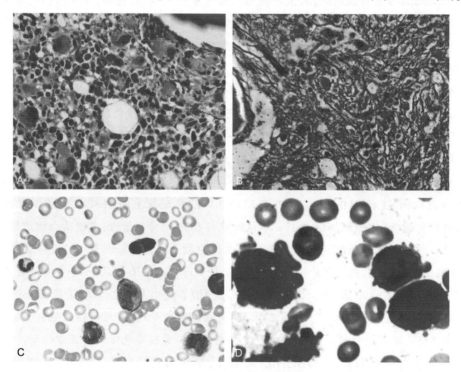

图 11-10　案例九骨髓检查

A 为骨髓切片（活检）HE 染色，巨核细胞和有核红细胞增生为主，巨核细胞病态形态和轻度异形性，纤维组织轻度增生；B 为骨髓切片 Gomori 染色示网银纤维明显增多，MF-2～3 级；C 为骨髓涂片原始细胞增加，CMML 急变

髓流式免疫表型检测:原始细胞20.84%,原幼单核细胞约占20%。外周血免疫表型:原始细胞13%,原幼单核细胞约占20%。骨髓活检:骨髓造血组织增生明显活跃伴病态造血,原幼细胞增生活跃,约占原核细胞的80%,特染示中度纤维化(MF-2级)。骨髓染色体核型分析(图11-11):50,XY,ins(12;1)(p13;p22p34),add(4)(q31),+8,add(8)(p21),add(9)(q34),+17,+19,+21[14]/51,idem,-8,+14,+18[6]。

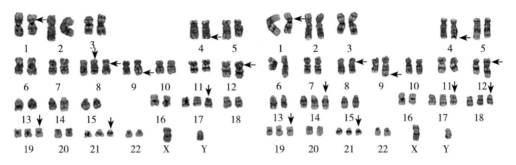

图 11-11　案例九染色体核型分析为复杂核型

20个细胞中14个细胞见一条1号染色体片段插入12号染色体短臂,一条4号、8号、9号染色体增加部分片段,多一条8号、17号、19号、21号染色体;6个细胞在此基础上见少一条8号染色体,多一条14号、18号染色体

○【整合诊断】○

　　结合临床特征、病史与各种检查信息,疾病开始有缓慢进展和后期进展较为快速的过程。多学科信息整合诊断符合由 MDS 伴 MF 转变为 CMML 再进展为急性粒单核细胞白血病。

○【评析】○

　　本病例根据系列检测有一个由 MDS 伴骨髓纤维化进展为 CMML,最后演变为急性髓细胞白血病(急性粒单核细胞白血病)的渐进性过程。疾病开始时,严重贫血,白细胞和血小板计数基本正常,骨髓涂片细胞学可见病态造血细胞,骨髓活检和流式细胞分析,都缺乏单核细胞增多的证据,但骨髓活检纤维组织轻度增生,Gomorir 染色网银纤维增多(MF-2～3级)伴胶原化,在4个月之后的2次 NGS 髓细胞141种基因突变检测中均未检出与原发性骨髓纤维化相关的 JAK2(第三次检测)、MPL 和 CALR 突变。同时,初诊不到半年后的第二次骨髓检查时,骨髓造血组织增生虽明显活跃,但却出现骨髓纤维化的明显减退,病态造血依然可见,故初诊符合 MDS 伴骨髓纤维化。之后外周血单核细胞轻度增多,绝对计数维持在$(0.5～1)×10^9/L$之间,比例≥10%。这与最近 Geyer 等提出低单核细胞型 CMML(oligomonocytic CMML,O-CMML)状态相似。O-CMML 是指单核细胞比≥10%,而计数在$(0.5～1)×10^9/L$之间的 MDS 病例,其临床病理和突变特征被认为与明显的 CMML 相似。部分患者会随时间推移发展为"明显的"CMML,甚至会迅速发展为继发性 AML。从本例患者病情看,存在一个 O-CMML 阶段。病情又经 2 个月,患者外周血单核细胞才达到≥1×10⁹/L,进入 CMML 期。

本例患者在病情发展过程中单核细胞逐渐升高,遗传学也显示克隆性异常。单核细胞增多的程度和持续时间,完全达到了 CMML 的诊断标准。最后,原始细胞(包括原始和幼稚单核细胞)加速扩增又演变为典型的急性髓细胞白血病。遗传学也呈现出不断演化的过程。从这个病例中可知,由 CMML 前期到明显的 CMML 期,最后再发展为急变期。在此过程中也体现出整合诊断的重要性。

CMML 根据外周血白细胞计数而区分"增殖型"(白细胞计数>13×10⁹/L)和"增生异常型"(WBC<13×10⁹/L),二者在分子和临床上存在差异。本病例转化的 CMML 期基本属于"增殖型"。本例转化为 CMML 后属于 CMML-0,半年前才进展为 CMML-1,可能由于复杂核型、肿瘤克隆进展,紧接着很快又发展成了 AML。突变基因中 SETBP1 和 ASXL1 都示预后不良,前者还与疾病进展相关,而 BCOR、NF1、ARID1A、FAT1 突变预后不明。

在 CMML 发展过程中,除了突变还有许多其他因素可能会导致单核细胞扩增,单核祖细胞异常成熟以及克隆选择。这些因素包括表观遗传因素,持续性炎症或与衰老相关的过程。这些条件和过程通常以持续单核细胞增多为特征。当没有找到明确的反应过程,也没有发现其他可以解释单核细胞增多的潜在疾病时,称为意义未明特发性单核细胞增多症(idiopathic monocytosis of unknown significance,IMUS)较合适。只要符合以下条件,可以诊断为 IMUS:①持续性(≥3 个月)单核细胞相对增多(≥10%)和绝对增多(>0.5×10⁹/L);②没有明显的(诊断性)病态造血或明显的骨髓增殖;③没有造血肿瘤的证据(标准);④没有流式细胞免疫表型异常或体细胞突变;⑤没有可以解释单核细胞增多的反应性疾病或其他潜在疾病。IMUS 患者检测到具有一个潜质未定的克隆性造血(样)基因突变,可诊断为意义未明克隆性单核细胞增多症(clonal monocytosis of unknown significance,CMUS)。CMUS 在病情中常进展为 O-CMML 或明显的 CMML。但在出现明显的单核细胞增多前,若有病态造血所见需要考虑为 MDS,如本例患者。

大量数据表明,诸如 MDS、MPN 和 MDS/MPN 是逐步发展的。在疾病发展最早期,患者血细胞计数及分类处于正常或接近正常水平,并且白细胞携带一种或多种体细胞突变,通常是早期(乘客型)突变,例如 TET2 突变。对有某些基因突变而不符 MDS 诊断的健康者宜诊断为不能确定潜能克隆性造血(clonal hematopoiesis of indeterminate potential,CHIP),或者伴有轻度血细胞减少的患者诊断为意义未明克隆性血细胞减少症(clonal cytopenia of unknown significance,CCUS)。由于在老年人中经常检测到此类突变,也被称为与年龄相关克隆性造血(age-related clonal hematopoiesis,ARCH)。CHIP 和 CCUS 也可能是明显 CMML 的前期,因此,在首次出现时应检查患者的单核细胞数量、形态和表型,并随访。使用 NGS(包括等位基因变异的频率)、核型分析和流式细胞免疫表型检测,是需要的。

(叶向军 唐海飞)

参考文献

[1] GEYER JT, TAM W, LIU YC, et al. Oligomonocytic chronic myelomonocytic leukemia(chronic myelomonocytic leukemia without absolute monocytosis)displays a similar clinicopathologic and mutational profile to classical chronic myelomonocytic leukemia [J]. Mod Pathol, 2017, 30(9):1213-1222.

[2] SWERDLOW SH, CAMPO E, HARRIS NL, et al. WHO Classification of Tumours of Haematopoietic and Lymphoid Tissues [M]. 4th ed. Lyon: IARC Press, 2017:82-86.

[3] VALENT P, ORAZI A, SAVONA MR, et al. Proposed diagnostic criteria for classical chronic myelomonocytic leukemia(CMML), CMML variants and pre-CMML conditions [J]. Haematologica, 2019, 104: 1935-1949.

[4] VALENT P. Oligo-monocytic CMML and other pre-CMML states: clinical impact, prognostication and management [J]. Best Pract Res Clin Haematol, 2020, 33(2):101137.

案例十 "三阴性"骨髓增殖性肿瘤(原发性血小板增多症)3 例

骨髓增殖性肿瘤(myeloproliferative neoplasms, MPN)的特定类型具有独特遗传学特征,超过 90% 的 *BCR::ABL1* 阴性 MPN 患者存在 *JAK2*、*CALR* 和 *MPL* 突变。本文分析未出现 *JAK2*、*CALR* 和 *MPL* 突变的 3 例 MPN(即所谓的"三阴性 MPN"),旨在通过整合诊断,为该类患者的临床诊治提供思路。

【病历摘要】

二代测序(next generation sequencing, NGS)检测结果显示 3 例 MPN 患者的基因突变谱中未见 *JAK2*、*CALR* 和 *MPL* 突变,即所谓的"三阴性"MPN。本文 3 例均为 ET 患者,NGS 检测,例 1 见 *BCORL1*、*EP30*、*FAT1* 突变,例 2 见 *TCF3*、*DNMT3B*、*FAT1*、*RELN* 突变,例 3 见 *WT1*、*ZRSR2* 突变。

病例 1 患者女,56 岁,发现血小板升高 2 年余。白细胞计数 $5.5×10^9$/L、中性粒细胞绝对值 $2.5×10^9$/L、血红蛋白测定 109g/L、血小板计数 $715×10^9$/L。骨髓涂片示巨核细胞数量增多,产血小板功能佳,涂片成簇成堆血小板易见(图11-12A)。骨髓活检示造血组织增生活跃,巨核细胞增多。骨髓染色体核型正常。BCR::ABL1融合基因阴性。髓系细胞114种基因二代测序(NGS):BCORL1:exon 2,1036G＞A,47%;EP300:exon 6,1519A＞G,48%;FAT1:exon 5,3874G＞A,48%。未见JAK2、CALR和MPL突变。长期服用羟基脲与阿司匹林,血小板维持在(388～526)×10⁹/L之间。

血小板增多2年余,骨髓涂片与活检提示巨核细胞数量增多,见成堆的血小板。流式免疫表型未见明显异常;骨髓细胞染色体未见克隆性异常;BCR::ABL1融合基因阴性;分子检查虽然未见JAK2、CALR和MPL突变,但可见BCORL1,EP300,FAT1三种基因突变。分析各项检查,并经临床长期观察和治疗,排除反应性或继发性血小板增多,整合诊断为"三阴性"MPN(ET)。

病例2 患者女,49岁,发现血小板升高2年。血常规:白细胞计数7.9×10⁹/L、血红蛋白122g/L、血小板计数1030×10⁹/L,血涂片可见成堆血小板(图11-12B)。骨髓涂片示巨核细胞数量增多,产血小板功能佳,易见成堆血小板(图11-12C)。骨髓活检示骨髓组织增生极度活跃伴巨核细胞增多(符合慢性骨髓增殖性肿瘤)。免疫表型检测未见明显异常细胞。染色体核型分析未见异常。BCR::ABL1融合基因阴性。骨髓细胞114种基因NGS:TCF3:exon17,1592C＞T,52.9%;DNMT3B,exon 8,832G＞A,53.9%;FAT1:exon 10,6823G＞T,48.2%;RELN:exon 45,7036G＞A,50.3%。未见JAK2、CALR和MPL突变。诊断原发性血小板增多症,给予血小板分离术、口服羟基脲片与阿司匹林治疗。根据血象调整用药,血小板维持在(400～600)×10⁹/L左右。

血象血小板升高2年;骨髓涂片巨核细胞数量增多并见成堆血小板;骨髓活检示组织增生极度活跃伴巨核细胞增多;流式免疫表型未见明显异常;骨髓细胞染色体未见克隆性异常;分子检查虽未见JAK2、CALR和MPL突变,但可见TCF3,DNMT3B,FAT1,RELN四种基因突变。分析各项检查,并经临床长期观察和治疗,排除反应性或继发性血小板增多,而整合诊断为"三阴性"MPN(ET)。

病例3 患者女,44岁,7年前因"感冒"就诊。查血常规:血小板925×10⁹/L,白细胞17.6×10⁹/L,红系细胞未见明显异常。腹部彩超未见明显异常。骨髓涂片示巨核细胞数量增多,产血小板功能佳,涂片易见血小板成堆聚集(图11-12D),NAP积分增高,建议JAK2、MPL、CALR突变检查。免疫表型未见明显异常细胞。染色体核型分析未见异常。BCR::ABL1融合基因阴性。骨髓细胞114种基因NGS:WT1、ZRSR2基因突变。未见JAK2、CALR和MPL突变。临床诊断为原发性血小板增多症。给予血小板分离术、阿司匹林抗栓抗凝与羟基脲治疗,根据血小板值调整羟基脲剂量治疗,血小板维持在(400～800)×10⁹/L左右。后停服羟基脲,口服阿那格雷(剂量随血小板值调整)治疗,血小板控制在500×10⁹/L左右。

血象血小板长期明显升高,骨髓涂片巨核细胞数量增多并见成堆的血小板。流式免疫表型未见明显异常;骨髓细胞染色体未见克隆性异常;BCR::ABL1融合基因阴性;

分子检查虽未见 *JAK2*、*CALR* 和 *MPL* 突变,但见 *WT1*、*ZRSR2* 基因突变。分析各项检查,并经临床长期观察和治疗,排除反应性或继发性血小板增多,而整合诊断为"三阴性"MPN(ET)。

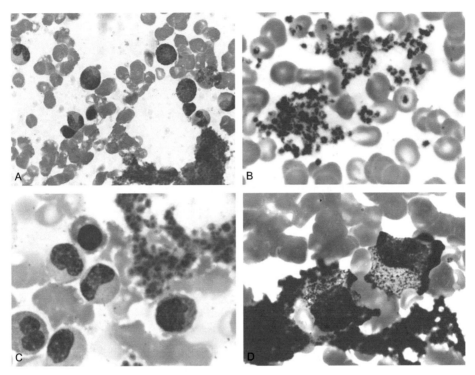

图 11-12 案例十 "三阴性" MPN(ET)细胞学检查
A 为病例 1 骨髓涂片:巨核细胞数量增多,产板功能佳,涂片成簇成堆血小板易见;B 为病例 2 血涂片成堆血小板;C 为病例 2 骨髓涂片:巨核细胞数量增多,功能佳,血小板片状分布;D 为病例 3 骨髓涂片:巨核细胞数量增多,功能佳并易见血小板成堆聚集

【评析】

在 ET 和 PMF 患者中,5%~10% 的病例缺乏 *JAK2*、*CALR*、*MPL* 三种基因的热点突变,临床上定义为"三阴性"MPN。我们发现,"三阴性"MPN 中存在较多其他基因突变,如 *BCORL1*、*EP300*、*FAT1*、*TCF3*、*DNMT3B*、*RELN*、*WT1*、*ZRSR2*。在这些突变基因中,有些基因的致癌作用可能不明显,但由于其作为一种克隆性标记在诊断标准中发挥作用,即证明克隆性造血。长期血小板显著增高等临床特征,可区别于意义不未明克隆性造血。本文 3 例患者,临床上长期(>2 年)血小板显著持续增高,分析各项检查,并经临床长期观察和治疗,排除了继发性血小板增多症。继发性血小板增多症血小板计数一般不大于(800~1000)×10⁹/L,去除病因后即可恢复正常。这 3 例患者也不符合其他 MPN 的诊断,如 *BCR::ABL1* 阴性可排除 CML,骨髓未见明显骨髓

纤维化排除 PMF。3 例患者的常规染色体检查结果均未发现异常,NGS 均发现基因突变。可见对于发现克隆性造血敏感性上 NGS 具有优势。随着 NGS 在临床应用的普及,检查基因谱的不断增加,临床数据的不断积累,还会发现更多与 MPN 有显著相关性的其他突变基因,为后续的发病机制研究提供新的方向,定义出新的 MPN 分子亚型。

(吴建国)

参考文献

RUMI E, CAZZOLA M. Diagnosis, risk stratification, and response evaluation in classical myeloproliferative neoplasms [J]. Blood, 2017, 129(6):680-692.

案例十一 MDS 伴非 IgM 型意义未明单克隆丙种球蛋白病

MDS 是一组异质性疾病,发展为淋系及浆细胞肿瘤的风险尚未引起重视。另外,浆细胞肿瘤包括非 IgM 型意义未明单克隆丙种球蛋白病(monoclonal gammopathy of unknown significance, MGUS)患者发生 AML/MDS 的风险也明显增加。

【病历简要】

3 年前患者体检发现血二系减少,当时无特殊不适,未行诊治。1 年余前患者无明显诱因下出现乏力,伴头晕、心慌。查血常规:WBC 3.89×10^9/L, Hb 73g/L↓, PLT 54×10^9/L。4 个月余前患者自觉乏力加重,查血常规:WBC 3.8×10^9/L, Hb 61g/L, MCV 121.9fl, MCH 41.8pg, PLT 119×10^9/L。骨髓常规:骨髓象有核细胞数量明显增多,骨髓小粒丰富。粒系增生活跃,以中幼粒细胞以下阶段增生为主。可见粒细胞颗粒减少、双核、胞体小、核幼浆老、假性 Pelger-Huet 核异常等病态造血细胞(>10%)。红系增生活跃,以中晚幼红细胞增生为主,可见类巨幼变、三核、子母核、Howell-Jolly 小体等异常(病态细胞比例>10%,图 11-13A)。淋巴细胞形态比例无殊。浆细胞比例增高,原幼浆细胞占 3%,成熟浆细胞占 2%,可见双核、多核浆细胞(图 11-13B)。全片巨核细胞 303 个,产板功能佳,可见单圆核巨(病态细胞占 5%)。外铁 +,内铁 I 型 17%、II 型 11%、III 型 9%、IV 型 4%。检测骨髓白血病相关基因 WT1:1.7%。骨髓免疫组化:检测到 1.48% 的单克隆浆细胞,未见原始细胞增多。巨核细胞免疫组化(CD61):全片巨核细胞131个,其中正常巨核细胞105个,双核巨核细胞9个,多核巨核细胞10个,大单圆核小巨核细胞5个,单圆核小巨核细胞2个。网状纤维染色示轻度增生。骨髓染色体核型分析示46,X,-Y[20]。血免疫固定电泳:单克隆免疫球蛋白IgA阳性,单克隆免疫球蛋白轻链κ阳性(图11-13C)。血κ轻链5.45g/L(增高),λ轻链1.07g/L,κ/λ比值5.09(增高)。血游离轻链阴性,尿游离κ轻链20.2mg/L。血液肿瘤基因突变筛查:*SF3B1*突变(47.33%),*EP300*突变(26.94%)。3个月前门诊复查血常规:WBC 5×10^9/L,中性粒细胞绝对值2.5×10^9/L,红细胞计数1.56×10^{12}/L,血红蛋白测定63g/L,血小板计数125×10^9/L;贫血三项:叶酸36.3nmol/L,维生素B_{12}360pmol/L,铁蛋白325.95ng/mL。予以维生素B_6 0.2g每日一次,静脉滴注6d;促红细胞生成素3000U皮下注射,隔日一次;重组人粒细胞刺激因子0.125mg,皮下注射,隔日一次;十一酸睾酮40mg每日2次,刺激造血对症治疗。1个月前患者自觉乏力较前好转,有牙龈肿痛,至我院评估病情后于复查骨髓。骨髓常规:①骨髓象:三系大致同前。②浆细胞比例增高,原幼浆细胞(幼浆细胞1.5%,浆细胞2.5%)。外铁+,内铁Ⅳ型9%。血免疫固定电泳:IgA、轻链κ阳性。骨髓微小残留病MRD检测:①骨髓中检测到0.71%的单克隆增生浆细胞,考虑为肿瘤细胞残留。②骨髓中未检测到原始细胞增多及异常表型原始细胞。患者出院后持续乏力,余无不适,为求进一步诊治,门诊拟"MDS"收住血液科。骨髓染色体核型为45,X,-Y[29]/45,idem,del(7)(q11.2)[1]。

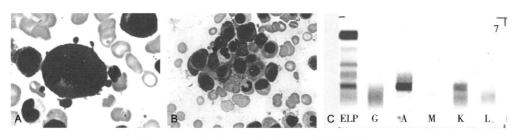

图11-13 案例十一骨髓涂片和血免疫固定电泳
A为骨髓涂片一个3核幼红细胞,病态造血细胞比例>10%;B为骨髓涂片示浆细胞成分增加;C为单克隆免疫球蛋白IgA(+)、轻链κ(+)

【整合诊断】

符合MDS伴环形铁粒幼细胞伴多系病态造血(MDS-RS-MLD),非IgM型意义未明单克隆丙种球蛋白病。

【评析】

该病例是明显的MDS伴浆细胞克隆性增生,病程有遗传学异常的演变过程,故对此类疾病的研究有明显的参考价值。首先,该患者以常规体检发现血常规二系细胞减少为疾病最早表现。随后出现头晕、心慌等症状。骨髓细胞学检查2系病态造血证据在诊断中发挥了主要作用。由于患者存在 *SF3B1* 突变，所以尽管初诊Ⅲ型＋Ⅳ型铁粒幼红细胞只有 13%，也诊断为 MDS 伴环形铁粒幼细胞。患者首次检查骨髓染色体示 46,X,−Y［20］，属于 WHO 所列 MDS 中预后良好的重现性染色体异常。2 年后骨髓细胞染色体核型分析（G 带）30 个细胞，其中 29 个细胞见一条性染色体 Y；1 个细胞在此基础上见一条 7 号染色体部分片段缺失。后者属于预后中等的遗传学异常。而浆细胞克隆性增生证据主要由流式和免疫固定电泳得到支持。骨髓涂片各阶段浆细胞比例以及血轻链水平及比例的异常不太显著。

　　研究显示 MDS 与浆细胞疾病共存证明两者之间存在联系。Várkonyi 等认为多发性骨髓瘤患者骨髓中浆细胞浸润的程度无法解释白细胞计数低的情况，而是存在 MDS 共存的风险。他们建议，每当患者出现与多发性骨髓瘤或 MGUS 有关的单克隆免疫球蛋白和难治性疾病，如大细胞性贫血，或 WBC 较低且骨髓浆细胞浸润不足以解释这一点，应怀疑 MDS 共存。

（陈丽惠　叶向军）

参考文献

［1］MAILANKODY S, PFEIFFER RM, KRISTINSSON SY, et al. Risk of acute myeloid leukemia and myelodysplastic syndromes following multiple myeloma and its precursor disease (MGUS)［J］. Blood, 2011, 118:4086-4092.

［2］ISLAM S, SAHU S. Dual diagnosis of de novo myelodysplastic syndrome and multiple myeloma: youngest case to be reported and literature review［J］. Clin Oncol, 2019, 4: 1623.

［3］VÁRKONYI J, DEMETER J, TORDAI A, et al. The significance of the Hemochromatosis genetic variants in multiple myeloma in comparison to that of myelodysplastic syndrome［J］. Ann Hematol, 2006, 85:869-871.

案例十二　浆母细胞样树突细胞肿瘤的诊断与形态学特征

　　浆母细胞样树突细胞肿瘤（blastic plasmacytoid dendritic cell neoplasm, BPDCN）是一种罕见的起源于浆细胞样树突细胞的前体细胞肿瘤，主要表达 CD4、CD56、CD123、CD303 等，恶性程度高，进展迅速；常累及皮肤、淋巴结及骨髓。典型形态具有特征性伪足突出（小蝌蚪样拖尾），沿胞膜下出现特征性珍珠项链样排列的空泡，呈现假原始单核细胞样或假淋巴细胞样，准确掌握其形态学特点，常能提示诊断方向。

【病历简要】

患者女,80岁,因乏力10余天,血象异常2d入院。查体:胸壁广泛多发暗红色结节,最大者约2.5cm,高出皮面、表面粗糙与质韧、边界清晰。肝脾淋巴结均无肿大。血常规:WBC 63.85×10⁹/L,RBC 3.93×10¹²/L,Hb 117g/L,PLT 16×10⁹/L。外周血白细胞计数显著增高,分类白血病细胞约占62%(图11-14A),细胞中等大小,胞质较多,染灰蓝色,偶可见空泡;核多不规则,可见凹陷折叠。骨髓涂片有核细胞增生明显活跃,分类白血病细胞占73%(图11-14B),细胞胞质染淡蓝色,多见呈小蝌蚪样拖尾胞质。白血病细胞髓过氧化物酶染色阴性。流式免疫表型检测白血病细胞40种抗原,强表达CD56、HLA-DR、CD4、CD123、CD43、CD303;弱表达CD7、D45RA、CD304、CD11C、CD33、CD38、CD36;不表达CD34、CD13、cMPO、TDT、cCD3、cCD79a、CD3、CD30、CD22、CD20、CD15、CD10、CD57、Kappa、Lambda、CD15RO、CD8、CD5、CD16、CD14、CD64、CD116、CD26、CD2、CD117等抗原。与血液系统疾病密切相关的141个基因的热点区域或蛋白编码区

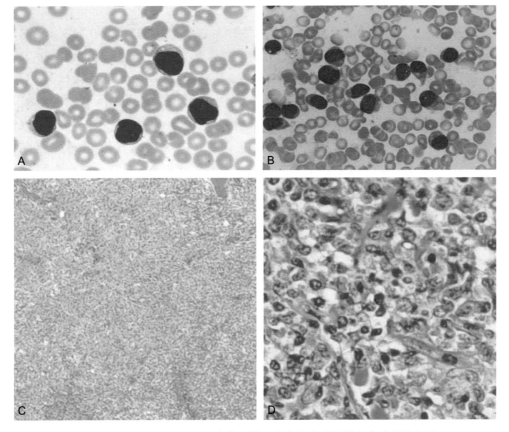

图11-14 案例十二外周血涂片、骨髓涂片细胞形态学和胸壁皮肤病理

A为血片,60%以上为白血病细胞,胞质较多,染灰蓝色,近核处偶见空泡;B为骨髓涂片,有核细胞增生明显活跃,胞质淡蓝色,可见小蝌蚪样拖尾(树突表现);C、D为真皮及皮下组织内异常细胞弥漫增生,胞体大,胞质少,胞核圆形或不规则,核染色质细致,可见核仁

域检测,检出 *TET2*(exon3、突变频率 42.8%),*IKZF1*(exon 5、突变频率 29.9%),*CBL*(exon 1、突变频率 39.7%),其他均阴性。常规染色体核型分析为正常女性核型。右侧胸壁皮肤病理诊断为造血系统肿瘤,倾向母细胞性浆细胞样树突细胞肿瘤(图 11-14C、D)。

【整合诊断】

浆母细胞样树突细胞肿瘤(BPDCN)。

【评析】

BPDCN 是以浆细胞样树突细胞的前体细胞为起源的克隆性疾病之一,多数患者发病时有皮肤损害,多以孤立性或多发性皮损为表现,如斑块、肿块、结节,亦可出现溃疡、红斑或紫癜,多无瘙痒或疼痛感。浆细胞样树突细胞作为抗原递呈细胞之一,功能性强,可激活体内肿瘤特异性免疫,并且可分泌多种趋化因子,可作用于初始 T 细胞,增强 T 细胞的活性。

本例患者因乏力,外周血 WBC 显著增多伴原始细胞明显增多收住入院。骨髓涂片细胞呈克隆性增殖,肿瘤细胞呈原始细胞样,胞体大小中等,约 15~20μm,细胞核位于一侧,细胞质较丰富,染淡蓝色,可见明显拖尾;染色质粗而分布均匀,核仁易见。免疫表型主要表达 CD4、CD56、CD43、CD303、CD304、CD123、HLA-DR 等,不表达髓系及 T/B 系列标志,与文献报道一致。研究表明,浆样树突细胞的典型形态学特点在于异质性明显,核不规则形或圆形、中等大小、染色质细致,胞质灰蓝色、无颗粒,呈不均匀弱嗜碱性,出现特征性伪足突出,沿胞膜下出现特征性珍珠项链样排列的空泡,呈现假原始单核细胞样或假淋巴细胞样。我们也认为这个形态特点有助于提示诊断性方向,在整合诊断中依然具有重要的意义;流式免疫表型的特征在诊断中非常重要,但常需要与形态学相结合。

(蒋锦文 朱 蕾)

参考文献

[1] 明安萍,王江平,刘宇,等. BPDCN 白血病患者骨髓涂片肿瘤细胞形态学特点分析[J].临床和实验医学杂志,2019,18(8):1644-1647.

[2] LEE SE,PARK HY,KWON D,et al. Blastic plasmacytoid dendritic cell neoplasm with unusual extra cutan eous manifestion: Two case reports and literature review [J]. Med(Baltimore),2019,98(6):el4344.

[3] KERR D,ZHANG L,SOKOL L. Blastic plasmacytoid dendritic cell neoplasm [J]. Curr Treal Options Oncol,2019,20(1):9.

案例十三 形态学 AML-M1,流式免疫表型 ALL, 整合诊断为 MPAL

急性混合细胞表型白血病(mixed phenotype acute leukaemia,MPAL)起源于早期造血干细胞,是一种髓系和淋系细胞共同受累且达到一定免疫表型积分的少见急性白血病,根据细胞来源与表达不同可分为双表型和双克隆型或双系列型。双克隆型或双系列型由于存在两类细胞,细胞化学染色髓过氧化物酶(myeloperoxidase,MPO)、糖原(periodic acid Schiff method,PAS)、氯乙酸酯酶(chloroacetate esterase,CE)、乙酸萘酯酶(α-naphthyl acetate esterase,NAE)也会出现不同的阴/阳性结果和酶型,形态学可以部分诊断。双表型为同一群细胞,形态和细胞化学染色相似,性质难以判断,超出了形态学的范畴,需要流式免疫表型检测加以明确。MPAL 细分为伴 t(9;22)(q34.1;11.2),*BCR::ABL1*、伴 t(v;11q23.3),*MLL* 重排、既表达 B 系细胞又表达髓系细胞的混合表型(B-M)或双系列(B 系与髓系)混合,NOS、既表达 T 系细胞又表达髓系细胞的混合表型(T-M)或双系列(T 系与髓系)混合,NOS。

○─┤【病历摘要1】├─○

病例1,患者男,66 岁,既往体健,无肿瘤及相关治疗史,也无血细胞减少或增加病史。2018 年 2 月因 1 个月前无明显诱因出现咳嗽,1 周后症状加重就诊。血常规示:WBC 1.2×10^9/L,Hb 66g/L,PLT 171×10^9/L。抗 EB 病毒衣壳抗原 IgG 阳性。血片观察示白细胞少见,但可见原始血细胞(图 11-15A);骨髓涂片见大量原始细胞(图 11-15B);涂抹细胞可见;MPO 染色阳性率 32%、积分 59,粗大颗粒型(图 11-15C);CE 染色阴性(图 11-15D),PAS 染色示颗粒状阳性、散在分布。按 FAB 分类形态学符合急性髓系白血病不伴成熟型(AML-M1)。染色体核型正常。常规检测 29 种融合基因全为阴性。

骨髓细胞流式免疫表型检测急性白血病组套 33 种 CD 标记(CD45、CD117、CD10、CD11b、CD13、CD14、CD15、CD16、CD33、CD34、CD56、CD64、HLA-DR、CD123、CD71、CD235a、CD9、CD38、CD5、CD20、CD3、CD4、CD7、CD8、cCD3、CD2、CD19、IgM、CD22、TdT、MPO、CD79a、cCD22),检测到异常细胞群占有核细胞的 72.67%,表达 CD34、cCD3、CD7、CD38、CD5、HLA-DR 和 CD33,部分弱表达 CD13,其余白血病常规标记均不表达。免疫表型符合 T-ALL(疑似 ETP-ALL)。

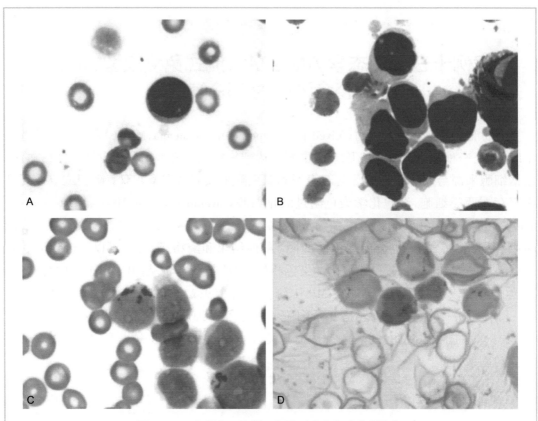

图 11-15　案例十三病例 1 细胞形态和细胞化学染色

A、B 为血片及骨髓涂片原始细胞；C 为原始细胞 MPO 部分阳性（阳性率 32%、积分 59），颗粒粗大；D 为 CE 阴性

【病历摘要 2】

病例 2，患者女，10 岁，2018 年 4 月因"喘憋 1h"入院。查体：重度贫血貌，双侧颈部可及肿大淋巴结，质硬；肝脏肋下 3cm，脾脏肋下未及。患儿病前一直健康，家族中亦无血细胞异常及血液肿瘤性疾病。血常规示 WBC 31.0×10^9/L，N10.6%，L58.2%，M31.2%，RBC 1.65×10^{12}/L，Hb 54g/L，PLT 37×10^9/L。血片观察白细胞增多，见大量原始血细胞；骨髓涂片骨髓增生活跃，见大量原始细胞，中等大小；胞质量少，灰蓝，可见珠样空泡；核圆形，类圆形，染色质粗糙。部分原始细胞核仁可见，多为 1 个。CE 阴性；PAS 阴性；MPO 阳性率 54%、积分 106，酶型粗大不融合（图 11-16A、B）。NAE 阳性率 45%，积分 89，不被 NaF 抑制。细胞形态学符合急性髓系白血病不伴成熟型（AML-M1）。染色体核型正常。检测 29 种融合基因全为阴性。

流式免疫表型检测急性白血病组套 34 种 CD（CD45、CD117、CD10、CD11b、CD13、CD14、CD15、CD16、CD33、CD34、CD56、CD64、HLA-DR、CD123、CD71、CD235a、CD9、CD38、CD5、CD20、CD3、CD4、CD7、CD8、cCD3、CD2、CD19、IgM、

CD22、TdT、MPO、cCD79a、cCD22)标记,检测到异常细胞群表达 CD34、CD10、HLA-DR、CD9、CD38、CD19、CD22、TdT、cCD79a,部分表达 CD20、CD13,其余标记均不表达,符合 B-ALL。

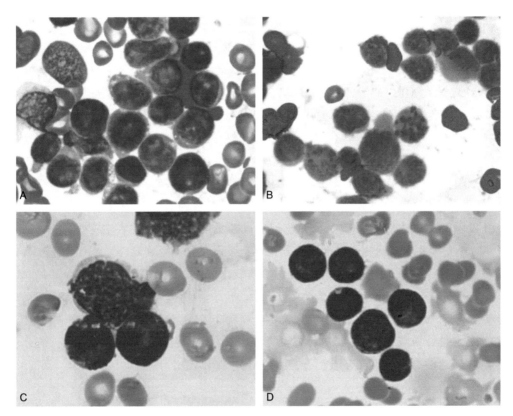

图 11-16　案例十三病例 2 细胞形态和细胞化学染色

A、B 为骨髓涂片原始细胞和 MPO 染色(原始细胞阳性 54%、积分 106,颗粒粗大);C、D 为杭州市第一人民医院杨仲国教授提供病例骨髓原始细胞 MPO 染色阳性(流式免疫表型 MPO 阴性)的 MPAL

【整合诊断】

无论病例 1 还是病例 2 都为同一类原始细胞,结合 MPO 较高的阳性率、较强的阳性产物,按 FAB 分类均符合 AML-M1。骨髓细胞流式免疫表型检测则分别符合 T-ALL(疑似 ETP-ALL)和 B-ALL。不同方法得出的结果截然不同。仔细分析发现细胞化学 MPO 强阳性,而流式免疫表型却不表达 MPO。又在保证试剂和仪器在控的情况下,重新鉴定细胞化染色及流式免疫表型,所得结果与原来一致。细胞化学染色 MPO 指标在白血病分类中具有举足轻重的地位,MPO(POX)阳性>3%,可判断为髓系或者含有髓系表达。根据 EGIL 积分系统及 2017 年 WHO 修订的标准,MPO 检测除了包含流式免疫表型检测,也包括细胞化学染色,两个方法具有同等意义。整合临床特征、形态学、流式免疫表型及白血病融合基因,病例 1 整合诊断符合 MPAL(T-M 混合),NOS;病例 2 符合 MPAL(B-M 混合),NOS。

【评析】

细胞化学 MPO 染色和流式免疫表型 MPO 表达在大部分情况下结果一致,但是随着所遇病例的增多,在一些特殊情况下由于表达的敏感性和测定方法(细胞化学 POX 测酶活性,流式 MPO 测抗原性)的不同,可出现不一致的结果。通过两个病例也给我们带来一些思考:①细胞化学 MPO(POX)阳性且>3%,是 AML 吗?②流式免疫表型检测为 ALL,一定是 ALL 吗?③MPAL 的诊断 MPO 检测包括流式细胞术、涂片细胞化学染色和切片免疫组化,需要引起重视。临床上,这种特殊情况下的意义评判已不罕见,如图 11-16C、D 为杭州市第一人民医院杨仲国教授提供的病例,清晰地显示原始细胞 MPO 染色阳性,但流式免疫表型检查 MPO 为阴性的 B 系抗原表达。④MPAL 的诊断虽然多依靠流式免疫表型,但骨髓细胞形态及化学染色依然不可缺少。⑤急性白血病的诊断需要骨髓细胞形态学与流式细胞免疫表型检测紧密结合。尽管在急性白血病细胞的系列表达上流式免疫表型检测具有优势,也需要考虑一些特殊性和例外性,如本文两个病例。MPAL 诊断,需要临床特征、形态学、免疫学、细胞遗传学、分子学,进行整合诊断。WHO 分类中的 MPAL,需要明确排除 AML 伴重现性遗传学异常的类型,*FGFR1* 重排白血病,慢性粒细胞白血病急变,AML 伴骨髓增生异常相关改变,治疗相关 AML。这些白血病伴混合表型者,要在备注中加以注明。

(王海洋)

参考文献

[1] ALEXANDER TB,ORGEL E. Mixed phenotype acute leukemia: current approaches to diagnosis and treatment [J]. Current Oncology Reports,2021,23(2):1-10.

[2] 崔雯,许议丹,孙万臣,等.急性混合性白血病细胞化学染色特点分析[J].白血病·淋巴瘤,2003,12(6):323-325.

[3] SWERDLOW SH,CAMPO E,HARRIS NL,et al. WHO C lassification of Tumours of Haematopoietic and Lymphoid Tissues [M]. 4th ed. Lyon: IARC Press,2017:180-181.

案例十四　印戒样骨髓瘤细胞一例

【病历摘要】

患者为女性,77 岁。2 年前因乏力,活动后胸闷气短,无胸痛,就诊于当地医院,查血红蛋白 60g/L,贫血相关项目检查均未见明显异常。骨髓穿刺涂片,阅片见异常浆细胞(图 11-17),提示 PCM。

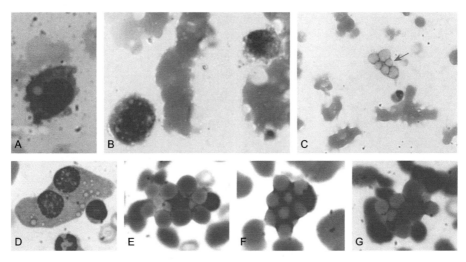

图 11-17　案例十四骨髓涂片浆细胞

A ～ C 为病例 1 骨髓涂片,有核细胞少见,异常幼稚浆细胞占 3.5%,胞质内大小不一的 Russell 小体和巨大游离聚集的 Russell 小体,以及散在和聚集的大包涵体;D ～ G 为病例 2 骨髓涂片骨髓瘤细胞和大小不一的胞质 Russell 小体及其分离状巨大聚集性 Russell 小体

住院检查。骨髓细胞流式免疫表型检测,获取和分析 100 000 个细胞,在 CD45/SCC 点图上射门分析:淋巴细胞 39.6%,单核细胞 1.0%,粒细胞 46.6%,有核红细胞碎片 4.7%,原始＋前体区域细胞约占有核细胞的 0.6%。在 CD45/CD38 点图上设门分析:异常浆细胞约占有核细胞的 4.2%,部分表达 CD56,不表达 CD19、CD5、CD10、CD22,限制性表达 cLambda。

骨髓切片(活检)示造血主质区 5 个,有核细胞增生明显活跃,脂肪成分减少,造血容积占 70% ～ 80%;检出一类具有"印戒样细胞"特征的异常细胞增生,正常细胞造血受抑。该类细胞增多,比例约占 65%,局部高达 90%,散在与片簇状分布。切片上异常细胞形态,大小不一,胞体多为圆形,大致分成 2 种:①印戒样细胞,占 63%,胞体明显大小不一,多数胞核小而染色质致密,呈杆状或大小不一的印戒细胞样,胞核显著偏位甚至紧贴胞质一边,较多细胞类似狼疮细胞的中性分叶核粒细胞核被推至边缘,胞质浅灰至浅红色不等,外周着色浓,甚至可见环状带。也可见核呈碎裂样或位于胞质的两端。②囊泡样胞质体,无核。囊泡样浅灰红色,且浅灰色多位于胞质体中央(图 11-18A、B 黑色箭头),占 19%,胞质体多为大型、巨大,小型胞质体多呈 4～6 个聚集性分布;一部分胞质浅绯红色,并可见周边一紫色圈(图 11-18B 红色箭头)。纤维组织局部轻度增生。结合流式免疫表型分析,疑似 PCM,腺癌转移的印戒细胞癌待排。进一步的免疫组化示该类细胞 CD19−、CD20−、CD38+、CD138+、CD56−、CD117−、CD34−、CK−,PAS+,而且 CD38 和 CD138 阳性的仅为质膜阳性,而细胞中央区不着色(图 11-18C、D、E)。后续检查血清免疫固定电泳为 IgG,Lambda 型。

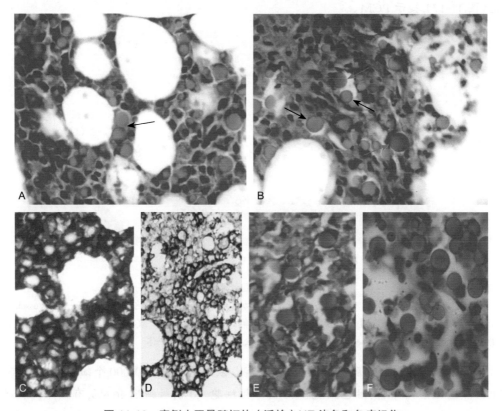

图 11-18　案例十四骨髓切片(活检)HE 染色和免疫组化

A、B 为骨髓切片 HE 染色,大量类似印戒的异常细胞,胞核大小不一,位于一侧,也见无胞核的囊泡样胞质(箭头,红色箭头为粉红色囊泡样胞质);C 为免疫组化 CD38 染色"印戒样"细胞胞质(膜)阳性;D 为 CD138 标记"印戒样细胞"胞质(膜)阳性;E 为 PAS 印戒样骨髓瘤细胞阳性(A～E 为病例 1 标本);F 为病例 2 骨髓切片大量印戒样浆细胞及游离的巨大 Russell 小体

【整合诊断】

　　整合临床表现、骨髓涂片细胞学、骨髓细胞流式免疫表型、骨髓活检和免疫组化以及血清免疫固定电泳各项检查,符合浆细胞骨髓瘤,IgG,Lambda 型。

【评析】

肿瘤性浆细胞形态多样,从正常成熟的浆细胞特点至难以辨认的浆母细胞样。据报道不常见的形态:①浆母细胞型;②小细胞型;③透明细胞或印戒细胞型;④间变型;⑤组织细胞型;⑥梭形细胞型;⑦多细胞形态混合型。印戒细胞(signet-ring cell)是一种特殊类型的黏液分泌型细胞,充满黏液,核被挤压于胞质一侧呈"印戒样"而得名。印戒细胞通常见于印戒细胞癌——一种常发生于胃肠道、乳腺、膀胱及前列腺等部位的特殊类型的黏液分泌型腺癌。其他情况下也可见类似印戒形态的细胞,分非瘤性和肿瘤性,可广泛分布于各个器官的炎症和肿瘤性病变中。在 PCM 中,"印戒样浆细胞"很罕见。产生这样形态的原因,可能为由缺陷的免疫球蛋白和淀粉样原纤维积累的结果,多认为是巨大 Russell 小体。本文病例骨髓涂片巨大的 Russell 小体少见,我们并在另一病例中发现大量形态典型,相当多为无胞核的游离聚集大小不一的 Russell 小体。在骨髓切片中,相当部分为不见胞核的大或巨大的浅色或绯红色的囊泡样胞质体,细胞显著大小不一、部分胞核碎裂状,有的类似狼疮细胞的中性粒细胞胞核被挤到细胞边缘,但不能除外一部分的细胞片,与胃印戒细胞癌骨髓转移的骨髓切片和骨髓涂片癌细胞形态进行对比,所见类似,涂片上的圆形核见不到,包括免疫组化的表达模式,都是质膜阳性,胞质中间不着色,PAS 则为阳性(图 11-19)。

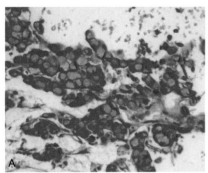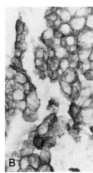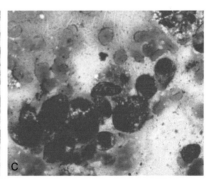

图 11-19 案例十四胃癌骨髓转移骨髓切片(活检)和骨髓涂片癌细胞

A 为骨髓切片印戒癌细胞,大多典型的粗戒指样核紧贴胞质、似弯弯的月牙;B 为 CK 标记质膜阳性,其他标记 CK+、CK20+、Villin+、TTF1−;C 为骨髓涂片癌细胞,类似浆细胞,胞质丰富,空泡和囊泡样胞质

与印戒细胞癌的鉴别诊断,仔细的(细胞)形态学和必要的免疫组化及临床病史很重要。即使临床无症状,当骨髓克隆性浆细胞达 60% 以上时可以诊断为 PCM,细胞原始幼稚与异常时还可以适当降低比例。本案例,在骨髓涂片有核细胞少见,但可见到幼稚的含 Russell 小体、Mott 细胞和 Dutcher 小体样异常浆细胞,反映到骨髓切片上又是另外的一番形态。骨髓 HE 染色标本,此类细胞全部像囊泡或似鱼囊泡状,一部分不见胞核(可能是没有切到胞核的胞质片),一部分胞核偏位明显如戒指样,挤压到细胞一侧,但不如印戒癌细胞核典型(图 11-19)。初步阅览切片时很容易忽略此类细胞,也会

疑似印戒癌细胞。本文两个病例的启示是遇到不同寻常的细胞,首先要多思考,不放过任何可疑的"嫌疑",并进一步寻找证据支持。

（李菁原　叶向军　常雁斌）

参考文献

［1］朱红,周小鸽.浆细胞肿瘤病理形态的多样性[J].中华病理学杂志,2010,8:528-531.

［2］GRIER DD,ROBBINS K. Signet-ring plasma cell myeloma［J］.Am J Hematol,2012,87:625.

［3］AMANJIT B,YASHWANT K,ASHIM D. Signet ring cell plasmacytoma: a rare morphological variant［J］. Pathology,2008,40（5）:545-546.

［4］BAIN BJ,CLARK DM,WILKINS BS. Bone marrow pathology［M］. New York: John Wiley & Sons,2019.

第十二章
血液肿瘤整合诊断学习题

一、基本习题(多选题)

1. 下述淋巴瘤中,与一些病原微生物相关的是(　　　)
   - A. Burkitt 淋巴瘤(BL)与 EBV 感染相关
   - B. 原发中枢神经系统淋巴瘤、原发渗出性淋巴瘤与 EBV 感染相关
   - C. HHV-8 相关淋巴增殖性疾病与人类疱疹病毒 8 型感染相关
   - D. 甲状腺黏膜相关淋巴组织(MALT)淋巴瘤与桥本甲状腺炎,腮腺 MALT 淋巴瘤与干燥综合征相关
   - E. 胃肠道 MALT 淋巴瘤与慢性感染幽门螺杆菌相关

2. 好发于婴幼儿或年轻人的血液肿瘤见于(　　　)
   - A. B 幼淋巴细胞白血病(B-PLL)
   - B. ALL、Burkitt 淋巴瘤(BL)
   - C. 慢性淋巴细胞白血病(CLL)
   - D. 侵袭性 NK 细胞白血病(ANKL)
   - E. AML 伴 t(1;22)(p13.3;q13.1);*RBM15-MKL1*

3. 好发于中老年人的血液肿瘤见于(　　　)
   - A. AML 伴 t(8;21(q22;q22.1);*RUNX1::RUNX1P1*
   - B. 多毛细胞白血病(HCL)
   - C. 华氏巨球蛋白血症(WM)
   - D. 浆细胞骨髓瘤(PCM)
   - E. 不典型慢性粒细胞白血病(aCML)和慢性粒单细胞白血病(CMML)

4. 下列血液肿瘤血细胞异常表述中, 不正确的是(　　)

    A. 成熟 B、T 细胞淋巴瘤侵犯骨髓时, 外周血白细胞计数都增高

    B. 由于"有效造血", 外周血至少一系血细胞增高是 MPN 的特征

    C. 由于造血衰竭或受抑, 白细胞计数减低是 AML 的显著特征

    D. 血细胞减少是 MDS 的特征, 发病时几乎都无白细胞(粒细胞)增多

    E. 既有无效又有有效造血是 MDS/MPN 的造血特征, 外周血中各有 ≥1 系血细胞减少和增加

5. 下列 B、T 细胞肿瘤诊断中, WHO-HAEM4R 界定的外周血异常细胞比例正确的是(　　)

    A. 小淋巴细胞淋巴瘤(SLL)为外周血淋巴细胞(克隆性 B 细胞)$<5 \times 10^9/L$

    B. CLL 为外周血淋巴细胞(克隆性 B 细胞)$>5 \times 10^9/L$, 幼淋巴细胞 $<55\%$

    C. T-PLL 为外周血淋巴细胞增多, T 淋巴细胞占 55%

    D. Sézary 综合征(SS)为外周血异常 T 细胞(Sézary 细胞)$\geq 1 \times 10^9/L$

    E. 浆细胞白血病(PCL)为外周血克隆性浆细胞 $>20\%$ 或 $>2 \times 10^9/L$

6. 下列(慢性)髓系肿瘤诊断中, 界定的外周血单核细胞数 不正确的是(　　)

    A. aCML 为外周血单核细胞 $<10\%$, 绝对值常 $<1 \times 10^9/L$

    B. CMML 为外周血单核细胞持续性增加, $\geq 1 \times 10^9/L$ 和 $>10\%$

    C. 幼年型粒单细胞白血病(JMML)为外周血单核细胞 $<1 \times 10^9/L$

    D. MDS 为外周血单核细胞持续性增加, $>1 \times 10^9/L$

    E. 慢性髓细胞白血病(CML)为外周血单核细胞 $>3\%$, $>1 \times 10^9/L$

7. 下述形态学方法表述中, 正确的是(　　)

    A. 形态学方法包括血片、骨髓涂片、骨髓印片、骨髓切片(活检)、髓外淋巴组织活检等多种方法

    B. 诊断淋巴瘤最主要的标本是髓外淋巴组织活检

    C. 骨髓切片可以诊断淋巴瘤骨髓侵犯, 骨髓受累几乎都是淋巴瘤病理进程中的第二现场, 加之其他原因, 对淋巴瘤具体类型的诊断常有不足

    D. 骨髓切片是诊断白血病最主要的项目

    E. 浆膜腔积液形态学常是发现原发性浆膜腔积液淋巴瘤或其他淋巴瘤侵犯浆膜腔的重要方法

8. 流式免疫表型与骨髓活检免疫组化比较, 表述不正确的是(　　)

    A. 检测胞核抗原如 cyclin D1 和 BCL6 为流式细胞术优于免疫组化

    B. 检测淋巴细胞轻链限制性为免疫组化优于流式细胞术

C. 骨髓活检免疫组化可以进一步提供淋巴瘤骨髓侵犯的依据

D. 流式细胞术是髓系和淋系肿瘤检测谱最广的项目,但评判淋巴瘤具体类型有欠缺

E. 骨髓活检免疫组化和流式免疫表型检测,评判淋巴瘤具体类型常需要临床和形态学与遗传学检查共同解读

9. 下列血液肿瘤遗传学检测中,表述正确的是(　　　　)

A. *NPM1*、*CEBPA* 突变检查主要是评判 AML 预后的指标

B. FISH 方法适用于可能存在预知染色体异常的血液肿瘤,可以检测常规染色体核型不能检出的隐蔽易位

C. 染色体微阵列(核型)分析(CMA)用于检测染色体不平衡易位的微小异常,如 5q-、7q-、

D. 融合基因检查适用于染色体平衡易位与倒位,是白血病和淋巴瘤伴重现性遗传学异常类型诊断最主要的常规项目

E. 遗传学检测包括细胞遗传学、融合基因、突变基因、*IG* 与 *TCR*(*TR*)重排等项目

10. 常用于血液肿瘤精细诊断的检测与标本中,表述正确的是(　　　　)

A. FISH 对染色体数目异常、扩增、缺失和易位等均可检测分析。常用标本骨髓液 3～4ml 或外周血 5ml 以上,用绿头管肝素钠抗凝;辅助淋巴瘤诊断,也可用组织印片(推荐)或石蜡组织白片

B. 白血病融合基因常用荧光 PCR 或 FISH 检测,骨髓液 3～4ml 或外周血 5ml 以上,用紫头管 EDTA 抗凝

C. 基因突变检测常用 PCR 和二代测序(NGS)方法,检测髓系细胞 42 种基因突变,采集标本为骨髓液 2～3ml 或外周血 3～5ml,用紫头管 EDTA 抗凝

D. 临床实验室可检测多达百种以上髓系细胞基因突变,在髓系肿瘤中,常对 MDS 的评判意义最大

E. 检测到有重现性遗传学异常特定型的白血病融合基因,没有染色体核型结果也可以明确诊断

11. 下列 *IG* 和 *TCR*(*TR*)基因克隆性重排表述中,<u>不正确</u>的是(　　　　)

A. 常是形态学和免疫表型检测诊断不足的一种补充方法

B. 单一基因重排具有评判系列意义和克隆性增生意义

C. *IG* 和 *TCR* 同时存在重排,既可评判 B、T 细胞克隆性增生,又可评判 B、T 细胞克隆系列

D. 少数 T、B 细胞反应性增生,可见 *TCR*、*IG* 克隆性重排

E. *IG* 或 *TCR* 重排既可以见于 B 细胞淋巴瘤也可以见于 T 细胞淋巴瘤和 B/T-ALL

12. 四片联检是同层面不同形态学方法的整合,下列表述正确的是( )
    A. 四片是由血片、骨髓涂片、骨髓印片和骨髓切片(活检,包括骨髓液凝块切片)组成,通常分步采集标本
    B. 四片中的每一片都有长处与不足,"尺有所短、寸有所长"可以恰当地比喻相互的关系
    C. 四片联检的优势是取长补短,以骨髓涂片和/或骨髓切片为中心进行检验与互补
    D. 四片联检互补后,结合临床可以明显提高形态学诊断的可靠性与确诊率
    E. 基层医院不开展骨髓活检,血片、骨髓涂片和骨髓印片联检也能增强细胞形态学诊断的评判力

13. 下列骨髓切片表述中,正确的是( )
    A. 骨髓切片除了活检切片外,还有骨髓液凝块切片
    B. 骨髓液凝块切片常见骨髓组织,当活检取材不理想或取材失败时,可在一定程度上进行诊断
    C. 骨髓液凝块切片可以替代骨髓活检切片
    D. 骨髓液凝块切片不能判断造血细胞结构分布和骨小梁位置
    E. 骨髓液凝块组织不用脱钙处理,对 DNA/RNA 影响小,有利于后续的分子检测

14. 骨髓切片(活检)原始细胞增多(CD34+ 约占 20%),需要下一步检查的是( )
    A. 组织化学染色或结合骨髓涂片细胞化学染色确认原始细胞系列
    B. 不需要组织化学染色或细胞化学染色就可以评判急性白血病及其类别
    C. 结合骨髓涂片明确原始细胞比例及其分化成熟状况(细胞比例)
    D. 不需要结合骨髓涂片原始细胞及其后期细胞比例就可作出 AML 及其亚型(如 M5、M4)的诊断
    E. 确认的急性白血病基本类型,一般需要提出进一步检查与分类的建议

15. 有助于评判成熟 T 细胞肿瘤性或克隆性的阳性指标是( )
    A. 泛 T 细胞抗原缺失≥2 个
    B. *TCR* 基因克隆性重排
    C. *IG* 基因克隆性重排
    D. CD45RA/RO 限制性表达
    E. CD4：CD8＞10,CD4 和 CD8 共表达、缺失或增加

16. 下列淋巴瘤中,临床上表现侵袭性的是( )
    A. 边缘区淋巴瘤(MZL)
    B. 高级别 B 细胞淋巴瘤(HGBL)

C. SLL、淋巴浆细胞淋巴瘤（LPL）

D. 白血病型套细胞淋巴瘤（MCL）、小细胞性滤泡淋巴瘤（FL）

E. 弥漫大 B 细胞淋巴瘤（DLBCL）

17. CML 初诊与 TKI 治疗后的 *BCR::ABL1* 检查如下表，解读结果与标本种类正确的是（　　　）

检测项目	初诊时结果	治疗后结果	参考范围
BCR::ABL1 融合基因（p190 型）	<10（低于检测限）	<10（低于检测限）	<10（低于检测限）
BCR::ABL1 融合基因（p210 型）	3760（阳性）	<10（低于检测限）	<10（低于检测限）
BCR::ABL1 融合基因（p230 型）	<10（低于检测限）	<10（低于检测限）	<10（低于检测限）
ABL1 拷贝数	6280	17 300	≥1000
BCR::ABL1（p210 型）/*ABL1*	59.873%	低于检测限	低于检测限

A. *BCR::ABL1* 拷贝数 3760（参考范围<10），即 *BCR::ABL1* 的基线数值，可以理解为这份标本中的白血病细胞负荷

B. *ABL1* 拷贝数 6280（参考范围≥1000），可以理解为标本中 *ABL1* 基因转录本的数量（所有有核细胞包括白血病细胞和正常细胞都稳定表达 *ABL1* 基因）

C. *BCR::ABL1/ABL1* 为 59.873%，是这份标本中白血病细胞占有核细胞的百分比（3760/6280=59.873%）

D. 经靶向治疗后，*BCR::ABL/ABL1* 与初诊时比较下降 3 个 log，即 0.59873/1000=0.00059873，该患者为<10/17300=0.00059873，已经完全达到分子学缓解（MMR）

E. 检测以骨髓标本为佳

18. 由于血容量的变化，有时检测到的血细胞比容（HCT）与体内红细胞量（red cell mass，RCM）会不一致。关于两者关系下列表述正确的是（　　　）

A. 真性红细胞增多症（PV）两者均增加

B. 急性失血 RCM 明显减少时 HCT 可正常

C. 孕妇 RCM 虽增加但 HCT 可降低

D. 慢性贫血两者均下降

E. RCM 升高即可确诊 PV

19. 浆细胞骨髓瘤（PCM）中定义的末端器官损害（CRAB）是指（ ）
    A. 高钙血症：血清钙高于正常上限＞0.25mmol/L（＞1mg/dl）或＞2.75mmol/L（＞11mg/dl）
    B. 肾功能不全：肌酐清除率＜40ml/min 或血清肌酐＞177μmol/L（＞2mg/dL）
    C. 贫血：Hb 低于正常值下限＞20g/L 或 Hb ＜100g/L
    D. 骨病变：骨骼拍片、CT 或 PET-CT 示一处或多处溶骨性病变
    E. 血清 κ/λ 或 λ/κ 游离轻链比率≥100

20. 流式免疫表型与形态学整合诊断模式的优势明显，下述表述正确的是（ ）
    A. 流式免疫表型检测在诊断定性上可以可靠地评判白血病细胞或淋巴瘤细胞的系列、成熟程度与克隆性等，而形态学常会遇见不易评判的问题
    B. 成熟 B、T 细胞淋巴瘤具体类型诊断中，流式免疫表型和细胞形态学常有特征性，可以明确诊断
    C. 在 AML 中，流式免疫表型检测常不易评判 AML-M5，也常不易区分 CD34 和 HLA-DR 阴性的 APL 与急性嗜碱性粒细胞白血病以及一部分 M2、M5、M4，而形态学在这方面显有长处
    D. 流式细胞术通过间接性门内某一特定细胞群的比例、表达的抗原特性评判原始细胞，还受骨髓稀释等因素影响，故检测的原始细胞比例常低于细胞形态学分类
    E. 流式细胞术还是属于血液肿瘤诊断的基本项目，与（细胞）形态学合并为一个实验室或部门进行互补，可以提高提高诊断率

21. 血液肿瘤 MICM 诊断模式，下列表述正确的是（ ）
    A. MICM 是形态学（M）、免疫学（I）与细胞遗传学（C）和分子学（M）四门学科技术的整合
    B. MICM 模式是在 1986 年和 1988 年的 MIC 模式基础上于 20 世纪 90 年代建立起来的
    C. MICM 模式是当今血液肿瘤广泛使用的实验室诊断
    D. MICM 模式也有不足，如在治疗相关血液肿瘤、骨髓增生异常相关 AML 和浆细胞肿瘤诊断中
    E. MICM 诊断模式是完美的

22. 体现多学科信息整合诊断模式的意义，正确的是（ ）
    A. 血液肿瘤中，依据分子／基因组学技术可以完美定义疾病和诊断疾病
    B. 在伴骨髓增生异常相关 AML 中，形态学、临床病史和遗传学在定义病种中具有同等的重要性；在治疗相关髓系肿瘤中，细胞毒治疗或放疗的临床史是能否归入这组肿瘤的最终因素

C. 在症状性与冒烟性 PCM 诊断中,有无浆细胞增殖所致的终末器官损害或有无恶性生物标记是决定的关键指标

D. 单克隆免疫球蛋白沉积和浆细胞肿瘤伴副肿瘤综合征的诊断更多地依赖于多学科信息的整合

E. 各种诊断信息都有长处与不足,在不同疾病中显现各种特征的重要性也各不相同

23. 下列发现的类型中,按 WHO(2017)诊断规则确定 AML 类型的先后排序,正确的是(　　)

①有特定的平衡易位与倒位和 / 或相关基因融合或重排的重现性遗传学异常类型

②非特定类型(NOS)

③有特定基因突变的重现性遗传学类型(*NPM1* 突变和 *CEBPA* 双等位基因突变者为无 MDS、MDS/MPN 病史和无 MDS 细胞遗传学异常)

④有 MDS、MDS/MPN 病史和 / 或相关细胞遗传学异常的 MRC(MR)类型

⑤有细胞毒或放疗治疗病史的治疗相关类型

A. ①②③④⑤　　B. ⑤①③④②　　C. ⑤④②①③　　D. ⑤②①④③　　E. ①③④⑤②

24. AML 特定类型与非特定类型(NOS),解读正确的是(　　)

A. AML 特定类型是从形态学和免疫表型诊断的基本类型中经完善检查后而进行的 WHO 分类类型

B. 特定类型包括治疗相关 / 治疗后 AML、AML 伴重现性遗传学异常、AML-MRC 等类型

C. 特定类型也被译为"特指型""特殊型"

D. AML,NOS 是经免疫表型、细胞遗传学、白血病融合基因、相关的特定基因突变等检测并结合有无治疗等相关病史,分出特定类型和其他需要鉴别的类型后而剩下的类型

E. WHO-HAEM5 中,以"AML,细胞分化定义类型"取代 WHO-HAEM4R 的"AML,NOS"

25. AML,骨髓增生异常相关(AML-MR)类型是指(　　)

A. 有 MDS 病史而发生的 AML

B. 有定义 AML-MR 细胞遗传学异常的 AML

C. 有 MDS/MPN 病史而发生的 AML

D. 无 MDS、MDS/MPN 病史而有定义的 AML-MR 基因突变者

E. 有 MDS、MDS/MPN 病史并有其他特定遗传学异常定义的 AML

26. 在 ALL 关键诊断指标中,下列解读正确的是(　　　)

    A. 血液和 / 或骨髓形态学检查确定基本类型或大致印象(血液标本)

    B. 血液和 / 或骨髓标本流式免疫表型检测确定 B、T 系列和少数特定类型(如 ETP-ALL)

    C. 细胞毒或放疗的临床病史指标确定有无罕见的治疗相关类型

    D. 白血病融合基因检测确定有无相关融合基因或原癌基因异位高表达的重现性遗传学异常类型

    E. 细胞遗传学检查评判有无特定染色体数量异常的重现性遗传学异常类型

27. 某实验室整合诊断报告见下图,这份诊断没有**排除**的是(　　　)

    病历简述:初诊,疑诊急性白血病。血常规示:白细胞 39.1×10⁹/L,血红蛋白 78g/L,血小板 82×10⁹/L。

    诊断结论:

    急性髓系白血病(M5 首先考虑),伴 NPM1 突变。

    解释与建议:

    患者初诊,白细胞升高,贫血。骨髓活检示有核细胞明显增多,原幼细胞约占 85%(呈大片状分布);流式免疫分型示检测到异常髓系原幼细胞占有核细胞计数的 83.0%;基因突变检测 NPM1 exon 12 突变阳性,FLT3-ITD、C-KIT 基因(8、17 外显子)、CEBPA 突变均阴性;融合基因定量检测 BCR-ABL-P120、BCR-ABL-P190、AML-ETO 均为阴性;骨髓染色体核型 46,XX。整合以上检查,符合急性髓系白血病(M5 首先考虑),伴 NPM1 突变。

    A. 治疗相关 AML

    B. *BCR::ABL1* 和 *RUNX1::RUNX1T1* 之外特定的平衡易位 / 倒位和 / 或所致基因融合的重现性遗传学异常 AML

    C. 有 MDS、MDS/MPN 病史或有 MDS 相关细胞遗传学异常 AML

    D. AML,NOS

    E. 归类 M5,不管是骨髓细胞学诊断的基本类型(FAB 分类)还是完善检查后的 AML,NOS,都需要单核系细胞比例和细胞化学染色依据

28. 患者 WBC 5×10⁹/L、Hb 125g/L、PLT 890×10⁹/L,临床和形态学提示 ET,检测 *JAK2* p.V617F 突变阳性、*MPL* 和 *CALR* 突变阴性、*BCR::ABL1*(p210)阳性,应首先考虑的诊断是(　　　)

    A. PMF   B. ET   C. CML

    D. PV   E. ET 合并 CML

29. 患者男,60 岁,初诊,无肝脾淋巴结肿大。WBC 4.4×10⁹/L(L 62%),Hb 145g/L,PLT 112×10⁹/L。骨髓活检示小淋巴细胞增多(占 30%～40%,散在分布,局部小簇状),免疫组化 CD5+、CD19+、CD23+;流式检测到异常成熟 B 细胞占 18.2%,CLL 积分 4 分;染色体核型正常。某实验室整合以上检查,诊断符合 CD5+CD10– 成熟(小)B 细胞淋巴瘤,CLL/SLL 首先考虑。本例诊断存在问题,而可能性最大的是(　　　)

    A. CLL

    B. CLL/SLL

    C. 单克隆 B 细胞增多症(MBL)

    D. 小 B 细胞淋巴瘤

    E. 以上都不是

30. 下列哪项是 B-ALL 患儿的不利因素(　　　)

    A. 6 岁

    B. t(12;21)(p13.2;q22.1);*ETV6-RUNX1*

    C. *KMT2A*(*MLL*)重排

    D. 就诊时无中枢神经系统累及

    E. 白细胞计数<50×10⁹/L

31. 患者男,70 岁,全血细胞减少 6 个月,骨髓有核细胞增生,未见原始细胞增多和明显病态造血。下列细胞遗传学异常中可被视为 MDS 推定证据的是(　　　)

    A. del(7q)

    B. −Y

    C. +8

    D. del(20q)

    E. 采用 FISH 方法

32. CLL 患者,预后较好的指标是(　　　)

    A. CD38 阴性

    B. ZAP-70 阳性

    C. 12 三体

    D. 淋巴细胞倍增时间为 8 个月

    E. del(13q)、*IGHV* 突变率>2%

33. 在 AML 中,原始细胞可以<20% 的是(　　　)

    A. AML 伴 *CEBPA* 突变

    B. AML 伴 *NPM1* 突变

    C. AML 伴 *BCR::ABL1* 融合

    D. AML 伴 *RUNX1::RUNX1T1* 融合

    E. AML 伴 *KMT2A* 重排

34. 临床特征在整合诊断中的重要性和必要性体现在（　　　）

    A. 临床特征是一切疾病诊断的起步

    B. 临床特征是实验室诊断的开始和不可缺失的组成

    C. 实验室检查需要结合临床特征

    D. 全血细胞计数常是发现血液肿瘤第一个较为明确的证据

    E. 结合临床特征具有参考意义，不具有诊断优先性意义

35. 血液肿瘤的临床特征中，有一定诊断性或方向性意义的是（　　　）

    A. 病史

    B. 年龄

    C. 脾大

    D. 全血细胞计数

    E. 淋巴结肿大

36. 患者血清游离轻链（FLC）κ/λ 比率为 3:1（参考区间 0.26～1.65）。单克隆丙种球蛋白病的所有其他检查（病理学和放射学）均呈阴性。这种孤立异常的可能解释是（　　　）

    A. 非分泌性骨髓瘤

    B. 冒烟型骨髓瘤

    C. 肾衰竭

    D. 肝衰竭

    E. 自身免疫性疾病

37. 患者男，54 岁，中性粒细胞减少 6 个月。全血细胞计数和血片复查示淋巴细胞绝对数增多，主要为大颗粒淋巴细胞（LGL）。下列检测结果中，能证实 LGL 为 NK 细胞最可靠的是（　　　）

    A. 流式免疫表型检测 mCD3 阳性

    B. PCR 检测 *TRG* 和 *TRB* 基因单克隆重排

    C. 流式免疫表型检测 TCR $\alpha\beta$ 阳性

    D. PCR 检测 *TRG* 和 *TRB* 基因为胚系构型

    E. 免疫组化染色为 TIA+、GrB+、Per+

38. 患者男,61 岁,发热、虚弱和近 2 个月体重减轻 10kg。检查见大量斑丘疹、双侧胸腔积液、全身淋巴结肿大和明显脾大。血常规示白细胞显著增高(115×10^9/L),主要为不典型无颗粒淋巴细胞。HIV、HBV、HCV、EBV 和 HTLV-1 血清学检测均阴性。无恶性肿瘤既往史,下列诊断最可能的是( )
    A. T 大颗粒淋巴细胞白血病(T-LGLL)
    B. T 幼淋巴细胞白血病(T-PLL)
    C. Sézary 综合征(SS)
    D. 成人 T 细胞白血病 / 淋巴瘤(ATLL)
    E. 蕈样霉菌病(MF)

39. 评判症状性 PCM 和无症状性 PCM(冒烟性 PCM)的症状是( )
    A. 患者年龄≥40 岁
    B. 高钙血症
    C. 溶骨性损害
    D. 贫血和肾功能不全
    E. 免疫球蛋白定量

40. 原始细胞与 CD34 的关系,下列表述不正确的是( )
    A. 形态学上的白血病原始细胞,免疫表型检测 CD34 不一定都阳性
    B. 免疫表型 CD34+ 细胞,评判白血病原始细胞可靠,是评判的金标准
    C. 晚期的或较成熟的、代龄高的原始细胞 CD34 可以阴性
    D. CD34+ 是干细胞 / 祖细胞性原始细胞
    E. 等同原始细胞意义细胞 CD34 大多数阴性

41. 在 CML 细胞遗传学异常中,下列解读正确的是( )
    A. Ph 染色体以及 *BCR::ABL1* 融合基因是疾病定义与诊断的核心指标
    B. Ph+ 细胞中出现的额外染色体异常(ACA)按照疾病进展过程中发生频率分为主要途径和次要途径
    C. 主要途径异常有 +8、+Ph、+19、i(17)(q10)
    D. 主要途径之外的其他少见的染色体异常称为"次要途径"异常
    E. 出现"次要途径"异常染色体是 WHO 判断 CML 进展的指标之一

42. 关于血液病的临床特征,下列说法错误的是( )
    A. 多毛细胞白血病(HCL)、CLL 和髓系或淋系肿瘤伴嗜酸性粒细胞增多和酪氨酸激酶基因融合患者,多见于男性
    B. MDS 伴孤立 del(5q)以老年女性为多见

C. 脾大和淋巴结肿大与成熟 B、T 细胞肿瘤关系密切

D. ALL、ANKL 和 BL 以老年人居多

E. WM 患者往往脾脏和淋巴结肿大不明显

43. 对白血病和淋巴瘤初诊有参考意义的临床特征中,下列表述<u>不正确</u>的是(　　　)

A. HCL 常见孤立性脾大和粒细胞及单核细胞减低

B. 初诊 CML 白细胞明显增高,常见淋巴结肿大

C. 成熟 T 淋巴细胞白血病/淋巴瘤常有脾大、淋巴结肿大、皮肤损害和高钙血症

D. 在 AML,皮肤黏膜损害,牙龈增生、肿胀、出血及溃疡、坏死等常见于急性(原始)单核细胞白血病

E. 急性早幼粒细胞白血病(APL)常见明显出血症状

44. 淋巴瘤的诊断,下列表述正确的是(　　　)

A. 诊断淋巴瘤讲究"临床""形态""免疫表型"和"遗传学"结合的"四原则"

B. 无髓外淋巴组织病理诊断的首诊侵犯骨髓的淋巴瘤,骨髓活检诊断更需要讲究"四原则"

C. 流式免疫表型检测,因方法和得到的信息常不足够充分,诊断淋巴瘤具体类型需要慎重

D. 流式免疫表型检测淋巴瘤细胞的长处在于:确定系列、单克隆性还是非克隆性、原始还是成熟淋巴细胞、(成熟)大 B 细胞还是小 B 细胞

E. 诊断淋巴瘤的方法很多,各有千秋,至今尚无一种方法可以完美定义与诊断

45. POEMS 综合征是一种克隆性浆细胞增殖病,表述正确的是(　　　)

A. POEMS 综合征是多发性周围神经病(P),肝脾大(O),糖尿病、男性乳房女性化、睾丸萎缩、阳痿表现的内分泌病(E),单克隆球蛋白病(M),色素过度沉着和多毛症的皮肤病变(S)组成的五联症

B. 骨硬化性骨髓瘤、M 蛋白(常见 IgG 或 IgA,且几乎都是 λ 型)和神经病变是 POEMS 综合征中常见的三症

C. 常有血小板增多(无 *JAK2*、*MPL* 与 *CALR* 突变)与 TEMPI 综合征患者红细胞增多(无 *JAK2* 突变)、EPO 水平增高、常见为 IgG κ 型不同

D. 影像学检查示多发性硬化性骨损害

E. 病理学示骨髓浆细胞浸润伴骨小梁增厚,常有淋巴结浆细胞不同程度增生而类似 Castleman 病特征

46. 有关 aCML(MDS/MPN 伴中性粒细胞增多)的表述中,正确的是(　　　)

A. 是 CML 的不典型类型(CML 的变异)

B. 好发于老年人,常见贫血、白细胞增高,骨髓病态造血

C. 属于骨髓增生异常 - 骨髓增殖性肿瘤(MDS/MPN)的一种类型

D. 可见 Ph 染色体和 / 或 *BCR::ABL1*

E. 常见 *SETBPI*,可见 *CSF3R* 突变

47. MPN 中,分子检测异常与类型关系,下列表述正确的是( )

A. *BCL-ABL1* 阳性(p210 型)总是与高白细胞(粒细胞)相伴随,是 CML 定义与诊断的标记

B. ET、PV 和 PMF 被称为 *BCR::ABL1* 阴性或 Ph 阴性疾病

C. PV 的血红蛋白增高与 *JAK2* p.V617F 或 *JAK2* exon12 突变相关

D. ET 和 PMF,除了 *JAK2* p.V617F 突变外,部分患者为 *CALR* 或 *MPL* 突变且它们的特异性高于 *JAK2* p.V617F 突变

E. ET 和 PMF 血小板和白细胞增高常与 *JAK2* exon12 突变相关

48. 下列 MPN 形态学和分子表述中,不正确的是( )

A. 在 PV、ET 和 PMF 中,*JAK2*、*CALR* 与 *MPL* 中检出任一突变是肿瘤克隆性的证据,可以排除继发性或反应性血细胞增多

B. 在 PMF 中,尽管发生骨髓衰竭,骨髓切片巨核细胞总是增加和异型

C. 白细胞轻微增高而血小板显著增高($>1000 \times 10^9$/L),*CALR* 突变和 *BCR::ABL1*(210)阳性,可以考虑 ET

D. CNL 脾大、外周血白细胞增高与中性粒细胞显著增高,常与 *CSF3R* 突变相关

E. *JAK2*、*CALR* 和 *MPL* 突变三阴性 MPN(ET)中常见其他髓细胞基因克隆性突变

(卢兴国 叶向军)

二、淋系肿瘤习题(多选题)

49. 下列原始 B 淋巴细胞白血病(B-ALL)中,属于 WHO 分类中定义的特定类型是( )

A. B-ALL 伴 t(9;22)(q34.1;q11.2);*BCR::ABL1*

B. B-ALL 伴 *BCR::ABL1* 样

C. B-ALL 伴 t(17;19)(q22;p13);*TCF3::HLF*

D. B-ALL 伴 t(9;12)(p24;p13);*JAK2::ETV6*

E. 伴低二倍体或伴超二倍体 B-ALL

50. ALL 区别与淋巴母细胞(原始淋巴细胞)淋巴瘤(LBL)的条件是( )

A. 原发于淋巴结或结外组织的局部瘤块形式起病

B. 无血液、骨髓侵犯或微小的血液和骨髓受累

C. 原发于骨髓且骨髓和 / 或血液的原始淋巴细胞≥20%

D. 骨髓原始淋巴细胞≥25%

E. 骨髓原始淋巴细胞＜20%

51. 下列类型中,属于特定类型 B-ALL 伴 *BCR::ABL1* 样的是(　　　)

A. B-ALL 伴 iAMP21

B. B-ALL 伴 *P2RY8-CRLF2*

C. B-ALL 伴 *IGH::CRLF2*

D. B-ALL 伴 *ETV6::PDGFRB*

E. B-ALL 伴 *TMP1::PDGFRB*

52. 下列 B-ALL 伴重现性遗传学异常中,正确的是(　　　)

A. 多倍体或嵌合体

B. 特定的 *DUX4*,*MEF2D*,*ZNF384* 或 *NUTM1* 重排

C. 特定的染色体平衡易位,如 t(12;21)(p13.2;q22.1);*ETV6::RUNX1*

D. 21 号染色体内扩增

E. 特定的染色体数量异常,超二倍体和低二倍体

53. 下列 ALL 诊断项目中,不正确的是(　　　)

A. 形态学检查是 ALL 的基本诊断项目,流式免疫表型大多也是基本诊断

B. 细胞遗传学检测是特定类型诊断的主要项目

C. 骨髓活检和 *IG* 与 *TCR* 基因克隆性重排检查是 ALL 诊断的特定项目

D. PCR 和基因表达谱是特定类型诊断的主要项目

E. 既往有细胞毒治疗史或放疗史,虽在 ALL 中少见,但也是一项考虑的指标

54. 下列淋系肿瘤中,骨髓原始淋巴细胞可以＜20% 的是(　　　)

A. B-ALL,非特定类型

B. 淋系肿瘤伴 *PDGFRA*/ *FGFR1* 重排

C. T-ALL

D. B-ALL 伴 t(5;14)(q31.1;q32.1);*IGH::IL3*

E. B-ALL 伴 *BCR::ABL1*

55. ALL 伴 t(9;22)(q34.1;q11.2);*BCR::ABL1* 常有以下特征的是(　　　)

A. 原始淋巴细胞常具有大小不一、异形性并常见少许嗜天青颗粒

B. 免疫表型常见原始淋巴细胞为 T 细胞系列

C. 原始淋巴细胞常具有小型、胞核胞质比高和形状规则

D. 在成人 ALL 常见为表达 p210 融合蛋白的 *BCR::ABL1*

E. 在儿童 ALL 最常见为表达 p190 融合蛋白的 *BCR::ABL1*

56. 伴重现性遗传学异常 ALL 分子与临床特点,下列表述正确的是(　　)

A. B-ALL 伴 t(5;14)(q31.1;q32.1);*IGH::IL3* 是 14q32 上 *IGH* 与 5q31 上的 *IL3* 并接使 IL3 高表达,常伴嗜酸性粒细胞增多,骨髓原始淋巴细胞可以<20%,预后不详

B. B-ALL 伴超二倍体为白血病细胞染色体>51 条者,常见于儿童 ALL,CD10 与 CD19 阳性,预后良好

C. ALL 伴 t(12;21)(p13.2;q22.1);*ETV6::RUNX1* 是 *ETV6::RUNX1* 显性负抑制转录因子 *RUNX1* 功能,常见于儿童,预后良好

D. B-ALL 伴 t(1;19)(q23;p13.3);*TCF3::PBX1* 是融合基因编码 *TCF::PBX1* 在异位高表达,预后较差

E. B-ALL 伴 iAMP21 是 21 号染色体部分内串联所致,预后不良,需用更积极的治疗方案

57. 下列哪几种肿瘤属于慢性 B 淋巴细胞增殖性疾病(　　)

A. 弥漫大 B 细胞淋巴瘤(DLBCL)

B. CLL 与 B-PLL

C. HCL 与 WM

D. 高级别 B 细胞淋巴瘤(HGBL)

E. 惰性成熟(小)B 淋巴细胞淋巴瘤白血病(期)

58. 评判浆细胞克隆性和 MGUS 诊断要求的克隆性浆细胞比例,下列解读正确的是(　　)

A. 骨髓中形态单一原幼浆细胞>60%(一般>30%～40%),可以评判为肿瘤性(克隆性)

B. 在 MGUS 诊断中要求骨髓中克隆性浆细胞比例<10%

C. 评判浆细胞克隆性,常不需要流式免疫表型检测

D. 通过免疫固定电泳和免疫球蛋白定量,可以评判浆细胞是否克隆性

E. 细胞遗传学和分子检测评判浆细胞克隆性常无意义

59. 原幼淋巴细胞形态学与免疫表型的关系,下列表述不正确的是(　　)

A. 细胞形态学评判的原幼淋巴细胞与免疫表型评判的原幼淋巴细胞含义相同

B. 细胞形态学上的 LBCL 细胞有时与原始早幼红细胞、原始淋巴细胞不容易区分

C. 胞质丰富嗜碱性,染色质疏松可见核仁的原幼淋巴细胞,免疫表型 CD34-、TdT-、CD19+、CD20+、κ/λ+,可以评判为成熟 B 淋巴细胞

D. 胞质丰富嗜碱性,染色质疏松可见核仁的原幼淋巴细胞,免疫表型检测如 CD34+、TdT+、CD19+、κ/λ−,可评判为原始 B 淋巴细胞

E. ALL 中,形态学典型的原始淋巴细胞,可以 CD34−

60. 原发髓外浆细胞瘤区别于浆母细胞淋巴瘤的主要特点是( )

A. 常见于 HIV 感染和医源性免疫抑制的老年患者,预后不良

B. 患病年龄宽广,病因不明,15% 患者可以进展 PCM

C. 常见于结外的头颈部组织,无骨髓浆细胞明显增多,无 PCM 所见的染色体易位

D. 常见于口腔黏膜、胃肠道和皮肤的结外组织,预后不良

E. 常见成熟浆细胞,无 *MYC* 重排,20% 有低水平 M 蛋白

61. PCM 髓外浸润区别于浆母细胞淋巴瘤的主要特点是( )

A. 由免疫母细胞 / 原始浆细胞组成,一半患者有 *MYC* 重排

B. 常见溶骨性损害,髓外浸润可以侵犯任何组织器官

C. 可由大量成熟浆细胞组成,且无 *MYC* 重排

D. 常见 t(11;14)(q13;q32)、t(4;14)(p16;q32)、t(14;16)(q32q23)易位

E. 几乎都无 M 蛋白、溶骨性损害和骨髓累及

62. 下列异常可以评判浆细胞肿瘤性或克隆性增殖的是( )

A. 骨髓中大量形态单一原幼浆细胞增生,中老年患者并常有血沉显著增高

B. 流式免疫表型检测到 CD19−/CD56+、CD38+、CD138+、κ/λ+ 浆细胞群

C. 多种免疫球蛋白增高

D. 一种免疫球蛋白显著增高,其他则降低

E. 浆细胞异常增生相关的异常核型(14q32 易位)和 *IGH* 重排

63. WHO-HAEM 4R 推荐的 PCM(症状性)诊断标准中,最重要的指标是( )

A. 骨髓克隆性浆细胞≥10% 或活检证实浆细胞瘤

B. 符合骨髓瘤定义事件中的 CRAB

C. 或者符合骨髓瘤定义事件中的另一标准:≥1 项下列恶性生物学标记(骨髓克隆性浆细胞≥60%;血清 κ/λ 或 λ/κ 游离轻链比率≥100;磁共振成像检查 >1 个病灶,至少 5mm 大小)

D. 血清 IgG >35g/L、IgA >20g/L 或尿单克隆蛋白 >1g/24h

E. 与浆细胞异常增生相关的遗传学指标

64. 下列 PCM 表述中,正确的是( )

A. PCM 是以骨髓为"基地"的多灶性浆细胞浸润性肿瘤

B. 常伴有血清或尿中 M 蛋白以及与浆细胞肿瘤相关的器官损害

C. 临床表现跨度大,从无症状到高度侵袭性

D. 除了中老年人,<35 岁年轻人患病也常见

E. 在确诊前,常有不能解释的血沉显著升高

65. 冒烟性 PCM 的诊断需要符合(　　　)

　　A. 骨髓克隆性浆细胞<10%

　　B. 骨髓克隆性浆细胞 10%～60%

　　C. M 蛋白符合骨髓瘤水平(血清 IgG 或 IgA≥30g/L 或尿 M 蛋白≥0.5g/24h)

　　D. 存在 M 蛋白,其浓度低于骨髓瘤水平

　　E. 无骨髓瘤定义事件和淀粉样变性,所谓的"无症状性"

66. 有关 IgM 型意义未明单克隆丙种球蛋白病(MGUS),下列表述正确的是(　　　)

　　A. 常见 *MYD88* 突变

　　B. 血清 IgM 单克隆蛋白<30g/L

　　C. 骨髓克隆性浆细胞<10%

　　D. 无潜在淋巴细胞增殖病所致的贫血、全身症状、高血黏度、淋巴结肿大或肝脾大

　　E. 常进展为 PCM

67. 有关非 IgM 型 MGUS,下列表述正确的是(　　　)

　　A. 血清 IgG、IgA 及罕见的 IgD 单克隆蛋白<30g/L

　　B. 骨髓克隆性浆细胞<10%

　　C. 有浆细胞增殖性疾病所致的末端器官损害

　　D. 与 PCM 关系密切,常进展为 PCM

　　E. 40 岁以下年龄患病少见,发病率是 IgM 型 MGUS 的 4 倍以上

68. 血液骨髓形态学和免疫表型检测,最能给出诊断的下列三种成熟 B 细胞肿瘤是
(　　　)

　　A. FL 血液骨髓侵犯

　　B. SLL 血液骨髓侵犯

　　C. HCL

　　D. DLBCL 血液骨髓侵犯

　　E. CLL

69. 无髓外淋巴组织诊断的初诊患者,血液骨髓形态学和免疫表型最不能给出评判的淋巴瘤是(　　)

A. SLL

B. MCL

C. FL

D. 黏膜相关淋巴组织(MALT)淋巴瘤

E. LBCL

70. 无髓外淋巴组织诊断的初诊 LBCL 侵犯骨髓时,骨髓形态学和免疫表型评判中正确的是(　　)

A. LBCL 有 20 种左右,常见是 DLBCL(NOS),骨髓形态学和免疫表型检测常能区分 DLBCL(NOS)与其他类型

B. 细胞形态学上,淋巴瘤细胞大、幼稚甚至原始,胞质嗜碱性无颗粒

C. 淋巴瘤细胞形态与间变性大细胞淋巴瘤、高级别 FL 甚至 B-ALL 不易区别

D. 容易作出 LBCL 侵犯骨髓诊断,但评判具体类型常有难度

E. LBCL 也可以由 CLL 转化,血液骨髓标本检测结合临床可以提示诊断

71. 滤泡淋巴瘤(FL),特征性细胞遗传学异常是(　　)

A. t(8;14)

B. t(14;18)

C. t(15;17)

D. t(11;14)

E. t(11;18)

72. MALT 淋巴瘤相关的常见细胞遗传学异常是(　　)

A. t(14;18)

B. t(11;18)

C. t(1;14)

D. t(3;14)

E. t(11;14)

73. T-PLL 患者中,骨髓活检中可以观察到最有意义的是(　　)

A. 淋巴细胞窦内浸润,TIA-1 阳性

B. 淋巴细胞间质浸润,CD94 阳性

C. 淋巴细胞弥漫性浸润,CD2 阳性

D. 淋巴细胞弥漫性浸润,TCL-1 阳性

E. 淋巴细胞弥漫性浸润,CD1a 阳性

74. 关于乳房植入物相关间变性大细胞淋巴瘤的表述中,最正确的是(　　　)

    A. 这种疾病通常是致命的

    B. 没有明显肿块的积液与更具侵袭性的临床病程有关

    C. 该病只见于硅胶基植入物患者

    D. 伴明显肿块的积液与可能侵袭性的临床病程有关

    E. 乳房血清样肿物的渗出液见不规则、间变性胞核(包括马蹄形胞核)的不典型大
      细胞

75. 美国国家综合癌症网络(NCCN)和 WHO 对 LBCL 细胞大小界定的是(　　　)

    A. LBCL 细胞＜正常淋巴细胞的两倍

    B. LBCL 细胞≥正常淋巴细胞核的两倍

    C. LBCL 细胞核≥正常巨噬细胞胞核或≥正常淋巴细胞核的两倍

    D. 幼淋巴细胞大小

    E. 原始红细胞大小

76. 采用免疫组化 Hans 分型,DLBCL(NOS)GCB 型的特征包括(　　　)

    A. BCL6+/−

    B. CD10+

    C. MUM1−/IRF−

    D. BCL2+、MYC+

    E. 阳性为中等或中等以上强度的阳性细胞率≥30%

77. 淋巴瘤骨髓浸润,解读正确的是(　　　)

    A. 成熟 B 淋巴细胞淋巴瘤侵犯骨髓比 T 细胞淋巴瘤常见

    B. 高级别 B 细胞淋巴瘤骨髓浸润比低级别 B 细胞淋巴瘤常见

    C. 小梁旁淋巴聚集见于任何类型淋巴瘤,发生率也无明显差异

    D. SLL 病例骨髓弥漫性白血病性侵犯预后良好

78. 白血病性侵犯骨髓的 DLBCL,不符合的条件是(　　　)

    A. 无淋巴结肿大和 / 或脾大,和 / 或无发热和血细胞减少等症状

    B. 骨髓活检为幼稚异常大淋巴细胞片状至弥漫性浸润

    C. 免疫表型 BCL6−、Ki-67−、CD10−

    D. FISH 检测 BCL6(3q27)重排

    E. 可见 EBV/EBER+

79. HGBL 的"二打击"或者"三打击"的基因重排是指（ 　　　）

 A. *MYC*

 B. *BCL1*

 C. *BCL2*

 D. *BCL6*

 E. *MYD88*

80. 有助于 SMZL 诊断的检查是（ 　　　）

 A. 细胞形态学多见 HCL 中的多毛细胞

 B. 细胞形态学易见短绒毛淋巴细胞,且突起单侧和两侧多见

 C. 脾大（常见孤立性）

 D. 染色体核型缺乏特征性易位、免疫表型亦无特征性所见

 E. 骨髓切片（活检）可见小 B 淋巴瘤细胞窦腔浸润

81. MCL 骨髓侵犯时,符合诊断的是（ 　　　）

 A. 遗传学检测 t（11;14）（q13;q32）和 / 或 *CCND1* 重排阳性

 B. 免疫表型 CD5+、CD23+、BCL2+、cyclin D1−

 C. 免疫表型 CD5+、CD23−、BCL2+、BCL1+

 D. cyclin D1+ 不见于其他淋巴瘤和白血病

 E. 白血病样结外（非结性）MCL 常表达 SOX11

82. FL 血液骨髓侵犯时,常见淋巴瘤细胞与临床的特征有（ 　　　）

 A. 血液骨髓涂片中淋巴瘤细胞多为中小型并可见核裂隙

 B. 骨髓切片典型者瘤细胞位于骨小梁旁浸润

 C. 足够的免疫表型检测常见一定的异常特点

 D. 遗传学检测可见 t（14;18）（q32;q21）和 / 或 *IGH::BCL2*

 E. 无淋巴结肿大和 / 或脾大,无血细胞异常

83. 下列 WM 或 LPL 表述中,不正确的是（ 　　　）

 A. WM 存在 *IG* 基因重排,并见 90% 以上患者 *MYD88* p.L265P 突变

 B. WM 是以骨髓为"基地"（病变）的成熟 B 淋巴细胞肿瘤

 C. WM 是 LPL 的最常见类型

 D. WM 血清 IgM 水平必须高于 30g/L

 E. LPL 有淋巴结和 / 或脾大,少数患者可为其他 M 蛋白,亦可无 M 蛋白

84. 下列 HCL 表述中,正确的是( )

　　A. 主要是累及血液、骨髓和脾红髓的成熟 B 淋巴细胞白血病

　　B. 强表达 ANXA1、CD103、CD25、CD11c、CD22、CD123

　　C. *BRAF* p.V600E 突变见于部分病例,无 *BRAF* p.V600E 突变者可见 *MAP2K1* 突变

　　D. 好发于中老年人,常见孤立性脾大、粒细胞和单核细胞减少

　　E. 多毛细胞白血病变异型(HCL-V)外周血淋巴细胞类似幼淋巴细胞,免疫表型 CD25、CD103 和 ANXA 阴性

85. B-PLL 因异质性,在 WHO 第 5 版分类中被归类于( )

　　A. LBCL

　　B. 伴突显核仁细胞的脾 B 细胞淋巴瘤 / 白血病

　　C. CLL/SLL 幼淋巴细胞化进展(骨髓和 / 或外周血中非套细胞的 CD5 阳性肿瘤性 B 细胞＞15%)

　　D. 脾弥漫性红髓小 B 细胞淋巴瘤

　　E. 套细胞淋巴瘤变异型(有 *IGH::CCND1* 特征者)

86. 不典型 CLL 的表述中,正确的是( )

　　A. 初诊患者,免疫表型 CD5– 或 CD23–、FMC7+、IgM/IgD 强 + 或 CD79b+ 或 CD20 强 +,并排除了 CD5 阴性其他 B 细胞淋巴瘤

　　B. 病程中血片出现幼淋巴细胞占淋巴细胞的＞15%

　　C. 初诊患者,血片和 / 或骨髓涂片不规则核形幼淋巴细胞和染色质疏松与胞质丰富的大淋巴细胞占 15% 以上

　　D. 病程中骨髓涂片出现核仁和胞质嗜碱性丰富的大幼稚淋巴细胞占 15% 以上

　　E. 遗传学检测到 *TP53* 突变 / 缺失和 *IGHV* 突变率≤2%

87. 有关 CD45 表达,表述不恰当的是( )

　　A. 正常成熟 T 细胞表达 CD45RA,也表达 CD45RO

　　B. 肿瘤性成熟 T 细胞限制性表达 CD45RA 或 CD45RO

　　C. 正常浆细胞表达 CD45 而肿瘤性浆细胞不表达或弱表达

　　D. B-ALL/LBL 原始淋巴细胞强表达 CD45

　　E. T-ALL/LBL 原始淋巴细胞强表达 CD45

88. 肿瘤性成熟 NK 细胞和肿瘤性细胞毒 T 细胞免疫表型不正确的是( )

　　A. NK 细胞表达 mCD3 而细胞毒 T 细胞不表达 mCD3

　　B. 细胞毒 T 细胞常不表达 cCD3ε 而 NK 细胞常表达 cCD3ε

　　C. 细胞毒 T 细胞常表达 CD16 而 NK 细胞常不表达 CD16

D. NK 细胞不表达 TCR 而肿瘤性细胞毒 T 细胞（常）表达 TCR

E. NK 细胞不表达细胞毒标记而细胞毒 T 细胞表达细胞毒标记

89. 下列成熟 NK 和 T 细胞肿瘤表述中,<u>不正确</u>的是(　　　)

　　A. 泛 T 细胞标记常有 1～2 个抗原缺失

　　B. 成熟 T 细胞肿瘤常表达 CD56

　　C. 蕈样霉菌病 /Sézary 综合征（MF/SS）、血管免疫母细胞淋巴瘤（AITL）、外周 T 细胞淋巴瘤非特指型（PTCL,NOS）是表达 CD4 的辅助性 T 细胞淋巴瘤,几乎不表达细胞毒抗原

　　D. 肠病相关 T 细胞淋巴瘤（EATL）、皮下脂膜炎样 T 细胞淋巴瘤（SPTCL）、原发皮肤 γδ-TCL 几乎都表达细胞毒抗原,而 CD4 和 CD8 均不表达

　　E. 肿瘤性成熟 T、NK 细胞均不表达 TdT

90. 在 T-PLL 诊断的基本项目中,最重要的三项指标检测是(　　　)

　　A. 组织病理学检查

　　B. 全血细胞计数

　　C. 血液骨髓细胞形态学

　　D. 流式免疫表型检测

　　E. 临床特征

91. 在成人 T 细胞白血病（ATL）诊断中,最重要的四项指标是(　　　)

　　A. 在我国所见的病例为散发病例,常有广泛的淋巴结肿大和血液浸润

　　B. 白细胞计数增高

　　C. 血中多形性核叶淋巴细胞（花细胞）>10%

　　D. 病毒检查 HTLV-1 抗体阳性、HTLV-1 前病毒阳性

　　E. 流式免疫表型检测,CD4+、CD3+、CD8−、CD7−、CD25+、CD5+、CD2+、TIA-1−、GrB−、CD30−/+、TCRαβ+

92. 在 T 大颗粒淋巴细胞白血病（T-LGLL）诊断中,最重要的四项指标是(　　　)

　　A. T-LGLL 是细胞毒 T 细胞（CD8+）的大颗粒淋巴细胞克隆性增殖

　　B. 外周血大颗粒淋巴细胞持续性增加,>6 个月,绝对值常>2×10^9/L

　　C. 免疫表型检查 CD8+、CD3+、CD4−、TIA+、GrB+、Per+、CD57+、CD56−、TCRαβ+

　　D. 遗传学检测 *TCR* 基因克隆性重排

　　E. 临床特征:中性粒细胞减少,反复感染、类风湿关节炎和红系增生不良性贫血

93. 在 Sézary 综合征(SS)诊断中,最重要的四项指标是(　　　　)
    A. 红皮病、淋巴结肿大和皮肤瘙痒等临床特征
    B. 外周血白细胞常轻度增高、Sézary 细胞>1×10^9/L
    C. 免疫表型 CD4+、CD8−/+(CD4:CD8>10:1)、CD3+、TIA−、GrB−、Per−、CD56−、TCRαβ+,并≥1 个泛 T 细胞抗原缺失
    D. 遗传学检测 *TCR* 基因克隆性重排
    E. SS 是 CD4+ 辅助性 T 细胞(外周嗜表皮性 T 细胞)克隆性增殖

94. 在 NK 细胞慢性淋巴细胞增殖性疾病(CLPD-NK)诊断中,表述正确的是(　　　　)
    A. 外周血白细胞常增高,淋巴细胞常>50%,易见胞质嗜天青颗粒
    B. 遗传学检测 *TCR* 基因克隆性重排阳性
    C. 免疫表型检测为 mCD3−、cCD3ε+、CD4−、CD8+、TIA+、GrB+、Per+、CD56+、CD16+、CD57−、KIR+、CD94+、EBV−、TCRαβ−
    D. NK 细胞,外周血绝对值常≥2×10^9/L、无明显原因持续 6 个月以上
    E. 临床特征:中性粒细胞减少,常无发热、肝脾淋巴结肿大

95. 侵袭性 NK 细胞白血病(ANKL)与 CLPD-NK 不同,下列表述正确的是(　　　　)
    A. 临床经过不同,ANKL 为侵袭性,常呈暴发性经过,而 CLPD -NK 表现为惰性过程
    B. 病因不同,ANKL 免疫表型检测 EBV/EBER+,而 CLPD-NK 无 EBV 感染证据
    C. 遗传学特征不同,ANKL 有 *TCR* 基因重排,而 CLPD-NK 无 *TCR* 重排
    D. 细胞形态学不同,ANKL 肿瘤性 NK 细胞原始幼稚,而 CLPD-NK 细胞成熟
    E. 患病年龄不同,ANKL 常见于 40 岁以上,而 CLPD-NK 常见于 20～30 岁

(卢兴国　叶向军)

三、髓系肿瘤习题(多选题)

96. 在 AML 诊断中,以下哪些临床特征具有诊断优先性(　　　　)
    A. 既往有细胞毒或化疗/放疗病史
    B. 有 MDS、MPN 病史
    C. 家族中有髓系肿瘤或胚系病变的患者
    D. 有唐氏综合征
    E. 有贫血和血小板减少

97. 下列 AML 及相关前体细胞肿瘤中,属于 WHO 分类中的特定类型是(　　　　)
    A. AML 伴骨髓增生异常相关改变
    B. AML 伴 *CEBPA* 双等位基因突变

C. 原始浆细胞样树突细胞肿瘤

D. AML 伴 inv（16）(p13.1q22)

E. AML 微分化型

98. 关于 AML 及相关前体细胞肿瘤,下列描述**不正确**的是（　　　）

    A. AML,NOS 是经过临床特征、形态学、免疫表型和遗传学等信息进行整合性评估后,分出需要特别分类的特定类型后的 AML

    B. AML,NOS 诊断依据 FAB 分类的形态学（原始细胞＞20%）

    C. AML,NOS 包括治疗相关髓系肿瘤

    D. WHO 认可的伴重现性遗传学异常的两个类型是特定的染色体平衡易位与倒位和特定的基因突变

    E. AML,NOS 现在改名为 AML,细胞分化定义（类型）

99. 下列 AML,原始细胞低于 20% 也可以诊断的是（　　　）

    A. AML 伴 *RUNX1::RUNX1T1*

    B. AML 伴 inv（16）(p13.1q22)

    C. AML 伴 *BCR::ABL1*

    D. AML 伴 *PML::RARA*

    E. AML 伴 *DEK::NUP214*

100. 下列表述**错误**的是（　　　）

    A. MPN 为骨髓有效造血所致的血细胞增多

    B. MDS 特征为血细胞减少,髓系细胞一系或多系病态造血,无效造血及高风险向白血病转化

    C. AML 患者几乎都有贫血和血小板减少

    D. AML 与 MDS 的主要鉴别要点为病态造血是否明显

    E. AML 中的原始细胞指原始粒细胞、原始单核细胞、原始巨核细胞,还包括意义等同原始细胞的细胞,如 APL 中的异常早幼粒细胞,M5 与 M4 中的幼单核细胞。

101. 下列哪项是 AML 诊断的主要依据（　　　）

    A. 骨髓及外周血原始细胞数量

    B. 骨髓增生极度活跃,原始细胞可见 Auer 小体

    C. 胸骨压痛

    D. 发热、贫血、出血

    E. 外周血白细胞计数增高

102. Auer 小体可以出现在下列哪种疾病（　　）

　　A. AML 不伴成熟型

　　B. ALL

　　C. 急性单核细胞白血病

　　D. APL 伴 *PML-RARA*

　　E. 急性粒单细胞白血病（AMML）

103. FAB 分类和 AML，NOS 分类中，AML-M1 型与 M2 型的主要区别是（　　）

　　A. 有无 Auer 小体

　　B. 免疫表型 CD33 表达与否

　　C. 原始粒细胞和早幼粒细胞及以下阶段粒细胞所占的比例

　　D. 原始细胞 MPO 阳性程度

　　E. 骨髓细胞形态特征

104. 关于急性单核细胞白血病的描述正确的是（　　）

　　A. 骨髓增生明显活跃，原始单核细胞、幼稚单核细胞≥20%

　　B. 最易发生 DIC 和中枢神经系统白血病

　　C. 非特异性酯酶染色阳性，可被 NaF 抑制

　　D. 多见于儿童或年轻人

　　E. 原始细胞 MPO 多为阳性

105. 下列哪项符合急性早幼粒细胞白血病（APL）特点（　　）

　　A. 可见"柴棒状 Auer 小体细胞"

　　B. 髓过氧化物酶（MPO）弱阳性

　　C. 通常 CD33+CD34−HLA−DR−

　　D. 绿色瘤常见于 APL

　　E. Ph 染色体多阳性

106. APL 易发生 DIC，其主要原因是（　　）

　　A. 放化疗使机体免疫力低下导致感染

　　B. 血小板生成减少

　　C. 白血病细胞增多血液黏滞度增高

　　D. 早幼粒细胞含有纤溶酶原激活物

　　E. 在接受化疗、砷剂、放疗时，APL 细胞大量破坏，释放嗜苯胺蓝颗粒进入血液，激活凝血纤溶系统

107. 下列关于 AML 的免疫表型描述错误的是（　　　　）

    A. M0 和 M1 常表达 CD34 和 HLA-DR

    B. M7 原始巨核细胞 MPO 阴性

    C. 原始细胞不表达 CD7、CD56

    D. APL 常见 CD117 阳性，CD34 阴性

    E. CD34/CD117/CD33/CD13/CD15/HLA-DR 可用来甄别白血病细胞

108. 下列哪项描述是错误的（　　　　）

    A. AML-M0 中原始细胞 MPO 阳性＞3%

    B. 纯红系细胞白血病幼红细胞 PAS 染色呈强阳性

    C. 类白血病反应的 NAP 积分升高

    D. 最适宜用来鉴别急性粒细胞白血病和急性单核细胞白血病的化学染色是 α- 丁酸萘酚酯酶和氟化钠抑制试验

    E. MPO 的特异性高于 SBB

109. AML 伴重现性遗传学异常（WHO）类型中，不包括（　　　　）

    A. AML 伴非平衡易位和非 AML-MR 定义的遗传学异常

    B. AML 伴特定基因突变的重现性遗传学异常

    C. AML 伴特定染色体倒位的重现性遗传学异常

    D. AML 伴特定平衡易位的重现性遗传学异常

110. 伴 *HOX11* 阳性急性白血病，主要见于下列哪一类（　　　　）

    A. AML

    B. ALL

    C. T-ALL

    D. B-ALL

    E. 其他急性白血病

111. AML 伴 *NPM1* 突变者，下列表述正确的是（　　　　）

    A. 常见核型正常

    B. 无 WHO 定义的染色体平衡易位与倒位所致的重现性遗传学异常

    C. 无 *FLT3* 突变者预后良好

    D. 无细胞毒药物和放疗治疗病史

    E. 可伴有病态造血

112. 关于骨髓涂片和骨髓切片,下列<u>不正确</u>的是( )
    A. AML 基本类型评判的主要标本是骨髓涂片
    B. 原始细胞计数的可靠性切片高于涂片
    C. 骨髓涂片易区分原始细胞系列
    D. 骨髓切片是急性全髓增殖症伴骨髓纤维化(APMF)的关键性指标
    E. 骨髓涂片更易制作及观察

113. 下列哪些遗传学指标在 AML 中具有优先诊断( )
    A. *CBFB-MYH11* 和 / 或 inv(16)(p13q22)
    B. 21 三体
    C. *DEK::NUP214* 和 / 或 t(6;9)(p23;q34)
    D. *KMT2A::MLLT3* 和 / 或 t(9;11)(p21.3;q23.3)
    E. del(5q)

114. 巨核细胞可表达下列哪些抗原( )
    A. CD14
    B. CD61
    C. CD42b
    D. CD36
    E. HLA-DR

115. 在骨髓有核红细胞≥50%髓系肿瘤诊断中依次具有优先考虑的关键指标是( )
    A. 既往有化疗、放疗史
    B. 原始细胞≥20%
    C. 平衡易位或倒位所致重现性遗传学异常
    D. 骨髓增生相关改变
    E. 形态学特征

116. 急性白血病与 MDS 的主要鉴别点是( )
    A. 病态造血是否明显
    B. 血细胞减少的程度
    C. 骨髓原始及幼稚细胞多少
    D. 环形铁粒幼细胞多少
    E. 骨髓增生程度

117. 具备下列哪几项,可以诊断为 MDS(　　　)

    A. 一系或多系血细胞持续减少(>4 个月)

    B. 排除可以导致血细胞减少/发育异常的其他造血及非造血疾患

    C. 环形铁粒幼红细胞>4%

    D. MDS 定义的细胞遗传学异常

    E. 原始细胞有 Auer 小体

118. 下列关于 MDS 叙述正确的是(　　　)

    A. 病态造血并非 MDS 特有

    B. 骨髓必须三系病态造血

    C. 单核细胞增多

    D. 外周血必须有两系减少

    E. 必须有特定的细胞遗传学异常

119. 对诊断 MDS 价值较大的病态造血表现为(　　　)

    A. 红系出现巨幼样变、核出芽、核碎裂

    B. 可见环形铁粒幼细胞

    C. 出现淋巴样小巨核细胞

    D. 粒系胞质颗粒增多增粗

    E. 出现巨大血小板

120. 下列类型中,属于 WHO-HAEM5(2022)定义的 MDS 类型为(　　　)

    A. 遗传学定义 MDS 伴 *TP53* 双等位基因失活突变(MDS-bi*TP53*)

    B. 遗传学定义 MDS 伴低原始细胞和孤立 5q 缺失(MDS-5q)

    C. MDS 伴原始细胞增多(MDS-EB)

    D. MDS,不能分类型(MDS-U)

    E. 形态学定义低增生 MDS(MDS-h)

121. 环形铁粒幼红细胞常与下列哪一基因突变有关(　　　)

    A. *TP53*

    B. *NMP1*

    C. *TET2*

    D. *SF3B1*

    E. *RUNX1*

122. 符合 MDS 诊断的免疫学检验结果是（   ）

    A. 粒细胞 CD11b 与 CD16 和 / 或 CD13 与 CD16 的表达模式异常

    B. 成熟粒细胞 SSC 减低

    C. 外周血 CD4/CD8 增高

    D. CD34+ 细胞减少

    E. 原始细胞可出现 CD34 与 CD7、CD34 与 CD56 共表达以及 CD117 表达增强

123. MDS 患者常出现的染色体核型异常为（   ）

    A. 21 三体

    B. +8, −5, del（5q）, −7, del（7q）

    C. del（20q）, −Y

    D. 18 三体

    E. Ph 染色体

124. 关于 MDS, 下列叙述错误的是（   ）

    A. 在 MDS 伴低原始细胞和孤立 5q 缺失（MDS-5q）诊断中, 除 −7 或 del（7q）外, 还可以有任一种额外染色体异常

    B. *SF3B1* 突变与预后不良相关

    C. 检出 *FLT3* 和 *NPM1* 突变, 常提示 MDS 将进展或已进展为 AML

    D. 血细胞减少症状与无效造血有关

    E. 常为大细胞性贫血

125. 下列属于 MDS/MPN 类疾病的是（   ）

    A. CMML

    B. CML

    C. 幼年型粒单细胞白血病（JMML）

    D. MDS/MPN 伴环形铁粒幼细胞和血小板增多

    E. CNL

126. 下列关于 MDS/MPN 类疾病的诊断说法错误的是（   ）

    A. 几乎所有病例都有贫血

    B. 血细胞减少和血细胞增加伴随存在

    C. *BCR::ABL1* 阳性也可诊断

    D. 血小板计数可增加, 也可减少

    E. 外周血和骨髓原始细胞＜20%

127. CMML 的特点是（   ）

    A. 既有粒细胞增加,也有单核细胞增加

    B. 多发生于老年人,可有乏力、心悸、低热、感染或出血

    C. 原始细胞越高预后越差

    D. 无 Ph 染色体或 *BCR::ABL1* 融合基因,常伴有 *SF3B1*、*TET2*、*ASXL1* 基因突变

    E. 嗜碱性粒细胞常显著增高

128. 不典型慢性粒细胞白血病(aCML)区别于 CML 的特点是（   ）

    A. 外周血白细胞数量增多,主要是中性粒细胞

    B. 嗜碱性粒细胞增多

    C. 无 *BCR::ABL1* 融合基因

    D. 粒系常有显著发育异常

    E. 肝脾大,贫血,血小板减少

129. 下列哪项检查对 CML 和类白血病的鉴别有意义（   ）

    A. 白细胞总数增高

    B. 血片可见中性中幼粒细胞

    C. 中性粒细胞碱性磷酸酶活性(NAP)减低

    D. 中性粒细胞胞浆可见中毒性颗粒

    E. 血片嗜酸性粒细胞稍增高

130. JMML 诊断要点的是（   ）

    A. 儿童

    B. 外周血单核细胞增多（$\geqslant 1 \times 10^9$/L）,外周血和骨髓原始细胞<20%

    C. 脾大

    D. 无 *BCR::ABL1* 融合基因

    E. *PTPN11*、*KRAS* 或 *NRAS* 基因突变

131. JMML 患者遗传学异常,下列表述正确的是（   ）

    A. 85% 患者具有 5 种基因（*PTPN11*、*NRAS*、*KRAS*、*CBL* 和 *NF1*）突变中的一个

    B. *CBF* 突变者为胚系突变且 *CBL* 基因杂合性丢失

    C. 部分患者存在 –7 或其他染色体异常

    D. 多数患者可以检出 *ASXL1*、*TET2*、*SRSF2*、*RUNX1*、*SETBP1* 突变

    E. 部分患者还可见 *SF3R1*、*JAK2* p.V617F、*CALR*、*MPL* 突变

132. CMML 的分型依据是（　　　）

    A. 血细胞减少程度

    B. 克隆性细胞遗传学异常

    C. 外周血原始细胞比例

    D. 骨髓原始细胞比例

    E. 有无 Auer 小体

133. 下列属于 MPN 类疾病的是（　　　）

    A. CNL

    B. CMML

    C. PV

    D. PMF

    E. CLL

134. 属于 MPN 类疾病的共同特点是（　　　）

    A. 患者多在 50～70 岁之间

    B. 一般起病缓慢

    C. 有脾大

    D. 红细胞和血红蛋白明显增高

    E. 可发生感染、出血、血栓及白血病转化

135. 在 MPN 中，下列遗传学描述错误的是（　　　）

    A. *CSF3R T618I* 突变是 CNL 一个较为特异而敏感的诊断标记

    B. 约 95% 以上的 PV 患者有 *JAK2* V617F 基因突变

    C. *BCR::ABL1* 阳性是 CML 特有的遗传学异常

    D. 在 MPN 中，*JAK2* 与 *CALR* 突变常不相斥

    E. CML 治疗缓解后，*BCR::ABL1* 融合基因可消失

136. Ph 染色体除了常见于 CML，还见于下列血液肿瘤的是（　　　）

    A. ALL

    B. CLL

    C. AML

    D. 混合表型急性白血病（MPAL）

    E. aCML

137. CML 区别于 CNL 的特征是（　　　）

    A. 病因未明,贫血较明显

    B. 骨髓增生明显活跃,中性粒细胞增多为主

    C. 中性粒细胞碱性磷酸酶(NAP)积分降低或为零

    D. Ph 染色体阳性

    E. 骨髓活检显示粒系增生与脂肪组织取代一致

138. 下列关于 CML 的描述<u>不正确</u>的是（　　　）

    A. 慢性期常无症状或有低热、乏力、体重减轻,贫血或脾大

    B. 加速期血小板可进行性减少,原始细胞占 $10\% \sim 19\%$

    C. CML 的白血病转变以急粒变最常见,其次为急淋变

    D. Ph 染色体仅出现于粒细胞,不会出现于幼红细胞、幼稚单核细胞及巨核细胞

    E. Ph 染色体多为 9 号和 22 号染色体之间的平衡易位,即 $t(9;22)(q34;q11)$

139. PV 区别于继发性红细胞增多症的特点是（　　　）

    A. 白细胞、血小板数增加

    B. 红细胞生成素减少或正常

    C. 血清维生素 B_{12} 含量增加

    D. 骨髓象显示粒系、红系、巨核系三系增生

    E. 血红蛋白与红细胞数增加

140. 下列组合<u>错误</u>的是（　　　）

    A. 小巨核细胞——ET

    B. 巨核细胞多形性——PV、ET

    C. 巨核细胞明显小细胞、裸核伴异型——PMF 纤维化期

    D. 巨核细胞轻中度异型伴胞核深染——PMF 前期

    E. 巨核细胞原有特征出现小细胞化、胞核小圆化——趋向 MF 进展

141. 慢性髓细胞白血病 *BCR::ABL1* 融合基因编码的蛋白,最常见的是（　　　）

    A. p190

    B. p200

    C. p210

    D. p220

    E. p230

142. MPN 中,下列说法错误的是(　　　　)

    A. *BCR::ABL1* 具有诊断优先性,为 CML 的定义指标,100% 阳性

    B. PV 患者 *JAK2* 等位基因负荷与预后、转化相关

    C. *CALR* 阳性者与较年轻、惰性疾病和较长的生存期有关;*JAK2* 阳性者有更大的血栓形成风险

    D. ET 患者,*JAK2*、*CALR*、*MPL* 三阴性者预后较差,且易于转化急性白血病

    E. *CSF3R* 可见于少数 MDS/MPN,尤其是 aCML

143. 下列属于 CML-BP 期诊断标准的是(　　　　)

    A. 对治疗不起反应的脾脏持续或逐渐(进行性)增大

    B. 对治疗不起反应的血小板持续增多($>1000\times10^9$/L)

    C. 与治疗无关的血小板持续减少($<100\times10^9$/L)

    D. 外周血或骨髓原始细胞≥20%

    E. 在治疗期间 Ph+ 细胞中出现任何新的克隆性染色体异常或初诊时伴有主要路径遗传学异常

144. 下列哪些属于 PV 进展的表现(　　　　)

    A. 原始细胞增多(AML)

    B. 纤维组织增生(MF)

    C. Hb 在临界高值波动

    D. 病态造血(MDS 和 AML)

    E. *JAK2* 阳性或无反应性红细胞增多

145. 下列不属于原发性骨髓纤维化,纤维化期诊断标准的是(　　　　)

    A. 巨核细胞增殖和异形,网状纤维化≤MF-1

    B. 有 *JAK2* p.V617F 或 *CALR* 或 *MPL* 突变,或者有其他克隆性标记物

    C. 巨核细胞增殖和异形,伴网状和 / 或胶原纤维化 2 级或 3 级

    D. 不符合 ET、PV、*BCR::ABL1* 阳性 CML、MDS 或其他髓系肿瘤的 WHO 标准

    E. LDH 高于参考范围正常值上限

146. Pre-PMF 诊断困难的原因是(　　　　)

    A. 纤维化早期,巨核细胞形态在相当多类型的病例中是相似的

    B. 贫血、脾大,白细胞及 LDH 高于参考区间上限等特征特异性较低

    C. 外周血涂片可见泪滴形红细胞

    D. PV 和 ET 可以 MF ≤1 级,Pre-PMF 也是,且在 MF-1 至 MF-2 级之间有一个灰带区

    E. PMF 至少部分是由 ET、PV 等 MPN 类型进展的;Pre-PMF 较多病例与 ET 不易鉴别

147. 符合 PMF 特点的是( )

　　A. 贫血,外周血可见幼红、幼粒细胞和泪滴形红细胞

　　B. 骨髓常见干抽或增生低下,骨髓活检证实纤维组织增生

　　C. 血清乳酸脱氢酶(LDH)明显升高

　　D. 可见巨脾

　　E. 染色体核型演变常预示着向白血病转化

148. 下列关于 *JAK2* V617F 基因与 MPN 类疾病的描述<u>错误</u>的是( )

　　A. 在 MPN 最常见的四种类型中,PV 患者 *JAK2* V617F 突变阳性率最高

　　B. 与 *JAK2* V617F 突变阴性的 ET 患者比较,突变阳性患者年龄偏大,血红蛋白、白细胞计数、可溶性 P-选择素、vWF 相关抗原、血栓调节蛋白升高,易发生肝脾大、微血管障碍、血栓栓塞和 PV 转化

　　C. *JAK2* V617F 突变是 ET 患者反复发生血栓栓塞的独立危险因素

　　D. *JAK2* V617F 突变在 MPN 患者中具有较高的发生率

　　E. PV 的 *JAK2* V617F 突变是杂合子,而 ET 和 PMF 中的 *JAK2* V617F 突变是纯合子

149. 存在下列哪种细胞遗传学异常,<u>不能</u>诊断为 MPN-U( )

　　A. *ASXL1* 突变

　　B. *PDGFRA* 重排

　　C. *ETV6::JAK2*

　　D. *BCR::JAK2*

　　E. *JAK2* 突变

150. 不同 MPN 类型的特征存在重叠,下列说法错误的是( )

　　A. PV 与 ET 中可以存在血红蛋白升高与血小板显著增多、骨髓巨核细胞形态学与 *JAK2* 突变之间的重叠

　　B. MPN-U 可存在 2 个或多个 MPN 类型的重叠特征

　　C. 存在 CML 与其他 MPN 类型之间的重叠

　　D. 不存在可以诊断为 MPN-U 的与 CML 类型之间的重叠

　　E. 一般情况下不存在 PMF 与其他 MPN 类型重叠

(岳保红)

四、形态学习题(多选题)

151. 评判 MDS 病态造血,下列界定<u>不正确</u>的是( )

　　A. 粒系病态造血细胞占粒系细胞的≥10%

B. 红系中病态幼红细胞占有核红细胞的≥10%

C. 巨核细胞病态造血是至少>3个巨核细胞为典型病态形态,>5个时需要一半以上为病态细胞

D. 多系病态造血是指≥2个系列各有≥10%的病态造血细胞

152. 评判 AML 伴多系病态造血,下列界定不正确的是( )

　　A. 粒系病态造血细胞占粒系细胞的≥50%

　　B. 红系中病态幼红细胞占有核红细胞的≥50%

　　C. 巨核细胞病态造血是指>30个巨核细胞中,有≥10%为病态形态

　　D. 多系病态造血是指≥2个系列存在定义的病态造血细胞

153. 光镜下病态造血的巨核细胞,主要是指( )

　　A. 细胞小型的小巨核细胞

　　B. 单个大核的巨核细胞

　　C. 胞核小圆形,且常是离散的(≥2个)小圆核的巨核细胞

　　D. 核分叶少的巨核细胞

154. 评判病态造血异常特征的意义,解读不正确的是( )

　　A. 奇数核细胞意义大于偶数核细胞,且核数越多意义越大

　　B. 畸形核细胞意义大于一般核形变化,且核畸形越显著意义越大

　　C. 离散的小圆核巨核细胞,胞核越小越圆且细胞越小意义越大

　　D. 骨髓切片标本,中小型巨核细胞,因细胞偏小胞核又重叠在一起,与核不分叶或核分叶减少常不易区分

155. 分类计数 MDS 中的原始细胞比例,最佳方法是( )

　　A. 流式免疫表型检查到的原始细胞比例

　　B. 无明显稀释骨髓涂片分类500个有核细胞中的原始细胞比例

　　C. 外周血涂片分类200个白细胞中原始细胞比例

　　D. 骨髓活检(切片)CD34标记阳性细胞占有核细胞中的原始细胞比例

156. 外周血标本诊断急性白血病,下列表述正确的是( )

　　A. 有一定比例白血病细胞的血液标本用于免疫表型和分子检查几乎与骨髓标本一样

　　B. 外周血形态学加流式免疫表型和/或分子检查可以明确诊断相当多病例的 APL

　　C. 外周血形态学加流式免疫表型和/或分子检查可以明确诊断相当多病例的 ALL

　　D. 血片原始细胞>20%,骨髓涂片原始细胞<20%,可以明确诊断为急性白血病

157. 原始巨核细胞和淋巴样巨核细胞常不易识别,可以识别的方法有(　　)
    A. 酶标方法 CD41、CD42(工作液)标记染色血片和骨髓涂片
    B. 免疫组化方法 CD61、CD41 标记染色骨髓切片(也可用骨髓涂片)
    C. 流式方法 CD61、CD41 检测血液和 / 或骨髓标本
    D. 分子方法检测血小板生成素受体基因 *MPL* 突变

158. 外周血单核细胞增多与形态,解读<u>不正确</u>的是(　　)
    A. 急性原始单核细胞白血病外周血单核细胞显著增多
    B. 老年患者不能解释的单核细胞持续增多常是 CMML 或其早期(寡单核细胞性
       CMML 等类型)的一个特点
    C. 大单核细胞增多伴胞质嗜碱性、明显伸突(尤其囊泡状小突起)和空泡形成常是
       刺激性形态
    D. 转化中单核细胞明显增大,胞质丰富、轻度嗜碱性或含灰红色内容物,常见胞质
       短小突起

159. 巨核细胞形态学,下列表述正确的是(　　)
    A. 原始巨核细胞常见对称双核和云雾状分离状伸突的胞质
    B. 幼巨核细胞常见有少量血小板产生
    C. 在发育成熟中,胞核常高度重叠在一起,不仔细观察易误认为(巨)大单核或核
       分叶减少
    D. 一般认为巨核细胞胞质中有≥3 颗血小板者,并占分类的 1/3 以上时,为生成血
       小板功能基本良好

160. 原始早幼红细胞形态学,下列表述<u>不正确</u>的是(　　)
    A. 原始红细胞质明显嗜碱性、易见瘤状突起
    B. 早幼红细胞胞质嗜碱性减弱,周边棉絮状
    C. 巨幼细胞贫血(MA),巨变早幼红细胞因核质发育不平衡,胞质可见中晚幼红细
       胞样着色
    D. 酒精中毒、B19 小病毒感染、急性红血病,不见幼红细胞胞质空泡形成

161. 有关细胞凋亡,下列表述基本正确的是(　　)
    A. 离体 1～2h 后的标本,如抗凝血、胸腹水、脑脊液、尿液涂片,以及湿度大而干燥
       慢的血液骨髓涂片,有核细胞容易发生凋亡
    B. 直接涂片中细胞核碎裂与均质性改变是常见真实凋亡形态学
    C. 原始细胞至成熟阶段有核细胞均可以发生凋亡
    D. 中性分叶核粒细胞凋亡是核叶变小变圆和匀质化

162. 成熟 T 细胞肿瘤中,描述常见的 T 细胞形态共性特点是(　　)

A. 核形规则

B. 不规则核形

C. 胞质较丰富、周边棉絮样或微绒毛状

D. 嗜碱性胞质、多无颗粒

163. 欧洲白血病网(ELN)血细胞共识中,对不典型淋巴细胞(atypical lymphocyte)表述的是(　　)

A. 不典型淋巴细胞(疑似肿瘤性)

B. 不典型淋巴细胞(疑似反应性)

C. 不典型淋巴细胞(性质不确定)

D. 活化的淋巴细胞(异型淋巴细胞)

164. 解读大颗粒淋巴细胞(LGL),下列正确的是(　　)

A. 为胞质含有嗜天青颗粒的大淋巴细胞

B. CD8 阳性 T 细胞是 LGL

C. LGL 多是 NK 细胞

D. LGL 也可以是含嗜天青颗粒的中小型淋巴细胞

165. 习惯采用的异型淋巴细胞(atypical lymphocyte),下列解读正确的是(　　)

A. 为病毒或细胞因子刺激后的转化细胞

B. 可为 B、T 和 NK 细胞转化,当易见大细胞大核(尤其核仁明显)与胞质嗜碱性时,需要疑似转化为淋巴瘤细胞的可能性

C. 是机体防御性反应的一种,见于众多疾病,包括恶性肿瘤

D. 分为浆细胞型、幼稚细胞型和单核细胞型,有助于形态学认识,但缺乏临床评判意义

166. 血片形态学检验的长处,表述正确的是(　　)

A. 观察红细胞形态常比骨髓涂片为佳

B. 观察淋巴细胞形态常比骨髓涂片为佳

C. 评判单核细胞形态和比例常比骨髓涂片为佳

D. 评判白血病原幼细胞比例常比骨髓涂片为佳

167. 骨髓涂片形态学检验与诊断,表述正确的是(　　)

A. 骨髓涂片因推片使细胞平铺而显大、染色后色彩明亮、结构清晰,观察细胞形态比骨髓印片和切片(活检)为佳

B. 骨髓涂片简便快速,以细胞形态、数量、比例并与细胞化学 / 免疫化学染色同步检验见长,是血液肿瘤诊断中最基本最重要的标本

C. 骨髓涂片与血片同步检验,可以对一部分血液病进行互补而有利于明确诊断

D. 骨髓涂片因穿刺部位、抽吸量以及涂片厚薄不易规范,也不能直观组织结构,部分血液病诊断需要骨髓切片完成

168. 骨髓印片形态学检验与诊断,表述基本正确的是( )

A. 骨髓印片因组织印片影响因素较少,观察细胞量常比骨髓涂片为多,但形态不如涂片

B. 一部分成熟淋巴细胞肿瘤细胞不易被抽吸,骨髓印片有长处而易于评判

C. 骨髓印片检出转移性肿瘤细胞的阳性率高于骨髓涂片

D. 骨髓印片可以肤浅观察某些异常细胞组织象,但其显著不及骨髓切片

169. 骨髓切片(活检)形态学检验与诊断,表述不正确的是( )

A. 骨髓切片常是评判有核细胞量的最佳指标

B. 骨髓切片是检查巨核细胞移位、异型和纤维组织增生的指标

C. 骨髓切片是评判原始细胞形态与比例的最佳指标

D. 骨髓切片不能观察细胞微细结构,如血小板、颗粒、空泡,也不易观察巨噬细胞和单核细胞

170. 细胞化学意义,下列解读不正确的是( )

A. 白血病性原始单核细胞常见 MPO 染色阳性

B. 白血病性原始 B 淋巴细胞 MPO 染色阳性,可能是双表型的一个特点

C. 白血病性原始单核细胞常见 SBB 阳性、NAE 阳性并可被 NaF 抑制

D. 白血病性原始红细胞 PAS 颗粒状阳性,中晚幼红细胞弥散性阳性

171. 解读巨核细胞形态学,下列正确的是( )

A. 巨核细胞大而高核叶常见于 ET 和部分感染等疾病

B. 巨核细胞胞核与胞体明显异型性常与(原发性)骨髓纤维化有关

C. 单小圆核和离散的(≥2 个)小圆核常是巨核细胞病态造血的特征

D. 在病理状态下,可观察到巨核细胞小圆核溢出或逸出,以及小圆核连胞质一起分离现象

172. 下列原始细胞不属于髓系肿瘤原始细胞的是( )

A. 原始巨核细胞

B. 幼红细胞

C. 原始淋巴细胞

D. 幼单核细胞

173. 下列细胞在髓系肿瘤的某些特定类型中视为等同原始细胞意义的是(　　　)

A. 幼巨核细胞

B. 原始红细胞

C. 颗粒过多早幼粒细胞

D. 幼单核细胞

174. 解读 ALL 原始淋巴细胞形态学,下列基本正确的是(　　　)

A. 小原始淋巴细胞为主,为 FAB 分类中 ALL-L1 的形态特征

B. 大原始淋巴细胞为主,为 FAB 分类中 ALL-L2 的形态特征

C. 大原始淋巴细胞为主,细胞异形性明显并可见胞质颗粒者,常示预后不良

D. 小原始淋巴细胞为主,细胞规则、高核质比例者,常示预后较好

175. 慢性髓系肿瘤中的原始细胞是指(　　　)

A. 原始粒细胞

B. 原始红细胞

C. 原始巨核细胞

D. 原始单核细胞

176. 髓系肿瘤原始粒细胞,下列解读正确的是(　　　)

A. 无颗粒原始粒细胞,相当于 FAB 提出的 II 型原始(粒)细胞

B. 颗粒原始粒细胞,相当于 FAB 提出的 I 型原始(粒)细胞

C. 颗粒原始粒细胞,颗粒可以多至 100 颗左右,但需要具有原始细胞的其他特征

D. 颗粒原始粒细胞,CD34 标记可以阴性

177. 髓系肿瘤,原始粒细胞形态学指标中特异的一项是(　　　)

A. 胞质高尔基体发育

B. 胞质少许颗粒

C. 胞质 Auer 小体

D. 核仁明显、核质比例高

178. 有关髓系肿瘤早中幼粒细胞核质发育异常,表述正确的一项是(　　　)

A. 胞核幼稚圆形、核仁明显,胞质少量并有少许颗粒

B. 胞核成熟、染色质凝集,胞质嗜苯胺蓝颗粒稍少

C. 胞核成熟、染色质凝集,胞质嗜苯胺蓝颗粒明显增加

D. 胞核幼稚、核仁明显,胞质常显示杏黄色一片的成熟特征

179. 有关 CML 血象骨髓象,下列表述正确的是(　　　)

　　A. 罕见白细胞计数微增高甚至正常,而血小板显著增高

　　B. 巨核细胞增多,因其胞体小型、发育欠佳,被形容为"侏儒样"

　　C. 骨髓涂片末梢可见类 Gaucher 细胞

　　D. 白细胞计数>500×10^9/L 的较少,个别病例 Hb >160g/L

180. 髓系肿瘤原始粒细胞,常见的三个胞质形态学特点是(　　　)

　　A. 胞质类似高尔基体异常发育的淡染区

　　B. 胞质少许颗粒

　　C. 胞质 Auer 小体

　　D. 胞质轻度嗜碱性并见小的突起

181. 原始单核细胞、原始巨核细胞与 CD34 的关系,下列表述不正确的是(　　　)

　　A. 原始单核细胞,免疫表型 CD34 不一定阳性

　　B. 原始单核细胞,免疫表型 CD34 都阳性

　　C. 原始巨核细胞,免疫表型 CD34 不一定阳性

　　D. 原始巨核细胞,免疫表型 CD34 都阳性

182. MDS 细胞形态学,下列表述正确的是(　　　)

　　A. 骨髓中有核细胞总是活跃,而外周血细胞总是减少

　　B. 血细胞减少解释为骨髓增生异常,造血细胞在未成熟前凋亡,即无效造血造成的

　　C. 骨髓增生异常的 2 个特点,一是有核细胞增加的增生活跃,二是增生细胞的形态异常,即病态造血的异常细胞(也译为发育异常细胞)

　　D. 骨髓涂片原始细胞达 5%～10% 以上(<20%),结合临床特征、血常规可以优先诊断为 MDS-EB(MDS-IB)或髓系肿病

183. 有关嗜碱性和嗜酸性粒细胞,下列表述不正确的是(　　　)

　　A. 在某些病理情况下(如白血病)可见嗜碱性早幼粒细胞和嗜碱性原始粒细胞

　　B. PMF、ET 和 PV 外周血中易见嗜碱性粒细胞是一项诊断指标

　　C. CMML 可以伴有明显的嗜酸性粒细胞增多

　　D. aCML 和 CML 嗜碱性粒细胞增多,程度上无差异

184. 在骨髓形态学报告结论中,下列解读正确的是(　　　)

A. 患者甲状腺功能减退,血常规基本正常,报告正常骨髓象,建议结合临床和其他检查

B. 患者贫血,骨髓形态学报告红系增生明显活跃、细胞成熟和形态无殊,建议(其他项目)进一步检查(寻找贫血原因)

C. 患者白细胞计数 2.4×10^9/L,骨髓形态学报告粒红巨三系造血良好,未见特殊细胞和成分或形态缺乏病理特征性,建议(其他项目)进一步检查(寻找原因)

D. 患者白细胞计数 1.4×10^9/L,报告幼粒细胞轻度增多伴成熟轻度欠佳(红巨二系造血良好),骨髓象改变学缺乏病理特征性,建议结合临床特征并(其他项目)进一步检查(寻找原因)

E. 患者血细胞减少,骨髓活检报告原始细胞比例约占 60%,符合急性白血病(考虑髓系,非 APL),建议结合临床和白血病融合基因检查除外重现性遗传学异常类型

185. APL 中的 Auer 小体,最常见的形态特征是(　　　)

A. 多条 Auer 小体有方向排列的柴捆状或柴束状结构

B. 1～2 条 Auer 小体

C. Auer 小体形态粗短

D. 多条 Auer 小体无方向排列的(柴)棒状结构

186. 粒细胞嗜苯胺蓝颗粒明显增多,见于下列哪种情况(　　　)

A. 体内粒细胞集落刺激因子含量升高时

B. 给予生血小板药物或类固醇激素时

C. 给予细胞毒药物时

D. 给予靶向药物治疗时

187. AML 伴 *NPM1* 突变形态和免疫表型特征,下列表述正确的是(　　　)

A. 形态学与急性(原始)单核细胞白血病相似

B. 部分患者具有 APL 样白血病形态学

C. 免疫表型与急性(原始)单核细胞白血病高度相似

D. 部分患者免疫表型与 APL 相似

188. 下列疾病中,单核细胞持续增多并是最常见的一个特点是(　　　)

A. MDS

B. CMML

C. aCML

D. 寡单核细胞性 CMML（O-CMML）和意义未明克隆性单核细胞增多症（CMUS）

189. 胞质嗜碱性和蜂窝状空泡的原幼细胞，最常见的两种细胞是（　　　）

    A. 原始粒细胞

    B. 红系肿瘤原始红细胞

    C. 原始单核细胞

    D. 大 B 淋巴瘤细胞

190. 老年患者，骨痛、贫血、血片分类无幼稚细胞，疑诊 MM；骨髓涂片幼稚浆细胞占 65%；骨髓活检高细胞量，幼稚浆细胞占 70%（大片状浸润）；流式检测到克隆性浆细胞占 38.5%，占总浆细胞的 100%；免疫固定电泳为 IgG，λ 型。在这份 PCM 诊断上不需要进一步结合的检查和其他信息是（　　　）

    A. 临床表现

    B. M 蛋白定量

    C. 影像学检测

    D. 以上都不需要

191. 细胞形态学描述（成熟）大 B 淋巴瘤细胞的特点是（　　　）

    A. 细胞较大胞质嗜碱性，胞体胞核可见一定异型性

    B. 细胞较大胞质嗜碱性有空泡，类似原始淋巴细胞

    C. 细胞大胞质嗜碱性，类似原始红细胞和早幼红细胞

    D. 组织病理学界定为胞核≥正常巨噬细胞核或≥正常淋巴细胞核的两倍

192. 有关骨髓中反应性淋巴聚集，下列解读不正确的是（　　　）

    A. 通常数量很少

    B. 通常位于小梁旁区域

    C. 主要由成熟小淋巴细胞组成

    D. 淋巴细胞表现出多形性

193. 浆细胞胞质中出现 Auer 小体样和雪花样晶体成分，一般解释的是（　　　）

    A. 非特异性颗粒

    B. 胞质内免疫球蛋白过多而析出的物质

    C. 常见于浆细胞骨髓瘤（PCM）浆细胞

    D. 可见于反应性浆细胞增多的浆细胞

194. 淋巴样巨核细胞区别于淋巴细胞的形态学特点是（　　　）

    A. 细胞器丰富

    B. 胞质薄而清晰

    C. 胞质较厚而不清晰

    D. 常见突起和颗粒状淡红色胞质

195. 低核叶和小圆核巨核细胞,见于下列肿瘤的是（　　　）

    A. MDS-MPN

    B. AML

    C. MDS 伴孤立 del(5q)

    D. ET 和 PV

196. 外周血可见巨核细胞的血液肿瘤是（　　　）

    A. 原发性骨髓纤维化(PMF)

    B. CML 巨核细胞急变

    C. ALL

    D. 淋巴瘤细胞白血病

197. 以胞体大、多个小圆核并离散为特征的巨核细胞见于（　　　）

    A. MDS 和 AML 伴多系病态造血

    B. MA

    C. MDS 伴孤立 del(5q)

    D. MPN(ET、PV)向 MDS 病态造血进展时

198. 系统性肥大细胞增多症(SM)骨髓肿瘤肥大细胞,下列表述<u>不正确</u>的是（　　　）

    A. 起源于间充质干细胞而不是造血干细胞

    B. 常与 *KIT* 突变有关

    C. 胞质中深紫黑色嗜苯胺蓝颗粒可以缺失

    D. 狭长的胞质可以消失,胞体出现椭圆形,胞核幼稚

199. 使用粒细胞集落刺激因子后,粒细胞反应性变化的是（　　　）

    A. 原始粒细胞可以轻度增高

    B. 从早幼粒细胞到中性分叶核粒细胞胞质嗜苯胺蓝颗粒增加

    C. 从早幼粒细胞到中性分叶核粒细胞胞体偏大

    D. 可以出现病态粒细胞,如 Pelger-Huet 畸形粒细胞

200. 下列形态中,不属于病态造血细胞的是( )
    A. 早中幼粒细胞嗜苯胺蓝颗粒显著减少而胞质匀质性杏红色一片
    B. 粒细胞嗜苯胺蓝颗粒增加
    C. 巨大红细胞
    D. 幼红细胞多核与畸形

201. MDS 和 MA 中常有部分(类)巨变细胞重叠,下列鉴别中不正确的是( )
    A. MDS 和 MA 中幼红细胞(类)巨幼变形态学不能区别
    B. MDS 中可见的巨幼红细胞常是典型巨变少、形态不典型多,而 MA 巨变细胞相反
    C. MA 中常见典型的晚幼粒细胞和杆状核粒细胞巨变,而 MDS 少见或不见
    D. MA 中可见巨核细胞胞体增大和胞核染色质稀疏,MDS 常缺乏这一形态

202. MPN 中,有关病态造血细胞表述不正确的是( )
    A. PV、ET、CML 和 CNL 的初诊病例(非进展期)不见(明显)病态造血细胞
    B. 原发性骨髓纤维化可见病态造血细胞
    C. PV、ET 和 CNL 在疾病进展的部分病例中,可见病态造血细胞
    D. CML 急变时,不见病态造血细胞

203. 在 MDS 中,解读原始细胞正确的是( )
    A. 评判原始细胞比例,要求包括幼单核细胞
    B. 原始细胞计数,要求分类外周血 200 个白细胞,骨髓 500 个有核细胞
    C. 原始细胞是指粒单系原始细胞以及形态学不易区分且不是正常形态的原始巨核细胞
    D. MDS 伴原始细胞增多 1(MDS-IB1)要求骨髓原始细胞达 5%～9% 或外周血原始细胞 2%～4%

204. 有关髓系肿瘤类型中,规定的原始细胞等同意义细胞,下列表述不正确的是( )
    A. 在 CMML 中,幼单核细胞不作为具有原始细胞意义一样的细胞进行评判
    B. APL 中,颗粒过多早幼粒细胞作为具有原始细胞意义一样的细胞进行评判
    C. 纯红系细胞白血病中,原始红细胞作为具有原始细胞意义一样的细胞进行评判
    D. 急性单核细胞白血病中,幼单核细胞作为具有原始细胞意义一样的细胞进行评判

205. AML,NOS 中,相当于 FAB 分类 M1、M2、M4 与 M5 的细胞学标准(WHO,2017)正确的是( )
    A. AML-M1 为骨髓有核细胞分类(ANC)中,原始细胞≥20%(比例常很高)、早幼粒细胞及其后期细胞<10%

B. AML-M2 为 ANC 中,原始细胞≥20%、早幼粒细胞及其后期细胞≥10%,单核系细胞<20%

C. AML-M4 为原始细胞≥20%、单核系细胞≥20%

D. AML-M5 为原始细胞≥20%、单核系细胞≥80%,粒系细胞<20%

206. 有关粒细胞嗜苯胺蓝颗粒,下列表述的正确的是( )

A. 又称次级颗粒

B. 含有髓过氧化物酶,几乎无乳铁蛋白

C. 原始粒细胞可见少许嗜苯胺蓝颗粒

D. 成熟中性粒细胞嗜苯胺蓝颗粒存在,只是数量减少

207. 下列疾病形态学及相关特征解读中,正确的是( )

A. 泪滴形红细胞见于许多疾病

B. 在老年病重患者(非血液肿瘤)的血片中,可以偶见原始细胞

C. 神经性厌食症和恶病质患者骨髓涂片,常见骨髓小粒均质性浅红色(Wright-Giemsa 染色),认为是营养不良所致的酸性黏多糖变性

D. B-ALL 与 B-LBL 的原始淋巴细胞,具有相同的形态学、免疫表型和分子学特征

208. ALL 形态学及相关检查的诊断中,下列解读不正确的是( )

A. 依据细胞形态学可以区分 B-ALL 与 T-ALL

B. 大小明显不一并有异型和少许颗粒的原始淋巴细胞,易见 *BCR::ABL1* 阳性

C. 高核质比例和较为规则的小原始淋巴细胞,*BCR::ABL1* 阳性较少见

D. FAB 分类中典型的 ALL-L3 属于 ALL 的一个类型

209. 患者女 71 岁,初诊,全血细胞计数正常,免疫固定电泳 IgA,λ 阳性。骨髓活检见浆细胞散在分布,CD138+ 细胞 3%～5%,CD56+ 和 Lambda+,首先考虑 MUGS(意义未明单克隆性球蛋白血症),并备注:MM 肿瘤细胞常呈灶性分布,不能排除其他区域异常浆细胞比例更多的可能,请结合临床及器官损害情况,必要时换部位重取活检;如出现典型的 CRAB 症状及免疫力下降所致的反复细菌感染、高黏血症等临床表现,也可诊断 MM。这份报告存在的问题是( )

A. 诊断 MUGS,要求血中 M 蛋白<30g/L,在报告中没有提出结合 M 蛋白定量的建议

B. 备注中,活检取材不佳时"必要时换部位重新活检",是正确的。只有进一步明确克隆性浆细胞比例的高低,才是鉴别诊断 MUGS 还是 PCM 等最常见的标准项目

C. 备注中,其他情况的出现都是不定的。"CRAB"是需要与浆细胞比例相结合的。"免疫力下降所致的反复细菌感染、高黏血症等临床表现"更不是实验室所要提示临床需要重视的内容

D. 以上都是

210. APL 伴 *PML::RARA* 融合,下列表述**不正确**的是(　　　)

A. 几乎都有颗粒过多早幼粒细胞

B. 常可见柴棒状 Auer 小体细胞

C. 颗粒过多(异常)早幼粒细胞比例可以低于 20%

D. APL 伴 *PML::RARA* 融合,患者 95% 存在 *PML::RARA*

211. 初诊(原发)AML 伴多系病态造血,需要符合的条件是(　　　)

A. 无特定的平衡易位与倒位所致重现性遗传学异常

B. 无细胞毒 / 放疗治疗相关病史

C. 无 MDS、MDS/MPN 病史或无 MDS 相关细胞遗传学异常,且无 *NPM1* 突变与 *CEBPA* 双等位基因突变

D. 外周血或骨髓原始细胞 ≥20%

E. 骨髓粒红巨三系中,其中两系病态造血细胞各占有核细胞的 50% 以上

212. 患者男 48 岁,首诊,淋巴结肿大,WBC 6.79 × 10⁹/L(淋巴细胞 59%),Hb 121g/L,PLT 163 × 10⁹/L。骨髓活检示淋巴细胞增多(占 50%～60%,间质性和片状分布);流式免疫表型检测到异常成熟 B 淋巴细胞占有核细胞计数的 38.5%,符合 CD5+CD10- 成熟 B 细胞肿瘤,CLL 积分 4 分;检查 *ATM*、*RB1*、*D13S319* 缺失均为阳性;*CEP12*、*TP53* 缺失、*CCND1::IGH* 均为阴性。某实验室整合以上检查,诊断 CD5+CD10- 成熟 B 细胞肿瘤,符合 CLL/SLL。这份报告存在的问题是(　　　)

A. 血常规检查不符合 CLL

B. 淋巴结肿大,需要怀疑 SLL 骨髓侵犯

C. 没有建议淋巴结活检诊断

D. 以上都不是

213. 诊患者,免疫球蛋白增高。WBC 4.71 × 10⁹/L,RBC 3.76 × 10¹²/L,Hb 118g/L,PLT 144 × 10⁹/L。经多学科检查(骨髓涂片细胞学,骨髓活检,流式免疫表型,*IG*、*TCR* 重排,免疫固定电泳,全部正常)整合诊断为"骨髓造血良好,请结合临床"。这份报告存在的问题是(　　　)

A. 没有明确的疾病诊断

B. "骨髓造血良好"虽不是疾病诊断,但是检验结果同样具有可靠的供临床参考的意义,"请结合临床"显然不当

C. "骨髓造血良好",亦即"正常骨髓象","请结合临床"也不符合检验诊断的基本要求与职责

D. 以上都不是

214. 首诊患者,临床提示 AL,骨髓活检示有核细胞增生明显活跃,原幼细胞约占80%;流式免疫表型检测到异常原始细胞(髓系首先考虑)占有核细胞的75.2%;白血病43种融合基因检查均为阴性;骨髓染色体核型 47,XY,+8［3］/48,idem,+11［3］/46,XY［20］。某实验室整合以上检查,诊断符合 AML。这份报告存在的问题是(　　)

A. 患者是否有化疗 / 放疗等病史信息缺乏

B. 骨髓活检原幼细胞中的原始细胞比例不详;流式免疫表型检测首先考虑髓系,也有某些证据上的不足

C. 不符合检验的基本要求,骨髓活检与流式检测报告都没有结合血液骨髓细胞形态学

D. 经过骨髓形态学、流式免疫表型、染色体核型和白血病融合基因检查并整合评判后,仅在临床初诊急性白血病(AL)上明确为 AML,基本类型或一个建议的方向(比如 *NPM1*、*FLT3-ITD* 等突变或白血病靶向检验)都没有

215. 患者男 65 岁,初诊,贫血(Hb 97g/L)和血小板减少(10×10^9/L),骨髓活检见间质中淋巴细胞散在及簇状分布,胞体中等偏大,CD20+(约占20%),同时表达 PAX5 和 CD79a,部分表达 CD10,MUM1−。诊断考虑 DLBCL 或 FL(3 级),请结合临床。这份报告存在的问题是(　　)

A. 免疫组化检查不全

B. 考虑"DLBCL"或"FL3 级",是实验室证据决定诊断的。再"请(临床)结合临床"不当

C. DLBCL 或 FL3 级,尤其是 FL3 级,骨髓活检诊断有难度,报告超出了骨髓形态学诊断范围

D. 骨髓活检明确淋巴瘤侵犯比较容易,明确具体类型常有难度,往往需要"寻找髓外病灶进一步明确"

(戎永楚　董　敖　陈宝炳)

附录一

血液肿瘤相关基因解读

一、书写格式

基因的书写格式有专门规定,(人类)完整的基因(包括 RNA 中的)名称不用斜体和希腊字母。基因符号(首字母缩写)用大写斜体,不用希腊字母和连字符,例如血小板源生生长因子受体 β 亚基基因为 platelet derived growth factor receptor beta($PDGFRB$)、BCR。基因表达的蛋白为非斜体,以示区别,如 PDGFRB,BCR,BCR-ABL1。两个不同基因因重排形成的融合基因,中间基因之间常用"-"而不是十余年前普遍使用的"/"表示,如 $BCR-ABL1$ 与 $BCR/ABL1$。RNA 中的基因后加"转录本"字样,如 $BCR-ABL1$ 转录本。

不过,这两种融合基因连接符的表示都有不足。如用连字符"-"表示融合基因有 3 个问题:①国际人类基因组组织(Human Genome Organisation,HUGO)的基因命名委员会(HUGO Gene Nomenclature Committee,HGNC)规定(2022 年前)把连字符"–"用于表示通读转录本,例如 $INS-IGF2$。②文献中常使用连字符来表示复合体成员,例如 MRE11-NBN。③有的基因符号包含连字符作为符号内的分隔符,例如,$TRX-CAT1-2$。使用"/"这一符号的问题更多:①国际人类细胞遗传学术语命名系统(Internation System of Chromosomal Nomenclature,ISCN)用"/"来表示嵌合体和癌细胞中不同的克隆;人类基因组变异协会(Human Genome Variation Society,HGVS)指南(https://varnomen.hgvs.org/ recommendations/general/)也使用"/"表示嵌合体。②文献中常用来表示"或 / 或",例如 $BRCA1/2$,并表示参与融合基因中不同的可能,例如"$SS18-SSX1/SSX2$"。③使用这个字符描述通路和复合体,例如,$RAS/RAF/MAPK$。④双融合荧光原位杂交易位探针也使用正斜杠表示使用的两个探针组,例如 $BCR/ABL1$。鉴于上述考虑,HGNC 新近推荐一种标准化和独特的方式来表示基因融合,即使用双冒号的分隔符"::",例如 $BCR::ABL1$。这一书写法的优点:①遵循了长期以来国际公认的 ISCN 细胞遗传学命名法的建议,单个冒号":"用于指示染色体断裂,双冒号"::"表示中断和重聚。②创造了一个独特的现有(融合)基因命名法中的符号,容易在数据库和文献中进行检索。③容易识别不同单一细胞中或同一肿瘤内不同克隆中发现的不同融合基因,即 $SYMBOL::SYMBOL/SYMBOL::SYMBOL$。

　　根据既定的 HGNC 建议,融合基因应由其认可的斜体的基因符号,而蛋白质不用斜体,例如,*BCR::ABL1* 表示 *BCR* 和 *ABL1* 基因的融合,而 BCR::ABL1 表示相应的蛋白质产物。按照惯例,在 RNA 水平鉴定的融合转录物,例如,通过 RNA-seq 被指定为基因,即斜体。"::"用于所有类型的基因融合,即产生杂合嵌合基因(*BCR::ABL1*)和那些来自一个基因的调控元件对伙伴基因的调控失常(*IGH::MYC*)。按照惯例,5' 端伙伴基因在双冒号之前,与染色体位置或基因方向无关。因此,在 *BCR::ABL1* 融合基因中第 22 号染色体的 *BCR* 基因是 5' 端基因,第 9 号染色体的 *ABL1* 基因是 3' 端基因。在产生失调基因的融合中应首先列出调节子或增强子所在基因。遵循 ISCN 约定,如果融合基因之一未知,可用问号"?"(例如 *ABL1::*?)或染色体带断点的位置(例如 6q25::*ABL1* 和 *ABL1*::chr11.g:1850000,后者指 *ABL1* 和第 11 号染色体上第 1 850 000 个碱基的核苷酸断点之间融合)。HGNC 主张在随附的文本中列出稳定的基因 ID,不将 ID 包含在融合符号中,但是涉及 *BCR*(HGNC:1014)和 *ABL1*(HGNC:76)的融合基因表示为 *BCR::ABL1*。

　　该建议得到了 HGVS 和 ISCN 以及 WHO 肿瘤分类、癌症体细胞突变目录(the Catalogue Of Somatic Mutations In Cancer,COSMIC)、在线人类孟德尔遗传数据库(Online Mendelian Inheritance in Man,OMIM)、Atlas of Genetics and Cytogenetics in Oncology and Haematology 网、癌症研究所的 Mitelman Database of Chromosome Aberrations in Cancer 数据库等学术组织的认可和使用,从而避免混乱。

二、常用概念

　　融合基因(fusion gene)是染色体在断点重排后形成的嵌合基因(chimeric gene),两个基因被转录并翻译为一个单位。两个基因可以互为伙伴基因(partner gene)。

　　融合蛋白(fusion protein)是由融合基因编码的一个嵌合蛋白,亦称杂交蛋白(hybrid protein)。它们一般可获得新的功能,影响正常的生理活性。

　　体细胞突变(somatic mutation),又称获得性突变,是指在生长发育过程中或者环境因素影响下后天获得的突变,通常身上只有部分细胞(精子和卵细胞以外)带有突变。

　　胚系突变(germline mutation)又称生殖细胞突变,胚系突变是指在人的胚胎发育期已经携带的突变(几乎全部遗传自父母),存在于生殖细胞内具有遗传性。某些基因胚系突变容易发生肿瘤。

三、常见融合基因

(一)*BCR* 与 *ABL1*

　　断裂点簇集区基因(break point cluster,*BCR*),位于 22q11 区带,长 130kb 或 135kb,含 23 或 21 个外显子,编码的蛋白产物有 160 000 和 130 000 两种,位于胞质,主要的生物功能是

丝氨酸 / 苏氨酸激酶活性。

ABL1 位于染色体 9q34 区带,有两个基础性生理功能,其一是防御 DNA 损伤机制,其二是黏附分子信号。由染色体易位 t(9;22) 形成的 *BCR::ABL1* 是慢性髓细胞白血病(chronic myeloid leukemia,CML)的特定受累基因,其抑凋亡促增殖是促发白血病的因素。

(二) *CBFB* 与 *MYH11*

核心结合因子 β 基因(core binding factor beta,*CBFB*),定位于 16q22,编码的转录因子不与 DNA 直接结合,而与 *RUNX1*(*AML1*)、*RUNX2* 或者 *RUNX3* 编码的三个含 runt 区结构域中的一个相互作用,形成异二聚体而起作用。

肌球蛋白重链 11 基因(*MYH11*),位于 16p13.13,又称平滑肌肌球蛋白重链基因(smooth muscle myosin heavy chain,*SMMHC*)。在 AML-M4Eo 中,*CBFB* 与伙伴基因 *MYH11* 基因形成融合基因 *CBFB::MYH11*,为其特定的预后良好的受累基因。

(三) *DUX4* 基因重排(*IGH::DUX4*)

双同源盒 4 基因(double homeobox,4,*DUX4*),位于染色体 4q35.2,编码包含 2 个同源盒结构域的转录因子。在染色体 4q 亚端粒区域有 11～100 个拷贝的 D4Z4 大卫星重复序列,每个均含一个拷贝的 *DUX4*。只有最后一个重复序列编码功能性 DUX4 转录物,其聚腺苷酸化位点位于端粒并在 D4Z4 重复区域之外。*DUX4* 基因重排多为 *DUX4* 基因插入 *IGH* 基因,形成 *IGH::DUX4* 融合基因。*DUX4* 基因重排 B-ALL 占儿童 B-ALL 病例的 4%～5%。这些病例中 50%～70% 显示 *ERG* 基因内缺失,这在其他 B-ALL 病例中几乎不存在。*DUX4* 基因重排 B-ALL 与高 CD2 表达和预后良好相关,甚至同时有不良预后相关的 *IKZF1* 缺失时预后仍较好。

(四) *ETV6* 与 *RUNX1*(*AML1*)、*MN1*

ETS 变异转录因子 6 基因(ETS variant transcription factor 6,*ETV6*),又称(translocation ETS leukemia,*TEL*),定位于 12p13,是 E26 转化特异性(E26 transformation-specific,ETS)家族的转录因子,在血液肿瘤中起着多种作用。ETS 家族成员对于造血过程至关重要,包括细胞增殖、分化、迁移和凋亡,以及组织重塑、血管生成和造血作用。ETS 转录因子家族成员的高表达与各种血液系统恶性肿瘤的不良无病生存率和总体生存率密切相关。在多个血液肿瘤中已经鉴定出涉及 *ETV6* 基因的染色体易位。如 t(12;21) 易位形成的 *ETV6::RUNX1*,为儿童急性原始淋巴细胞白血病(acute lymphoblastic leukemia,ALL)中最常见的受累基因,预后良好;t(1;12)(q21;p13) 易位则与位于染色体 1q21.3 的芳烃受体核转运蛋白(aryl hydrocarbon receptor nuclear translocator,*ARNT*)基因融合,见于急性髓细胞白血病(acute myeloid leukemia,AML)。

脑膜瘤(平衡易位混乱)1 基因[meningioma(disrupted in balanced translocation)1,*MN1*]位于染色体 22q12.1。t(12;22)(p13;q11) 易位形成的 *ETV6::MN1* 见于 AML 和 MDS。

(五)*FUS* 与 *ERG*

恶性脂肪肉瘤中 t(12;16)融合累及的基因[fusion involved in t(12;16)in malignant liposarcoma,*FUS*]位于染色体 16p11.2,编码一种 RNA 结合蛋白。v-ets 有核红细胞增多症病毒 E26 癌基因样(鸟类)(v-ets erythroblastosis virus E26 oncogene like(avian),*ERG*)基因位于染色体 21q22.2,编码一种 ETS 转录因子。t(16;22)(p11;q22);*FUS::ERG* 主要见于 AML(M1、M2、M4、M5a、M5b、M7,先前可有 MDS),预后差。

(六)*IL3* 与 *IG*

白细胞介素 -3 基因(interleukin 3,*IL3*)位于染色体 5q31,编码白细胞介素 -3,促进肥大细胞、嗜酸性粒细胞和嗜碱性粒细胞的增殖与分化。在伴 t(5;14)(q31;q32)的 ALL 中,*IL3* 与 *IGH* 并接而致 IL3 过度表达,引起嗜酸性粒细胞增多,而基因 *IGH* 增强子还可使其他基因失去调控效应而促发白血病或淋巴瘤。

免疫球蛋白基因(immunoglobulin,*IG*)编码的 IG,每个分子由两个相同的重链(IgH)和轻链(IgL)构成,每条链都包括可变区(V)和恒定区(C)。IgH 由 γ、α、μ、δ 和 ε 五个类型构成,IgL 由 κ、λ 两个类型组成。编码 IgH 的 *IGH* 位于第 14 号染色体长臂 2 区 2 带(14 q22),*IGK* 位于第 2 号染色体短臂 1 区 2 带(2p12),*IGD* 位于第 22 号染色体长臂 1 区 1 带(22q11)。*IGH*、*IGK*、*IGL* 与原癌基因(*IL3*、*MYC*、*BCL1/CCND1*、*BCL2*)易位而发生重排,结果可导致 B 系细胞白血病的发生。

染色体易位时,*IG* 基因与(原)癌基因发生重排而表达的蛋白,有的是融合蛋白,有的则是癌基因重排后在异位高表达异常蛋白。

(七)*KAT6A* 与 *CREBBP*、*NCOA2*

赖氨酸(K)乙酰基转移酶 6A 基因(lysine acetyltransferase 6A,*KAT6A*),又称单核细胞锌指基因(monocytic zinc finger,*MOZ*),定位于 8p11 断裂点。cAMP 应答元件结合蛋白基因(cAMP-response element binding protein,*CREBBP*),又称 *CBP*(CREB-binding protein),定位于 16p13 断裂点,编码产物是一个转录辅激活物,作为组蛋白乙酰化酶起作用,并调节转录活性。在一部分 AML-M5 中,由染色体易位 t(8;16)形成的 *KAT6A::CREBBP*(*MOZ::CBP*)融合基因,具有形态学特征(易见单核巨噬细胞吞噬血细胞)和临床特征(易发生弥散性血管内凝血)。

核受体辅活化子 2 基因(nuclear receptor coactivator 2,*NCOA2*)又称 *TIF2*,定位于 8q13.3。inv(8)(p11q13)易位导致 *KAT6A::NCOA2*(*MOZ::TIF2*)见于 AML(M4、M5),原始细胞有噬血现象。

(八)*KMT2A* 与 *AF9*(*MLLT3*)等伙伴基因

赖氨酸(K)甲基转移酶 2A 基因(lysine methyltransferase 2A,*KMT2A*),曾名混合系列白

血病基因（mixed lineage leukemia，*MLL*），髓系淋系白血病基因（myeloid lymphoid leukemia，*MLL*），急性原始淋巴细胞白血病1基因（acute lymphoblastic leukemia 1，*ALL-1* 或 *ALL*）或 homology of trithorax，or human trithoax（*HRX*）基因，位于染色体 11q23 上，它因在白血病相关染色体异常中频繁累及而备受关注，而被称为 11q23 异常或 11q23 重排。有数十种不同染色体区带上的基因可与 11q23 发生易位，导致 *MLL* 重排，产生多种表型。*MLL* 最常见的伙伴基因按出现频率依次为：*AFF1*、*MLLT3*、*MLLT1*、*MLLT10*、*ELL* 和 *AFDN*。

在 AML 的分子病理中，*MLL*（*KMT2A*）伙伴基因最重要的是第9号染色体的 ALL1 融合基因（ALL1 fused gene from chromosome 9，*AF9*）。*AF9* 现在被称为 MLLT3 超级延伸复合物亚单位基因（MLLT3 super elongation complex，*MLLT3*），定位于 9p21。t（9；11）形成的 *KMT2A::MLLT3*（*MLL::AF9*）是 AML-M5、或 M4 以及婴幼儿 ALL 最常见的预后不佳的受累基因。

其他 *KMT2A* 易位包括：t（1；11）（p32；q23）的 *KMT2A::EPS15*（*MLL::AF1p*）；t（4；11）（q21；q23）的 *KMT2A::AFF1*（*ALL1::AF4*）；t（6；11）（q27；q23）的 *KMT2A::AFDN*（*AF6::MLL*）；t（10；11）（p12；q23）的 *KMT2A::MLLT10*（*AF10::MLL*）；t（11；16）（q23；p13）的 *KMT2A::CREBBP*（*MLL::CAP*）；t（11；17）（q23；q25）的 *KMT2A::SEPT9*（*PELL::MELL*）；t（11；19）（q23；p13.3）的 *KMT2A::MLLT1*（*ALL1::ENL*）等。这些易位和融合基因形成，通常见于急性白血病和 MDS，预后差。

（九）*LMO* 与 *TRB/D*

仅含 LIM 结构域基因（LIM domain only，*LMO*）编码的 LMO 家族蛋白是 LIM 蛋白的一种，只含一个或多个 LIM 结构域（锌指结构的一种，识别并与蛋白质结合），基本不含其他结构域。与血液病相关的 *LMO* 主要有 *LMO1* 和 *LMO2* 两种。*LMO1* 基因又称 T 细胞易位基因 1（T cell translocation gene-1，*TTG1*）基因，定位于染色体 11p15；*LMO2* 又称 *TTG2*，定位于 11p13。在 t（7；11）（q35；p13）和 t（11；14）（p13；q11）易位中分别形成 *LMO2::TRB*、*LMO2::TRD* 融合时，原癌基因即被激活而导致异位表达，是促发 T 细胞白血病/淋巴瘤的因素。

T 细胞受体基因（T cell receptor，*TR*）曾被广泛称为 *TCR*。*TR* 的 α、β、γ 和 δ 四条肽链基因（*TRA*、*TRB*、*TRG*、*TRD*）分别定位于染色体 14q11、7q35、7p15 和 14q11，当它们与原癌基因（*TAL1*、*TAL2*、*LMO1*、*LMO2*、*TLX/HOX11*、*HOTTIP*、*OLIG2*）发生重排时，后者被激活而以过度表达等方式促使 T 系细胞白血病/淋巴瘤的发生。

（十）*MECOM* 与 *RPN1*

MDS1 和 EVI1 复合基因座基因（MDS1 and EVI1 complex locus，*MECOM*），曾被称为专宿病毒整合位点 1 基因（ecotropic viral integration site 1，*EVI1*）；编码一种可以抑制转录并招募组蛋白去乙酰化酶的锌指核蛋白。

核糖体结合蛋白 1 基因（ribophorin 1，*RPN1*）和 GATA 结合蛋白 2 基因（GATA binding protein 2，*GATA2*）都位于 3q21.3，两者相邻，前者位于 5' 端。在伴 inv（3）（q21q26）和 t（3；3） （q21；q26）的 AML 中，2017 版 WHO 分类中，认为原先的 *RPN1::EVI1* 融合基因其实是远端的 *GATA2* 增强子重新定位而激活 *MECOM* 表达，同时使 *GATA2* 基因单倍不足，而将伴 inv(3)(q21q26)和 t(3；3)(q21；q26)；*RPN1::EVI1* AML 更名为 AML 伴 inv(3)(q21.3q26.2)或 t(3；3)(q21.3；q26.2)；*GATA2::MECOM*。

（十一）*MEF2D* 与 *BCL9*、*CSF1R*、*DAZAP1*、*FOXJ2* 等伙伴形成融合基因

肌细胞增强子 2D 基因（myocyte enhancer factor 2D，*MEF2D*）位于染色体 1q22，编码一种在肌肉和神经细胞分化中发挥作用，也在整个 B 细胞分化过程中表达的转录因子。与其他 B-ALL 亚型相比，*MEF2D* 重排 B-ALL 细胞的分化阶段较晚，通常弱表达 CD10 和高表达 CD38。1%～4% 的儿童 B-ALL 和 7% 的成人 B-ALL 中涉及 *MEF2D* 基因的融合。已知至少有 *BCL9*、*CSF1R*、*DAZAP1*、*FOXJ2*、*HNRNPUL1* 和 *SS18* 等 6 种伙伴基因。*MEF2D* 重排 B-ALL 病例预后较差。*MEF2D* 重排病例的白血病细胞对 HDAC 抑制剂在体外呈敏感性，添加 HDAC 抑制剂可以改善该亚型的治疗方案。

（十二）*MYC* 与 *IG*

髓细胞瘤基因（myelocytomatosis，*MYC*），位于 8q24.12，参编码一种核磷蛋白，也是一种亮氨酸拉链转录因子，参与细胞周期、增殖、分化和细胞永生化的调控。*MYC* 与 *IG* 重排后通过与 *IG* 增强子并接而使 *MYC* 癌基因表达失控，从而在 B 系淋巴瘤的发病机制中起主要作用，如伯基特淋巴瘤（Burkitt lymphoma，BL）和 FAB 分类中的 ALL-L3 中的 t(8；14)(q24；q32)、t(2；8)(p12；q24)和 t(8；22)(q24；q11)易位，由于 *MYC* 与 *IGH*、*IGK*、*IGL* 并接以及大多数易位的 *MYC* 还有点突变或小的缺失，结果为异位高表达而致病。

（十三）*NPM1* 与 *MLF1*、*RARA*、*ALK*

核磷酸蛋白 1 基因（nucleophosmin 1，*NPM1*），位于第 5 号染色体 q35 区带，全长 25kb，包含 12 个外显子两种异构体。其启动子有一个 TATA 盒和一个 GC 盒以及一个结合转录因子 YY1 位点，编码蛋白定位于核内颗粒区，是核仁磷酸蛋白，参与核糖核蛋白的生成和转运，在胞核和胞质来回穿梭，调节造血细胞的分化。

染色体易位发生的 *NPM1* 重排与多种伙伴基因形成融合基因，见于 AML、MDS 和淋巴瘤。除了 APL 的变异易位，t(5；17)(q35；q21)；*RARA::NPM1* 外，在 t(3；5)(q25；q35)易位时，发生的 *NPM1::MLF1* 融合主要见于 AML（如 M6）和 MDS。*MLF1* 为骨髓增生异常 - 髓系白血病因子 1（myelodysplasia-myeloid leukemia factor 1）基因，位于 3q25.1 区带，MLF1 蛋白定位于细胞质，当与 NPM1 发生融合时则因正常亚细胞定位发生了变化而首先出现于细胞核仁，从而促发白血病的方发生。*NPM1* 与位于 2p23 区带的间变性大细胞淋巴瘤激酶基因（anaplastic large cell lymphoma kinase，*ALK*）融合成 *NPM::ALK* 则是间变性大细胞淋巴瘤（anaplastic large cell lymphoma，ALCL）的分子病理，也是诊断的分子标记。

(十四) *NUP214* 与 *DEK*、*ABL1*

核孔蛋白 214 基因(nucleoporin 214 kD, *NUP214*),曾经称为 Cain gene 基因(*CAN*),位于 9q34.1,编码一种核孔复合体蛋白。*CAN* 的得名是因为靠近 *ABL* 基因(Cain and Abel,该隐和亚伯为亚当的两个儿子的名字)。

DEK 位于 6q23,编码一种广泛表达的 DNA 结合核蛋白,是所谓的"外显子-外显子连接复合体"的组成部分。*DEK* 为 *CAN* 的伙伴基因,染色体易位 t(6;9)形成的 *DEK::NUP214*(*DEK::CAN*)融合基因,是部分 AML(主要为 M4 和 M2)特定的受累基因,预后不佳,形态学上为易见嗜碱性粒细胞和病态造血细胞。*DEK::NUP214* 编码的融合蛋白定位于细胞核,发挥转录因子的功能,参与白血病的发病。

t(9;9)(q34.12;q34.13)隐蔽易位而形成的 *ABL1::NUP214*,见于 T-ALL。该易位导致的 *ABL1* 扩增是促发白血病的分子基础。

(十五) *NUP98* 与伙伴基因

核孔蛋白 98 基因(nucleoporin 98, *NUP98*),定位于 11p15,编码为分子量为 98 000 的核孔蛋白(NUP98)是核孔复合物(nuclear pore complex)的组成部分,参与细胞的正常生长与分化。有 30 多种基因参与 *NUP98* 融合,约一半是编码同源域蛋白的伙伴基因,如 *HOXA9*、*HOXA11*、*HOXA13*、*HOXC11*、*HOXC13*、*HOXD11*、*HOXD13*、*PMX1*、*PMX2* 和 *HHEX*。在 AML 中伴 *NUP98* 基因重排属于重现遗传学异常,其中 t(5;11)(q35.3;p15.5);*NUP98::NSD1* 约占 7% 的 AML,预后差。t(11;12)(p15.5;p13.5);*NUP98::KDM5A* 约占 3% 的 AML,预后中等。

(十六) *PDGFRA/B* 与 *FGFR1*

血小板源生生长因子受体 A/B 基因(platelet-derived growth factor receptor A/B, *PDGFRA/B*),分别定位于 4q12 和 5q33,编码一种受体酪氨酸激酶——血小板源生生长因子受体的 α 和 β 亚单位(PDGFRA 和 PDGFRB)。*PDGFRA* 重排中的伙伴基因包括 *ETV6*、*FIPIL1*、*TNIP1*、*TMP3* 等 60 余种。*PDGFRB* 重排中的伙伴基因包括 *ETV6*、*WDR48*、*TPM3*、*SPTBN1* 等 30 余种。它们主要是一类见于伴嗜酸性粒细胞增多的慢性嗜酸性粒细胞白血病(chronic eosinophilic leukemia, CEL)、慢性粒单细胞白血病(chronic myelomonocytic leukemia, CMML)等慢性髓系肿瘤(也可以淋系肿瘤)的重排基因,现在称这 2 种重排基因类别为髓系肿瘤/淋系肿瘤伴嗜酸性粒细胞增多与 *PDGFRA* 重排或 *PDGFRB* 重排。

纤维母细胞生长因子受体 1 基因(fibroblast growth factor receptor 1, *FGFR1*),定位于 8q11,编码的蛋白也有酪氨酸激酶蛋白激酶活性,基因发生重排,与伙伴基因(*ZMYM2*、*CNTRL*、*FGFR1OP*、*TPR*、*RANBP2*、*LRRFIP1*)形成融合时,通过 RAS-MAP 信号转导通路持续激活,是致病的分子基础。常见于嗜酸性粒细胞增多的髓系肿瘤或淋系肿瘤。

（十七）PICALM 与 MLLT10

磷脂酰肌醇结合网格蛋白组装蛋白基因（phosphatidylinositol binding clathrin assembly protein，*PICALM*），又称网格蛋白组装淋系髓系白血病基因（clathrin assembly lymphoid myeloid leukemia，*CALM*），定位于染色体 11q23。

MLLT10 组蛋白赖氨酸甲基转移酶 DOT1L 辅因子基因（MLLT10 histone lysine methyltransferase DOT1L cofactor，*MLLT10*），又称第 10 号染色体 ALL1 融合基因（ALL1-fused gene from chromosome 10，*AF10*），位于染色体 10p12.31。*PICALM::MLLT10* 融合基因最初见于弥漫性组织细胞淋巴瘤，常见于 T-ALL，约占 T-ALL 患者的 7%，多提示复发和预后不良。AML 中，可见于 M0、M1、M2、M4、M5 和 M7。*MLLT10* 重排还可见 t（10；11）（p12-22；q23.3）；*KMT2A::MLLT10*，主要见于 AML M4、M5。DOT1L 抑制剂是目前正在评估中有希望的临床治疗候选药物。

（十八）RARA 与 PML

维 A 酸受体 A 基因（retinoic acid receptor alpha，*RARA*）是一种原癌基因，定位于染色体 17q12-21 区带。早幼粒细胞白血病基因（promyelocytic leukemia，*PML*）位于第 15 号染色体长臂 24 区带（15q24.1），为 *RARA* 的主要伙伴基因，*RARA::PML* 融合基因是急性早幼粒细胞白血病（acute promyelocytic leukemia，APL）经典的受累基因。

除了与 *PML* 形成融合基因外，*RARA* 还可与其他伙伴基因，如 11q23 区带上的早幼粒细胞白血病锌指蛋白基因（promyelocytic leukemia zinc-finger，*PLZF*）形成 *PLZF::RARA*（*ZBTB16::RARA*），5q35/q32 区带上的 *NPM1* 基因形成 *NPM1::RARA*，11q13 区带上的核基质有丝分裂器蛋白基因（nuclear matrix-mitotic apparatus protein，*NUMA1*）形成 *NUMA1::RARA* 和 17q23 区带上的信号转导子和转录活化子 5B 基因（signal transducer and activator of transcription 5b，*STAT5B*）形成 *STAT5B::RARA*，还与其他十余种伙伴基因变异易位而形成融合基因（*RARA* 与 *PRKAR1A*、*FIP1L1*、*BCOR*、*NABP1*、*TBLR1*、*GTF2I*、*IRF2BP2*、*FNDC3B*、*ADAMDTS17*、*STAT3*、*TFG* 和 *NUP98* 等）。这些类型称为 APL 伴变异型 *RARA* 易位，见于 AML-M3 的不典型患者中（形态学上为 FAB 分类的 M3 变异型或细颗粒型）。

（十九）RBM15 与 MKL1

RNA 结合基序蛋白 15 基因（RNA binding motif protein 15，*RBM15*），又名 1，22 易位基因（One Twenty Two，*OTT*）——因 t（1；22）（p13；q13）易位而得名。基因位于 1p12，与果蝇 *spen*（split ends）基因同源，编码一种与 RAS 和 E2F 相互作用的核糖核蛋白。

原始巨核细胞白血病 1 基因（megakaryoblastic leukaemia 1，*MKL1*），又名心肌素相关转录因子 A 基因（myocardin related transcription factor A，*MRTFA*），T 细胞成熟相关蛋白基因（T lymphocyte maturation-associated protein，*MAL*），定位于 22q13；编码一种含有一个 SAP DNA 结合基序的核内蛋白。在 t（1；22）（p13；q13）易位中，*MKL1* 作为伙伴与 *RBM15* 形成融合基

因（*RBM15::MKL1*），常见为婴儿 AML-M7 特定的受累基因。

（二十）*RUNX1* 与 *RUNX1T1*、*RUNX1T3*

runt 相关转录因子 1 基因（runt related transcription factor 1，*RUNX1*）又称急性粒细胞白血病基因 -1 基因（acute myelogenous leukemia gene-1，*AML1*）、核心结合因子 runt 域 α 亚单位 2 基因（core binding factor alpha subunit 2，*CBFA2*），定位于第 21 号染色体长臂 2 区 2 带（21q22），编码核心结合因子 α（core binding factor α，CBFα）亚单位，与另一亚单位 CBFβ 形成异二聚体，并与 DNA 结合而发挥造血调控作用，当染色体易位而与易位处的某个伙伴基因（*ETO*、*EAP*、*EVI1*、*MDS1* 等）一起产生融合基因时可促使白血病的发生。

RUNX1 易位伙伴 1 基因（RUNX1 translocation partner 1，*RUNX1T1*）是髓系转化基因（myeloid transforming gene，*MTG*）家族成员之一，因位于第 8 号染色体故称 8 号染色体髓系转化基因（myeloid transforming gene on eight，*MTG8*），又因 t（8;21）易位，故称 8 号染色体 21 号染色体易位基因（eight twenty one，*ETO*），又称核心结合因子 α 亚单位 2 易位伙伴 1 基因（core binding factor alpha subunit 2 translocated to，1，*CBFA2T1*）。*RUNX1::RUNX1T1* 即 *AML1::ETO* 或 *AML1::MTG8* 融合基因表达融合蛋白的异化功能，是伴 t（8;21）（q22;q22）AML 的特异受累基因。

CBFA2/RUNX1 伴侣转录共阻遏物 3 基因（CBFA2/RUNX1 partner transcriptional co-repressor 3，*CBFA2T3*），也称为 *RUNX1T3*、*MTG16* 或 *ETO2* 基因，属于是髓系转化（*MTG*）基因家族，在造血过程中起主要转录共抑制物的作用。t（16;21）（q24;q22）；*RUNX1::CBFA2T3* 主要见于治疗相关 AML。

在 ALL（约占儿童 B-ALL 的 25%）中，还可见 *RUNX1* 与另一伙伴基因 *ETV6*（*TEL*）形成 *ETV6::RUNX1*（*TEL::AML1*）融合基因。

（二十一）*TAL* 与 *TR*（*TCR*）

T 细胞急性白血病基因（T cell acute leukemia，*TAL*）有 *TAL1* 和 *TAL2* 等多种。因 T 细胞急性白血病当时又称为干细胞白血病（stem cell leukemia，SCL），故 *TAL1* 又称之 *SCL*，还有称为 T 细胞白血病 / 淋巴瘤 5 基因（T cell leukemia/lymphoma 5，*TCL5*）。

TAL1 位于第 1 号染色体 p32 上，*TAL2* 位于第 9 号染色体 q32 上，与其他染色体上的某一基因（如 *TRB*）易位发生重排时，是部分 T 系白血病的致病原因。*TAL1* 异常是儿童 T-ALL 中最常见非随机遗传缺陷，仅见于 T-ALL，在 B-ALL、AML 和 T 细胞 NHL 中不见，是监测大多数 T-ALL 的候选基因。

（二十二）*TCF3* 和 *PBX1*

转录因子 3 基因（transcription factor 3，*TCF3*）又称 E 盒 2A（E-box 2A，*E2A*）基因、免疫球蛋白转录因子 1 基因（immunoglobulin transcription Factor 1，*ITF1*）、*E12* 和 *E47*（因剪接不同可编码两种碱性螺旋 - 环 - 螺旋蛋白 E12 和 E47 得名）。该基因位于 19p13.3，编码蛋白

为 B 细胞发育中的免疫球蛋白增强子的一个基序。

前 B 细胞白血病转录因子 1 基因(pre-B-cell leukemia transcription factor 1 gene,*PBX1*)基因,又名 *PRL*,位于 1q23,编码由 430 和 338 个氨基酸组成的 PBX 家族的 PBXla 和 PBXlb,参与对多种基因表达的转录调控,主要是阻遏功能。在部分 B-ALL 中发生 t(1;19)(q23;p13)易位时,形成的 *TCF3::PBX1*(*E2A::PBX1*)融合基因为伴重现性遗传学异常 ALL 中一个特定的分子类型。t(17;19)(q22;p13)易位时形成的 *TCF3::HLF* 融合基因也见于 ALL,预后差。

(二十三)*ZNF384* 与 *ARID1B*、*BMP2K*、*CREBBP*、*EP300* 等伙伴形成融合

锌指蛋白 384 基因(zinc-finger protein 384,*ZNF384*)位于染色体 12p13,编码一种结合 BRCA1、p130Cas 的 SH3 结构域蛋白。在 1%~6% 的儿童 B-ALL 和 5%~15% 成人 BCP-ALL 病例中有 *ZNF384* 融合基因。目前已在 B-ALL 中鉴定出 9 个不同的 *ZNF384* 伙伴基因:*ARID1B*、*BMP2K*、*CREBBP*、*EP300*、*EWSR1*、*SMARCA2*、*SYNRG*、*TAF15* 和 *TCF3*。*ZNF384* 重排病例具有独特的基因表达模式和特征性免疫表型,不表达(或弱表达)CD10,低表达髓系标志物 CD13 和 / 或 CD33。可能被归类为混合表型急性白血病。*ZNF384* 重排 ALL 患儿的临床特征因伙伴基因不同而异,其中 *TCF3::ZNF384* 易复发,对常规化疗反应较差,但是接受造血干细胞移植疗效较好;而 *EP300::ZNF384* 融合患儿对泼尼松和常规化疗均有良好的反应。

四、常见基因突变

(一)*ABL1* 突变

在继发伊马替尼耐药的慢性期 CML 患者中,用 DNA 测序法直接检测可以发现 30%~50% 具有一种或多种 ABL 激酶区选择性点突变,导致直接或间接决定与伊马替尼结合的氨基酸残基的改变。突变涉及 60 个不同氨基酸,至少 150 种不同的点突变,其中 15 种突变占所有突变位点的 85% 以上。N 端第 244~255 位氨基酸为三磷酸腺苷(adenosine triphosphate,ATP)结合 P 环(ATP-binding P-loop,P);第 315~317 氨基酸为 TKI 结合区;第 350~363 氨基酸为催化结构域(catalytic domain,C);第 381~402 氨基酸为活化环(activation loop,A)。A 环是 BCR::ABL 激酶活性的主要调节者,其以关闭(无活性)或打开(有活性)构象影响伊马替尼结合。因此,A 环突变很少出现在与构象无关的新激酶抑制剂治疗者。

(二)*ANKRD26* 突变

锚蛋白重复结构域蛋白 26 基因(ankyrin repeat domain 6,*ANKRD26*),定位于 10p12.1,伴胚系 *ANKRD26* 突变者血小板常中度减少,发生 MDS 和 AML 风险增加。伴胚系 *ANKRD26*

突变髓系肿瘤,在 WHO 分类中为特定病种。

(三)ARID1A 突变

富含 AT 交互结构域 1A 基因(AT-rich interaction domain 1A,*ARID1A*),定位于 1p36.11,编码 ATP 依赖染色质重塑复合物 SWI/SNF 的非催化亚基,又名 BRG1 相关因子 250a,具有与 DNA 或蛋白质结合的能力,可以调控复合物靶向性和 ATPase 活性。*ARID1A* 基因突变可见于非霍奇金淋巴瘤(non-Hodgkin lymphoma,NHL)。

(四)ASXL1 与 ASXL2 突变

附加性梳样结构 1 基因(additional sex combs like 1/2,*ASXL1/2*)分别位于 20q11.21、2p23.3。ASXL1 与 BAP1 组成 PR-DUB 蛋白复合物,可通过催化组蛋白 H2AK119ub 的去单泛素化影响染色质凝缩状态和调控基因转录。*ASXL1* 突变率在 AML 中约为 11%,MDS 中约为 20%,MPN 中约为 10%,MDS/MPN 中约为 16%,CMML 患者中突变率可接近 50%。*ASXL1* 突变更多见于中危核型的 AML(约占 17%),较多见于高龄的男性患者,多伴 MDS 病史。*ASXL1* 突变是 AML 和 MDS、MPN 患者预后差的因素。*ASXL1* 是 CMML 中最常见的基因突变,有 *ASXL1* 突变者易进展为 AML。在约 15% 的 CML 急变期患者中出现 *ASXL1* 突变。*ASXL2* 通过组蛋白修饰调控造血转录程序,维持正常造血干细胞的功能和抑制髓系肿瘤的发生。*ASXL2* 突变见于多种髓系肿瘤,包括 MDS 和 AML。

(五)ATG2B 突变

自噬相关 2B 基因(autophagy Related 2 B,*ATG2B*),定位于 14q32.2,在家族性髓系肿瘤患者中发现有串联重复的胚系异常。

(六)ATM 突变

共济失调毛细血管扩张突变基因(ataxia-teleangiectasia mutated,*ATM*),定位于 11q22.3。几乎所有散发 T-PLL 患者,为双等位基因失活;突变还见于约 10% 的慢性淋巴细胞白血病(chronic lymphocytic leukemia,CLL)患者。

(七)ATRX 突变

α 地中海贫血/智力缺陷综合征 X 染色体连锁基因(a-thalassemia mental retardation syndrome X,*ATRX*),定位于 Xq21.1。在儿童 ALL 和 MDS 中,可见 *ATRX* 突变。此外,在 APL 中,ATRX/Daxx 复合物可通过调控 p21 和 p19 蛋白表达而影响白血病细胞的凋亡;在其他 AML 中,ATRX 表达水平高提示较好的预后。

(八)BCL2/6 突变

BCL2 凋亡调节子基因(BCL2 apoptosis regulator,*BCL2*),定位于 18q21。是 B 细胞 NHL

中最常见的突变基因,多为 *BCL2* 与 *IG* 易位的伴随事件,且提示肿瘤细胞经历了 SHM 的过程。因此,*BCL2* 突变(包括同义和错义突变)更多地见于滤泡淋巴瘤(follicular lymphoma,FL)等较成熟细胞形态的淋巴瘤,也见于弥漫大 B 细胞淋巴瘤(diffuse large B-cell lymphoma,DLBCL)- 生发中心型(germinal center B cell,GCB),在其他侵袭性淋巴瘤中少见。

BCL6 转录抑制子基因(BCL6 transcription repressor,*BCL6*),位于 3q27.3,编码作为锌指转录因子的蛋白质。该蛋白质在转录抑制和 B 细胞中白介素依赖性反应的调节中起作用。*BCL6* 的 5′ 端非翻译区(untranslated region,UTR)突变在 DLBCL 和 FL 中有很高的比例。5′ UTR 负性自调节区域的特定突变与 BCL6 表达增加有关,并与改善临床结果直接相关。

(九)*BCOR* 突变

BCL6 共抑制因子基因(BCL6 corepressor,*BCOR*),定位于 Xp11.4,是含锚蛋白重复域的基因家族成员。BCOR 表达的共抑制因子与 BCL6 结合,BCL6 是一种 DNA 结合蛋白,可作为涉及调节 B 细胞基因的转录阻遏物。在 MDS(约为 5%)、AML(6%)、ALL(14%)中都可见 *BCOR* 突变。

(十)*BCORL1* 突变

BCL6 共抑制因子样 1 基因(BCL6 corepressor like 1,*BCORL1*),定位于 Xq26.1。*BCORL1* 突变见于 MDS(约为 1%)、AML 伴骨髓增生异常相关改变(约为 10%)。

(十一)*BIRC3* 突变

杆状病毒 IAP 重复蛋白 3 基因(baculoviral IAP repeat containing 3,*BIRC3*),定位于 11q22.2,编码细胞凋亡抑制蛋白 2(cIAP2),该蛋白可抑制细胞凋亡。在 <5% 的 CLL,11% 的脾脏边缘区淋巴瘤(splenic marginal zone cell lymphoma,SMZL)和 6%～10% 的套细胞淋巴瘤(mantle cell lymphoma,MCL)患者中均可见 *BIRC3* 突变。有此突变的 CLL 患者预后差。

(十二)*BRAF* 突变

B-Raf 原癌基因丝 / 苏氨酸激酶基因(B-Raf proto-oncogene,serine/threonine kinase,*BRAF*),定位于 7q34,是重要的原癌基因。约 65% 的浆细胞骨髓瘤(plasma cell myeloma,PCM)患者有 *BRAF* 突变。在 t-AML 中 *RAS/BRAF* 突变与较低的生存率有关,提示预后差。

BRAF p.V600E 突变几乎见于所有多毛细胞白血病(hairy cell leukemia,HCL)病例,但不见于 HCL 变异型(HCL variant,HCL-v)或其他小 B 细胞淋巴肿瘤。*BRAF* p.V600E 突变不仅可以用于 HCL 的分子诊断,还可以监测疾病,或者可以成为治疗 HCL 的一个靶向分子。

(十三)*BRINP3* 突变

骨形态生成蛋白 / 维 A 酸可诱导的神经特异性蛋白 3 基因(bone morphogenetic protein/retinoic acid inducible neural specific 3,*BRINP3*),定位于 1q31.1。APL 患者中可见该基因突变,

突变者预后差。

(十四) *BTK* 突变

布鲁顿酪氨酸激酶基因（Bruton's tyrosine kinase, *BTK*），定位于 Xq22.1，编码一种胞质酪氨酸蛋白激酶，主要表达于各分化阶段的 B 细胞。除 T 细胞、NK 细胞和正常浆细胞外，在其他造血细胞中也有表达，对正常 B 细胞的分化、发育及功能有重要影响。*BTK* 的突变率，在 CLL 中约为 1%，DLBCL 和 MCL 中<1%。

(十五) *CALR* 突变

钙网蛋白基因（calreticulin, *CALR*），定位于 19p13。在 70%～80% 的 *JAK2* 和 *MPL* 突变阴性的 ET 和 PMF 患者中可见 *CALR* 基因突变，为骨髓增殖性肿瘤（myeloproliferative neoplasms, MPN）的特征性突变。在原发性血小板增多症（essential thrombocythaemia, ET）和原发性骨髓纤维化（primary myelofibrosis, PMF）中的突变率为 20%～25%，MDS 患者中很少见。联合检测 *JAK2*、*MPL* 和 *CALR* 突变，在 MPN 患者中的阳性率可达 97%。

(十六) *CARD11* 突变

半胱天蛋白酶募集域蛋白 11 基因（caspase recruitment domain protein11, *CARD11*），定位于染色体 7p22.2，编码一种膜相关的鸟苷酸激酶家族（MAGUK）成员蛋白，在细胞质膜特定区域作为分子支架参与多蛋白复合体的组装。该蛋白又属于 CARD 蛋白家族，含有一个 caspase 相关的募集结构域，通过 CARD 结构域与 BCL10 特异性相互作用，而后者是细胞凋亡和 NFκB 信号通路活化的正向调节因子。遗传性 *CARD11* 基因失活突变可导致先天免疫缺陷；活化的胚系杂合突变可导致持续的多克隆 B 细胞增多症；活化的体细胞突变可见于 DLBCL 患者（多见于 DLBCL 的 ABC 和 GCB 型进展期）。

(十七) *CASP8* 突变

半胱氨酸蛋白酶 8 基因（caspase 8, *CASP8*），定位于 2q33.1，编码的 caspase-8 是天冬氨酸特异性半胱氨酸蛋白酶家族成员，通常被合成为无活性的酶原并在适当的刺激下被激活。caspase-8 在来自死亡受体的细胞凋亡信号转导中起重要作用。将 procaspase-8 募集到死亡信号转导复合物中会导致其二聚化，自蛋白酶裂解并形成高活性的异四聚体。caspase-8 随后激活 caspase-3，启动蛋白水解途径，并最终导致细胞凋亡。此外，caspase-8 对于各种免疫过程（如淋巴细胞激活，炎症调节和细胞因子生成）也是不可缺少的。自身免疫性淋巴细胞增生综合征（autoimmune lymphoproliferative syndrome, ALPS），又称 Canale-Smith 综合征，可见 *CASP8* 突变。

(十八) *CBL/CBLB/CBLC* 突变

Cbl 原癌基因（Cbl proto-oncogene, *CBL*）定位于 11q23.3；Cbl 原癌基因 B（Cbl proto-oncogene B，*CBLB*)，定位于 3q13.11；Cbl 原癌基因 C(Cbl proto-oncogene C，*CBLC*)基因定位于 19q13.32。三个基因分别编码 Casitas B 系淋巴瘤(Casitas B-lineage lymphoma，Cbl)蛋白家族中的 Cbl、Cbl-b 和 Cbl-c 三种蛋白。该蛋白家族属于泛素 E3 连接酶。Cbl 蛋白在多个受体蛋白激酶信号转导通路中起负性调节因子的作用，是一种肿瘤抑制蛋白。*CBL* 基因突变见于约 33% 的 aCML，5% 的骨髓纤维化和 CMML，11% 的幼年型慢性粒单细胞白血病(juvenile myelomonocytic leukemia，JMML)和 10% 的 MDS 患者中。在髓系肿瘤中 *CBL* 突变和 11q 单亲二倍体的发生高度相关，突变后再因 11q 单亲二倍体形成纯合突变，导致失去 E3 泛素连接酶的活性。*CBLB/CBLC* 突变可能在 CML 进展为更具侵袭性的疾病形式中发挥作用。检测这些突变可能会识别出将从酪氨酸激酶抑制剂中受益的患者。

(十九)*CCND1/2/3* 突变

细胞周期蛋白 D1 基因(cyclin D1，*CCND1*)，定位于 11q13，编码一种高度保守的细胞周期素家族蛋白，CCND1 和 CDK4/CDK6 一起形成复合体，在细胞周期 G1/S 期的转换过程中发挥功能。*CCND1* 突变见于 35% 的 MCL 患者，集中发生于 Exon1，多伴 IGHV 区高突变和 SOX11 不表达，提示肿瘤发生于生发中心阶段。*CCDN1::IGH*；t(11；14)(q13；q32)或 *CCND1* 与 *FSTL3* 等多种基因的易位重排可见于淋巴瘤、CLL 和骨髓瘤。

CCND2 位于 12p13.32，在 MCL 患者中突变率约<1%。*CCND3* 位于 6p21.1，在约 1% 的 PCM 患者和约 5% 的 NHL 患者中，有 *CCND3* 突变。

(二十)*CCR4* 突变

CC 基序趋化因子受体 -4 基因(C-C motif chemokine receptor 4，*CCR4*)，定位于 3p22.3。成人 T 细胞白血病 / 淋巴瘤、皮肤 T 细胞淋巴瘤(CTCL)等血液肿瘤细胞中有 *CCR4* 功能获得性突变，CCR4 表达，可使用针对性的 mogamulizumab 治疗。

(二十一)*CD28* 突变

CD28 基因定位于 2q33.2，伴 t(6；9)(p23；q34.1)；*DEK::NUP214* 的 AML、外周 T 细胞淋巴瘤(非特指型)、其他 AML、BL 和 Sézary 综合征中均可见相对较高的突变率。

(二十二)*CD58* 突变

CD58 基因定位于 1p13.1，编码的 CD58 又称淋巴细胞功能相关抗原 3(lymphocyte function-associated antigen 3，LFA-3)，是在抗原递呈细胞，特别是巨噬细胞上表达的一种细胞黏附分子，与 T 细胞上的 CD2(LFA-2)结合，增强 T 细胞与抗原递呈细胞之间的黏附。在 DLBCL 的 ABC 型和 GCB 型中 *CD58* 突变率分别为 10%。

(二十三)*CD79B* 突变

CD79B(CD79b)基因，定位于 17q23。核因子 κB(NF-kB)激活对于活化 B 细胞(ABC)

样 DLBCL 细胞存活是必不可少的。在 ABC 型 DLBCL 中，NF-kB 信号途径中 *CD79B* 和 *MYD88* 等基因的突变率在 20%～40% 之间。

(二十四) *CDC25C* 突变

细胞分裂周期 25C 基因(cell division cycle 25C，*CDC25C*)，定位于 5q31.2。该基因在进化过程中高度保守，且在细胞分裂调节中起关键作用。编码蛋白是属于 CDC25 磷酸酶家族的一种酪氨酸磷酸酶，指导细胞周期蛋白 B 结合的 CDC2(CDK1) 的去磷酸化并触发进入有丝分裂。还可抑制 P53 诱导的生长停滞。在家族性血小板疾病伴易感急性髓细胞白血病(familial platelet disorder with predisposition to acute myelogenous leukemia，FPD/AML)患者中，常可见 *CDC25C* 突变(突变率约为 50%)。

(二十五) *CDKN1B* 突变

细胞周期蛋白依赖性激酶抑制剂 1B 基因(Cyclin-dependent kinase inhibitor 1B，*CDKN1B*)，定位于 12p13.1，编码与细胞周期蛋白 E/CDK2 或细胞周期蛋白 D/CDK4 复合物结合并抑制其活化以调节 G1 细胞周期进程的蛋白质。约 2% 的 NHL 患者中存在 *CDKN1B* 突变。

(二十六) *CDKN2A* 突变

周期素依赖性蛋白激酶抑制物 2A 基因(cyclin-dependent kinase inhibitor 2A，*CDKN2A*)，又称多肿瘤抑制基因(multi-tumor suppressor gene，*MTS*)，定位于染色体 9p21，编码分子量为 16 000 蛋白，即 P16 蛋白直接参与细胞增殖的负调节，抑制细胞周期素依赖激酶 4(cyclin dependent kinase 4，CDK4)而抑制细胞分裂生长。若发生突变，不能竞争 CDK4，使细胞增殖失控，可导致肿瘤发生。

在恶性肿瘤中，常出现高突变和缺失。在血液肿瘤中，尤其是 T 淋巴细胞白血病常见突变，CML 急淋变中也有 40% 患者纯合子型缺失，提示突变和缺失对 T 淋巴细胞白血病的发生发展和 CML 的急变有重要影响。初治和复发 AML 骨髓细胞 P16 的表达活性明显低于正常对照和长期缓解者，提示其转录活性变化在 AML 的病态造血中起一定的作用。此外，ALL 患者白血病细胞中 P16 蛋白水平与预后有关，水平高者，无病生存期短，预后差；表达低者预后较好。

(二十七) *CEBPA* 突变

CCAAT 增强子结合蛋白 α 基因(CCAAT enhancer binding protein α，*CEBPA*)，定位于 19q13.1，编码一种粒细胞生成所必需的髓系转录因子。见于伴骨髓增生异常相关改变和细胞遗传学正常的急性髓细胞白血病(cytogenetically normal acute myeloid leukemia，CN-AML)。CN-AML 也曾称为核型正常 AML(normal karyotype AML，NK-AML)。突变发生率在 CN-AML 患者中约为 15%。无 MDS 病史和 MDS 相关细胞遗传学的多系病态造血形态学特征，有

CEBPA 双等位基因突变的 AML,现归入 AML 伴 *CEBPA* 双等位基因突变这一重现性遗传学异常类型,预后较好。

(二十八)*CHD2* 突变

染色体结构域解旋酶 DNA 结合蛋白 2 基因(chromodomain helicase DNA-binding protein 2,*CHD2*),定位于 15q26.1。*CHD2* 突变约见于 5% 的 CLL。

(二十九)*CNOT3* 突变

CCR4-NOT 转录复合物亚单位 3 基因(CCR4-NOT transcription complex subunit 3,*CNOT3*),定位于 19q13.4。*CNOT3* 属于抑癌基因,突变约见于 4% 的 T-ALL。

(三十)*CREBBP* 突变

CREB 结合蛋白基因(CREB binding protein,*CREBBP*),定位于 16p13.3,又称 *CBP*,是转录活化因子,EP300 的同源物,它们均通过组蛋白乙酰转移酶(histone acetyl transferase,HAT)活化和与其他转录调节因子相互作用,在染色体重塑过程中起至关重要的作用。研究显示 *CREBBP* 和 *EP300* 可能通过 *AML1*、*C/EBP*、*PU-1* 或 *GATA-1* 的转录调控作用来控制正常造血作用,尤其髓系和红系的造血。

CREBBP 突变是高危型 ALL 的显著性特征,见于 18% 的复发患者中。据报道 *CREBBP* 突变在有复发倾向的超二倍体(high hyperdiploid,HD)儿童 ALL 患者中常见,认为该突变可作为 HD 的 ALL 患者可能复发的早期预测指标。

(三十一)*CRLF2* 突变

细胞因子受体样因子 2 基因(cytokine receptor-like factor 2,*CRLF2*),定位于 Xp22.3/Yp11.3,编码一种由胸腺基质淋巴细胞生成素受体蛋白。该蛋白通过和 IL7R 形成异源二聚体,活化 STAT3、STAT5 和 JAK2 信号转导通路,调控造血细胞增殖和发育。*CRLF2* 突变或因基因易位引起基因表达失调,导致 JAK-STAT 信号转导通路异常激活,在 ALL 伴 *BCR::ABL1* 样类型的发生过程中起促进作用。ALL 伴 *BCR::ABL1* 样,*CRLF2* p.F232C 突变为 10%～20%,且常伴 *CRLF2* 过表达和 JAK-STAT 信号转导通路的异常激活,预后差;部分患者同时有 ABL1、PDGFRB、JAK 等激酶活性异常(如 *TEL::ABL1* 融合基因形成)。

正常情况下,在有 IL7 等细胞因子作用时,CRLF2 与 IL7R 形成异源二聚体发挥功能,活化 JAK-STAT 信号转导通路,刺激细胞增殖。*CRLF2* p.F232C 突变可在无配体情况下,通过突变获得的半胱氨酸上的二硫键形成同源二聚体,或与 IL7R 等形成异源二聚体,导致 JAK-STAT 信号转导通路的异常活化;另一方面 *JAK2* p.R683G/S 等突变型的 JAK2 蛋白也可直接结合 CRLF2,可导致这一通路的异常活化。

(三十二)*CSF3R* 突变

粒细胞集落刺激因子 3 受体基因[colony stimulating factor 3 receptor(granulocyte), *CSF3R*],定位于 1p34.3,突变被 2017 版 WHO 分类用作慢性中性粒细胞白血病诊断重要的一种分子学参数,与慢性中性粒细胞白血病这一罕见骨髓增殖密切相关。而 aCML 与 *SETBP1* 和 *ETNK1* 等其他突变更相关,可用于区分。

(三十三)*CSNK1A1* 突变

酪蛋白激酶 Iα 基因(casein kinase 1 alpha 1, *CSNK1A1*),定位于 5q32,通过对 β-catenin 和肿瘤抑制基因 *TP53* 的调节参与结肠癌和 AML 的发生、发展过程。在 MDS 5q- 综合征患者中 *CSNK1A1* 错义突变是高度特异性和最常见的遗传学异常,且突变示预后欠佳。

(三十四)*CUX1* 突变

cut 样同源盒 1 基因(cut-like homeobox 1, *CUX1*),定位于 7q22.1,编码的蛋白是 DNA 结合蛋白同源域家族的成员。*CUX1* 突变在 CML 患者中 TKI 不耐受起着重要作用。

(三十五)*CXCR4* 突变

(C-X-C 基序)趋化因子受体 4 基因(C-X-C chemokine receptor type 4, *CXCR4*),定位于 2q22.1,编码一种特异于基质细胞源生因子 1 的趋化因子受体,与 CD4 一起支持人免疫缺陷病毒(human immunodeficiency virus, HIV)进入细胞。在 1% 的 DLBCL、ALL、AML 患者中,可见突变。在 Waldenstrom 巨球蛋白血症(WM)中,CXCR4 活化 B 系细胞 AKT1/MAPK 通路并促进细胞迁移。近 30%WM 病例可以检测到突变,且与原发性耐药和对 BTK、PI3K 和 mTOR 抑制剂缺乏初始反应相关。大多数具有 CXCR4 突变的病例同时存在 *MYD88* L265P 突变。治疗性 CXCR4 拮抗剂正在临床试验中。

(三十六)*DDX3X* 突变

X 连锁 DEAD(Asp-Glu-Ala-Asp)盒解旋酶 3 基因[DEAD(Asp-Glu-Ala-Asp)box helicase 3, X-linked, *DDX3X*],定位于 Xp11.4,编码的蛋白属于大 DEAD-box 蛋白质家族。该蛋白质在细胞核和细胞质中起作用,并表现出 ATP 依赖性 RNA 解旋酶活性和 RNA 依赖性 ATPase 活性。在 DLBCL,NOS,CLL/SLL,FL 和 B-ALL 等肿瘤中,可见低突变率(<1%)。

(三十七)*DDX41* 突变

DEAD(天冬氨酸 - 谷氨酸 - 丙氨酸 - 天冬氨酸)盒多肽 41 基因(DEAD-box helicase 41, *DDX41*),定位于 5q35.3。在约 1.5% 的髓系肿瘤中发现 *DDX41* 突变,其中一半为胚系突变。胚系突变患者分类为伴胚系 *DDX41* 突变髓系肿瘤。

(三十八)*DIS3* 突变

DIS3 同源物,外泌体核糖核酸酶和 3'-5' 核糖核酸外切酶基因(DIS3 homolog,exosome endoribonuclease and 3'-5' exoribonuclease,*DIS3*),定位于 13q21.33。*DIS3* 失活突变为 PCM 疾病进展中的一个重现性遗传学改变。

(三十九)*DNM2* 突变

发动蛋白 2 基因(dynamin2,*DNM2*),定位于 19p13.2,是一种转录因子,参与多种细胞功能,如胞吞、吞噬体形成、细胞内运输、与肌动蛋白和微管网相互作用以及促进细胞凋亡等。在成人 T-ALL 中突变率为 9%。

(四十)*DNMT3A/B* 突变

DNA 甲基转移酶 3A 基因(DNA-methyltransferase 3A,*DNMT3A*),定位于 2p23.3,突变可能与 DNA 甲基化水平异常有关。*DNMT3A* 突变常见于 AML、MDS 和早 T 前体原始淋巴细胞白血病患者。在成人和老年 AML 中突变率约占 20%,MDS 中约 10%,儿童 AML 中少见。在 AML 亚型中,在约一半的 M5 和约 1/3 的 M4 存在突变,且相对多见于中危染色体核型组(约占 1/3)。突变患者年龄较大、初诊时 WBC 计数较高以及多见于中危或 CN-AML。甲基转移酶抑制剂和组蛋白去乙酰化抑制剂已用于该类患者的临床试验。*DNMT3A* 突变的患者进行造血干细胞移植的效果明显好于常规化疗。

DNA 甲基转移酶 3B 基因(DNA methyltransferase 3 beta,*DNMT3B*),定位于 20q11.21,AML 中可见 *DNMT3B* 突变。

(四十一)*EP300* 突变

E1A 结合蛋白 P300 基因(E1A binding protein p300,*EP300*),定位于 22q13.2。编码的 EP300 属于 KAT3 家族的组蛋白 / 蛋白赖氨酸乙酰转移酶,通过修饰组蛋白和非组蛋白核蛋白的赖氨酸残基,作为转录活化因子,增强转录。在 B 细胞 NHL 最常见的两种类型 DLBCL 和 FL 中,存在 *EP300* 频繁的失活突变。*EP300* 这个组蛋白乙酰转移酶的失活突变,导致了基因组整体乙酰化水平的降低,基因调控的异常,潜在地促进了肿瘤的发生,也成为这类肿瘤病人的一个有希望的治疗靶点。

(四十二)*ETNK1* 突变

乙醇胺激酶 1 基因(ethanolamine kinase 1,*ETNK1*),定位于 12p12.1。*ETNK1* 突变见于 3%～14% 的 CMML,9% 的 aCML。

(四十三)*ETV6* 突变

ETV6 基因突变见于 4% 的 B-ALL,还见于伴胚系 *ETV6* 突变的髓系肿瘤。

(四十四)*EZH2* 突变

zeste2 聚梳抑制复合物 2 亚单位增强子基因(enhancer of zeste 2 polycomb repressive complex 2 subunit, *EZH2*),定位于 7q36.1,编码的蛋白是 Polycomb 抑制复合物 2(PRC2)的催化亚单位,为一高度保守的组蛋白甲基转移酶,使组蛋白 H3 上的第 27 位赖氨酸甲基化。其表达水平在多种肿瘤组织中异常增高,支持具有癌基因的活性。另有认为该基因突变后功能缺失,提示 *EZH2* 在髓系肿瘤发生中也可起到抑癌基因的作用。*EZH2* 突变约见于 5% 的 MDS 患者,在低危组中 *EZH2* 突变可作为独立的预后指标,提示较短的总生存期。2016 年 MDS 临床指南中明确指出 *EZH2* 突变在 MDS 和 CML 中与预后不良独立相关,且在 CMML 中常见(约为 12%);DLBCL 中仅见于 GCB 型;也见于 FL、T-ALL、BL 以及其他髓系肿瘤。

(四十五)*FAM46C* 突变

序列相似性家族 46 成员 C 基因(family with sequence similarity 46, member C, *FAM46C*),定位于 1p12,突变见于 PCM。

(四十六)*FAT1* 突变

FAT 非典型钙黏蛋白 1 基因(FAT atypical cadherin 1, *FAT1*)为肿瘤抑制基因之一,定位于 14q35.2。在成人 B-ALL 中突变率仅次于 *SF1*;也见于 CMML。

(四十七)*FBXO11* 突变

F-box 蛋白 11 基因(F-Box Protein 11, *FBXO11*),翻译的蛋白 FBXO11 为泛素连接酶家族的成员之一 SCF(Skp1-Cull-F-box 蛋白)复合物的重要组成元件,在调控 BCL6 降解中起着关键性的作用。定位于 2p16.3。*FBXO11* 突变见于 DLBCL、SMZL。

(四十八)*FBXW7* 突变

含 F-box 和 WD 重复结构域蛋白 7 基因(F-box and WD repeat domain containing protein 7, *FBXW7*),定位于染色体 4q31.3,编码一种 F-box 家族蛋白。该蛋白具有特征性的约 40 个氨基酸的 F-box 模体和 7 个 WD40 串联重复单位,作为泛素连接酶复合体的 4 个亚单位之一,发挥磷酸化依赖性的泛素化作用;也是一种 *TP53* 依赖性的肿瘤抑制基因,可与 cyclin E 结合并促进其泛素介导的降解作用。*FBXW7* 突变可见于淋巴细胞肿瘤、卵巢癌和乳腺癌等。突变率,T-ALL 中约为 20%、T 细胞非霍奇金淋巴瘤中约为 20%,也可见于 B-ALL 及其他多种肿瘤。*FBXW7* 突变常与 *NOTCH1* 突变同时存在。*NOTCH1/FBXW7* 突变而 *RAS/PTEN* 无突变的成人 T-ALL 患者预后较好;*NOTCH1/FBXW7* 突变而 ERG/BAALC 低表达患者预后更好。

FBXW7 可促进糖皮质激素受体糖原合成酶 a(GRa)依赖性的泛素化和蛋白酶体降解,编码基因的失活突变可导致 GRa 水平增高,从而增强对糖皮质激素的转录反应。*NOTCH1/*

FBXW7 突变患者对泼尼松初始反应较好,但总体治疗效果无显著差异。

(四十九)*FGFR3* 突变

成纤维细胞生长因子受体 3 基因(fibroblast growth factor receptor 3,*FGFR3*),定位于 4p16.3,编码 FGF 受体酪氨酸激酶家族成员之一。FGFR 通过 MAP 激酶,JAK/STAT 和 PI3K/AKT 途径参与下游信号转导。*FGFR3* 基因突变约见于 3% 的 PCM。

(五十)*FLT3*-TID 与 *FLT3*-TKD 突变

胎肝激酶 3(fetal liver kinase-3,*FLT3*)又称 FMS 样酪氨酸激酶基因(FMS like tyrosine kinase-3,*FLT3*),定位于 13q12,编码的膜结合受体酪氨酸激酶是一跨膜蛋白(由 993 个氨基酸组成)。FLT3 即 FLT3 受体,与 FMS、KIT、PDGFR 同属于 Ⅲ 型受体酪氨酸激酶(酪氨酸激酶受体)家族,限定于造血系统,幼稚造血细胞丰富表达,成熟粒细胞和单核细胞弱表达,成熟 T、B 细胞缺乏表达。

FLT3 与成纤维细胞和造血细胞等产生的 FLT-3 配体(FLT-3 ligand,FL)结合显示酪氨酸激酶活性,通过激活磷脂酰肌醇 -3 激酶(phosphatidylinositol 3 kinase,PI3K)-AKT,RAS-MAPK 信号途径,参与造血细胞的增殖、凋亡抑制和造血干细胞的自我复制。*FLT3* 突变参与 AML 的疾病进展。*FLT3* 突变,包括内部串联重复(internal tandem duplication,ITD)和酪氨酸激酶结构域(tyrosine kinase domain,TKD)点突变(D835 残基的突变)。*FLT3*-ITD 突变发生在大约 30% 的病例中,比 *FLT3*-TKD 突变(约为 10%)常见。*FLT3*-ITD(突变)在 CN-AML 者中预后不良。

(五十一)*GATA1/2* 突变

GATA 结合蛋白 1 基因(GATA binding protein 1,*GATA1*),定位于 Xp11.23。有暂时性异常髓系增殖的唐氏综合症患者若有 *GATA1* 突变有可能发展为髓系白血病。GATA 结合蛋白 2(GATA binding protein 2,*GATA2*)基因,定位于 3q21.3。*GATA2* 突变见于 10% 的 CML 患者,预后较 *RUNX1* 突变或无突变者差。还见于伴胚系 *GATA2* 突变的髓系肿瘤。MDS 患者若有 *GATA2* 突变易发展为 AML。

(五十二)*G3BP1* 突变

GTP 酶活化蛋白(SH3 结构域)结合蛋白 1 基因[GTPase activating protein(SH3 domain)binding protein 1,*G3BP1*],定位于 5q33.1,编码的 G3BP1 是核 RNA 结合蛋白,在骨髓中 CD34+ 细胞和白血病细胞系中表达。G3BP1 结合 TP53 和表达导致 TP53 从细胞核到细胞质的重新分配。*G3BP1* 突变在 AML 中与总生存(OS)较短相关,与关于 del(5q)-MDS 的报道一致,是髓系肿瘤侵袭性表型的一个不良预后因素。

(五十三)GNAS/GNA13 突变

GNAS 复合基因座（GNAS complex locus，GNAS）定位于染色体 20q13.32。GNAS 在许多髓系疾病和实体瘤中发生突变、过度表达和 / 或扩增。检测 GNAS 突变有助于制定靶向药物治疗决策。鸟苷酸结合蛋白（G 蛋白）α13 基因[guanine nucleotide binding protein alpha 13，GNA13]，定位于染色体 17q24.1。在 DLBCL 中，此突变仅见于 25% 的 GCB 型。

(五十四)HRAS 突变

Harvery 鼠肉瘤病毒癌基因（Harvey rat sarcoma viral oncogene homolog，HRAS）定位于 11p15.5，HRAS 基因与 KRAS 基因和 NRAS 基因高度同源，都是最常突变的致癌基因家族的成员。编码的 RAS 蛋白，在 RAS/RAF/MEK/ERK 信号转导通路中起作用。

RAS 突变存在于多种实体瘤癌症和骨髓恶性肿瘤中。筛查 HRAS 突变可用于确定对酪氨酸激酶抑制剂的敏感性。

(五十五)ID3 突变

ID3 基因定位于染色体 1p36.13-36.12，编码一种螺旋 - 环 - 螺旋（helix-loop-helix，HLH）蛋白，可与其他 HLH 蛋白形成异源二聚体。ID3 蛋白缺乏 DNA 结合结构域，可以通过形成异源二聚体的形式抑制其他 HLH 蛋白与 DNA 的结合，从而抑制基因的转录。ID3 基因可与 E 蛋白（如 E2A）结合并抑制其功能，发挥抑癌基因的作用。

体细胞突变，70% 的散发性 BL 携带 TCF3（E2A）及其负性调节因子 ID3 突变，突变率分别约为 10% 和 55%，DLBCL 则不见这两种突变。TCF3 常为单等位基因活化突变，ID3 为双等位基因失活突变。几乎所有的 ID3 突变都位于高度保守的 HLH 结构域，约 30% 为移码突变或无义突变。ID3 突变使抑癌基因的功能丧失，导致 BL 的细胞周期进程加速和增殖加快。ID3 基因失活和易位形成的 IG-MYC 都是 BL 的特征性改变。因此，伴 ID3 突变的患者生物学特征上更接近于 BL。对于基因表达谱介于 BL 和 DLBCL 之间难以分类的淋巴瘤，若检测 ID3 突变则有助于两者的鉴别诊断。

(五十六)IDH1 与 IDH2 突变

异柠檬酸脱氢酶 1 和 2 基因（isocitrate dehydrogenase 1 and 2，IDH1/2），分别定位于 2q34 和 15q26.1，分别编码依赖 NADP 的胞质 IDH1 和线粒体的 IDH2。IDH1 和 IDH2 是 AML 中常见的突变，突变均可导致对异柠檬酸的亲和力降低，对 α 酮戊二酸及 NADPH 的亲和力增强，促使 α 酮戊二酸转化为 2- 羟基戊二酸，高水平的 2- 羟基戊二酸可能存在潜在的致肿瘤作用。IDH1/IDH2 突变患者年龄偏大、血小板计数高、骨髓原始细胞比例高、正常核型多见、常合并 NPM1 突变。AML 患者中，DH1 突变率在 6%～9% 之间，CN-AML 患者中为 8%～16%。特别是在正常核型或年龄≥50 岁的患者中，IDH1 突变（最常见 R132C）与不良预后相关。IDH2 突变对预后的影响取决于突变的位置，IDH2 R140 突变对预后无明显影响，

IDH2 R172 突变与不良预后相关。

(五十七) *IKZF1* 突变

Ikaros 家族锌指蛋白 1 基因（Ikaros family zinc finger protein 1，*IKZF1*），定位于 7p12.2。*IKZF1* 突变见于 3% 的 B-ALL。

(五十八) *IL7R* 突变

白细胞介素 7 受体基因（interleukin-7 receptor，*IL7R*），定位于染色体 5p13，编码一种 IL7 受体蛋白。IL7R 需要 IL2RG 的协同作用，后者是多种细胞因子受体（如 IL2、4、7、9、15）共同需要的 gama 链蛋白。IL7R 在淋巴细胞发育过程的 V(D)J 重排中起着关键的作用，为正常淋巴细胞发育所必需。其功能缺陷可致重症联合免疫缺陷，而体细胞活化突变可见于 ALL。

在 B-ALL 中，*IL7R* 突变主要见于 ALL 伴 *BCR::ABL1* 样，且常伴 CRLF2 过表达。异常表达 CRLF2 的 B-ALL 中，约 5% 有 *IL7R* 突变；而不伴 CRLF2 异常表达者中，几乎无 *IL7R* 突变；约 90% 突变为位于 Exon 6 的 indels 突变，10% 为位于 Exon 5 的胞外结构域的 S185C 突变。约 10%T-ALL 有 *IL7R* 突变，突变者白细胞计数更高、年龄较轻；突变几乎全部为 Exon 6 的 indels 突变。*IL7R* 突变促进细胞转化和肿瘤形成，可以作为治疗的靶标。BET 溴结构域可以抑制靶向高风险 B-ALL 中的 MYC 和 IL7R。在 *CRLF2* 突变或其他因素导致的 *IL7R* 失调时，用 JAK-STAT 抑制剂可能有效。

(五十九) *IRF4* 突变

干扰素调节因子 4 基因（Interferon regulatory factor 4，*IRF4*），定位于 6p25.3，编码一种转录因子蛋白。该蛋白起干扰素和干扰素诱导型基因的调节作用，还是 Toll 样受体（TLR）信号转导的负调节者。在诸如造血和淋巴组织肿瘤中可见融合、错义突变、无意义突变和沉默突变等。*IRF4* 在 DLBCL（NOS）中突变率约占 10%。

(六十) *JAK1/JAK2/JAK3* 突变

Janus 激酶 1 基因（Janus kinase 1，*JAK1*），定位于 1p32.3-p31.3，属于 JAK 家族酪氨酸蛋白激酶的一种，影响基因的转录调节。*JAK1* 突变约见于 10% 的 T-ALL，和 2% 的 B-ALL。

Janus 激酶 2 基因（Janus kinase 2，*JAK2*），定位于 9p24。*JAK2* 特定位点的突变可破坏正常 JAK2 蛋白酪氨酸激酶活性的自我调节，导致造血细胞异常增生。除了突变外，*JAK2* 与 *PCM1*、*BCR* 发生融合（*PCM1::JAK2*、*BCR::JAK2*）时，即为 WHO 分类中新的暂定病种——髓系肿瘤或淋系肿瘤伴嗜酸性粒细胞增多和特定基因重排中的类型。

在超过 95% 的 PV、约 60%ET 与 PMF 和少数 MDS 患者中检测到 *JAK2* V617F 突变。在 *JAK2* V617F 阴性的 PV 可见 *JAK2* 外显子 12 突变（见于 2%～3%）。在 Ph 染色体阴性 MPN 患者中，发现 *JAK2* 基因后天获得性克隆性点突变，为 MPN 中 PV、ET、PMF 三种疾病的生物标记。

Janus 激酶 3 基因（Janus kinase 3，*JAK3*），定位于 19p13.1，突变见于急性巨核细胞白血病、早前 T 细胞 ALL。

（六十一）*KDM6A* 突变

赖氨酸（K）特异性脱甲基酶 6A 基因（Lysine-specific demethylase 6A，*KDM6A*），定位于 Xp11.3，编码在 3/2 甲基化组蛋白 H3 脱甲基化催化中起作用的一种蛋白。在淋巴瘤中突变率约为 2%。

（六十二）*KIT* 突变

KIT 是一种原癌基因，又称 *PBT*，定位于染色体 4q11-12，大小约 80kb，包含 21 个外显子。*KIT* 基因编码的跨膜受体 KIT 是Ⅲ型受体酪氨酸激酶家族成员之一，由 976 个氨基酸组成，相对分子量为 145 000，分为膜外区、跨膜区和胞质区三大部分。

KIT 受体与其配体——干细胞因子（stem cell factor，SCF）结合触发 KIT 受体二聚体化和细胞膜内酪氨酸残基的磷酸化，从而将细胞外的信号转导至细胞内。当 *KIT* 基因获得功能性突变时，造成 KIT 不依赖配体的自发性受体二聚体化，引起 KIT 受体的持续激活，致使细胞过度增殖或细胞凋亡受阻。*KIT* 突变见于 5%～10% 的 AML、80% 的系统性肥大细胞增多症（*KIT* 外显子 17 D816V 突变）。在 AML 伴 t(8;21)(q22;q22)、inv(16)(p13q22)、t(16;16)(p13;q22) 等核心结合因子异常 AML 中，存在 20%～30% 的 *KIT* 突变率，且突变患者易于复发。

（六十三）*KLF2* 突变

Kruppel 样转录因子 2 基因（Kruppel like factor 2，*KLF2*），定位于 19p13.11。KLF2 通过与启动子结合等方式调节基因表达，参与调节细胞周期（靶基因 *P21*）、参与细胞迁移过程（EZH2、CCR5），在成熟 B 细胞分化、活化和转运方面起关键作用。*KLF2* 缺陷导致 B-1 细胞凋亡增加，而边缘区 B 细胞数目明显增加，同时 *KLF2* 缺陷的滤泡 B 细胞还表现出正常边缘区 B 细胞的表面分子特性。*KLF2* 突变还会激活 NK-κB 信号通路。单纯 *KLF2* 失活仅导致边缘区的扩张，并不能直接导致肿瘤发生。在 SMZL 中 *KLF2* 突变率达 42%，而在其他 B 细胞淋巴瘤中较罕见。*KLF2* 是 SMZL 早期的克隆性突变，与 7q 缺失、*IGHV1-2* 重排、NOTCH2 及 NF-κB 通路突变的出现均有密切关系。

（六十四）*KMT2D* 突变

赖氨酸（K）甲基转移酶 2D 基因（lysine methyltransferase 2D，*KMT2D*），定位于 12q13.12。突变见于 35%DLBCL 的 ABC 型和 40% 的 GCB 型。

（六十五）*KRAS* 突变

鼠肉瘤病毒癌基因同源物基因（Kirsten rat sarcoma viral oncogene homolog，*KRAS*），定位

于 12p12.1。原发 AML 患者中 *KRAS/NRAS* 基因突变率约为 20%，在 MDS 中多伴随 AML 转化时出现。*NRAS* 和 *KRAS* 突变为常见的二次事件，见于 20%～30%AML，15%～20%MDS 和 CML，预后均差；也见于 20%aCML 和 20%～30% 的 ALL。

RAS 突变的 AML 患者初诊时白细胞计数较高、原始细胞比例也较高。PCM 中 *KRAS* 基因突变率约为 6%，伴 *RAS* 突变的 PCM 患者肿瘤负荷较高，预后较差。在复发的 PCM 患者中，*KRAS* 突变率可达 25%。*KRAS* 突变还可见于约 18% 的 JMML、11% 的 CMML、6% 的 ETP-ALL。*KRAS* 突变常伴随 11q23 重排。在 *KMT2A* 融合基因形成的 AML 中，*KRAS* 突变率可达 20%，*KMT2A* 融合基因阳性 B-ALL 中 *RAS* 突变率可达 50%，其中 *KRAS* 最多见（约为 40%），常见突变位点是 G12 和 G13。

（六十六）*LRP1B* 突变

低密度脂蛋白受体相关蛋白 1B 基因（LDL receptor related protein 1B，*LRP1B*），定位于 2q22.1-q22.2，编码作为低密度脂蛋白受体家族成员的 LRP1B。这些受体蛋白在受体介导的内吞作用中起作用。*LRP1B* 突变见于 5% 的 CLL。

（六十七）*MAP2K1* 突变

丝裂原活化蛋白激酶激酶 1 基因（mitogen-activated protein kinase kinase 1，*MAP2K1*），也称为 *MEK1* 基因，定位于 15q22.31，编码双重特异性促分裂原活化蛋白激酶激酶。作为 MAP 激酶途径的一部分，MAP2K1 参与许多细胞过程，包括细胞增殖、分化和转录调控。在部分 AML、MDS、NHL 中可见 *MAP2K1* 突变。

（六十八）*MAPK1* 突变

丝裂原活化蛋白激酶 1 基因（mitogen-activated protein kinase 1，*MAPK1*），定位于 22q11.22，编码属于 MAP 激酶家族蛋白。该蛋白在几种细胞信号转导过程中起作用，例如增殖、分化、转录调节和细胞发育。在部分 AML、MDS、NHL 中可见 *MAPK1* 突变。

（六十九）*MED12* 突变

介体复合物亚基 12 基因（mediator complex subunit 12，*MED12*），定位于 Xq13.1，编码蛋白为 CDK8 蛋白复合物成员，CDK8 蛋白复合物与在蛋白质组装中起作用的预起始复合物的成分结合，在转录调控中起作用。在 3% 的淋巴瘤中可见 *MED12* 突变。

（七十）*MEF2B* 突变

肌细胞增强因子 2B 基因（myocyte enhancer factor 2B，*MEF2B*），定位于 19p13.11。在 DLBCL 中，突变见于 5% 的 ABC 型和 15%～20% 的 GCB 型。

(七十一) *MPL* 突变

骨髓增殖性白血病(myeloproliferative leukemia,MPL)原癌基因(MPL proto-oncogene, *MPL*),又名血小板生成素受体(thrombopoietin receptor,*TPOR*)基因,定位于 1p34。*MPL* 突变见于 5% 的 ET 和 PMF,是 MPN 类型的诊断与鉴别诊断的一个重要指标。

JAK2 p.V617F 突变阴性 ET、PMF 的部分患者有 *MPL* 基因外显子 10 的第 515 位色氨酸密码子 TGG 突变为亮氨酸的 TTG(*MPL* p.W515L)或赖氨酸密码子 AAG(*MPL* p.W515K)突变。相对于 *JAK2* p.V617F 突变患者,*MPL* 突变患者在诊断时通常表现出低血红蛋白水平和高血小板计数,而且这类患者的血清红细胞生成素水平升高,巨核细胞增生,但红系细胞并未出现增殖。通常发病年龄较 *JAK2* p.V617F 突变患者要大,且骨髓细胞减少。

(七十二) *MYC* 突变

MYC 突变在 DLBCL(NOS)中发生率约为 10%,其他淋巴瘤中较少。

(七十三) *MYD88* 突变

编码髓样分化因子 88(*MYD88*)位于 3p22.2。*MYD88* L265P(也称 L273P)突变见于约 90% 的 LPL 或 Waldenström 巨球蛋白血症,以及大部分 IgM 型意义未明丙种球蛋白血症(意义未明单克隆免疫球蛋白病)病例,但不见于意义未明 IgG 型或 IgA 型丙种球蛋白血症,PCM 无此突变。一小部分其他小 B 细胞淋巴瘤,约 30%ABC 型 DLBCL,超过一半的原发性皮肤 DLBCL,腿型,以及许多在大脑、眼球内容物、精子等免疫赦免部位(immune privileged site)发生的 DLBCL 中,也有此突变。

(七十四) *NF1* 突变

神经纤维蛋白 1 基因(neurofibromin 1,*NF1*),定位于 17q12,编码神经纤维蛋白(一种抑癌蛋白)。NF1 抑制 RAS 蛋白的功能,从而促进细胞生长和分化。在癌症中,该基因的肿瘤抑制功能受损,从而导致有利于不受控制的细胞生长的疾病。在 MDS、B-ALL 等血液肿瘤患者中可见 *NF1* 突变。

(七十五) *NOTCH1* 与 *NOTCH2* 突变

Notch 受体 1 基因(notch receptor 1,*NOTCH1*),定位于 9q34.3,编码的异源二聚跨膜受体,可将胞外信号转化为核内基因表达变化,是一种配体激活的转录因子。NOTCH1 参与正常造血系列特异性分化和血管生成,尤其对于正常 T、B 系选择分化至关重要。*NOTCH1* 突变见于 50%～60% 的早前 T-ALL,抑制 NOTCH1 可诱导伴 *NOTCH1* 突变的 T-ALL 细胞系发生的细胞周期阻滞与细胞凋亡等,同时在 T-ALL 动物模型中也显示出强大的抗白血病作用。初诊 CLL 的 *NOTCH1* 突变发生频率为 10%～20%。如果出现 17p-、12 三体等细胞遗传学改变时,*NOTCH1* 突变频率会更高,特别是发生 Richter 转化或化疗耐药时,这种突变发生率可达 30%。

NOTCH2 基因定位于 1p13-11。NOTCH2 基因突变是 SMZL 中最常见的基因异常,发生率约 20%～25%。在 DLBCL 中,突变率约 4%～8%;在 MCL 中约 5%。

(七十六)NPM1 突变

核磷酸蛋白 1 基因(nucleophosmin/nucleoplasmin 1,NPM1),编码细胞核核内的穿梭蛋白,在白血病和淋巴瘤中,除了在染色体易位中与其他基因发生融合外,还发现 NPM1 突变与某些 AML 有关。AML 中该基因突变发生在 28%～35% 之间。突变与 CN-AML 相关,据报道 CN-AML 的 NPM1 突变在 48%～53%。现在将无细胞毒 / 放疗治疗病史、无 MDS 病史和 MDS 相关细胞遗传学的多系病态造血形态学特征而有 NPM1 者作为 AML 伴特定基因突变的一个特定类型,通常诱导治疗效果较好,但同时有 FLT3 突变者预后较差。CEBPA 双等位基因突变者也是如此,多系病态造血缺乏预后意义。2017 年修订版 WHO 分类中以这些基因的突变定义疾病,而非原来分类中以多系病态造血定义疾病。

NPM1 突变也见于 MDS 和 MDS/MPN,与非突变者比较,突变者年龄偏低、原始细胞偏高、正常核型多见、DNMT3A 和 PTPN11 突变常见、预后较差。

(七十七)NRAS 突变

成神经细胞瘤 RAS 病毒(v-ras)癌基因同源物基因[neuroblastoma RAS viral(v-ras) oncogene homolog,NRAS],定位于染色体 1p13.2。NRAS 基因突变可导致 RAS-RAF-MAPK 和 PI3K 信号通路的异常激活,见于 AML、JMML 等多种肿瘤。在 inv(16)/t(16;16)和 inv(3)/t (3;3)AML 中多见,阳性率分别为 37% 和 26%;在超二倍体 ALL 患者中,10% 伴 NRAS 突变。NRAS 突变通常与预后不良相关,特别在低危 MDS 患者中。NRAS 常见突变位点有 G12、G13 和 Q61。

NRAS 和 KRAS 突变为常见的二次事件,见于 20%～30% 的 AML,15%～20% 的 MDS 和 CML,预后均差;也见于 20% 的 aCML 和 20%～30% 的 ALL。

原发 AML 患者中 KRAS/NRAS 基因突变率约为 20%,在 MDS 中多伴随 AML 转化时出现。RAS 突变的 AML 患者初诊时白细胞计数较高、原始细胞比例也较高。

(七十八)NT5C2 突变

5'- 核苷酸酶细胞溶质 Ⅱ 基因(5'-nucleotidase,cytosolic Ⅱ,NT5C2),定位于 10q24.32-q24.33,编码一种普遍存在的核苷酸酶。其与核苷酸及核苷酸类似药物的代谢相关,在细胞嘌呤代谢中起着重要作用,主要负责 IMP、dIMP、GMP、dGMP、XMP 等 6- 羟基嘌呤单核苷酸在输出到胞外前最终的脱磷酸作用。还可使 6- 硫肌醇单磷酸和 6- 硫鸟嘌呤单磷酸两种用于治疗 ALL 的核苷酸类似物化疗药脱磷酸而输出细胞外,降低细胞毒性。新近发现,NT5C2 体细胞突变在复发的 T-ALL 中常见(约为 20%),而在复发的 B-ALL 中发生频率较低(约为 3%)。该基因突变后导致编码的蛋白酶具有更强的使化疗药物失效的能力,从而使 ALL 细胞在一般情况下可以重启核苷酸代谢以抵抗化疗。

(七十九) PAX5 突变

配对盒 5 基因(paired box 5，*PAX5*)，定位于 9p13。*PAX5* 突变见于 15% 的 B-ALL。

(八十) PDGFRA 突变

已在 MPN 和其他髓系疾病患者中检测到 *PDGFRA* 突变，这有助于识别可能对酪氨酸激酶抑制剂有反应的患者。

(八十一) PHF6 突变

植物同源结构域指蛋白 6 基因[plant homeodomain(PHD)finger protein 6，*PHF6*]，定位于染色体 Xq26.3，编码一种有两个 PHD 样锌指结构域的蛋白，具有转录调控作用，定位于核仁。*PHF6* 是一种 X 连锁的肿瘤抑制基因。该基因突变可导致 BFLS 综合征，也可见于 T-ALL、AML，且预后常差。在 T-ALL 中，*PHF6* 失活突变见于 16% 的儿童和 38% 的成人患者，且大多数为男性病人。在 AML 中，突变率约为 3%，男性患者为女性患者的 7 倍，虽然突变率较低，但突变患者的细胞表型更幼稚，多见于 FAB 分型的 AML-M0 和 M2，且是预后差的指标。

(八十二) PIGA 突变

磷脂酰肌醇聚糖锚生物合成 A 类基因(phosphatidylinositol glycan anchor biosynthesis，class A，*PIGA*)，定位于 Xp22.2，基因控制糖基化磷脂酰肌醇(glycosylphosphatidylinositol，GPI)锚合成的第 1 步，而 GPI 锚的作用是将一部分蛋白连接于细胞表面。血细胞表面有十余种抑制补体激活的蛋白质，均通过 GPI 连接蛋白锚连在细胞膜上，统称为 GPI 锚连蛋白(GPI-anchored proteins，GPI-AP)，其中最重要的是 CD55 和 CD59，由于 PIGA 突变导致细胞膜 GPI 锚连蛋白缺失而不能结合到细胞膜上，也因不能抑制补体活化，发生血管内溶血、血红蛋白尿等各种临床表现。

(八十三) PLCG1/2 突变

磷脂酶 Cγ1 基因(phospholipase C gamma 1，*PLCG1*)，定位于 20q12，编码蛋白作为跨膜信号转导酶。该蛋白质在催化 1- 磷脂酰 1D- 肌醇 4、5- 二磷酸转化为 1D- 肌醇 1、4、5- 三磷酸(IP3)和二酰基甘油(DAG)过程中很重要。在皮肤 T 细胞淋巴瘤中常见 *PLCG1* 突变。磷脂酶 Cγ2(phospholipase C gamma 2，*PLCG2*)基因位于 16q24.1，在 CLL、MZL、MCL 可见突变。

(八十四) POT1 突变

端粒保护蛋白 1 基因(protection of telomeres 1，*POT1*)，定位于 7q31.33。编码 shelterin 复杂的关键部件，在维持端粒、染色体完整性上必不可少。在 5% 的 CLL 中存在 *POT1* 突变，且预后差。

(八十五)*PRDM1* 突变

含 PR/SET 结构域蛋白 1 基因(PR/SET domain 1,*PRDM1*),定位于 6q21。突变见于 25% 的 DLBCL-ABC 型。

(八十六)*PRKCB* 突变

蛋白激酶 CB 基因(protein kinase C beta,*PRKCB*),定位于 16p12.2-p12.1,编码的蛋白激酶 C 属于丝氨酸 / 苏氨酸蛋白激酶家族,在多种生理过程中起重要作用。蛋白激酶 Cβ 与多种实体瘤和血液肿瘤密切相关,如成人 T 细胞白血病 / 淋巴瘤(adult T cell leukemia/lymphoma,ATLL)中可见 *PRKCB* 突变。

(八十七)*PRPS1* 突变

磷酸核糖焦磷酸合成酶 1 基因(phosphoribosyl pyrophosphate synthetase 1,*PRPS1*),定位于 Xq22.3。*PRPS1* 突变是儿童 ALL 出现耐药和复发的重要原因之一。

(八十八)*PTEN* 突变

磷酸酶和张力蛋白同源基因(phosphatase and tensin homolog,*PTEN*),定位于染色体 10q23.3,是一种在多种组织中广泛表达的抑癌基因,参与多种信号转导通路的调控。血液肿瘤中,*PTEN* 突变主要见于 T-ALL 和 DLBCL。在成人 T-ALL 中,*PTEN* 突变以 C2 结构域的无义突变或移码突变为主;在儿童 T-ALL、淋巴瘤及其他肿瘤和遗传病中的突变以 R130 位点突变最多见。突变率,成人 T-ALL 中约为 25%,可伴有 *PTEN* 基因缺失;在儿童 T-ALL 中约为 60%;DLBCL 中约为 5%。*PETN* 基因缺失的患者预后差。

(八十九)*PTPN11* 突变

非受体型蛋白酪氨酸磷酸酶基因 11(protein tyrosine phosphatase non-receptor type 11,*PTPN11*),定位于 12q24.1,编码一种非受体型酪氨酸激酶蛋白(SHP2),参与调解细胞生长、分化、有丝分裂周期、致癌性转化等多种细胞进程。*PTPN11* 突变与 Noonan 综合征、Leopard 综合征、CFC 综合征的发病有关。在血液肿瘤中,*PTPN11* 突变主要位于 exon 3(约占所有突变的 96%,其中 E76 位点突变最常见),另有一部分突变位于 exon 13(G503 位点突变最常见)。*PTPN11* 体细胞突变最常见于髓系肿瘤中的 JMML,突变率约为 30%。在伴幼稚细胞增多的儿童 MDS 患者中,*PTPN11* 突变率约为 20%,儿童 AML 中约为 4%,儿童 B-ALL 中约为 7%。在一部分 MDS 和原发 AML 中也可见 *PTPN11* 突变。*PTPN11* 突变的肿瘤患者采用雷帕霉素(rapamycin)治疗可能有效。

(九十)PTPRC 突变

蛋白酪氨酸磷酸酶受体 C 型基因(protein tyrosine phosphatase receptor type C,*PTPRC*),定位于 1q31-q32,编码 CD45,T-ALL 中可见 *PTPRC* 失活突变。

(九十一)RAD21 突变

RAD21 黏连蛋白复合物成分基因(RAD21 cohesin complex component,*RAD21*),定位于 8q24.11。突变见于 AML。

(九十二)RB 突变

视网膜瘤基因(retinoblastoma,*RB*)是第一个被发现的大而复杂的抑癌基因,定位于染色体 13q14.2-q14.3 上,RB 蛋白分子量为 110 000,称之为 P110,能与复制、转录的蛋白结合,控制细胞的增殖和分化,能抑制原癌基因 *MYC*、*FOR* 的表达,还能与病毒蛋白结合后失活而形成病毒致癌。

RB 点突变见于多种恶性肿瘤。白血病 *RB* 基因失活发生率在 10%～30%。25% 的 AML 患者,尤其是 AML-M5 和 M4,可以检出 *RB* 基因表达降低,并观察到有这一基因异常患者预后较差。约 15% 的 ALL 和 30% 的 CLL 有 *RB* 基因的失活,在 Ph 阳性的 ALL 和 T 系 ALL 中常见 *RB1* 的突变;10% 的 CML 患者 *RB* 基因的失活或缺失,尤其是加速期和急变期突变率增高,且可见失活或缺失者几乎都发生巨核细胞急变。在白血病中,检测抑癌基因,尤其对 CML 的不同病期、急变及其演变类型的预测有较大的参考意义。CML 急粒变往往与 *TP53* 基因、急淋变常与 *P16* 基因、巨核细胞变与 *RB* 基因的失活或缺失有关,而 *N-RAS* 突变则与 aCML 的急变有关。

(九十三)REL 突变

REL 原癌基因(REL proto-oncogene,NF-kB subunit,*REL*),曾用名 v-rel avian reticuloendotheliosis viral oncogene homolog 基因,定位于 2p13-p12。*REL* 突变见于霍奇金淋巴瘤。

(九十四)RELN 突变

络丝蛋白基因(reelin,*RELN*)定位于 7q22.1,在 MDS 中可见突变。

(九十五)RHOA 突变

ras 同源家族成员 A(ras homolog family member A,*RHOA*)定位于 3p21.31,在成人 T 细胞白血病和血管免疫 T 母细胞淋巴瘤(angioimmunoblastic T cell lymphoma,AITL)中可见突变。

（九十六）ROBO2 突变

迂回指导受体 2 基因（roundabout guidance receptor 2，*ROBO2*），定位于染色体 3p12.3，编码蛋白 ROBO2 是 ROBO 免疫球蛋白超家族受体成员之一，是 Slit1（slit homolog 1）和 Slit 2（slit homolog 2）的受体。在 MDS 和 AML 中 *ROBO2* 基因被视为一个抑癌基因。据报道，*ROBO2* 突变在 MDS 患者突变约为 4%，与高 AML 转化率及短的生存率有关。*ROBO2* 突变似乎与其他突变基因相排斥，如 *RUNX1*、*BCOR* 和 *GATA2*。

（九十七）RPL5 与 RPL10 突变

核糖体蛋白 L5 基因（ribosomal protein L5，*RPL5*），定位于 1p22.1；*RPL10* 基因，定位于 Xq28。两种突变均见于 T-ALL。

（九十八）RUNX1（AML1）突变

runt 相关转录因子 1 基因（Runt-related transcription factor 1，*RUNX1*）是编码核心结合因子转录复合物的一个亚基。该基因在散发的髓系肿瘤中经常存在体细胞突变。在 AML 中突变率约为 10%，可能与患者年龄更大、男性、形态更不成熟以及由 MDS 进化的继发性 AML 有关，还与表观遗传修饰 *ASXL1*、*IDH2*、*KMT2A* 和 *EZH2*（突变）共同发生。AML 伴微分化型是 *RUNX1* 突变最常见的亚型，突变率为 20% 左右；在急性巨核细胞白血病等其他类型中也可见 *RUNX1* 基因突变。*RUNX1* 突变，失去对造血细胞的调控能力，造血细胞分化障碍。

在约 25% 的 MDS 患者中同样可见 *RUNX1* 突变。包括治疗相关 MDS/AML 和辐射相关 MDS/AML（广岛原子弹幸存者）患者。现在将有 *RUNX1* 突变的 AML，作为 AML 伴重现性遗传学异常中特定基因突变的一个暂定的特定类型，预后较差。

伴胚系 *RUNX1* 突变髓系肿瘤为 2017 版 WHO 分类中伴胚系易感性髓系肿瘤病种之一。患者出生后有轻至中度不等的血小板减少。胶原蛋白和肾上腺素的血小板聚集作用下降，致密颗粒存储池有缺陷。突变携带者发生 MDS 或 AML 可能高达 35%～44%，MDS/AML 发病平均年龄为 33 岁（6～76 岁）。有胚系 *RUNX1* 突变以及其他 2 种血小板减少的胚系突变（*ANKRD26*、*ETV6*）而无血液肿瘤的个体，推荐做基线的骨髓活检和细胞遗传学检查，之后定期随访全血细胞计数和临床检查。

（九十九）SETBP1 突变

SET 结合蛋白 1 基因（SET binding protein 1，*SETBP1*），定位于 18q21.1，编码一种含有 SKI 同源结构域、SET 结合结构域和 3 个核定位信号的蛋白。*SETBP1* 突变可导致伴发育异常和肿瘤易感的 SGS（Schinzel-Giedion syndrome）综合征，也可见于 JMML、CMML、aCML 等髓系肿瘤。突变率，慢性中性粒细胞白血病中约为 30%、aCML 中约为 24%、CMML 中约为 15%、继发性 AML 和 JMML 分别约为 7%、原发 MDS 中约为 3%、MPN 中约为 4%。*SETBP1* 突变常提示疾病进展,且多伴 *ASXL1* 突变、白细胞计数高、髓外病变并且预后差。

(一〇〇) *SETD2* 突变

含 SET 结构域 2 基因(SET domain containing 2,*SETD2*),定位于 3p21.31,编码的蛋白为亨廷顿蛋白相互作用蛋白的成员。该蛋白质起特异的 H3 组蛋白 36 赖氨酸的组蛋白甲基转移酶的作用。在淋巴瘤中可见 *SETD2* 突变。

(一〇一) *SF1* 突变

剪接因子 1 基因(splicing factor 1,*SF1*),定位于染色体 11q13.1,是成人 B-ALL 中突变率最高的基因。

(一〇二) *SF3B1* 突变

剪切因子 3B 亚基 1 基因(subunit 1 of splicing factor 3b,*SF3B1*),定位于 2q33.1。突变分子检测在 MDS-RS 中有诊断价值,*SF3B1* 突变在 MDS-RS 中常见,见于 80%~90% 的 MDS-RS-SLD 病例和 30%~70% 的 MDS-RS-MLD 病例。有此突变时铁粒幼细胞≥5% 有助于MDS-RS 诊断。MDS 中 *SF3B1* 突变出现较早,具有突变患者白细胞、血小板和红细胞计数都偏高,骨髓幼稚细胞比例较低,总体生存期较长,预后较好。在难治性贫血伴环形铁粒幼细胞和血小板增多患者中,*SF3B1* 突变率可达 87%,*JAK2* V617F 突变率为 76%,*MPL* 突变率为 2%。CLL 中,*SF3B1* 突变为 10%~15%,且多见于疾病进展期,预后较差。

(一〇三) *SH2B3* 突变

SH2B 接头蛋白 3 基因(SH2B adaptor protein 3,*SH2B3*),定位于 12q24.12。编码的蛋白又称淋巴细胞衔接蛋白,又称 LNK 蛋白,属于连接蛋白 SH2B 家族的一员。SH2B3 蛋白上有多个酪氨酸磷酸化位点,使其可在 JAK-STAT、RAS 蛋白 / 丝裂原活化蛋白激酶(MAPK)及磷脂酰肌醇 3 激酶(P13K)等多条细胞信号转导通路中发挥作用,参与造血细胞的增殖、分化,血管内皮修复,血小板扩散、黏附,细胞骨架调控,并且在 JAK-STAT、RAS/MAPK、P13K 等信号转导途径中发挥负性调节作用。LNK 蛋白主要在造血干细胞和淋巴细胞上表达,可介导 T 细胞受体和血小板生成素受体(thrombopoietin receptor,TPOR)等细胞外受体及细胞内信号通路之间的相互作用。*SH2B3* 基因调控造血祖细胞的增殖、分化,在造血过程中起着举足轻重的作用,该基因功能性突变和 / 或 SNP 可导致 JAK-STAT 信号转导通路的异常活化,可能是 MPN 新的发生机制。*SH2B3* 突变主要发生在 2 号外显子上,SH2 及 PH 功能区是突变的热点区域。MPN 患者 *SH2B3* 突变率为 2%~7%。尽管在 MPN 中 *SH2B3* 突变概率不高,但可能是 MPN 发病早期关键的突变因素,MPN 不同类型与 *SH2B3* 和 / 或 *JAK2* 突变类型有关,尤其是 *JAK2* 突变阴性的 MPN 中。*SH2B3* 突变也见于 MDS-MPN。

（一〇四）*SMC1A* 突变

染色体结构维持蛋白 1A 基因（structural maintenance of chromosomes protein 1A，*SMC1A*），定位于 Xp11.22，编码的蛋白质是功能着丝粒的组成部分。在 AML、MDS 中可见突变，突变率＜1%。

（一〇五）*SMC3* 突变

染色体结构维持蛋白 3 基因（structural maintenance of chromosomes 3，*SMC3*），定位于 10q25.2，编码的蛋白通常作为核蛋白或者分泌蛋白存在于特定的细胞内。它的核心部分通常被认为是染色体结构维持蛋白 3，是黏连蛋白复合物的组成成分。而黏连蛋白可以在有丝分裂时聚集姐妹染色单体并使染色体以正确的方式分离。黏连蛋白缺陷在低风险 MDS 中的发生率为 11%，在 MDS-MPN 为 4%，黏连蛋白缺陷的 MDS 病人与高评分有一定的相关性。髓系肿瘤中的突变率约为 10%。黏连蛋白家族基因（*SMC3*、*STAG2*、*RAD21*）突变的 AML 病人在服用阿糖胞苷和去甲氧基柔红霉素后会获得缓解。

（一〇六）*SOCS1* 突变

细胞因子信号抑制物 1 基因（suppressor of cytokine signaling 1，*SOCS1*），定位于 16p13.13。突变见于霍奇金淋巴瘤、原发纵隔 B 细胞淋巴瘤。

（一〇七）*SPEN* 突变

spen 家族 *SPEN*，定位于 1p36.21-p36.1，是 NOTCH 通路的负调节基因。*SPEN* 突变见于 CLL、SMZL，具有重现性，通常预后较差。

（一〇八）*SRP72* 突变

信号识别颗粒 72 千道尔顿基因（signal recognition particle 72kDa，*SRP72*），定位于 4q12，胚系突变者有髓系肿瘤易感性。

（一〇九）*SRSF2* 突变

精氨酸／丝氨酸丰富剪接因子 2 基因（serine/arginine-rich splicing factor 2，*SRSF2*），定位于 17q25.1，编码一种 SR 家族的前体 mRNA 剪接因子，为 mRNA 剪接复合体的组成部分。每一个剪接因子蛋白通过 RNA 识别模体结合 RNA，并通过 RS 结构域和其他剪接因子蛋白结合。该基因的突变主要见于 MDS、MPN、MDS-MPN 患者，导致多种基因 mRNA 的紊乱剪接。体细胞突变率：① MDS，约为 15%，预后较差，也可能和患者年龄多较高有关。② MPN，主要见于约 15% 的 PMF，在 MPN 转 AML 的患者中 *SRSF2* 突变率为 19%。突变的 MPN 更易进展为 AML，预后较差。③ CMML，突变率可达 40%～47%。患者多为年龄较高、贫血不明显、染色体核型正常。④其他，剪接复合体基因突变很少见于儿童 MDS 和 JMML。

(一一〇) *STAG2* 突变

基质抗原 2 基因（stromal antigen 2, *STAG2*），定位于 Xq25，编码黏着蛋白亚基 SA-2，参与许多细胞过程，例如有丝分裂期间的 DNA 双链断裂修复和染色单体分离。在 MDS、AML 可见 *STAG2* 突变。黏着蛋白的失活可能是癌症中非整倍体的原因。

(一一一) *STAT3* 突变

信号转导子和转录活化子 3 基因（signal transducer and activator of transcription 3, *STAT3*），定位于 17q21.31。突变见于 T- 大颗粒淋巴细胞白血病。

(一一二) *STAT5B* 突变

信号转导子和转录活化子 5B 基因（Signal transducer and activator of transcription 5B, *STAT5B*），定位于 17q21.2。T 细胞淋巴瘤 / 白血病中可见 *STAT3B* 突变，并与侵袭性相关。

(一一三) *SUZ12* 突变

zeste12 抑制子同源物（果蝇）基因 [suppressor of zeste 12 homolog（Drosophila），*SUZ12*]，定位于 17q11.2。编码多梳抑制复合物 2（polycomb repressive complex 2, PRC2）的核心亚基之一，PRC2 通过催化染色质上组蛋白 H3 第 27 位赖氨酸的三甲基化修饰（H3K27me3）和改变染色质结构来保持特定基因的抑制状态，在干细胞分化的每个阶段起到至关重要的基因表达调控作用。*SUZ12* 突变可导致 PRC2 功能失调，进而导致癌症，包括血液肿瘤和发育紊乱疾病。

(一一四) *TAL1* 突变

T 细胞急性白血病（TAL）碱性螺旋环螺旋（bHLH）转录因子 1 基因（TAL bHLH transcription factor 1, *TAL1*），定位于 1p33，TAL1 的激活是 T-ALL 中常见的功能获得性突变。

(一一五) *TBL1XR1* 突变

转导素 β 样 1X 连锁受体 1 基因（transducin beta like 1 X-linked receptor 1, *TBL1XR1*），定位于 3q26.32。突变见于 2% 的 B-ALL。

(一一六) *TCF3* 突变

转录因子 3 基因（transcription factor 3, *TCF3*），又称为 *E2A* 基因，定位于 19p13.3。编码蛋白质通过与靶基因上的调控 E-box 序列结合而在转录激活中起作用。在淋巴细胞生成中起重要作用。*TCF3* 基因纯合突变与严重的低球蛋白血症和 B-ALL 相关。

（一一七）TERT 突变

端粒酶逆转录酶基因（telomerase reverse transcriptase, TERT），定位于 5p15.33，编码具有逆转录酶活性的酶与端粒酶 RNA 成分一起形成端粒酶核心。TERT 突变者可发生端粒维持异常而导致慢性再障。

（一一八）TET2 突变

tet 甲基胞嘧啶双加氧酶 2 基因（tet methylcytosine dioxygenase 2, TET2），定位于 4q24，编码一种催化甲基胞嘧啶为 5- 羟甲基胞嘧啶的酶，在 DNA 的甲基化表观修饰调控过程中起重要作用。TET2 蛋白参与髓系造血过程的调控，TET2 突变见于多种髓系肿瘤，且预后较差。突变率，在 CMML 中约为 60%，系统性肥大细胞增多症中约为 30%（突变可以和 KIT D816V 突变协同作用，使疾病侵袭性更强），MDS 中约为 20%，MPN 中约为 15%（突变较 JAK2 V617F 突变更早出现，且更易进展为 MF 或 AML），原发 AML 中约为 20%，继发 AML 中约为 24%（认为是 AML 的预后不良因素）。TET2 突变患者，基因组甲基化谱发生改变，导致部分基因甲基化紊乱，如在 CMML 患者中可导致多数 PLC/JNK/ERK 信号通路的基因呈现高甲基化状态，对 TET2 突变患者应用 5-azacytidine 和 / 或地西他滨（decitabine）可能有效 。

（一一九）TNFAIP3 突变

肿瘤坏死因子 α 诱导蛋白 3 基因（tumor necrosis factor, alpha-induced protein 3, TNFAIP3），定位于 6q23，突变见于霍奇金淋巴瘤、单克隆 B 细胞增多症、原发纵隔 B 细胞淋巴瘤、DLBCL-ABC、TNFAIP3 突变相关婴儿型炎症性肠病等。

（一二〇）TNFRSF14 突变

肿瘤坏死因子受体超家族成员 14 基因（TNF receptor superfamily member 14, TNFRSF14），定位于 1p36.32，突变见于 FL。

（一二一）TP53 突变

肿瘤蛋白 p53 基因（tumor protein p53, TP53）位于 17p13.1，编码一种具有转录活化、DNA 结合和寡聚化结构域的肿瘤抑制蛋白，由 393 个氨基酸组成的核内磷酸蛋白。TP53 突变几乎见于各种髓系和淋系肿瘤，而且该基因突变患者易对化疗、放疗耐药，且在多种肿瘤中都示疾病进展、预后差的因素。TP53 突变率：① AML 中约为 10%～15%，主要见于复杂核型 AML（这类患者可高达 70% 突变）；② MDS 约为 10%，多见于 5q- 且伴复杂染色体异常患者；③ B-ALL 中约为 8%，T-ALL 中约为 10%，TP53 突变多见于融合基因阴性的 ALL 患者；④在化疗耐药 CLL 患者中可高达 20%，在进展期中约为 10%，而初诊患者中阳性率低；⑤淋巴瘤，DLBCL 患者中约为 20%，对 GBC 型患者预后影响显著；⑥ BL 中约为 40%，MCL 约为 17%，FL 约为 10%，边缘区淋巴瘤约为 20%，NK/T 淋巴瘤 / 白血病约为 40%，ATLL 约为

30%,HCL 约为 25%。

(一二二)*TPMT* 突变

巯基嘌呤甲基转移酶基因(thiopurine S-methyltransferase,*TPMT*),定位于 6p22.3,催化形成无活性的甲基化产物。ALL 患者 *TPMT* 突变与 6- 巯基嘌呤(6-mercaptopurine,6-MP)治疗不耐受相关。

(一二三)*TRAF3* 突变

肿瘤坏死因子受体相关因子 3 基因(TNF receptor associated factor 3,*TRAF3*),定位于 14q32.32。突变是 PCM 中最常见的抑癌突变之一。

(一二四)*U2AF1* 突变

U2 小核 RNA 辅助因子 1 基因(U2 small nuclear RNA auxiliary factor 1,*U2AF1*),定位于 21q22.3,编码的 U2AF 识别 3 端剪接位点,在 RNA 剪接中起辅助作用。*U2AF1* 突变,MDS 中约占 11%,预后不佳。在原发 AML 中约占 4%。

(一二五)*UBR5* 突变

泛素蛋白连接酶 E3 成分 N- 识别蛋白 5 基因(ubiquitin protein ligase E3 component n-recognin 5,*UBR5*),定位于 21q22.3。突变见于 CLL,见于 8% 的 MDS。

(一二六)*WASF3* 突变

Wiskott-Aldrich 综合征蛋白家族成员 3 基因(Wiskott-Aldrich syndrome protein family member 3,*WASF3*),定位于 13q12.13。体细胞突变,在 MDS 和 MPN 患者中被发现,与增加的 mRNA 或蛋白质表达相关。*WASF3* 突变与髓系肿瘤的低生存率有关。

(一二七)*WHSC1* 突变

Wolf-Hirschhorn 综合征候选 1 基因(Wolf-Hirschhorn syndrome candidate 1,*WHSC1*),现正式名称为核受体结合 SET 域蛋白 2(nuclear receptor binding SET domain protein 2,*NSD2*)基因,定位于 4p16.3。该基因编码的蛋白质起着组蛋白甲基转移酶的作用。*WHSC1* 突变与 Wolf-Hirschhorn 综合征发展有关。在多种血液肿瘤中可见 *WHSC1* 突变。

(一二八)*WT1* 突变

肾母细胞瘤 1 基因(Wilmstumor1,*WT1*),定位于 11p13,过表达或基因突变常参与急性白血病的发生。AML 患者中 *WT1* 突变率约 10%,在 APL 患者中 *WT1* 突变相对多见,可能是 APL 易复发的因素。T-ALL 患者中 *WT1* 突变率约 12%。

(一二九)XPO1 突变

输出蛋白 1 基因(exportin 1,*XPO1*),定位于 2p15。编码的蛋白是最重要的出核转运受体之一,负责多种蛋白和 RNA 的出核转运。XPO1 往往在肿瘤细胞中过量表达,导致多种抑癌基因蛋白及生长调节蛋白亚细胞定位及功能的紊乱,从而促进肿瘤的发生发展。约2.5%CLL 可见此突变。

(一三〇)ZMYM3 突变

含 MYM 3 型锌指 3 基因(zinc finger MYM-type containing 3,*ZMYM3*),定位于 Xq13.1,编码蛋白质起含组蛋白脱乙酰基酶的多蛋白复合物的作用,该复合物通过染色质结构的修饰使基因沉默。为 CLL "驱动"基因之一。突变见于 AML、CLL 等血液肿瘤,也见于前列腺癌等实体瘤。

(一三一)ZRSR2 突变

CCCH 型锌指,RNA 结合基序和富含丝氨酸 / 精氨酸 2 基因(zinc finger CCCH-type,RNA binding motif and serine/arginine rich 2,*ZRSR2*)又称 *URP*,位于染色体 Xp22.1,编码的剪接因子参与识别 30 内含子剪接位点。ZRSR2 为主要和次要内含子 23 有效剪接所必需。在MDS 中,*ZRSR2* 突变发生率为 3%～11%,突变可发生于整个转录本中,无义突变、剪接位点和移码突变,常见于男性,提示该基因功能丧失,且与骨髓原始细胞增多及快速转化 AML 有关;胸腺 T-ALL 中,也可见突变(约 7%)。在三阴性 MPN(ET)中也可见 *ZRSR2* 突变。

五、常见基因产物高表达

在人类的许多肿瘤中都可见基因扩增。有时癌基因拷贝数并不增加,而是调节区发生了变化,如正调节增强或负调节减弱,也可使表达产物增高。在白血病中,基因产物高表达也是白血病分子病理的一个形式。

(一)MYC 产物高表达

在白血病中,已知 *MYC* 家族的 *MYC* 基因影响着白血病细胞的增殖和程序性死亡(programmed cell death,PCD)。高表达的 MYC 促进细胞增殖,阻抑细胞分化;另一方面也影响 PCD。人 *MYC* 由 3 个外显子和 2 个内含子组成,属于核转录因子类,编码 2 种蛋白质,即MYC-1 和 MYC-2 蛋白。MYC 蛋白可被酪氨酸蛋白激酶 II 磷酸化,能与 DNA 结合。ALL-L3或 BL 中 *MYC* 基因产物不但大量表达,而且失去了具有多种调节功能的第 1 外显子,替代的是 *IG* DNA,是 *MYC* 产物高表达的原因。*MYC* 的表达与细胞的高周转状态一致,在 APL和 CML 急变等血液肿瘤也都可见 *MYC* 扩增,认为与白血病的进展有关。其他许多重排基因的异位高表达模式与 *MYC* 的基本相似。

(二) *BAALC* 产物高表达

BAALC 在白血病中可见高异常表达,尤其是在 CN-AML 和 T-ALL 中,被认为是一个独立的提示预后不良分子指标。伴 *FLT3*-ITD 或 *FLT3* 无突变的正常核型、年轻的 AML 患者中,BAALC 高表达多可提示无事件生存率(event-free survival,EFS)、无病生存率(disease-free survival,DFS)及总生存率(overall survival,OS)较短。

(三) *MN1* 产物高表达

在 CN-AML 中,MN1 高度表达提示预后不良。MN1 通过抑制转录阻滞细胞分化,导致细胞对化疗抵抗。MN1 高表达是 CN-AML 的独立预后因素。

(四) *ERG* 产物高表达

ETS 转录因子 ERG(ETS transcription factor,ERG)高表达的 CN-AML 患者较低表达者完全缓解率(Complete response rate,CRR)、DFS、EFS、累积复发率(cumulative incidence of relapse,CIR)和 OS 更差。但儿童患者 EFS、CIR 和 OS 没有明显差别。

(五) *WT1* 产物高表达

约 75%AML 患者可检测到 WT1 高水平表达,这些患者的缓解率低、预后差。WT1 可作为泛白血病标记用于缺乏遗传学标记的 AML MRD 的监测。WT1 的表达及其水平与初诊急性白血病的预后相关,WT1 也被认为是一个独立的预后因子。WT1 在正常人及体外培养的正常细胞都不表达,可以作为靶向治疗白血病的一个选择。

(六)其他基因高表达

许多 T 系的原癌基因(*TAL*、*TTG*、*TAN*、*LYL*)与 *TCR*,还有 B 系的原癌基因(如 *IL3*),因染色体易位而发生的基因并接(并置)时,原癌基因被激活而在异位出现高表达,从而成为促发 T(B)细胞白血病 / 淋巴瘤的因素。

(叶向军　卢兴国)

附录二

血液肿瘤整合诊断学习题答案与解析

一、基本习题(多选题)

1. ABCE

   解析:D 项涉及自身免疫性相关因素。

2. BDE

   解析:AC 项是常见于中老年人的血液肿瘤。

3. BCDE

   解析:A 项是年轻人和儿童常患的类型。

4. AC

   解析:淋巴瘤侵犯骨髓时,部分患者白细胞计数不增高(A 项不正确)。C 项,相当多病例是白血病细胞大量出现而使白细胞计数增高。

5. ABDE

   解析:C 项,WHO-HAEM5 规定 T-PLL 为外周血符合表型 T 淋巴细胞$>5 \times 10^9$/L。

6. CDE

   解析:JMML 单核细胞增多,$>10\%$ 和绝对值$>1 \times 10^9$/L(C 项不正确);MDS 单核细胞不增加,绝对值$<1 \times 10^9$/L,可见比例$>10\%$(D 项不正确);CML 单核细胞不增加,几乎都$<3\%$,但绝对值可以$\geq 1 \times 10^9$/L(E 项不正确)。

7. ABCE

   解析:D 项,白血病诊断最主要方法是血液骨髓标本而不是骨髓切片(HE 染色观察的原始细胞形态数量均不及骨髓涂片)。

8. AB

   解析:AB 这两项为检测结果相互颠倒了。

9. BCDE

   解析:A 项不选,*NPM1*、*CEBPA* 突变还用于 AML 伴重现性遗传学异常——特定基因突变类型的评判。*NPM1* 突变患者,伴 *FLT3*-ITD 阳性不仅预后差,还是治疗靶。

10. ABCE

解析:D 项不选,检测的最大意义是 AML、MPN 和 MDS/MPN。

11. C

解析:*TR* 或 *IG* 同时存在重排,评判 B、T 细胞系列无意义。

12. BCDE

解析:A 项不选,联检四片不包括骨髓液凝块切片。

13. ABDE

解析:C 项,骨髓液凝块切片不能观察组织结构,不能完全替代骨髓活检切片。

14. ACE

解析:骨髓切片确定原始细胞比例的准确性差,包括免疫组化阳性细胞的比例(BD 项不正确)。对 AL(尤其是 AML)基本类型的分类,需要原始细胞及其分化成熟细胞的明确比例。骨髓切片明确的 AL 或其基本类型,通常还需要进一步检查并进行 WHO 分类。

15. ABDE

解析:C 项,*IG* 重排的意义主要在于 B 细胞肿瘤,但需要结合临床特征、形态学与免疫表型等检查共同解读。

16. BE

解析:ACD 项,这三种淋巴瘤都是成熟的小细胞性,具有临床惰性经过;而大细胞性(BE 选项)因淋巴瘤细胞幼稚,细胞生物行为具有恶性程度高、进展较为快速的临床经过。

17. ABD

解析:转录本拷贝数与白细胞数量没有确定比例关系(C 项不正确)。*BCR::ABL1* 受转录活性影响,在同样一个 *BCR::ABL1* 阳性细胞中,较原始的细胞 *BCR::ABL1* 转录本含量比成熟的细胞明显高(可相差 200 倍),*ABL1* 则相对稳定。*BCR::ABL/ABL1* 比值不能简单理解为白血病细胞占有核细胞的百分比,但可以作为一项粗略估值。CML 患者的骨髓和外周血均可用于诊断及治疗过程中的分子学监测(E 项不正确),但《中国慢性髓性白血病诊疗监测规范(2014 年版)》建议治疗过程中一直采用外周血监测 *BCR::ABL* 转录本水平。

18. ABCD

解析:除孕妇外,分泌红细胞生成素(EPO)肿瘤和慢性缺氧相关的疾病也可见 RCM 升高(E 项不正确)。

19. ABCD

解析:血清 κ/λ 或 λ/κ 游离轻链比率≥100 为 PCM 的一个恶性生物学指标(E 项不正确)。

20. ACDE

解析:B 项不选,流式免疫表型和细胞形态学检查在成熟 B、T 细胞淋巴瘤具体类型诊断中,常缺乏特异性。

21. ABCD

解析:E 项不选,MICM 模式是实验室诊断广泛使用的但不是完美的诊断模式。

22. BCDE

解析:分子/基因组学技术是当今精细定义与诊断疾病的重要方法,但在许多疾病中不是唯一(A 项不正确)。

23. B

解析:除了形态学和流式免疫表型(少数例外)诊断的基本类型外,按诊断指标的先后顺序,一般是细胞毒或放疗治疗的临床特征指标具有优先性,其次是细胞遗传学和白血病融合基因指标,接着是特定基因突变指标(AML 伴 *NPM1* 突变和 *CEBFA* 双等位基因突变为无 MDS、MDS/MPN 病史和 MDS 相关细胞遗传学异常),MDS、MDS/MPN 病史指标或 MDS 相关细胞遗传学异常指标位于特定基因突变之后,最后是细胞形态学指标对剩下的 AML 进行分类。特殊情况下需要鉴别的其他类别见第五章。

24. ABCDE

解析:涉及诊断的基本规则与分类。经形态学和免疫表型基本分类后经进一步检测确定特定类型与非特定类型(细胞分化定义类型)。特殊情况下需要鉴别的其他类别见第五章。

25. ABCD

解析:AML 伴 MR 有四种情况(ABCD)。E 项情况,按 WHO(2022)诊断规则归类于 AML 伴其他特定类型。

26. ABCDE

解析:通过关键性诊断指标需要确定 WHO 分类中的特定类型与 NOS,分类遵从诊断的基本规则,特殊情况下需要鉴别的其他类别见第八章。

27. ABC

解析:按照 WHO(2017)规则,诊断 AML 伴 *NPM1* 突变,首先需要排除既往细胞毒/放疗病史(A 项),其次是平衡易位/倒位和/或所致基因融合的重现性遗传学异常(B 项),以及有 MDS、MDS/MPN 病史或有 MDS 相关细胞遗传学异常(C 项)AML 后,才能成立,本例报告都没有排除也没有提出完善检查的建议。E 项在本例 M5 诊断中依据缺乏,但不是特定类型诊断中考虑的重点。

28. C

解析:在 MPN 中,按诊断规则,应首先考虑的是 CML。*BCR::ABL1*(p210)阳性是 CML 定义与诊断指标,在 MPN 类型诊断中具有优先性,*BCR::ABL1* 阳性可以伴有 *JAK2* p.V617F 等基因突变。因此,只有 CML 伴血小板增多或骨髓纤维化,没有 ET 或 PMF 合并 CML(ABDE 项不正确)。在 ET、PMF 与 PV 中,*BCR::ABL* 阴性而 *CALR* 或 *MPL* 突变阳性在确诊 ET 或 PMF 中具有优先性。如果患者 Hb 增高(男 > 165g/L、女 > 160g/L,WHO 标准)、PLT 明显增高、WBC 轻度增高,*JAK2* p.V617F 突变阳性(*CALR*、*MPL* 突变阴性),则在确诊 PV 中有一定优先性。其他需要鉴别的情况见第七章。

29. C

解析:现有信息诊断(小)B 细胞淋巴瘤累及骨髓缺乏证据,也无 CLL 和 CLL/SLL 证据(WHO,2017 和 2022)。检出 CLL 细胞轻度增多,外周血中 $<5 \times 10^9/L$,且无淋巴结肿大、脾大,也无髓外淋巴组织受累,可能性最大的诊断为 MBL(C 项)。

30. C

解析:B-ALL 预后良好因素包括:诊断年龄 2～10 岁;对诱导治疗的快速反应(最重要的预后因素之一);治疗后无微小残留病灶;就诊时白细胞计数低于 $50 \times 10^9/L$;诊断时没有中枢神经系统疾病;高超二倍体(肿瘤细胞中 >50 条染色体)和 t(12;21)。预后不良因素包括:诊断时年龄 >10 岁或 <1 岁(因该组中频现 *KMT2A* 重排);对诱导化疗反应缓慢;治疗后存在微小残留病灶;诊断时白细胞计数高 >50×10⁹/L 或有中枢神经系统受累;亚二倍体(<46 条染色体);t(9;22);*BCR::ABL1*;*KMT2A* 重排;21 号染色体的内部扩增(iAMP21)。

31. A

解析:某些细胞遗传学异常(用常规核型方法获得)与 MDS 密切相关,以至于在没有骨髓异常增生情况下,血细胞持续减少 6 个月以上,可以认为是 MDS 的推定证据。这些异常包括:−7 或 del(7q);−5 或 del(5q);+21 或 −21;−17,i(17q),i 17p;del(11q);del(9q);+6;del(12p)或 12p;−13 或 del(13q)的不平衡易位,以及一些平衡易位。MDS 中最常见是 −5/5q− 和 −7/7q−,其他异常很少见;有些异常虽为常见,如 +8、del(20q)、−Y,因在健康个体中也可出现,没有形态学支持的情况下,不能推定为 MDS 的证据。

32. AE

解析:CD38 阳性和 ZAP-70 阳性是 CLL 的不良预后标记(A 项正确、B 项不正确)。有 del 13q14 的 CLL 个体通常有很长的生存时间(预后良好),*IGHV* 突变率 >2% 患者的预后比 ≤2% 或无突变者好。12 三体、17p 缺失和 11q 缺失都与不良预后相关,在不到一年的时间内淋巴细胞绝对计数翻倍也意味着预后不良(C、D 项)。

33. BDE

解析:WHO-HAEM5(2022)规定,由遗传学异常特征定义的 AML 中,除了 AML 伴 *CEBPA* 突变、AML 伴 *BCR-ABL1* 融合(A、C 项),包括 AML-MR 外,其他类型(如 BDE 项)已不强调原始细胞 ≥20% 基数。

34. ABCD

解析:E 项不选,在一些血液肿瘤(如治疗相关 AML 和 MDS)中,临床特征作为指标在最后类型归属中具有优先考虑。

35. ABCDE

解析:临床特征在血液肿瘤诊断中,常可以提供诊断性或方向性,尤其在某些特定情况下(见第四章)。

36. C

解析:在健康个体中,大部分轻链与重链结合,血清中只有低水平的FLC。其中FLC κ主要以22 500的单体形式存在,FLC λ主要以45 000的二聚体形式存在。这种差异导致FLC κ更容易被肾小球滤过,使血清中FLC κ/λ比率约为1:1.6。肾功能衰竭时,κ游离轻链的半衰期增加,游离轻链比率也可增高(可高达3:1)。单克隆丙种球蛋白病时,以其中一种成分明显增多,比例出现异常。如果是λ轻链单克隆丙种球蛋白病有肾功能衰竭者,κ/λ轻链比例可在正常范围或增高不太明显。

37. D

解析:细胞毒性T细胞和NK细胞免疫表型有相同(如E项)也有不同(如B、D项)。由于NK细胞在其发育过程中保留了胚系构型的TCR,故PCR检测*TRG*、*TRB*基因无重排是NK细胞区别于细胞毒性T细胞的最可靠方法之一(D项)。*TRG*、*TRB*基因单克隆重排(B项)和流式免疫表型检测到TCR αβ(罕见表达TCR γδ)都可以提示T-LGL。

38. B

解析:部分成熟T细胞肿瘤表现为突然发作的侵袭性,并可出现重叠的临床病理学特征,需要辅助多种检查进行鉴别诊断。选项中,T-LGLL和MF(AE项)因有惰性病程而可以排除。SS常是MF晚期并发症,不太可能突然发作;HTLV-1等血清学检测阴性。因此,最可能的诊断是T-PLL。除了侵袭性、播散性外,T-PLL还与显著的白细胞增高有关。

39. BCD

解析:AE项是PCM有关的指标,与区分症状性与冒烟性PCM无关。

40. B

解析:免疫表型CD34+,除了内皮细胞以及需要注意的假阳性外,是评判干细胞祖细胞性原始细胞的指标,但不是评判白血病性原始细胞的标准指标。

41. ABCD

解析:在CML诊断与预后、评判中,染色体核型分析极其重要。主要从三个方面,一是初诊时用于定义与诊断的Ph+和/或*BCR::ABL1*;二是诊断时有无主要途径异常用于评判预后;三是有无在病情中出现额外的克隆性染色体异常,用于评判疾病进展。WHO指标之一是"在诊断时Ph+细胞中出现其他克隆性染色体异常,包括主要途径异常(第二条Ph染色体、8号染色体三体、17q等臂染色体、19号染色体三体),复杂核型,或者3q26.2异常"。

42. D

解析:D项是见于儿童和成人的血液肿瘤,尤其是ANKL和地方型BL。

43. B

解析:初诊CML几乎不见淋巴结肿大。

44. ABCDE

解析:见第三章。

45. ABCDE

解析:参见第四章和第十一章。

46. BCE

解析:aCML 不是 CML 的不典型类型也不是变异类型,亦无 Ph 染色体和 / 或 *BCR::ABL1*(AD 项不正确)。

47. ABCD

解析:E 项,除了非常罕见病例外与 *JAK2* exon12 突变无关。

48. C

解析:在 MPN 中,*BCR::ABL1*(210)阳性为 CML 定义与诊断的指标,具有排他性,即使有 *CALR* 等突变。

(卢兴国　叶向军)

二、淋系肿瘤习题(多选题)

49. ABCE

解析:D 项遗传学异常不是 WHO 分类中遗传学异常定义的特定类型。

50. CD

解析:C 项,ALL 是原发骨髓,原始淋巴细胞比例≥20%。D 项仅用于发病时既有局部明显瘤块又有原始细胞明显增多时的 ALL 与 LBL 的区别,也是许多治疗方案界定白血病的原始淋巴细胞值。

51. BCDE

解析:A 项伴 iAMP21(21 号染色体部分扩增)是另一具有特定重现性遗传学异常的类型。

52. BCDE

解析:A 项,WHO 定义的重现性遗传学类型中无多倍体或嵌合体异常类型。B 项重排是 WHO-HAEM5 新增的 "ALL 伴其他遗传学异常定义" 中的亚型。

53. C

解析:C 项不是 ALL 诊断的基本项目,也不是特定检查。

54. BD

解析:ACE 项,这三个类型 ALL,需要原始淋巴细胞≥20%。淋系肿瘤伴酪氨酸激酶基因融合和 B-ALL 伴 t(5;14)(q31.1;q32.1);*IGH::IL3*,原始淋巴细胞可以 < 20%。

55. AE

解析:BCD 项中,B 项免疫表型是 B 细胞而不是 T 细胞系列;C 项原始淋巴细胞较多不是小型、胞质比高和形状规则;D 项在成人 ALL 中 *BCR::ABL1*(p210)相对少见,约占一半或一半以上为 p190 融合蛋白。

56. ABC

解析:TCF::PBX1 融合蛋白不是癌基因在异位高表达,iAMP21 是 21 号染色体部分扩增而不是内串联(DE 项不正确)。

57. BCE

解析:慢性 B 淋巴细胞增殖性疾病是(中)小型瘤细胞的惰性肿瘤,而 DLBCL 和 HGBL 是(中)大型瘤细胞的侵袭性肿瘤(AD 项不正确)。

58. ABD

解析:除了特定的形态学外,浆细胞克隆性常需要骨髓细胞流式免疫表型检测进行评判,细胞遗传学和分子检测也是评判的方法之一(CE 项不正确)。

59. A

解析:A 项是由于两者方法解读的细胞含义与意义不同。

60. BCE

解析:AD 项是浆母细胞(原始浆细胞)淋巴瘤的特点。

61. BCD

解析:AE 项不是 PCM 髓外浸润的特点。

62. ABDE

解析:C 项常是继发性或反应性的特点。

63. ABC

解析:D 项指标是 PCM 诊断的一项参考基值,E 项是评判克隆性增生和评估预后与分期的指标。

64. ABCE

解析:PCM 罕见于 35 岁以下(D 项不正确)。

65. BCE

解析:A、D 两项指标都达不到冒烟性 PCM 的诊断最低条件。

66. ABCD

解析:IgM 型 MGUS 常进展为 WM 或成熟 B 淋巴细胞淋巴瘤(E 项不正确)。

67. ABDE

解析:非 IgM 型 MGUS 无浆细胞增殖性疾病所致的末端器官损害(C 项不正确)。

68. BCE

解析:这三个类型具有形态学和免疫表型特征,最容易给出诊断。

69. D

解析:MALT 淋巴瘤常缺少血液骨髓形态学和 / 或免疫表型的特征性(现在用新的标记 MNDA 有助于诊断)。除了这个类型,FL 也常不易评判。

70. BCDE

解析:特定的 DLBCL 类型多,无髓外淋巴组织诊断的且初诊血液骨髓形态学和免疫表型明确诊断有一定难度,也常不能鉴别 DLBCL,NOS 与其他类型。

71. B

解析:大多数 FL 有 t(14;18)(q32;q21)易位。易位使 BCL2 与免疫球蛋白重链基因并置,导致 BCL2 蛋白过量产生,阻抑细胞凋亡。

72. B

解析:与结外边缘区淋巴瘤(MALT 淋巴瘤)相关的易位是 t(11;18)。这种易位最常见于胃 MALT 淋巴瘤(30%～50% 的病例),其他易位,在 MALT 淋巴瘤较少见。t(14;18)也见于 MALT 淋巴瘤,但与见于 FL 的 t(14;18)易位位点不同,用 FISH 方法可以区分。

73. D

解析:在大多数 T-PLL 患者中,骨髓结构被成片弥散的不典型淋巴细胞所破坏。免疫组化示肿瘤细胞癌性蛋白 TCL1 表达增加(最有意义)而不表达 CD1a。

74. CDE

解析:乳房植入物相关间变性大细胞淋巴瘤一般为惰性临床病程。出现积液而无肿块者,包膜切除术和乳房植入物移除后,预后良好。有明显肿块患者可有侵袭性临床病程,包膜切除术和植入物移除外,可能还需要化学治疗和 / 或放射治疗。

75. C

解析:细胞大小定义是形态学分类中需要参考的。成熟 B 淋巴细胞淋巴瘤分为小 B 细胞性和大 B 细胞性。NCCN,包括 WHO 定义的 LBCL(DLBCL)的瘤细胞核大小是以正常的巨噬细胞(组织细胞)胞核或淋巴细胞胞核来衡量的。

76. ABCE

解析:D 项不是评判 DLBCL-GCB 型的条件。

77. A

解析:成熟 B 淋巴细胞淋巴瘤骨髓浸润比 T 细胞淋巴瘤更常见(A 项);低级别 B 细胞淋巴瘤骨髓浸润比高级别 B 细胞淋巴瘤更常见(B 项不正确)。淋巴瘤浸润的各种模式中,小梁旁淋巴聚集常是 FL 累及骨髓的特征(C 项不正确)。SLL 骨髓弥漫性白血病性侵犯预后较差(D 项不正确)。

78. AC

解析:DLBCL 侵犯骨髓,有明显的脏器肿大等全身症状和血细胞异常;检查免疫表型 Ki-67 阳性,且指数高,BCL6 和 / 或 CD10 以及 CD20 阳性。

79. ACD

解析:HGBL 伴双打击或三打击是指 *MYC*、*BCL2* 与 *BCL6* 基因通过遗传学方法检测到 2 个或 3 个重排者。WHO-HAEM5 重新定义并更名为 DLBCL/HGBL 伴 *MYC/BCL2*,因 *MYC* 和 *BCL6* 重排者具有异质性而被排除。

80. BCDE

解析:A 项,SMZL 不常见 HCL 中的多毛细胞。

81. ACE

解析:cyclin1+ 在 MCL 有较高的特征性,但也可见于少数其他淋巴瘤和白血病,需要与其他信息一起解读(BD 项不正确)。

82. ABCD

解析:FL 侵犯血液骨髓时几乎都有 E 项异常所见。

83. D

解析:D 项 IgM 水平>30g/L 不是 WM 必须的。

84. ABDE

解析:HCL 绝大多数存在 *BRAF* V600E 突变而不是部分(C 项不正确)。

85. BCE

解析:WHO-HAEM5,认为 B-PLL 有异质性而不再使用这一病名,根据其异质性特点而被归类于三个类型(疾病)中(BCE 项)。

86. AC

解析:AC 分别为 CLL 免疫表型和细胞形态学的不典型表现。BDE 项不选为 BD 项所见分别示 CLL 疾病进展,E 项是 CLL 的预后评判指标。

87. DE

解析:原始淋巴细胞均为 CD45 弱表达或不表达(DE 项不正确)。

88. ACE

解析:AC 项,T 细胞与 NK 细胞表达与不表达相互颠倒了。 E 项,为 NK 细胞表达细胞毒标记。

89. B

解析:B 项,为 CD56 不表达或常不表达。

90. BCD

解析:BCD 三项指标检测常能反映 T-PLL 的异常特征,通过评判可以确诊。

91. BCDE

解析:相比 BCDE 四项,A 项在诊断中不是最重要的,且病例散发性分布与诊断无关。

92. BCDE

解析:A 项是疾病定义而不是诊断指标。

93. ABCD

解析:E 项是疾病定义。

94. ACDE

解析:B 项是 *TCR* 重排为阴性而不是阳性。WHO-HAEM5 将 CLPD-NK 重新取名为 NK 细胞大颗粒淋巴细胞白血病(NK-LGLL)

95. ABD

解析:C 项 ANKL *TCR* 重排为阴性。E 项,ANKL 常见于 40 岁以下,CLPD-NK 常见于 20～30 岁以上。

(卢兴国　叶向军)

三、髓系肿瘤习题（多选题）

96. ABCD

97. ABD

98. C

99. ABDE

100. D

101. A

102. ACDE

103. C

104. AC

105. AC

106. E

107. C

108. A

109. A

110. C

111. ABCDE

112. B

113. ABCD

114. BCD

115. ABCDE

116. C

117. ABD

118. A

119. ABC

120. ABE

121. D

122. ABE

123. BC

124. B

125. AD

126. C

127. ABCD

128. CD

129. C

130. ABCDE

131. ABC

132. CDE

133. ACD

134. ABCE

135. D

136. ACD

137. CD

138. D

139. BCD

140. AE

141. C

142. D

143. D

144. ABD

145. A

146. ABDE

147. ABCDE

148. E

149. BCD

150. C

（岳保红）

四、形态学习题（多选题）

151. C

解析:根据 WHO-HAEM4R 规定,C 项界定的是 AML 伴多系病态造血中的巨核细胞条件。

152. C

解析:根据 WHO-HAEM4R 规定,C 项界定的是 MDS 中的条件。

153. C

解析:巨核细胞病态主要在于胞核的小圆型,小圆核多个时胞体可以很大,与过去的 MDS 小巨核细胞概念不同。

154. D

解析:D 项特点小巨核细胞常是发育欠佳者,如 CML 中核叶少的小巨核细胞,但不是确切的 MDS 病态造血巨核细胞,也不一定全为核不分叶或核分叶减少者。幼巨核细胞和脱去(大)部分胞质的成熟巨核细胞的胞核也有相似形态。

155. BC

解析:AD 不选,为骨髓标本流式免疫表型检测常受血液稀释影响,且骨髓原始细胞不一定都是 CD34 阳性的,而且骨髓切片标本中计数的准确性比涂片差。

156. ABCD

解析:部分患者急性白血病,外周血白血病细胞比例较高时,需要重视血液标本检测的意义,尤其是 APL 可以为患者获得更早的治疗时间。

157. ABC

解析:检测血小板生成素受体基因 MPL 有无突变,与巨核细胞识别无关(D 项不正确)。在用于识别的标本(ABC 项)中,常规染色识别最差的是骨髓切片。除了 AML-M7 和 CML 巨核细胞变,其他髓系肿瘤原始巨核细胞和淋巴样巨核细胞数量少,流式方法不敏感或不重视而检测阴性。

158. A

解析:急性原始单核细胞白血病在外周血中,常见原始单核细胞,单核细胞常不明显增多。转化中单核细胞是受刺激的继发性形态学,常分布于涂片尾部区域。

159. ABCD

解析:选题项中,C 项因高度重叠在一起的胞核,可以视为大单个核、核分叶减少以及核深染的异常巨核细胞,尤其在骨髓切片中。

160. D

解析:D 项疾病都易见幼红细胞空泡,原始早幼红细胞空泡常比中晚幼红细胞明显。

161. ABCD

解析:凋亡细胞最常见于离体一定时间后的涂片标本。江南一带的梅雨季节,如果涂片厚、干燥慢或盛放于密封的塑料盒中,是最常见的发生有核细胞凋亡和红细胞溶解的因素,影响形态观察(需要加强质量管理予以改正)。在直接涂片中出现凋亡细胞常见于高增殖高凋亡血液肿瘤。

162. BD

解析:成熟 T 肿瘤细胞形态特点与成熟 B 肿瘤细胞的常见特点(AC 项)不同。

163. ABC

解析:不典型淋巴细胞与异型淋巴细胞源自 "atypical lymphocyte" 的译名。ELN 共识将不典型淋巴细胞概念加以扩展,分为三种情况(ABC 项)。

164. ABCD

解析:CD8 阳性细胞(细胞毒 T 细胞)和 NK 细胞为形态学上含有颗粒的 LGL,但以 NK 细胞为主。

165. ABCD

解析:国内异型淋巴细胞基本上都是指继发性或反应性的细胞,但当异型细胞明显异常（B）时需要注意是否转化为淋巴瘤细胞。

166. ABC

解析:细胞形态观察与涂片标本类型和涂片厚薄有关。通常情况下,观察红细胞、淋巴细胞和单核细胞血片比骨髓涂片为佳,这也是较多肿瘤性成熟淋巴细胞和单核细胞形态描述与诊断数值由血片来衡量的原因,但血片评判白血病原幼细胞比例常不如骨髓涂片。

167. ABCD

解析:骨髓涂片、骨髓印片、骨髓切片与外周血涂片,各有千秋,通常以骨髓涂片和/或骨髓切片为主进行互补。

168. ABCD

解析:骨髓印片虽有一些优点,但整体上的重要性明显不及骨髓涂片和切片。

169. C

解析:骨髓切片在观察细胞形态结构方面显著不如骨髓涂片,甚至不能观察。评判原始细胞的比例也一样。

170. A

解析:细胞化学 MPO 阳性是评判粒单系细胞白血病的重要指标,但在原始单核细胞中常见阴性。

171. ABCD

解析:巨核细胞形态学在不断深化。在 MPN 中,大而核叶增多的常是 ET,多形性的常是 PV,异型性常是 PMF,侏儒样常是 CML 的巨核细胞象特点。

172. BCD

解析:髓系原始细胞与髓系肿瘤原始细胞概念不同。在髓系肿瘤中,原始巨核细胞属于髓系肿瘤原始细胞。

173. BCD

解析:原始细胞等同意义细胞是意义上一样的细胞而不是真正的原始细胞。在急性(原始)单核细胞白血病和 CMML 中的幼单核细胞,在 APL 中的颗粒过多早幼粒细胞,在纯红系细胞白血病中的原始红细胞,都属于等同原始细胞意义的细胞,与原始细胞比例一起进行评判。

174. ABCD

解析:FAB 分类的重要性已经不在,但是仍有一些形态特征(CD 项)与预后有一定关系。

175. ACD

解析:原始红细胞是髓系原始细胞,不属于慢性髓系肿瘤中的原始细胞。

176. CD

解析:髓系肿瘤原始(粒)细胞分为颗粒和无颗粒两型,分别相当于 FAB 的 Ⅱ 型与 Ⅰ 型。

177. C

解析:Auer 小体自发现来的百年余中,一直是急性粒细胞和单核细胞白血病特异的形态学,其后陆续报道见于白血病性原始淋巴细胞和非白血病中的所谓"类似 Auer 小体",都不是真正的 Auer 小体。

178. D

解析:核质发育异常常是病态造血的一种,嗜苯胺蓝颗粒缺失与胞核幼稚是发育不同步的主要特点。

179. ABCD

解析:CML 大多数患者表现典型:白细胞计数明显增高,粒细胞增多,巨核细胞增多伴胞体偏小。Hb 轻微增高的少见,白细胞微增高和正常罕见,但都有一个共同的标准指标——*BCR::ABL1*(p210)阳性,且非其他血液肿瘤。

180. ABC

解析:除了 Auer 小体和符合原始粒细胞其他特点外,胞质可有少许颗粒,可有类似发育异常的高尔基体淡染区,尤其在 AML 伴 t(8;22)易位及 *RUNX1::RUNX1T1* 形成的类型中。

181. BD

解析:在各类原始细胞的免疫表型检测中,原始粒细胞、原始淋巴细胞 CD34 阳性率高,原始单核细胞、原始巨核细胞和原始红细胞 CD34 阳性率低。

182. ABCD

解析:MDS 的特征是无效造血而导致的外周血血细胞减少;骨髓增生与形态异常(病态造血)是 MDS 造血的基本特征;原始细胞增多是克隆性扩增的结果。

183. BD

解析:慢性髓系肿瘤中,aCML 与 CML 嗜碱性粒细胞增多有明显的程度差异;PMF、ET 和 PV 易见嗜碱性粒细胞,有若干提示意义但不是一项诊断指标。

184. BCD

解析:骨髓形态学(涂片或切片)报告结论需要符合临床送检的目的,也要符合检验的职责和建议的合理性。A 项不选,患者非血液病,血常规和骨髓象基本正常,这一报告的"基本正常"是可靠的检验结果,本身具有参考意义,建议临床医生结合检验结果和其他检查是很不恰当的。E 项不选,急性白血病是由形态学决定的,常无必要需要临床医生结合临床进行诊断,建议的白血病融合基因检查除外重现性遗传学异常类型,仅是白血病进一步类型诊断中需要多项检查中的一项,建议不恰当。

185. D

解析:APL 中,最常见的 Auer 小体结构是多条无单一方向的棒状结构。

186. A

解析:粒细胞嗜苯胺蓝颗粒与粒细胞集落刺激因子有关,通过药物或细菌等感染使血中浓度升高时,粒细胞增殖周期加快同时嗜苯胺蓝颗粒增多增粗,体现其强力的杀菌功能。

187. ABCD

解析:AML 伴 *NPM1* 突变有急性(原始)单核细胞白血病或类似 APL 变异型的形态学特点,免疫表型也常与 APL 高度相似。

188. BD

解析:MDS、CMML 和 aCML 均(可)见单核细胞增多,但增多的程度不同。CMML 是持续性明显增多($>10\%$ 且 $\geq 1 \times 10^9/L$)。O-CMML 是指单核细胞比例$\geq 10\%$ 而计数在$(0.5 \sim <1) \times 10^9/L$ 之间的 MDS 病例,CMUS 为无明显病态造血而有一个潜质未定的克隆性造血基因突变。

189. BD

解析:原幼细胞常见胞质嗜碱性和空泡形成,题中所列细胞都可见到,但胞质嗜碱性和蜂窝状空泡的则以红系肿瘤原始红细胞和大 B 淋巴瘤细胞为常见。

190. D

解析:PCM 诊断的关键指标是骨髓克隆性浆细胞$\geq 10\%$,并有≥ 1 项骨髓瘤定义事件(见第九章)。当骨髓中克隆性浆细胞$\geq 60\%$(证明克隆性的指标有浆细胞幼稚与异常,流式免疫表型检测表明为克隆性,免疫固定电泳检出克隆性免疫球蛋白等)并有>1 项指标证明时,确诊无疑,结合临床和其他检查已无确切意义。实验室确诊 PCM 证据不充分不完善或需要与浆母细胞淋巴瘤侵犯骨髓鉴别时,则需要结合这些信息。

191. ABC

解析:细胞形态学与病理组织学形态学,由于标本与染色不同,所见的特点亦不相同。D 项为组织病理学界定的大 B 淋巴瘤细胞大小。

192. B

解析:反应性淋巴聚集(淋巴小结)的数量常少,较少位于骨小梁旁,常见于小血管附近,主要由多形性小成熟淋巴细胞组成,免疫表型常见 B、T 细胞比例相近,还可见一些浆细胞、巨噬细胞,甚至肥大细胞、免疫母细胞与嗜酸性粒细胞。

193. BCD

解析:浆细胞异常增生或胞质免疫球蛋白过多,可以在胞质中析出类似 Auer 小体和雪花样晶体成分,常见于 PCM,也偶见于反应性浆细胞增生的其他疾病。

194. ACD

解析:胞质形态学上的差异与细胞器多少有一定关系,如 RNA 含量与胞质的嗜碱性相关。胞质细胞器丰富者胞质有厚实感。淋巴细胞细胞器少,染色后胞质有清薄之感,而微小巨核细胞则相反

195. ABC

解析:巨核细胞低核叶是明显可辨的核叶减少而类似轻度不规则状单个核 1～3

个和胞体胞核小型为主的巨核细胞,常见于 MDS 伴孤立 del(5q)等髓系肿瘤。小圆核是明显可辨的无重叠痕迹的单个核和散开的核(≥2 个),是病态造血的主要类型,常见于 MDS,包括伴孤立 del(5q),以及 MDS/MPN 和 AML。

196. AB

解析:在外周血出现的巨核细胞是小巨核细胞,主要是淋巴样和裸核的巨核细胞。在髓系肿瘤中,除了 AML、MDS/MPN 外,还常见于 CML 巨核细胞急变和 PMF。

197. AD

解析:巨核细胞的胞核小圆,按核数多少和细胞大小分为小圆核小巨核细胞和多小圆核大巨核细胞,后者最常见于 AD 项髓系肿瘤。

198. A

解析:骨髓中肥大细胞来源于造血干细胞。

199. ABCD

解析:给予粒细胞集落刺激因子会明显影响粒细胞的数量与形态,甚至在骨髓中出现类白血病象。

200. BC

解析:粒细胞病态形态常与胞质颗粒缺少有关。胞质嗜苯胺蓝颗粒增多是代偿性功能的反应。红系病态造血细胞是指有核红细胞中的异常,不包括红细胞异常。

201. A

解析:有特征的细胞常在不同疾病中部分出现,为形态学重叠,但侧重不同。仔细的形态学观察结合临床和其他检查往往可以做出区分。

202. D

解析:CML 急变时常见病态造血。

203. BCD

解析:在 MDS 中,原始细胞意义评判中不包括幼单核细胞,但有争议。

204. A

解析:在 CMML 中幼单核细胞视为原始细胞等同意义细胞。

205. ABCD

解析:AML,NOS 亚型分类,依据原始细胞及其后期粒细胞和 / 或单核细胞的比例确定。

206. BCD

解析:嗜苯胺蓝颗粒又称初级颗粒。次级颗粒是特异性颗粒(中性颗粒)的另一名称。乳铁蛋白也是杀菌物质,始见于中幼粒细胞。

207. ABCD

解析:细胞形态学检验与评判,需要不断实践与总结。

208. AD

解析:细胞形态学虽可以对部分标本作出提示,但明确的 B、T-ALL 证据唯有免疫表型。ALL-L3 是以白血病形式起病的成熟 B 淋巴细胞肿瘤中的一个类型。

209. AC

解析:诊断疾病都需要符合诊断标准。印象模糊的,需要在发出报告前查阅案头"工具书"。报告中提出的解释(如本例中的备注)很有必要,但必须是合理而适当的。如果解释超出了实验室诊断相关的内容或者从临床(医生)医生角度需要考虑的问题强加进来,都是不恰当的。

210. D

解析:APL 伴 *PML::RARA* 融合是以特定的 *PML::RARA* 而定义与诊断的,患者 100% 有 *PML::RARA*。

211. ABCDE

解析:WHO(2017)规定,初诊(原发)AML 伴多系病态造血,需要符合 ABCDE 各项条件。

212. ABC

解析:CLL/SLL 是总体病名,对于明确可以区分 CLL 与 SLL 的需要作出明确诊断,本例 CBC 不符合 CLL(WHO,2017),而免疫表型和遗传学检测并结合淋巴结肿大,SLL 血液骨髓侵犯是需要考虑的,没有"建议淋巴结活检诊断"也是欠缺的。

213. BC

解析:检验与报告者要有担当,给出的"骨髓造血良好"报告是明确而可靠的检验结果,是有供临床参考意义的报告。如果这样的"造血良好"的多学科整合报告也需要请临床医生结合临床是不当的。"建议结合临床"通常用于实验室检查有诊断方向或可疑疾病或实验室检测尚有不足需要临床进一步证实而不能及时联系临床者。

214. ABCD

解析:多学科信息整合涉及诊断规则(见第五章),这份报告不符合规则、缺乏责任心,也反映报告实验室质量管理上的问题。

215. ABC

解析:骨髓形态学诊断淋巴瘤具体的类型(亚型)侵犯常有难度。诊断需要足够充分的免疫组化证据并与临床特征、血液骨髓形态学、流式免疫表型和遗传学进行解读,还常需要寻找髓外病变淋巴组织进行活检诊断。对于证据不充分的更不能下超范围性诊断。对于检出类似的淋巴瘤细胞可以解释形式进行补充。

(戎永楚　董　教　陈宝炳)

附录三

髓系肿瘤和淋系肿瘤国际共识分类解读

髓系肿瘤和淋系肿瘤（血液肿瘤）国际共识分类（International Consensus Classification，ICC）是沿用 WHO 造血淋巴肿瘤分类（第 3 版、第 4 版）的产生方法与过程，并在 WHO 修订第 4 版（The revised 4th edition of the World Health Organization Classification of Haematolymphoid Tumours，HAEM4R）基础上进行的，并在 WHO-HAEM5 修订计划后推出的新分类，主要发表于 2022 年 *Blood* 和 *Virchows Archiv*。ICC 组织者美国血液病理学会（Society for Hematopathology，SH）和欧洲血液病理学协会（European Association for Haematopathology，EAHP）召集国际领先的病理、肿瘤、血液和遗传学家组成的临床咨询委员会（Clinical Advisory Committee，CAC），是 WHO-HAEM5 之前修订第 4 版、第 4 版和第 3 版的合作者。由于 WHO-HAEM5 同 WHO 其他系列的第 5 版肿瘤分类蓝皮书一致，采用了新方法：根据"知情文献计量学"的信息选择编委和作者。这与多年来造血淋巴肿瘤的 CAC 模式不同。于是 SH、EAHP 继续召集众多国际专家组成的 CAC，在 2021 年 9 月通过国际共识会议，独立开发髓系和淋系肿瘤的 ICC。

一、髓系肿瘤和急性白血病国际共识分类（ICC）

髓系肿瘤和急性白血病分类见表 1。

（一）骨髓增殖性肿瘤

骨髓增殖性肿瘤（myeloproliferative neoplasms，MPN）主要类别保持不变，新分子数据的不断整合以及形态学的更好理解，使得诊断标准有所更新。在慢性髓细胞白血病（chronic myeloid leukemia，CML）中，进展到晚期是 *BCR::ABL1* 持续活化、诱导白血病细胞增殖以及进一步的遗传不稳定性和 DNA 损伤的结果，导致克隆进化和获得 *BCR::ABL1* 激酶结构域内外的突变以及额外的染色体异常（additional chromosomal abnormalities，ACA）。因此，诊断时存在或治疗中获得主要途径 ACA，被认为是 CML 加速期（CML in accelerated phase，CML-AP）的标记。骨髓活检适用于符合 CML-AP 或急变期（blast phase，BP）以及临床病史提示疾病进展（如进行性脾肿大）的患者。而且这些患者与诊断时骨髓网状纤维增加与酪氨酸激

表 1　髓系肿瘤和急性白血病国际共识分类（ICC）

骨髓增殖性肿瘤（MPN）	骨髓增生异常综合征伴 del(5q)
慢性髓细胞白血病（CML）	骨髓增生异常综合征伴 *TP53* 突变
真性红细胞增多症（PV）	骨髓增生异常综合征,非特定类型（MDS,NOS）
原发性血小板增多症（ET）	MDS,NOS 不伴病态造血
原发性骨髓纤维化（PMF）	MDS,NOS 伴单系病态造血
PMF,早期 / 纤维化前期	MDS,NOS 伴多系病态造血
PMF,明显纤维化或纤维化期	骨髓增生异常综合征伴原始细胞增多
慢性中性粒细胞白血病（CNL）	骨髓增生异常综合征 / 急性髓系白血病（MDS/AML）
慢性嗜酸性粒细胞白血病,非特定类型（CEL,NOS）	MDS/AML 伴 *TP53* 突变的
MPN,不能分类型（MPN,U）	MDS/AML 伴骨髓增生异常相关基因突变
髓系 / 淋系肿瘤伴嗜酸性粒细胞增多和酪氨酸激酶基因融合	MDS/AML 伴骨髓增生异常相关细胞遗传学异常
髓系 / 淋系肿瘤伴 *PDGFRA* 重排	MDS/AML,非特定类型
髓系 / 淋系肿瘤伴 *PDGFRB* 重排	**儿童和 / 或胚系突变相关疾病**
髓系 / 淋系肿瘤伴 *FGFR1* 重排	幼年型粒单核细胞白血病
髓系 / 淋系肿瘤伴 *JAK2* 重排	幼年型粒单核细胞白血病样肿瘤
髓系 / 淋系肿瘤伴 *FLT3* 重排	Noonan 综合征相关的骨髓增殖性疾病
髓系 / 淋系肿瘤伴 *ETV6::ABL1*	儿童难治性血细胞减少症
肥大细胞增多症	血液肿瘤伴胚系易感性
骨髓增生异常 / 骨髓增殖性肿瘤（MDS/MPN）	**急性髓系白血病**
慢性粒单核细胞白血病（CMML）	**唐氏综合症相关骨髓增殖**
意义未明克隆性血细胞减少伴单核细胞增多症	**原始浆细胞样树突细胞肿瘤**
意义未明克隆性单核细胞增多症	**系列未明急性白血病**
不典型慢性粒细胞白血病（aCML）	急性未分化型白血病
MDS/MPN 伴血小板增多和 *SF3B1* 突变	混合表型急性白血病（MPAL）伴 t(9;22)(q34.1; q11.2);*BCR::ABL1*
MDS/MPN 伴环形铁粒幼细胞和血小板增多,非特定类型	MPAL,伴 t(v;11q23.3);*KMT2A* 重排
MDS/MPN,非特定类型	MPAL,B 系 / 髓系,NOS
肿瘤前克隆性血细胞减少和骨髓增生异常综合征	MPAL,T 系 / 髓系,NOS
意义未明克隆性血细胞减少症	**B 淋巴细胞白血病 / 淋巴瘤**
骨髓增生异常综合征伴 *SF3B1* 突变	**T 淋巴细胞白血病 / 淋巴瘤**

酶抑制剂治疗第一年主要分子反应率的降低相关。ICC 诊断 CML-AP 和 CML-BP 的血液或骨髓原始细胞阈值仍然为 10%～19% 和≥20%。外周血或骨髓原始淋巴细胞增加（>5%）可能表明即将发生急淋变,此时应积极进行遗传学等检查（表 2）。需要注意的是,其他分类和风险分层系统,包括国际血液和骨髓移植登记处、MD 安德森癌症中心和欧洲白血病网,都将急变的原始细胞阈值定义为 30% 以上,并常被用作临床试验的合格标准。

表 2　CML 加速期和急变期诊断标准

加速期	急变期
骨髓或外周血原始细胞 10%～19%	骨髓或外周血原始细胞≥20%
外周血嗜碱性粒细胞≥20%	髓系肉瘤 **
Ph+ 细胞中存在额外的克隆性细胞遗传学异常（ACA）*	存在形态学明显的原始淋巴细胞（>5%）需要考虑急淋变 ***

* 第二个 Ph，8 三体，17q 等臂染色体，19 三体，复杂核型，或 3q26.2 异常。** 髓外原始细胞增殖。
*** 需要免疫表型确认淋系

经典 *BCR::ABL1* 阴性 MPN 类型包括真性红细胞增多症（polycythemia vera，PV）、原发性血小板增多症（essential thrombocythemia，ET）和原发性骨髓纤维化（primary myelofibrosis，PMF）。对这些病例进行分类的主要目的是减少诊断不确定性,尤其是血小板计数升高的初始/早期疾病阶段,并优化患者的临床管理。将分子所见与骨髓形态学和血细胞计数相结合仍然是诊断的基石。重要的是,形态学诊断不仅应关注巨核细胞异形性,还必须考虑其他特征模式,如年龄相关的细胞构成、骨髓纤维化背景下红系造血和中性粒细胞造血改变。巨核细胞密集聚集（3 个或更多巨核细胞相邻,中间没有其他骨髓细胞）常被认为是 PMF 前期的形态学标记,但也不排除 ET。与纤维化前期相比,ET 通常为正常白细胞计数、无贫血、正常乳酸脱氢酶、脾肿大少见以及骨髓切片 CD34 细胞数量较少。两者的区别很重要,ET 发生重大出血事件的风险较低,10 年骨髓纤维化进展（即 ET 后骨髓纤维化）风险显著较低,范围在 0.8%～4.5% 之间,疾病进展原始细胞超过 20% 的风险很低（表 3～表 5）。

表 3　PV 和 PV 后骨髓纤维化（post-PV MF）诊断标准

PV	post-PV MF
主要标准 1. 血红蛋白浓度升高或红细胞比容升高或红细胞量增加 * 2. 存在 *JAK2* p.V617F 或 *JAK2* 外显子 12 突变 ** 3. 骨髓活检显示相应年龄的细胞增多伴三系增殖（全髓增生）,包括显著的红系、粒系,多形性成熟巨核细胞增多,无异形性 **次要标准** 血清红细胞生成素水平低于正常	**必要标准** 1. 既往为明确的 PV 2. 骨髓纤维化 2 级或 3 级 **附加标准** 1. 贫血（低于相应年龄、性别和海拔高度的参考范围）或持续失去针对红细胞增多症的放血（在没有降细胞治疗病例中）或降细胞治疗的需要 2. 幼粒幼红细胞血象 3. 可触及脾肿大者从基线增加>5cm,或出现新的可触及的脾肿大 4. 出现以下任何 2 项（或全部 3 项）全身症状:6 个月内体重减轻>10%,盗汗、不明原因发热（>37.5℃）

续表

PV	post-PV MF
诊断需满足所有 3 个主要标准或前 2 个主要标准加上次要标准 ***	诊断需要符合所有必要标准和至少 2 条附加标准确定

* 诊断阈值：血红蛋白为男性＞165 g/L，女性＞160g/L；红细胞比积为男性＞49%，女性＞48%；红细胞量为高于平均正常预测值＞25%。** 建议对 *JAK2* V617F 使用高灵敏度检测（灵敏度水平＜1%）；在阴性情况下，考虑在外显子 12 至 15 中寻找非经典或不典型 *JAK2* 突变。*** 对于持续绝对红细胞增多（男性 Hb＞185g/L 或女性＞165g/L，男性红细胞比积＞55.5% 或女性＞49.5%），且有 *JAK2* V617F 或 *JAK2* exon 12 突变者可不需要骨髓活检

表 4 ET 和 ET 后骨髓纤维化（post-ET MF）诊断标准

ET	post-ET MF
主要标准 1. 血小板计数≥450×10⁹/L 2. 骨髓活检示巨核细胞为主的增殖，伴增大的成熟巨核细胞数量增加，核呈高分叶鹿角状，不常见密集簇 *；中性粒细胞或红细胞生成没有显著增加或左移；无相关骨髓纤维化† 3. 不符合 *BCR::ABL1* 阳性 CML 以及 PV、PMF 或其他髓系肿瘤的诊断标准 4. *JAK2* 或 *CALR* 或 *MPL* 突变‡ **次要标准** • 存在（其他）克隆性标记§ 或无反应性血小板增多的证据‖	**必要标准** 1. 既往为明确的 ET 2. 骨髓纤维化 2 级或 3 级 **附加标准** 1. 贫血（即低于相应年龄、性别和海拔高度的参考范围）和血红蛋白浓度从基线下降＞20g/L 2. 幼粒幼红细胞血象 3. 可触及脾肿大者从基线增加＞5cm 或出现新的可触及的脾肿大 4. LDH 水平升高 5. 出现以下任何 2 项（或全部 3 项）全身症状：6 个月内体重减轻＞10%、盗汗、不明原因发热（＞37.5℃）
诊断需要所有主要标准或前 3 个主要标准加上次要标准	诊断需要所有必要标准和至少 2 条附加标准

* ≥3 个巨核细胞相邻，中间没有其他骨髓细胞；伴随粒细胞增殖的巨大巨核细胞（＞6 个）簇增加是 pre-PMF 的形态学标记（表 5）。† 极少数情况下，最初诊断时可出现网状纤维轻微增加（1 级）。‡ 建议使用高灵敏度法检测 *JAK2* V617F（灵敏度水平＜1%）与 *CALR* 和 *MPL*（灵敏度水平 1%～3%）；在阴性情况下，考虑检查非经典 *JAK2* 和 *MPL* 突变。§ 通过细胞遗传学或敏感的 NGS 技术进行评估。‖ 血小板反应性增多见于缺铁、慢性感染、慢性炎症性疾病、药物治疗、肿瘤或脾切除等

表 5 PMF 诊断标准

PMF，早期 / 纤维化前期（pre-PMF）	PMF，明显纤维化期
主要标准 1. 骨髓活检显示巨核细胞增殖和异形，* 骨髓纤维化评级＜2，年龄相应的骨髓细胞增多、粒细胞增殖和（通常）红系细胞生成减少 2. *JAK2*、*CALR* 或 *MPL* 突变† 或存在另一种克隆性标记‡ 或无反应性的骨髓网状纤维化§ 3. 不符合 *BCR::ABL1* 阳性 CML，以及 PV、ET、MDS 或其他髓系肿瘤的诊断标准	**主要标准** 1. 骨髓活检显示巨核细胞增殖和异形，* 伴 2 级或 3 级网状和 / 或胶原纤维化 2. *JAK2*、*CALR* 或 *MPL* 突变† 或存在另一种克隆性标记‡ 或无反应性的骨髓纤维化§ 3. 不符合 ET、PV、*BCR::ABL1* 阳性 CML、MDS 或其他髓系肿瘤的诊断标准‖

PMF，早期 / 纤维化前期（pre-PMF）	PMF，明显纤维化期
次要标准 • 非并发症导致的贫血 • 白细胞增多≥11×10⁹/L • 可触及的脾肿大 • 乳酸脱氢酶水平高于参考范围上限	次要标准 • 非并发症导致的贫血 • 白细胞增多≥11×10⁹/L • 可触及的脾肿大 • 乳酸脱氢酶水平高于参考范围上限 • 幼粒幼红细胞血象
pre-PMF 或明显 PMF 的诊断需满足所有 3 个主要标准和至少 1 个次要标准并 2 次连续测定确认	

* pre-PMF 和明显 PMF 巨核细胞形态学常比其他 MPN 类型有更显著的异形性，包括小到巨大的以及普遍存在严重的成熟缺陷（云状、分叶状和深染的胞核）和异常大而致密的簇（大多数＞6 个）巨核细胞紧密相邻。† 建议使用高灵敏度法检测 JAK2 V617F（灵敏度水平＜1%）与 CALR 和 MPL（灵敏度水平 1%～3%）；在阴性情况下，考虑检查非经典 JAK2 和 MPL 突变。‡ 通过细胞遗传学或敏感的 NGS 技术进行评估；检测到髓系肿瘤相关突变（如 ASXL1、EZH2、IDH1、IDH2、SF3B1、SRSF2 和 TET2 突变）支持疾病为克隆性质。§ 继发于感染、自身免疫性疾病或其他慢性炎症性疾病、多毛细胞白血病或其他淋系肿瘤、转移性恶性肿瘤或毒性（慢性）骨髓病的轻微网状纤维化（1 级）。‖ 单核细胞增多可在诊断时或在 PMF 过程中出现；在这些病例中，有 MPN 病史可以排除 CMML，较高的 MPN 相关驱动突变变异等位基因频率，也支持 PMF 伴单核细胞增多的诊断

通过变异等位基因频率（variant allele frequency，VAF）最小灵敏度为 1% 的高灵敏度单一靶序列，定量逆转录酶 - 聚合酶链反应（RT-qPCR）、数字液滴 PCR（ddPCR）或多靶序列组合 / 二代测序（next generation sequencing，NGS）分析，可以准确鉴定 MPN 相关驱动突变：JAK2 V617F、JAK2 外显子 12、MPL p.W515L/K 和钙网蛋白（CALR），检出突变对支持 PV、ET 或 PMF 的诊断以及区分三阴性病例很重要。在三阴性病例中，鼓励寻找 JAK2 和 MPL 非经典突变（后者用于疑似 ET 和 PMF 者），而 JAK2 p.V617F VAF ＜1% 者应提示寻找共存的 CALR 或 MPL 经典突变。在 PV 中，JAK2 p.V617F 的高 VAF 与较大年龄、较高血红蛋白水平、白细胞增多和较低血小板计数相关。JAK2 外显子 12 突变病例在预后上与 JAK2 V617F 突变病例相似，尽管它们可能发生在较年轻者中，而且一部分可能以孤立性红细胞增多伴骨髓红系增生为特征，所以全髓增生诊断标准可能对该部分患者不适用。

慢性中性粒细胞白血病（chronic neutrophilic leukemia，CNL）是以中性粒细胞持续增多和脾肿大为特征的罕见的 BCR::ABL1 阴性 MPN（表 6）。大多数 CNL 预后较差，平均总生存期为 1.8 年。集落刺激因子 3 受体（CSF3R）驱动突变是 CNL 的诊断性遗传学特征。大多数病例中还可检测到额外突变，如 SETBP1、ASXL1 和 SRSF2 以及信号通路基因突变。无 CSF3R 突变不排除 CNL 的可能性。在 CNL 初诊中，明显的单核细胞增多、嗜碱性粒细胞增多、嗜酸性粒细胞增多或存在粒细胞病态造血，需要进行严格的鉴别诊断。与先前确定的标准相比，ICC 建议将 CSF3R T618I 或其他 CSF3R 活化突变者的白细胞增多阈值从≥25×10⁹/L 降至≥13×10⁹/L。由于骨髓中性粒细胞增多，粒红比可超过 20∶1。在大多数病例中，原始粒细胞＜5%、无 Auer 小体、粒细胞无病态造血特征。外周血或骨髓原始细胞增

加（10%～19%）以及进行性脾肿大和血小板减少，表明疾病转化（进展）为加速期，≥20%定义为急变。

表 6　CNL 诊断标准

1. 外周血白细胞计数≥$13×10^9$/L，* 分叶核中性粒细胞加杆状核中性粒细胞≥80%。无明显粒细胞病态造血。中性粒细胞前体（早幼粒细胞、中幼粒细胞和晚幼粒细胞）<10%。原始细胞罕见。单核细胞<10%†
2. 骨髓细胞增多，中性粒细胞百分比和绝对数量增加，成熟正常
3. *CSF3R* T618I 或其他 *CSF3R* 活化突变或持续性中性粒细胞增多（≥3 个月），脾肿大以及没有可识别的反应性中性粒细胞增多的原因，包括无浆细胞肿瘤，或者存在浆细胞肿瘤，则通过细胞遗传学或分子检查证明髓细胞的克隆性
4. 不符合 CML、PV、ET、PMF 或髓系/淋系肿瘤伴嗜酸性粒细胞增多和酪氨酸激酶基因融合诊断标准

　* 在缺乏 *CSF3R* T618I 或其他活化 *CSF3R* 突变的病例中，WBC 需要≥$25×10^9$/L。† 外周血或骨髓原始细胞 10%～19% 代表 CNL 加速期；≥20% 原始细胞代表急变期

　　慢性嗜酸性粒细胞白血病，非特定类型（chronic eosinophilic leukemia, not otherwise specified, CEL, NOS）是一种以持续性嗜酸性粒细胞增多为特征，不符合其他遗传学定义实体标准的 MPN（表 7）。NGS 突变分析有助于确定多数嗜酸性粒细胞疾病病例中的克隆性。但与其他髓系肿瘤一样，NGS 数据在嗜酸性粒细胞疾病中应用有挑战性，因不确定潜能克隆性造血（clonal hematopoiesis of indeterminate potential, CHIP）普遍存在，并且在使用 NGS 数据来定义克隆性方面存在技术限制。CEL, NOS 的骨髓常为细胞过多，伴有巨核细胞病态造血，其他系列病态造血特征不定，且常有嗜酸性粒细胞浸润相关的显著纤维化。骨髓异常组织病理学现在纳入 CEL, NOS 的诊断标准，可以更明确地确认 CEL, NOS 的肿瘤性质，并更好地区分相关实体特发性高嗜酸性粒细胞综合征（idiopathic hypereosinophilic syndromes, iHES）和意义未明 HE（HE of unknown significance, HEus）。iHES 特点包括：①持续性外周血嗜酸性粒细胞增多；②与嗜酸性粒细胞浸润有关的器官损害；③无已知的反应性、家族性或肿瘤性病因，并排除淋巴细胞变异型 HES。HEus 为持续性 HE，但没有相关的器官损伤。除嗜酸性粒细胞增多外，iHES 和 HEus 的骨髓在形态上不显著。CEL, NOS 和 iHES 的细化标准见表 7 和表 8。

表 7　慢性嗜酸性粒细胞白血病，非特定类型（CEL, NOS）诊断标准

1. 外周血嗜酸性粒细胞过多（嗜酸性粒细胞计数≥$1.5×10^9$/L 且嗜酸性粒细胞≥10%）
2. 外周血和骨髓中原始细胞<20%，不符合 AML 的其他诊断标准 *
3. 无酪氨酸激酶基因融合，包括 *BCR::ABL1* 以及 *ABL1*、*PDGFRA*、*PDGFRB*、*FGFR1*、*JAK2* 或 *FLT3* 与其他伙伴融合
4. 不符合其他明确定义的 MPN、CMML 或 SM 的标准†
5. 骨髓细胞增多伴巨核细胞病态造血，可有其他系列病态造血，常有明显纤维化，有嗜酸性粒细胞浸润或骨髓中原始细胞≥5% 和/或外周血中≥2%

6.有克隆性细胞遗传学异常和 / 或体细胞突变的证据 ‡

诊断需要满足所有 6 个标准

　*排除原始细胞<20% 的伴重现性遗传学异常 AML。†嗜酸性粒细胞增多可见于 SM。不过，"真正的" CEL，NOS 可能以 SM 伴相关髓系肿瘤（SM-AMN）的形式出现。‡在没有克隆性细胞遗传学异常和 / 或体细胞突变或原始细胞增多病例中，骨髓发现持续性嗜酸性粒细胞增多，排除其他嗜酸性粒细胞增多原因足以支持诊断

表 8　特发性高嗜酸性粒细胞综合征（iHES）诊断标准

1. 持续性外周血嗜酸性粒细胞过多（嗜酸性粒细胞计数 ≥ 1.5×10^9/ 且 ≥ 10%）*

2. 组织因嗜酸性粒细胞浸润导致的器官损伤和 / 或功能障碍 †

3. 无反应性嗜酸性粒细胞过多和明确的自身免疫性疾病或肿瘤

4. 排除淋巴细胞变异型高嗜酸性粒细胞综合征 ‡

5. 除嗜酸性粒细胞增多外，骨髓细胞和形态在正常范围内

6. 无分子遗传学克隆异常，但需注意不确定潜能克隆性造血（CHIP）

诊断需要满足所有 6 个标准。

　*若有病史，嗜酸性粒细胞增多最佳为至少持续 6 个月。†意义未明嗜酸性粒细胞增多症无组织损伤，但其他诊断标准相同。‡必须通过免疫表型分析检出异常 T 细胞群，分子学分析 T 细胞受体克隆性重排为非必须项目

　　MPN，不能分类型（MPN,unclassifiable,MPN-U）是一种适用于具有 MPN 临床、形态学和分子学特征又不能明确诊断为特定的 MPN 类型者（表 9）。它也适用于处于非常早期病例，所需的诊断特征尚未完全发展且未达到相关诊断阈值，需要密切监测（随访）常可以确定其特定的 MPN 类型。MPN-U 还包括出现内脏或门静脉血栓形成但不符合既定 MPN 类型标准患者。在诊断时有明显的粒系病态造血、红系病态造血或单核细胞绝对增多的病例中，整合分子数据和仔细评估骨髓特征是区别 MDS 或 MDS/MPN 以及 MPN 晚期疾病进展的关键。需要注意的是 MPN-U 可能有 MPN 分子证据，其中并存的肿瘤或炎症性疾病可能会掩盖一些特征性的形态学诊断特征。

表 9　MPN-U 的诊断标准

1. 存在 MPN 的临床和血液学特征 *

2. JAK2、CALR 或 MPL 突变 †或存在其他克隆性标记 ‡

3. 不符合其他 MPN 类型、MDS、MDS/MPN § 或 CML 的诊断标准

诊断需要满足所有 3 个标准。

　*在骨髓纤维化病例中，必须排除反应性，特别是继发于感染、自身免疫性疾病或其他慢性炎症、多毛细胞白血病或淋系肿瘤、转移性肿瘤或中毒性（慢性）骨髓病所致者。†建议使用高灵敏度法检测 JAK2 p.V617F（灵敏度水平<1%）与 CALR 和 MPL（灵敏度水平 1%～3%）；在阴性情况下，考虑检查非经典 JAK2 和 MPL 突变。‡通过细胞遗传学或敏感的 NGS 技术进行评估；检测到髓系肿瘤相关突变（如 ASXL1、EZH2、IDH1、IDH2、SF3B1、SRSF2 和 TET2）支持疾病克隆性质。§有骨髓增生异常特征病例中，必须排除任何既往治疗的影响、严重的合并症和疾病自然进展中的变化

（二）髓系 / 淋系肿瘤伴嗜酸性粒细胞增多和酪氨酸激酶基因融合

类别名称由之前髓系 / 淋系肿瘤伴嗜酸性粒细胞增多（myeloid/lymphoid neoplasm with eosinophilia，M/LN-eo）和基因重排更改为 M/LN-eo 和酪氨酸激酶（tyrosine kinase，*TK*）基因融合（表10），以示这类造血肿瘤潜在的分子遗传学变化。M/LN-eo 常表现为伴嗜酸性粒细胞增多的慢性髓系肿瘤，临床和组织病理学上类似于 CEL，NOS、其他 MPN、骨髓增生异常-骨髓增殖性肿瘤（myelodysplastic/myeloproliferative neoplasm，MDS/MPN）、MDS 或系统性肥大细胞增多症（systemic mastocytosis，SM），或表现为 T 或 B 急性原始淋巴细胞白血病 / 淋巴瘤（acute lymphoblastic leukemia/lymphoma，ALL）、急性髓细胞白血病（acute myeloid leukemia，AML）、MPN 急变期或混合表型急性白血病（mixed phenotype acute leukemia，MPAL）。本类别髓外表现或受累很常见。表现为伴 TK 基因融合 ALL 的 M/LN-eo 病例不同于 *BCR::ABL1* 样 B-ALL 和原发 T-ALL，不仅累及原始淋巴细胞，还累及背景髓细胞。在最初提议作为暂定病种后，得到多项研究的支持，M/LN-eo 伴 t（8；9）（p22；p24.1）/ *PCM1::JAK2* 现被接受为正式类型。其他 *JAK2* 重排肿瘤，如 t（9；12）（p24.1；p13.2）/ *ETV6::JAK2* 和 t（9；22）（p24.1；q11.2）/ *BCR:JAK2*，缺乏如 *PCM1::JAK2* 特征的红系微肿瘤样独特的组织病理学特征，但有类似的临床和遗传学特征，并被视为 t（8；9）（p22；p24.1）/*PCM1::JAK2* 的遗传学变异型。该类新成员包括伴 t（9；12）（q34.1；p13.2）/ *ETV6::ABL1* 的 M/LN-eo 和伴 *FLT3* 重排的 M/LN-eo。最常见的 *FLT3* 重排是 t（12；13）（p13.2；q12.2）/ *ETV6::FLT3*，其他伙伴基因见表10。*FLT3* 重排 M/LN-eo 经常表现为 T-ALL 或髓系肉瘤伴随骨髓中 MPN 样特征，伴或不伴嗜酸性粒细胞增多。不考虑伙伴基因，*FLT3* 重排 M/LN-eo 似乎对 FLT3 抑制剂敏感。M/LN-eo 伴 t（9；12）（q34.1；p13.2）/ *ETV6::ABL1* 与 CML 有许多共同的临床和实验室特征，伴频繁的嗜酸性粒细胞增多，慢性期发病为主，急粒变期或急淋变期也有。酪氨酸激酶抑制剂（tyrosine kinase inhibitors，TKI），尤其是第二代 TKI 对 *ETV6::ABL1* 患者治疗有效。*ABL1* 与 *BCR* 外的其他伙伴基因融合，主要表现为 *BCR::ABL1* 样 B-ALL 或新发 T-ALL，很少表现为髓系肿瘤。随着在临床上越来越多地使用 RNA 测序，可能会在 M/LN-eo 中鉴定出伴 *ABL1* 重排的其他隐蔽异常。

表10 M/LN-eo 和酪氨酸激酶基因融合遗传学异常、临床表现和靶向治疗

TK 基因	最常见融合	伙伴基因 / 变异型	典型临床表现和骨髓表型	靶向治疗
PDGFRA	4q12 隐蔽缺失 / *FIP1L1::PDGFRA*	*CDK5RAP2，STRN，KIF5B，NKS2，ETV6，BCR*	常见：CEL 样骨髓，常累及髓外；其他：B-ALL/LL、AML 或肥大细胞增殖	对 TKI 反应极好
PDGFRB	t（5；12）（q32；p13.2）/ *ETV6::PDGFRB*	>30 个伙伴基因，隐蔽的	常见：CEL 样或单核细胞增多伴嗜酸性粒细胞增多；其他：ALL/LB L、AML 或肥大细胞增殖	对 TKI 反应极好

TK 基因	最常见融合	伙伴基因/变异型	典型临床表现和骨髓表型	靶向治疗
FGFR1	t(8;13)(p11.2; q12.1)/ *ZMYM2::FGFR1*	15 个伙伴基因,包括 *BCR*	常见:髓外 T-ALL/LL 伴骨髓 MPN 样或 MPN 急变期;其他:B-ALL/LBL、髓系肉瘤、AML 或 MPAL	对 FGFR 抑制剂(如培米加替尼)有高反应率,特别是慢性期病例
JAK2	t(8;9)(p22;p24.1)/ *PCM1::JAK2*	*ETV6* 和 *BCR*	常见:MPN 或 MDS/MPN 样骨髓伴嗜酸性粒细胞增多;其他:B 和 T-ALL/LB L 伴骨髓 MPN	对鲁索替尼反应有限
FLT3	t(12;13)(p13.2; q12.2)/ *ETV6::FLT3*	*ZMYM2*,*TRIP11*, *SPTBN1*,*GOLGB1*, *CCDC88C*, *MYO18A*,*BCR*	伴 CEL 样或 MDS/MPN 骨髓特征的 T-ALL/LL 或髓系肉瘤	对特定 FLT3 抑制剂反应不一
ETV6::ABL1	t(9;12)(q34.1; p13.2)/ *ETV6::ABL1*	未知	CML 样伴慢性或急变期频繁的嗜酸性粒细胞增多	对第二代 TKI 反应不一

(三)肥大细胞增多症

肥大细胞增多症是以克隆性肥大细胞浸润骨髓、皮肤、胃肠道、肝脏和/或脾脏等不同组织为特征的肿瘤性疾病。肥大细胞增多症有 2 种主要类型:皮肤肥大细胞增多症和 SM。前者主要影响儿童,疾病几乎都局限于皮肤;后者以皮肤外受累为特征,皮肤受累证据不定。有 5 种 SM 亚型(也称为变异型):惰性 SM(indolent SM,ISM)、冒烟性 SM(smoldering SM, SSM)、侵袭性 SM(aggressive SM,ASM)、肥大细胞白血病和 SM 伴相关血液肿瘤(SM with an associated hematologic neoplasm,SM-AHN)。后一类型在 ICC 中更改为 SM 伴相关髓系肿瘤(SM with an associated myeloid neoplasm,SM-AMN)。ISM 的一种临床病理学变异型,称为骨髓肥大细胞增多症(BM mastocytosis,BMM),特征是骨髓浸润程度有限,无皮肤病损,血清类胰蛋白酶水平正常或轻度升高,年龄较大,男性占优势,并且还有描述与膜翅目叮咬的严重过敏反应强相关(表 11)。

ICC 对诊断 SM 标准进行了改进(表 12)。这些标准主要基于形态学。由于在常规染色切片中可能不容易识别出典型的多灶性致密肥大细胞聚集体,因此添加了类胰蛋白酶和 KIT(CD117)免疫反应性指标,以确保正确识别肥大细胞。在相当大比例的 SM 病例中发现异常表达 CD30,已作为额外的免疫表型所见添加到第 2 条次要标准中。肥大细胞增殖相关嗜酸性粒细胞增多作了重要修改,凡是鉴定出 1 种与 M/LN-Eo 相关酪氨酸激酶基因融合则排除 SM 诊断。"疾病负荷"标准(即"B"所见)已用于区分冒烟性 SM 和惰性 SM,特别是与标准 2 相关已被简化(表 13)。"C"所见与之前的分类没有变化。

表 11 肥大细胞增多症亚型(变异型)

1. 皮肤肥大细胞增多症(CM)

 (1)色素性荨麻疹(UP)/斑丘疹皮肤肥大细胞增多症(MPCM)

 (2)弥散性皮肤肥大细胞增多症(DCM)

 (3)皮肤肥大细胞瘤

2. 系统性肥大细胞增多症(SM)

 (1)惰性系统性肥大细胞增多症(ISM,包括骨髓肥大细胞增多症)*

 (2)冒烟性系统性肥大细胞增多症(SSM)*

 (3)侵袭性系统性肥大细胞增多症(ASM)*

 (4)肥大细胞白血病(MCL)

 (5)系统性肥大细胞增多症伴相关髓系肿瘤(SM-AMN)

3. 肥大细胞肉瘤(MCS)

*这些变异型系统性肥大细胞增多症诊断需要与 B 和 C 类所见相关

表 12 系统性肥大细胞增多症诊断标准

主要标准
• 骨髓和/或其他皮外器官切片中检测到类胰蛋白酶和/或 CD117 阳性的肥大细胞多灶性致密性浸润(≥15 个肥大细胞聚集)*

次要标准
• 骨髓活检或其他皮外器官切片中>25% 的肥大细胞为梭形或呈现不典型的不成熟形态†
• 除了肥大细胞标记外,骨髓、外周血或其他皮外器官中肥大细胞还表达 CD25、CD2 和/或 CD30
• 骨髓、外周血或其他皮外器官中检测到 *KIT* D816V 突变或其他的 *KIT* 活化突变*,‡
• 血清类胰蛋白酶水平升高,持续>20ng/mL。在 SM-AMN 中,类胰蛋白酶升高不作为 SM 次要标准
诊断需要符合主要标准和至少一项次要标准,或者符合≥3 项次要标准

 *在没有 *KIT* 突变,尤其嗜酸性粒细胞增多情况下,必须排除 M/LN-Eo 相关酪氨酸激酶基因融合。†圆形细胞分化良好形态可出现在一小部分病例中。在这些病例中,肥大细胞通常 CD25 和 CD2 阴性,但 CD30 阳性。‡为避免"假阴性"结果,建议使用高灵敏度 PCR 检测 *KIT* D816V 突变。如果为阴性,强烈建议在疑似 SM 患者中排除 *KIT* 变异型突变

表 13 SM 中 B 类所见

1. 高肥大细胞负荷,骨髓组织>30% 被肥大细胞聚集所浸润(骨髓活检评判),血清总类胰蛋白酶>200ng/ml

2. 血细胞减少(不符合 C 类所见标准)或细胞增多。排除反应性,且不符合髓系肿瘤标准

3. 肝肿大不伴肝功能损害,或脾肿大不伴血小板减少等脾功能亢进特征和/或触诊或影像学检查有淋巴结肿大(>1cm 大小)

在肥大细胞增多症中,肥大细胞的细胞学多变,几乎总是存在不典型特征(如显著的纺锤形和颗粒过少)。侵袭性 SM 变异型不典型性尤为明显。肥大细胞白血病被定义为不典型未成熟肥大细胞增殖,包括幼肥大细胞、异染性原始细胞样形态以及多核或高度多形性肥大细胞。这些不典型未成熟肥大细胞必须占骨髓细胞的≥20%(表 14)。干抽或其他骨髓抽吸欠佳情况下诊断肥大细胞白血病可借助于骨髓活检。众所周知,肥大细胞白血病在相当大比例病例中可能具有循环肥大细胞。鉴于它们的预后相关性,建议记录这一信息;然而,循环肥大细胞的数量并不能证明可以合理区分白血病性和非白血病性肥大细胞白血病亚型。

表 14　肥大细胞白血病(MCL)

符合 SM 诊断标准
骨髓涂片不典型未成熟肥大细胞 ≥ 20%[a/b]

a 不典型未成熟肥大细胞包括幼肥大细胞、异染性原始细胞样形态以及多核或高度多形性肥大细胞。b 骨髓抽吸欠佳(干抽)时,骨髓活检示密集的不典型未成熟肥大细胞弥漫性浸润足以支持肥大细胞白血病的诊断

还可以观察到以成熟、圆形、颗粒良好肥大细胞增殖为特征的罕见 SM 病例。这些通常缺乏 *KIT* D816V 突变,常以 CD25 阴性、CD2 阴性、CD30 阳性肥大细胞免疫表型和血清类胰蛋白酶水平不定为特征。它们可能对常规酪氨酸激酶抑制剂表现出较高的反应率。

SM 亚型中的 SM-AHN 现被修改为 SM-AMN,这样可以更好地界定该疾病实体(表 15)。已有研究表明,SM-AHN 的"混合"独特性仅限于存在相关的髓系肿瘤,它通常还伴 *KIT* 突变和/或其他克隆性遗传学异常。相反,在与 SM 伴随发生的淋系肿瘤中未观察到 *KIT* 突变。SM-AMN 是一种侵袭性肿瘤,其诊断应清楚地表明这两种成分的确切性质,需要分别分类和适当管理。

表 15　系统性肥大细胞增多症伴相关髓系肿瘤(SM-AMN)

1. 符合 SM 诊断标准
2. 符合相关髓系肿瘤标准(如 CMML 或其他 MDS/MPN、MDS、MPN、AML 或其他髓系肿瘤)*
3. 相关髓系肿瘤应根据既定标准进行全面分类†

*存在单核细胞增多、嗜酸性粒细胞增多、脾肿大、LDH 升高、*KIT* D816V 变异等位基因频率高,以及与髓系肿瘤相关基因中其他体细胞突变(尤其是同时发生时)高度怀疑 AMN 可能。†如果存在嗜酸性粒细胞增多,则应排除 M/LN-eo 相关酪氨酸激酶基因融合。尽管通常是相互排斥的,但有报道伴 *KIT* 突变与 M/LN-eo 相关基因融合的罕见病例。在罕见情况下,M/LN-eo 代表与 SM 相关的 AMN,但建议仅在同时存在 *KIT* 突变和 M/LN-eo 基因融合的情况下诊断

（四）MDS/MPN

MDS/MPN 类别包括一组以同时出现骨髓增生异常和骨髓增殖性肿瘤的临床和病理学特征的异质性疾病。2016 年分类包括慢性粒单核细胞白血病（chronic myelomonocytic leukemia，CMML）、不典型慢性粒细胞白血病，BCR-ABL1 阴性（atypical CML，BCR::ABL1 negative，aCML）、幼年型粒单核细胞白血病（juvenile myelomonocytic leukemia，JMML）、MDS/MPN 伴环形铁粒幼细胞和血小板增多症（MDS/MPN with ring sideroblasts and thrombocytosis，MDS/MPN-RS-T），以及 MDS/MPN 不能分类型（MDS/MPN unclassifiable，MDS/MPN-U）。ICC 扩展了这些类别，并将 JMML 与儿科和/或胚系突变相关疾病归为一类。MDS/MPN 分类的主要变化及其基本原理的总结见表 16～表 21。

MDS/MPN 是复合性髓系肿瘤，骨髓增殖成分与无效造血共存，导致血细胞减少。"血细胞减少"与"细胞增多"相结合成为 MDS/MPN 主要特征之一。血细胞减少的定义与 MDS 定义的相同：早期 CMML 是血细胞减少必要性的一个例外，少数病例可能仅为临界或无血细胞减少。这些病例需要骨髓形态学、流式细胞术和分子数据来支持 CMML 的诊断。CMML 增殖成分表现为单核细胞增多，通常与脾肿大和/或白细胞增多相关。后者特征性地见于骨髓增殖型 CMML（myeloproliferative subtype of CMML，CMML-MP）。白细胞增多和血小板增多分别是 aCML 和 MDS/MPN-RS-T 定义的一部分，而 MDS/MPN，NOS 需白细胞增多和/或血小板增多。

1. CMML（表 16） 2016 年修订的 WHO 分类引入了基于原始细胞百分比的 3 级分类。最近研究表明，CMML-0 的预后影响不存在或不明显，而且低原始细胞计数的重复性较差，特别是幼单核细胞，与异常单核细胞的区分可能是个问题。因此，现又恢复到第四版分类的 CMML-1（原始细胞外周血 <5%，骨髓 <10%）和 CMML-2（原始细胞外周血 5%～19%，骨髓 10%～19% 或有 Auer 小体）；CMML-0 被淘汰。

剪接基因和表观遗传修饰因子基因（如 SRSF2、TET2 和/或 ASXL1）突变在 CMML 中常见，见于高达 80% 病例。其他的，常以较低频率出现的有 SETBP1、NRAS/KRAS、RUNX1、CBL 和 EZH2。总之，以现代测序能力，预计 >90%CMML 患者至少有 1 种突变。因此，突变作为克隆性证据认为是确诊 CMML 的重要指标。将克隆性作为一个必要诊断标准后，病态造血的存在作为克隆性替代标记物仅对未检出相关突变者是必要的。CMML 中的突变还具有预后意义（如 ASXL1 突变）。值得注意的是，NPM1 突变少见于 CMML（3%～5%），似乎预示侵袭性的临床过程——迅速发展为急性白血病。应注意 CMML 中 NPM1 突变的发生，但这一发现并未定义已知 CMML 环境中的新发 AML。

分子遗传学的整合进一步证明了所谓的"寡单核细胞"CMML（血中单核细胞 ≥10% 但绝对单核细胞计数为 0.5～0.9×10⁹/L）和传统 CMML（绝对单核细胞 ≥1.0×10⁹/L）具有相似的遗传特征，应被视为一种疾病。因此，在克隆性情况下，修改后 CMML 诊断标准降低至单核细胞 ≥0.5×10⁹/L；但是，单核细胞比例仍须 ≥10%。

最近的工作进一步证实了识别 CMML 骨髓增殖亚型（CMML-MP）的重要性。与骨髓增生异常亚型相比,CMML-MP(WBC>13×10^9/L 病例)经常与影响 RAS 通路突变(如 *NRAS*、*KRAS*、*CBL*)和 *JAK2* V617F 和 *SETBP1* 突变相关。CMML-MP 的不良预后被各种 CMML 特异性预后评分系统捕获,诊断识别可能有助于开发专门针对这些患者的创新治疗策略。

表 16　CMML 诊断标准

单核细胞增多定义为单核细胞≥0.5×10^9/L 和≥10%
血细胞减少阈值与 MDS 相同 *
血液和骨髓中原始细胞(包括幼单核细胞)<20%
克隆性:有细胞遗传学异常和 / 或≥1 种等位基因频率≥10% 的髓系肿瘤相关突变†
在无克隆性证据情况下必须具有:单核细胞≥1.0×10^9/L 和>10%,以及原始细胞增加(包括幼单核细胞)‡ 或病态造血,或与 CMML 一致的异常免疫表型。
骨髓检查所见与 CMML 一致(骨髓增殖所致细胞增多,常有单核细胞增多),并且缺乏 AML、MPN 或与单核细胞增多相关的其他疾病的诊断特征§
无 *BCR::ABL1* 或伴嗜酸性粒细胞增多和酪氨酸激酶基因融合的髓系 / 淋系肿瘤的遗传学异常

　*少数病例常在疾病早期可能仅表现为临界或无血细胞减少。†基于国际共识小组会议,维也纳(2018)。‡原始细胞增加:骨髓中≥5% 和 / 或外周血中≥2%。§对于缺乏 CMML 骨髓表现的病例,可以考虑诊断为 CMUS。如果存在血细胞减少,则可以诊断为 CCMUS。但在这些诊断环境中,必须根据适当的临床病理学相关性排除单核细胞增多的其他原因

　　2. 意义未明克隆性单核细胞增多症　意义未明克隆性单核细胞增多症(clonal monocytosis of undetermined significance,CMUS)见表 17。对没有明显髓系肿瘤迹象的患者进行靶向测序揭示了克隆性造血(clonal hematopoiesis,CH)的存在。共识报告的其他疾病中也包含了这一异常。在持续轻度单核细胞增多病例中,有 CH 的证据,但骨髓特征不符合 CMML 标准,这就出现了有 MDS/MPN 风险倾向的特定形式的 CH。髓系突变类型、突变数量和 VAF 在很大程度上(但不完全)与明显的 CMML 重叠,并与发展为明显髓系肿瘤的风险较高有关。需要注意的是,在意义未明克隆性血细胞减少症(clonal cytopenia of undetermined significance,CCUS)中,单核细胞增多≥10% 和≥0.5×10^9/L 几乎都可进展为 MDS/MPN 的前体疾病。因此,ICC 基于持续性单核细胞增多(单核细胞≥10% 和≥0.5×10^9/L),存在髓系肿瘤相关突变而无 CMML 骨髓形态学所见时,识别出 CMUS 这一 CMML 前体状态。如果存在血细胞减少,则建议使用意义未明克隆性血细胞减少和单核细胞增多症(clonal cytopenia and monocytosis of undetermined significance,CCMUS)。

表 17　意义未明克隆性单核细胞增多症(CMUS)诊断标准

持续性单核细胞增多定义为单核细胞≥0.5×10^9/L 和≥10%
血细胞减少不定(减少阈值同 MDS)*
存在≥1 种等位基因频率的髓系肿瘤相关突变(即≥2%)†

续表

骨髓检查无明显病态造血、无原始细胞增加（包括幼单核细胞）或 CMML 形态学所见‡

不符合髓系或其他造血肿瘤的标准

未发现可以解释单核细胞增多的反应性原因

* 若出现血细胞减少，建议称为 CCMUS。† 基于国际共识小组会议的 VAF 阈值，维也纳，2018 年。‡CMML 骨髓所见包括细胞过多、粒系为主、单核细胞常增多以及部分患者原始单核细胞和 / 或幼单核细胞增多和 / 或≥1 个系列病态造血

3. aCML（表 18）　*BCR::ABL1* 阴性是诊断 MDS/MPN 所有亚型的必要条件，所以现在名称中 aCML 后的"*BCR::ABL1* 阴性"被删除。现在还明确承认 aCML 不以嗜酸性粒细胞增多为特征：嗜酸性粒细胞应＜10%，嗜酸性粒细胞增多显然与该诊断不相容。排除明显嗜酸性粒细胞增多后，aCML 可以更容易与慢性嗜酸性粒细胞白血病，NOS 区分开来，后者可有不同程度的病态造血。尽管在大多数病例中，≥10% 外周血幼粒细胞和常明显的粒细胞病态造血支持粒细胞增殖的肿瘤性质，但始终推荐的遗传检测可能是排除 M/LN-Eo（在某些病例中嗜酸性粒细胞可能不增多）或其他髓系肿瘤所必需的，尤其是晚期 MPN 也可见类似骨髓增生异常的特征。缺乏 MPN 相关驱动突变（*JAK2*、*CALR*、*MPL*）支持 aCML 诊断。而有 MPN 病史和 / 或存在 MPN 相关突变（*JAK2*、*CALR* 或 *MPL*）则倾向排除 aCML；相反，*SETBP1* 突变常与 *ASXL1* 突变相关，共突变支持 aCML 诊断。*CSF3R* 突变不常见，如果检测到，应提示进行仔细的形态学检查以确定是否为 CNL。

表 18　aCML 诊断标准

白细胞增多≥13×10⁹/L，中性粒细胞及其前体（早幼粒细胞、中幼粒细胞和晚幼粒细胞）≥10%

血细胞减少（阈值同 MDS）

血液和骨髓中原始细胞＜20%

粒细胞病态造血，包括出现异常的分叶过少和 / 或分叶过多中性粒细胞有或无异常染色质凝聚

单核细胞绝对数不增多或极少增多；外周血单核细胞＜10%

嗜酸性粒细胞不增多；外周血嗜酸性粒细胞＜10%

骨髓细胞过多伴粒细胞增殖和病态造血，红系和巨核细胞病态造血不定

无 *BCR::ABL1* 或伴嗜酸性粒细胞增多和酪氨酸激酶基因融合的髓 / 淋系肿瘤遗传学异常。MPN 相关驱动突变的缺乏以及 *SETBP1* 与 *ASXL1* 共突变可以为 aCML 诊断提供额外证据

4. MDS/MPN 伴血小板增多和 *SF3B1* 突变、MDS/MPN 伴环形铁粒幼细胞和血小板增多，NOS　见表 19 和表 20。在发现 MDS/MPN-RS-T 常与剪接体基因 *SF3B1* 突变相关（反过来又与环形铁粒幼细胞相关）之后，现有足够证据支持识别与血小板增多和 *SF3B1* 突变相关的 MDS/MPN。检测到 *SF3B1* 突变（＞10% VAF），不再需要鉴定环形铁粒幼细胞（尽管

很常见)。*SF3B1* 突变的大多数病例与 *JAK2* V617F 突变相关,而与 *CALR* 或 *MPL* W515 突变相关的病则较少(<10%)。

对无 *SF3B1* 突变的 MDS/MPN 伴血小板增多和环形铁粒幼细胞≥15% 者,命名为 MDS/MPN-RS-T,NOS。此外,根据其他 MDS/MPN 标准,MDS/MPN-T-*SF3B1* 和 MDS/MPN-RS-T,NOS 的初始诊断必须同时存在血小板增多和贫血。后来发展为血小板增多的 MDS-*SF3B1* 病例现在被认为代表 MDS-*SF3B1* 的血小板增多进展。

表 19 MDS/MPN-T-*SF3B1* 诊断标准

血小板增多,血小板计数≥450×10⁹/L
贫血(阈值同 MDS)
原始细胞血液中<1% 和骨髓中<5%
SF3B1 突变(VAF>10%),孤立存在或伴异常细胞遗传学和 / 或其他髓系肿瘤相关基因突变
近期没有可以解释骨髓增生异常 - 骨髓增殖特征的细胞毒性或生长因子治疗史
无 *BCR::ABL1* 或伴嗜酸性粒细胞增多和酪氨酸激酶基因融合髓系 / 淋系肿瘤的遗传学异常;无 t(3;3)(q21.3;q26.2)、inv(3)(q21.3q26.2)或 del(5q)*
无 MPN、MDS 或 MDS/MPN 病史

* 其他方面符合 del(5q)MDS 诊断标准的病例

表 20 MDS/MPN-RS-T,非特定类型(NOS)诊断标准

血小板增多,血小板计数≥450×10⁹/L
与红系病态造血相关的贫血,伴或不伴多系病态造血,以及环形铁粒幼细胞≥15%
原始细胞血液中<1% 和骨髓中<5%
存在克隆性:有克隆性细胞遗传学异常和 / 或体细胞突变的证据。缺乏克隆性,没有可以解释骨髓增生异常 - 骨髓增殖特征的近期细胞毒性或生长因子治疗史
没有 *SF3B1* 突变;无 *BCR::ABL1* 或髓系 / 淋系肿瘤的遗传学异常以及伴嗜酸性粒细胞增多和酪氨酸激酶基因融合;没有 t(3;3)(q21.3;q26.2)、inv(3)(q21.3q26.2)或 del(5q)*
没有 MPN、MDS 或其他 MDS/MPN 病史

* 在其他情况下符合伴 del(5q)的 MDS 诊断标准

5. MDS/MPN,NOS(表 21 和表 22) MDS/MPN,不能分类型虽然主要是排除性诊断,但现在通过采用新指定的诊断要求得到了更好的改进。包括需要血细胞减少和骨髓增殖特征以及缺乏 M/LN-Eo 和酪氨酸激酶基因融合的特定基因重排 / 融合。预计有克隆性,不过有 MDS/MPN 组织病理学证据并排除其他 MDS/MPN 的实体者可在无克隆性或突变的情况下进行诊断。MDS/MPN,NOS 这一新名称被用于代替 MDS/MPN-U。

表 21 MDS/MPN,NOS

有骨髓增殖和骨髓增生异常混合特征的髓系肿瘤,不符合任何其他 MDS/MPN、MDS、MPN 的标准 *
血细胞减少症(阈值同 MDS)
血液和骨髓中原始细胞<20%
血小板计数≥450×10⁹/L 和 / 或白细胞计数≥13×10⁹/L
克隆性:有克隆性细胞遗传学异常和 / 或体细胞突变。若不能确定克隆性,检测前述异常结果持续存在,并排除所有其他原因(如细胞毒或生长因子治疗史或其他可以解释骨髓增生异常 - 骨髓增殖特征的主要原因)。
无 *BCR::ABL1* 或伴嗜酸性粒细胞增多和酪氨酸激酶基因融合的髓系 / 淋系肿瘤遗传学异常;无 t(3;3)(q21.3;q26.2),inv(3)(q21.3q26.2),† 或 del(5q)‡

*MPN, 特别是处于加速期和 / 或 PV 后或 ET 后骨髓纤维化期的 MPN, 可能会类似 MDS/MPN, NOS。MPN 病史和 / 或存在 MPN 相关突变（*JAK2*、*CALR* 或 *MPL*）, 特别是与高 VAF 相关, 往往可以排除 MDS/MPN, NOS。有嗜酸性粒细胞增多者则倾向于 CEL, NOS 诊断。† 其他情况符合 MDS-NOS 标准的病例。‡ 其他情况符合 MDS 伴孤立的 del（5q）诊断标准的病例

6. 新的暂定亚病种 MDS/MPN 伴孤立(17q)等臂染色体［伴 i(17q)MDS/MPN］作为新的暂定病种被添加到 MDS/MPN,NOS 诊断病种之下。目前尚不清楚,是否为独特的病种还是属于具有相似基因组签名的 aCML。建议使用 MDS/MPN 伴 i(17q)病名。这是一种侵袭性疾病,对其识别可能有助于开发有针对性治疗的药物。

表 22 MDS/MPN 伴 i(17q)诊断标准

满足诊断 MDS/MPN,NOS 的一般标准
• 白细胞增多,≥13×10⁹/L
• 血细胞减少(阈值同 MDS)
• 血液和骨髓中原始细胞<20%
• 粒细胞病态造血,如不分叶或假性 Pelger Huët 中性粒细胞
• i(17q),无论是孤立的还是伴有一种除 −7/del(7q)以外的其他异常
• 无 *BCR::ABL1* 或伴嗜酸性粒细胞增多和酪氨酸激酶基因融合的髓系 / 淋系肿瘤遗传学异常
• 无 MPN 相关突变(*JAK2*、*CALR* 和 *MPL*)*
• 近期没有可以解释 MDS/MPN 特征的细胞毒性或生长因子治疗史

*骨髓 MPN 特征和 / 或 MPN 相关突变（*JAK2*、*CALR* 或 *MPL*）表明潜在未被诊断的 MPN 进展并应予以排除；相反, 在适当的临床背景下, 检测到 *SRSF2* 和 *SETBP1* 基因突变, 特别是共突变支持该病诊断

(五)肿瘤前克隆性血细胞减少症和 MDS

CH 在造血系统之外具有广泛的影响,但认为 CH 代表 MDS 的基础。它与无效造血的关联包括从 CCUS 到 MDS 的一组克隆性血细胞减少症。克隆性血细胞减少症中的血细胞减少被定义为存在不能用其他情况解释的获得性和持续性贫血(女性血红蛋白<120 g/L,男

性<130 g/L),中性粒细胞减少(中性粒细胞绝对计数<1.8×10^9/L)和/或血小板减少(血小板<150×10^9/L)。

1. 意义未明克隆性血细胞减少症(CCUS)和其他肿瘤前克隆性血细胞减少症(表 23) CH 是来自单个克隆的血细胞群的扩张,并通过遗传学检测到体细胞突变或细胞遗传学异常或拷贝数异常而得到鉴定。CHIP 定义是在没有髓系肿瘤或无法解释的血细胞减少患者中出现髓系肿瘤驱动基因体细胞突变(VAF≥2%)或非 MDS 定义的克隆性细胞遗传学异常。血细胞减少和 CHIP 都随着年龄增长而增加,在老年人中相对常见。在 CCUS 中,血细胞减少是持续性的(持续 4 个月或更长时间)、特发性且不是由其他合并症引起的,必须谨慎排除。克隆性血细胞减少症也是阵发性睡眠性血红蛋白尿和某些再生障碍性贫血的特征,两者都可进展为 MDS。伴单核细胞增多的克隆性血细胞减少病例称为 CMUS,因为它们与 CCUS 有不同的进展模式(见前述)。 CCUS 和其他肿瘤前克隆性血细胞减少症与 MDS 的区别在于外周血和骨髓检查中缺乏病态造血或原始细胞增多。对于 CCUS 和其他肿瘤前克隆性血细胞减少,推荐阈值 VAF≥2%,认识到某些突变和高 VAF 与进展为 MDS 的较高风险相关。需要进一步研究以更好地定义高风险 CCUS 及其与真正 MDS 的关系。CH 也可能在接受髓系肿瘤(最常见的 AML)或实体瘤治疗的患者中检测到,在这种情况下,临床和生物学意义可能不同于无髓系肿瘤病史患者中发生的 CHIP 或 CCUS。VEXAS(空泡、E1 酶、X 连锁、自身炎症、体细胞突变)综合征是一种独特的自身炎症综合征,与 UBA1 基因体细胞突变引起的贫血和 CH 相关。由于其多系统特征,建议将 VEXAS 与 MDS 分开,除非符合 MDS 的形态学标准(通常在获得性额外遗传学异常的情况下)。

表 23　各种克隆性血细胞减少的特征

类型	病态造血[a]	其他特征
意义未明克隆性血细胞减少症(CCUS)	无	没有合并可解释血细胞减少的情况;没有 MDS 定义的遗传学异常[b]
VEXAS 综合征	无[c]	自身免疫表现;UBA1 突变;无 MDS 定义的遗传学异常[b]
骨髓增生异常综合征	有,或有 MDS 定义的遗传学异常[b]	按表 24 分类

[a] 为定义占有核红细胞、粒细胞和/或巨核细胞≥10% 的病态造血细胞;没有病态造血需要仔细检测骨髓标本,所有系列都低于病态造血阈值。[b] 为 MDS 定义的遗传学异常 SF3B1 突变(VAF>10%),多重打击 TP53 突变(VAF>10%),或 del(5q)、del(7q)、−7 或通过核型检测的复杂核型。有胚系易感性可能需要另外的特征(见"胚系易感性条件下的 MDS 诊断"部分)。[c] 为在 VEXAS 情况下有核红细胞和髓系前体细胞空泡形成不被认为 MDS 病态造血特征的细胞

2. MDS 定义　　MDS 是一种以持续不明原因的血细胞减少和形态上病态改变,并有进展为骨髓衰竭或 AML 倾向为特征的克隆性造血肿瘤。虽然没有正式要求血细胞减少特定的持续时间,但一般而言,应有临床证据表明血细胞计数异常呈慢性持续性(常≥4 个月)并

且不能由药物、毒素或合并症解释。对于所有系列,推荐定义病态造血的形态异常细胞阈值为 10%;对于巨核细胞,微小巨核细胞是 MDS 最特异的指标,当包括其他类型的巨核细胞生成异常时,可能需要更高的病态造血细胞阈值。假设所有 MDS 病例都是克隆性的,并且在大约 90% 的靶向 NGS 组合上可识别出体细胞遗传学异常,在 50% 病例中常规核型可识别出异常。在当前检测方法不能证明克隆性病例中,存在符合条件的病态造血和持续性血细胞减少者仍可做出 MDS 的诊断。相反,在持续性血细胞减少情况下,一些遗传学异常仍被认为可以定义 MDS,不管病态造血如何。这些已根据修订第四版 WHO 分类进行了更新(表24)。儿童和青少年 MDS 缺乏表观遗传调控或 RNA 剪接基因的重现性突变,已知这些突变会使成人的克隆性造血扩增;相反,*SETBP1*、*ASXL1*、*RUNX1* 体细胞改变和 RAS/MAPK 通路中的突变可以定义基因组景观。此外,大多数儿童 MDS 病例骨髓细胞明显减少。鉴于其独特的特征,被称为儿童难治性血细胞减少症(refractory cytopenia of childhood,RCC)而被新纳入儿科疾病部分(见下述)。

表 24 MDS 和 MDS/AML

	病态造血系列	血细胞减少	血细胞增多 *	BM 和 PB 原始细胞	细胞遗传学†	突变
MDS 伴 *SF3B1* 突变(MDS- *SF3B1*)	常 ≥1‡	≥1	0	<5% BM <2% PB	除孤立 del(5q)、−7/del(7q)、3q26.2 异常或复杂核型以外的任何核型	*SF3B1*(VAF ≥10%),无多重打击 *TP53* 或 *RUNX1*
MDS 伴 del(5q) [MDS-del(5q)]	常 ≥1‡	≥1	允许血小板增多	<5% BM <2% PB§	del(5q),或伴 1 个除 −7/del(7q)外的异常	除多重打击 *TP53* 外的任何突变
MDS,NOS 不伴病态造血	0	≥1	0	<5% BM <2% PB§	−7/del(7q)或复杂核型	除多重打击 *TP53* 或 *SF3B1*(VAF ≥10%)外的任何突变
MDS,NOS 伴单系病态造血	1	≥1	0	<5% BM <2% PB§	不符合 MDS-del(5q)标准的任何核型	除多重打击 *TP53* 外的任何突变;不符合 MDS-*SF3B1* 的标准
MDS,NOS 伴多系病态造血	≥2	≥1	0	<5% BM <2% PB§	不符合 MDS-del(5q)标准的任何核型	除多重打击 *TP53* 外的任何突变;不符合 *MDS-SF3B1* 的标准
MDS 伴原始细胞过多(MDS-EB)	通常 ≥1‡	≥1	0	5%~9% BM 或 2%~9% PB §	任何核型	除多重打击 *TP53* 外的任何突变

	病态造血系列	血细胞减少	血细胞增多*	BM 和 PB 原始细胞	细胞遗传学†	突变
MDS/AML	通常≥1‡	≥1	0	10%～19% BM 或 PB ‖	除 AML 定义核型以外的任何核型¶	除 NPM1、bZIP CEBPA 或 TP53 外的任何突变

*细胞增多：持续性白细胞计数≥13×10⁹/L，单核细胞增多（≥0.5×10⁹/L 和≥10%）或血小板≥450×10⁹/L；在 MDS-del（5q）或任何伴 inv（3）或 t（3；3）细胞遗传学异常的 MDS 允许血小板增多。†有 BCR::ABL1 重排或伴嗜酸性粒细胞增多和酪氨酸激酶基因融合的髓系／淋系肿瘤的任何重排都可以排除诊断，即使血细胞减少。‡虽然病态造血通常存在，但不是必需的。§虽然 MDS-EB 要求外周血原始细胞 2%，但在 2 个不同的场合确认存在 1% 的符合 MDS-EB 的条件。‖儿科患者（<18 岁），MDS-EB 原始细胞阈值骨髓（BM）中为 5%～19%，外周血（PB）中为 2%～19%，但不适用于 MDS/AML。¶AML 定义的细胞遗传学见 AML。

与之前分类一样，在初诊时，存在持续性白细胞增多（WBC≥13.0×10⁹/L，不能用克隆性淋巴细胞增多症或其他合并症解释），血小板增多［血小板≥450×10⁹/L，除了符合伴 del（5q）的 MDS 或伴 inv（3q）/t（3；3）细胞遗传学异常标准外］，或单核细胞增多（≥10% 和绝对计数≥0.5×10⁹/L），排除 MDS，分类为 MDS/MPN 或 MPN。

3. MDS 分类，原始细胞不增多亚型　最近研究表明，在原始细胞不增多 MDS 中，SF3B1 突变定义了比环形铁粒幼细胞更同质的组。出于这一原因，先前的伴环形铁粒幼细胞 MDS（MDS with ring sideroblasts，MDS-RS）被 MDS 伴 SF3B1 突变（MDS with SF3B1 mutation，MDS-SF3B1）取代。SF3B1 未突变 MDS-RS 病例具有与单系或多系病态造血 MDS 相似的临床特征和结果，不管环形铁粒幼细胞数量如何，都分类为 MDS，NOS。遗传学风险分层似乎取代了单系与多系病态造血对低风险 MDS 预后的影响。MDS 伴孤立 del（5q），与修订第四版 WHO 分类相比没有变化。

MDS，不能分类型（MDS，unclassifiable，MDS-U）已被淘汰。在缺乏病态造血的血细胞减少患者中，以前细胞遗传学异常定义的 MDS，除 del（5q）、-7/del（7q）或复杂核型外，现在被认为是 CCUS。缺乏病态造血或原始细胞增多的，伴 del（5q）、多重 TP53 突变，或者 -7/del（7q）或复杂核型血细胞减少病例，分别被归类为 MDS 伴 del（5q）、MDS 伴 TP53 突变或 MDS，NOS。尽管大多数 MDS-SF3B1 病例都有病态造血和环形铁粒幼细胞，但诊断时不需要这些指标。MDS-U 亚型伴单系列病态造血与全血细胞减少已无意义，因为血细胞减少已经纳入修订的 MDS 国际预后评分系统。任何原始细胞不增多 MDS 亚型中，外周血一次 1% 原始细胞是可以接受的；但如果在另外场合仍证实 1% 原始细胞或达到 2% 或更高，则应密切跟踪，并将其归类为 MDS 伴原始细胞增多。

低风险 MDS 分类被简化为 3 个类型：2 个主要由遗传特征定义（SF3B1 突变和 del（5q）），其余为 MDS，NOS。尽管在区分单系与多系病态造血方面重复性可能较差，但这种区别在 MDS，NOS 亚型分类中仍然存在。在不久的将来，遗传聚类分析可能有助于在 MDS，NOS 建立额外的遗传学亚组。

4. MDS 伴原始细胞增多　定义为骨髓中原始细胞 5%～9% 或外周血中 2%～9%（或 2 次记录为 1%）。随着 MDS/AML 这一新类别的引入,现在 MDS-EB 只有 1 个亚型。原始细胞增多类型取代了上述除 MDS 伴 TP53 突变以外的任何 MDS 亚型（下述）。

5. MDS/AML　定义 AML 的 20% 原始细胞阈值仍然存在,但现在认为有些特定的遗传学异常可将骨髓或外周血≥10% 原始细胞的髓系肿瘤定义为 AML。为确认 MDS 和 AML 之间的生物学连续性,原始细胞≥10% 的成人 MDS-EB2 现在更改为 MDS/AML,其定义为血细胞减少的髓系肿瘤和血液或骨髓中 10%～19% 原始细胞。鉴于独特生物学特征和治疗方法,儿童（年龄<18）MDS-EB 将继续包括 10%～19% 原始细胞的患者。MDS/AML 患者同时符合 MDS 和 AML 临床试验的条件,这将有助于优化此类患者的管理。将来,遗传学特征而不是任意的原始细胞阈值可能会推动该组的治疗决策。

6. 髓系肿瘤伴 TP53 突变（表 25）　根据原始细胞百分比,该疾病类别包括 MDS、MDS/AML 和 AML 伴 TP53 突变（包括纯红细胞白血病）3 种。这些疾病被归为一类,因为它们总体上有相似的侵袭性行为并与原始细胞百分比无关,而需要跨原始细胞范围的更统一的治疗策略。在血细胞减少髓系肿瘤中存在多重 TP53 突变对应于生存期短的高度侵袭性。与其他 MDS 不同,伴多重 TP53 突变的 MDS 预后似乎并不取决于原始细胞比例,多重 TP53 异常似乎在原始细胞增加的病例中更为常见。多重打击 TP53 可以通过存在 2 个或多个不同 TP53 突变（VAF≥10%）或单个 TP53 突变另有①涉及 17p13.1 处 TP53 基因座的细胞遗传学缺失;② VAF>50%;或③ 17p TP53 基因座的拷贝中性杂合性丢失（copy-neutral loss of heterozygosity,cnLOH）来证实。在没有 cnLOH 信息情况下,任何复杂核型中单个 TP53 突变的存在被认为等同于多重 TP53。单独复杂核型而无 TP53 突变（即使存在 17p 缺失）不符合这一类别,因为这些病例的预后优于 TP53 突变 MDS。MDS 中单等位基因 TP53 突变预后比多重 TP53 病例好且有不同的生物学特征,也不包括在这一 MDS 实体中。但是,单等位基因突变 TP53 的 AML 预后较差,因此伴 TP53 突变的 MDS/AML 和 AML 可以是单等位基因体细胞突变。

表 25　髓系肿瘤伴 TP53 突变

类型	血细胞减少	原始细胞	遗传学
MDS 伴 TP53 突变	任何	骨髓和血液原始细胞 0～9%	多重打击 TP53 突变 * 或 TP53 突变（VAF>10%）和复杂核型通常伴 17p 缺失†
MDS/AML 伴 TP53 突变	任何	骨髓或血液原始细胞 10%～19%	任何体细胞 TP53 突变（VAF>10%）
AML 伴 TP53 突变	不需要	骨髓或血液原始细胞≥20% 或符合纯红系白血病标准	任何体细胞 TP53 突变（VAF>10%）

*定义为 2 个不同的 TP53 突变（每个 VAF>10%）或者单个 TP53 突变另有①细胞遗传学 17p 缺失;② VAF>50%;或③ 17p TP53 基因座处 cnLOH。† 如果 TP53 基因座 cnLOH 检测信息不可用

7. 克隆性血细胞减少症中的进展模式　肿瘤前克隆性血细胞减少 CCUS、再生障碍性贫血、阵发性睡眠性血红蛋白尿和 VEXAS 可进展为 MDS。在胚系易感性状态下，发展为 MDS 遵循不同的标准（见儿科和 / 或胚系突变相关疾病部分）。任何原始细胞不增多 MDS 亚型都可进展为 MDS-EB、MDS/AML 或 AML；MDS-EB 可进展为 MDS/AML 或 AML。这些进展事件应记录在病理报告中。MDS 也可获得 *TP53* 突变而进展为伴 *TP53* 突变的 MDS、MDS/AML 或 AML（取决于原始细胞计数），如果在疾病过程的后期发生 *TP53* 突变则归入相应的 *TP53* 突变疾病中。与之前的分类不同，伴 *SF3B1* 突变的 MDS 病例后来发展为血小板增多症（有无 *JAK2* 突变）不再重新分类为 MDS/MPN。同样，已确诊的 MDS 出现白细胞增多、血小板增多或单核细胞增多通常不需要重新归类为 MDS/MPN。这类病例可称作 MDS（及其亚型）伴中性粒细胞、血小板或单核细胞进展。然而，类似真正 CMML 或罕见的 aCML 可能很少发生在先前诊断为 MDS 的患者中。在这些情况下，需要进一步研究区分 MDS 进展和真正的转变为 MDS/MPN 疾病。

8. 诊断限定词　所有与治疗相关的 MDS 病例都应通过在诊断后面标注"治疗相关"予以认定。识别髓系肿瘤治疗相关性仍然重要，但首要任务是根据其形态学和遗传学特征对疾病进行分类。因为 CCUS 和 CHIP 可能是细胞毒治疗的结果，并且是治疗相关 MDS 和 AML 的前兆，如果 CHIP 和非 MDS 克隆性血细胞减少症继发于骨髓暴露于化疗或放疗后，建议也将其诊断为治疗相关。任何潜在胚系易感性突变或综合征也应在 MDS 诊断和亚型之后指定为限定词（见后述）。

9. 儿科疾病和 / 或胚系突变相关疾病　几乎所有疾病都可在儿童身上发生，但有些是儿童期独有的，有些与胚系遗传易感性有关。由胚系异常引起的疾病通常出现在成年期。由于这些疾病独特的和重叠的特征，它们被分类在一起。

（1）JMML 和相关疾病（表 26～表 28）：JMML 是一种独特的儿童期克隆性疾病，特征是 RAS 信号转导通路基因突变激活，以前被归类 MDS/MPN。几乎所有患者都存在定义遗传学和临床亚组的 RAS 通路突变。ICC 将 JMML 改进为包含 RAS 途径中的基因改变作为诊断要求的遗传学病种。JMML 的诊断标准见表 26。值得注意的是，大约 7% 病例可能不符合

表 26　幼年型粒单核细胞白血病诊断标准

1. 临床和血液学特征（前 2 个特征在大多数病例中存在；后 2 个是必需的）
・外周血单核细胞计数 ≥ $1 \times 10^9/L$*
・脾肿大 †
・外周血和骨髓原始细胞 < 20%
・不存在 *BCR::ABL1*
2. 遗传学检查（需要 ≥ 1 项所见）
・*PTPN11* ‡ 或 *KRAS* ‡ 或 *NRAS* ‡ 或 *RRAS* ‡ 体细胞突变
・胚系 *NF1* 突变和 *NF1* 杂合性丢失或 1 型神经纤维瘤病的临床诊断
・胚系 *CBL* 突变和 *CBL* 杂合性丢失 §

*约 7% 病例未达到该单核细胞阈值。†3% 病例在就诊时无脾肿大。‡需要排除胚系突变（提示 Noonan 综合征）。§偶有杂合剪接位点突变病例

表中列出的单核细胞增多标准,大约 3% 病例在就诊时无脾肿大。在这些病例中,需要与更详细的临床特征相关联。表 27 总结 JMML 体征和症状的频率。JMML 通常在儿童早期出现明显的肝脾肿大、淋巴结病、间质性肺病和皮疹。大多数病例显示与单核细胞增多相关的白细胞增多和幼白幼红现象(单核细胞计数 $>1 \times 10^9$/L)。外周血和骨髓中原始细胞和幼单核细胞 <20%。

表 27　确诊 JMML 时的症状和体征

脾肿大	97%	肝肿大	97%	淋巴结病	76%	皮肤苍白	64%
发烧	54%	流血	46%	感染	45%	咳嗽	40%
皮疹	36%	咖啡斑	12%	腹痛	7%	黄色瘤	7%
骨痛	<4%	腹泻	<4%	中枢神经系统浸润 *			<3%

*髓系肉瘤,尿崩,面瘫

JMML 病理生物学的特点是 RAS 信号转导通路的持续活化。此通路中的 *PTPN11*、*NRAS*、*KRAS*、*NF1*、*CBL* 和罕见的 *RRAS* 基因突变见于 95% 以上患者的白血病细胞中,并定义了遗传和临床上的不同亚型。两种亚型由 *NF1* 或 *CBL* 中的胚系事件定义,随着造血细胞中相应基因获得性双等位基因失活而进展为恶性肿瘤。*PTPN11*、*NRAS* 和 *KRAS* 突变 JMML 的其他亚型,特征是在无胚系疾病儿童中出现杂合性体细胞功能获得性突变。伴正常核型的 *KRAS* 和 *NRAS* 突变的 JMML,与一种称为 RAS 相关自身免疫性白细胞增殖性疾病具有重叠特征,这可能代表同一疾病的不同表型。表型与 JMML 相似但不含这些 RAS 通路突变之一的克隆性疾病被归类为 JMML 样肿瘤。Noonan 综合征相关骨髓增殖性疾病是一种被认为是多克隆起源的短暂性疾病,其严重的形式在临床上可能类似于 JMML。

(2)JMML 样肿瘤:表型类似于 JMML 但缺乏 RAS 通路突变的非综合征型患者,在 ICC 中称为 JMML 样疾病(表 28),包括 JMML 类似的罕见重排,如 *ALK*、*ROS1*、*FIP1L1::RARA* 或 *CCDC88C::FLT3* 融合。排除定义 AML 的重现性遗传学异常或与酪氨酸激酶基因融合相关的 M/LN-eo。

表 28　JMML、JMML 样肿瘤和 Noonan 综合征相关骨髓增殖性疾病

	外周血 / 骨髓原始细胞	突变	继发突变	核型
JMML	外周血 <20%,骨髓 <20%	*PTPN11,NRAS,KRAS,RRAS,NF1*,CBL†*	任何	任何(25% 有 −7)
JMML 样肿瘤	外周血 <20%,骨髓 <20%	无 RAS 通路基因突变	任何	任何
Noonan 综合征相关骨髓增殖性疾病	外周血 <20%,骨髓 <20%	*PTPN11‡,NRAS‡,KRAS‡,RIT1‡*	无	正常 §

*胚系突变伴另外异常导致 *NF1* 双等位基因失活。†胚系突变伴另外异常导致 *CBL* 等位基因失活;某些病例仅具有杂合性胚系突变。‡胚系突变,患者一般表现出 Noonan 综合征特征。§在极少数情况下,可能出现 7 号单体

（3）Noonan 综合征相关骨髓增殖性疾病：患有 Noonan 综合征和 *PTPN11*、*KRAS*、*NRAS* 或 *RIT1* 胚系突变的患者在出生后的第一年可出现短暂的骨髓增殖性疾病。虽然通过临床和血液学参数不易与 JMML 鉴别，但 Noonan 综合征明显不存在获得性体细胞突变。

（4）儿童难治性血细胞减少症（表29）：RCC 是一种公认的见于儿童的骨髓衰竭。诊断需要持续性血细胞减少和病态造血的证据。在≥80% RCC 中有明显的骨髓细胞减少，需要骨髓活检确定其特征性组织病理学表现。修订后第四版 WHO 描述的诊断标准现已更新（表29）。很明显，在诊断为 RCC 病例中，只有部分能检出获得性体细胞突变或细胞遗传学异常。其他，可能在演变为 RCC 之前就已经存在胚系易感性。这些情况包括范可尼贫血、先天性角化不良、Shwachman-Diamond 综合征、GATA2 缺陷和 SAMD9/SAMD9L 综合征。在这些情况下，RCC 代表进展为骨髓衰竭或明显的 MDS。很明显并非所有 RCC 都是真正的 MDS，但单体 7 和 del（7q）是最常见定义 MDS 的遗传学异常。然而，最近对核型不稳定性和体细胞拯救机制研究表明，年龄低患者造血功能具有很大的可塑性。RCC 儿童基于风险的治疗策略必须考虑到这种异质性。

表 29　RCC 诊断标准（ICC）

1.1～3 系血细胞持续性减少　由血红蛋白、中性粒细胞绝对计数和血小板计数的年龄调整值定义

2.病态造血　至少 2 个系列有病态造血改变或 1 个系列≥10%，RCC 典型病态造血特征（并非全部必需）

标本	细胞构成	红系造血改变	粒系造血改变	巨核细胞造血改变 *
骨髓穿刺		核出芽；多核；巨幼样变	假性 Pelger-Huët 细胞；颗粒过少或无颗粒	核叶分离；单圆核；微小巨核细胞
骨髓活检	细胞减少的骨髓中出现斑片状或者正常或细胞过多骨髓中罕见弥漫性模式†	斑片状（少数多灶性簇或单灶性簇状）；左移；有丝分裂增加	显著减低	显著减低或再生障碍；单圆核；核叶分离；微小巨核细胞

* 需要免疫组化标记巨核细胞。† 正常或细胞减少 RCC 需要巨核细胞明显病态形态（＞30%）。

3.其他要求的标准：
原始细胞外周血＜2%，骨髓＜5%；无先前胞毒性化疗或放疗史；无骨髓纤维化

（六）伴胚系突变易感性血液肿瘤（表30）

识别伴胚系突变血液肿瘤对于正确诊断、患者管理、干细胞移植相关供体筛选、治疗条件选择以及受影响家庭成员的遗传咨询至关重要。高度怀疑胚系突变对于诊断为血液肿瘤的年轻患者和将使用相关供体进行移植患者尤其重要。不知情地使用与患者有相同胚系突变相关移植供体导致供体来源的 MDS、AML 和不良结果，强调需要提高对伴胚系易感性血液肿瘤的认识和识别。伴胚系易感性血液肿瘤，ICC 分为 4 个主要组（表30），与 2016 年 WHO 分类相比，增加了新实体。越来越多的数据表明，先前分类的许多基因不仅易患髓

系肿瘤,而且易患淋系肿瘤。因此,标题从"髓系肿瘤"改为"伴胚系突变易感性血液肿瘤"。一些基因已有大量数据记录的胚系突变易感性血液肿瘤,这些基因包括 *SAMD9*、*SAMD9L*、*IKZF1*、*PAX5* 和 *TP53*,需要纳入新的 ICC。任何潜在的胚系易感性突变或综合征也应放在 MDS、AML 或其他恶性肿瘤诊断和亚型之后作为修饰(限定)词。

表30 伴胚系突变易感性血液肿瘤

不伴多个器官体质性疾病胚系突变易感性血液肿瘤	髓系肿瘤伴胚系 *CEBPA* 突变	
	髓系或淋系肿瘤伴胚系 *DDX41* 突变	
	髓系或淋系肿瘤伴胚系 *TP53* 突变	
伴体质性血小板疾病相关胚系突变易感性血液肿瘤	髓系或淋系肿瘤伴胚系 *RUNX1* 突变	
	髓系肿瘤伴胚系 *ANKRD26* 突变	
	髓系或淋系肿瘤伴胚系 *ETV6* 突变	
伴影响多器官系统体质性疾病相关胚系突变易感性血液肿瘤	髓系肿瘤伴胚系 *GATA2* 突变	
	髓系肿瘤伴胚系 *SAMD9* 突变	
	髓系肿瘤伴胚系 *SAMD9L* 突变	
	髓系肿瘤骨髓衰竭综合征相关	范可尼贫血
		Shwachman-Diamond 综合征
		端粒生物学疾病,包括先天性角化不良
		严重的先天性中性粒细胞减少症
		Diamond-Blackfan 贫血
	JMML 与神经纤维瘤病相关	
	JMML 与 Noonan 综合征样疾病(CBL 综合征)相关	
	唐氏综合征相关髓系或淋系肿瘤	
急性原始淋巴细胞白血病伴胚系突变易感性*	急性原始淋巴细胞白血病伴胚系 *PAX5* 突变	
	急性原始淋巴细胞白血病伴胚系 *IKZF1* 突变	

*唐氏综合征和 *ETV6* 或 *TP53* 胚系突变也易患急性淋巴细胞白血病

1. **不伴多个器官系统体质性疾病胚系突变易感性血液肿瘤** 该组基因包括易患 AML 的 *CEBPA* 和易患髓系和淋系肿瘤的 *DDX41*。新增 *TP53*,认识到 Li-Fraumeni 综合征的重要性以及在未经治疗和治疗相关环境中易患髓系和淋系肿瘤的重要性。

2. **伴体质性血小板疾病相关胚系突变易感性血液肿瘤** 该组基因与 2016 版没有变化,

包括 *RUNX1*、*ANKRD26* 和 *ETV6*。值得注意的是,在单纯性血小板减少和无 MDS 情况下,这些患者的骨髓巨核细胞病态造血很常见。除了髓系肿瘤外,伴胚系 *RUNX1* 或 *ETV6* 突变的淋系肿瘤也有报告。

3. **伴影响多器官系统体质性疾病相关胚系突变易感性血液肿瘤** 与之前 2016 版 WHO 分类类似,该组包括 *GATA2* 胚系突变,经典骨髓衰竭疾病相关胚系突变,与神经纤维瘤病相关 RAS 通路基因(*NF1*、*PTPN11*、*CBL*)胚系突变,易患 JMML 的 Noonan 样综合征以及易患髓系和淋系肿瘤的唐氏综合征。该组新增成员包括 *SAMD9* 和 *SAMD9L*,它们易患获得性单体 7/del(7q)和 MDS。

4. **急性原始淋巴细胞白血病伴胚系突变易感性** *IKZF1* 和 *PAX5* 胚系突变都与 ALL 易感性有关。这些胚系突变还易导致 B 细胞亚群丧失和免疫缺陷。唐氏综合征和 *ETV6* 和 *TP53* 胚系突变(Li-Fraumeni 综合征)者易患 ALL 和髓系肿瘤。

5. **其他胚系突变** 其他胚系突变也会导致血液肿瘤易感,如 Bloom 综合征(*BLM*)、共济失调毛细血管扩张症、Nijmegen 断裂综合征、Noonan 综合征、体质性错配修复缺陷综合征以及 *DNMT3A*、*ERCC6L2*、*MBD4* 和 *XPC* 胚系突变。*CSF3R*、*MECOM*、*SRP72* 和 *TET2* 胚系突变也有报告。

6. **在胚系突变易感性背景下诊断 MDS** ICC 承认,许多易患髓系肿瘤的基因也易发生与病态造血特征重叠的骨髓细胞的基线变化。无论患者是否有髓系肿瘤,都可能存在病态造血改变。因此,在缺乏支持 MDS 或其他髓系肿瘤诊断的病例中,有形态学异常的病例,应考虑胚系突变易感性。通常,在伴胚系突变易感性患者中,MDS 经常发生在骨髓细胞增多、明显多系病态造血、原始细胞增加和/或获得性致病性遗传学改变的情况下,伴随着血细胞减少的出现或进展。出现 del(5q)、–7/del(7q)、复杂核型、多重 *TP53* 突变(VAF>10%)或 *SF3B1* 突变(VAF>10%)的被认为是 MDS 的定义指标。获得性遗传学变化必须在特定胚系突变背景下进行解释:例如 Shwachman Diamond 综合征患者常会产生伴单等位基因 *TP53* 突变的小而稳定的克隆,且为孤立性,认为这些不代表 MDS 的发展;然而,这种情况下的双等位基因 *TP53* 突变与髓系肿瘤有关。

(七)急性髓系白血病(表 31~表 33)

AML 代表一组遗传学上不同的异质性疾病。更新后的分类保留了许多先前定义的伴重现性遗传学异常的 AML 类型,并包括其他遗传学相关实体(表 31,表 32),以转向更多遗传学定义的分类。尽管先前的治疗、先前的髓系肿瘤(即 MDS 或 MDS/MPN)或潜在的 AML 易感性胚系遗传疾病的重要性已得到广泛认可,但该分类现在将这些关联确定为诊断的限定词,而不是特定疾病类别(表 33)以减少与先前 AML 类别大量重叠而造成的混淆。使用这种方法,消除了先前作为独立类别的治疗相关髓系肿瘤和 AML 伴骨髓增生异常相关改变。

表31 AML分类与诊断所需原始细胞（包括定义的等同意义细胞）百分比

急性早幼粒细胞白血病（APL）伴t(15;17)(q24.1;q21.2)/*PML::RARA*，原始细胞≥10%

APL伴其他*RARA*重排*，原始细胞≥10%

AML伴t(8;21)(q22;q22.1)/*RUNX1::RUNX1T1*，原始细胞≥10%

AML伴inv(16)(p13.1q22)或t(16;16)(p13.1;q22)/*CBFB::MYH11*，原始细胞≥10%

AML伴t(9;11)(p21.3;q23.3)/*MLLT3::KMT2A*，原始细胞≥10%

AML伴其他*KMT2A*重排†，原始细胞≥10%

AML伴t(6;9)(p22.3;q34.1)/*DEK::NUP214*，原始细胞≥10%

AML伴inv(3)(q21.3q26.2)或t(3;3)(q21.3;q26.2)/*GATA2;MECOM(EVI1)*，原始细胞≥10%

AML伴其他*MECOM*重排‡，原始细胞≥10%

AML伴其他罕见重现性易位（见表32），原始细胞≥10%

AML伴t(9;22)(q34.1;q11.2)/*BCR::ABL1* §，原始细胞≥20%

AML伴*NPM1*，原始细胞≥10%突变

AML伴bZIP结构域内*CEBPA*突变，原始细胞≥10%

AML和MDS/AML伴*TP53*突变†，原始细胞10%～19%（MDS/AML）和≥20%（AML）

AML和MDS/AML伴骨髓增生异常相关基因突变，原始细胞10%～19%（MDS/AML）和≥20%（AML）由*ASXL1*、*BCOR*、*EZH2*、*RUNX1*、*SF3B1*、*SRSF2*、*STAG2*、*U2AF1*或*ZRSR2*突变定义

AML伴骨髓增生异常相关细胞遗传学异常，原始细胞10%～19%（MDS/AML）和≥20%（AML）通过检测到复杂核型（在没有其他定义分类的重现性遗传学异常时，≥3个不相关的克隆性染色体异常）。定义的克隆核型：del(5q)/t(5q)/add(5q)，−7/del(7q)，+8，del(12p)/t(12p)/add(12p)，i(17q)，−17/add(17p)或del(17p)，del(20q)和／或idic(X)(q13)

AML非特定类型（NOS），原始细胞10%～19%（MDS/AML）和≥20%（AML）

髓系肉瘤

*包括AML伴t(1;17)(q42.3;q21.2)/*IRF2BP2::RARA*；t(5;17)(q35.1;q21.2)/*NPM1::RARA*；t(11;17)(q23.2;q21.2)*ZBTB16::RARA*；隐蔽的inv(17q)或del(17)(q21.2q21.2)/*STAT5B::RARA*，*STAT3::RARA*；罕见其他*RARA*重排：*TBL1XR1*(3q26.3)、*FIP1L1*(4q12)、*BCOR*(Xp11.4)。†包括AML伴t(4;11)(q21.3;q23.3)/*AFF1::KMT2A*#；t(6;11)(q27;q23.3)/*AFDN::KMT2A*；t(10;11)(p12.3;q23.3)/*MLLT10::KMT2A*；t(10;11)(q21.3;q23.3)/*TET1::KMT2A*；t(11;19)(q23.3;p13.1)/*KMT2A::ELL*；t(11;19)(q23.3;p13.3)/*KMT2A::MLLT1*（主要发生在婴儿和儿童中）。‡包括AML伴t(2;3)(p11～23;q26.2)/*MECOM::?*；t(3;8)(q26.2;q24.2)/*MYC，MECOM*；t(3;12)(q26.2;p13.2)/*ETV6::MECOM*；t(3;21)(q26.2;q22.1)/*MECOM::RUNX1*。§MDS/AML类别不用于AML伴*BCR::ABL1*，因为它与CML，*BCR::ABL1*阳性的进展相重叠

表 32　AML 伴其他罕见的重现性易位或融合

AML 伴 t(1;3)(p36.3;q21.3)/*PRDM16 :: RPN1*
AML 伴 t(3;5)(q25.3;q35.1)/*NPM1 :: MLF1*
AML 伴 t(8;16)(p11.2;p13.3)/*KAT6A :: CREBBP*
AML(原始巨核细胞)伴 t(1;22)(p13.3;q13.1)/ *RBM15 :: MRTF1**
AML 伴 t(5;11)(q35.2;p15.4)/ *NUP98::NSD1**
AML 伴 t(11;12)(p15.4;p13.3)/ *NUP98::KMD5A**
AML 伴 *NUP98* 和其他伙伴基因 *
AML 伴 t(7;12)(q36.3;p13.2)/ *ETV6 :: MNX1**
AML 伴 t(10;11)(p12.3;q14.2)/ *PICALM::MLLT10*
AML 伴 t(16;21)(p11.2;q22.2)/ *FUS::ERG*
AML 伴 t(16;21)(q24.3;q22.1)/ *RUNX1::CBFA2T3*
AML 伴 inv(16)(p13.3q24.3)/ *CBFA2T3::GLIS2**

  * 主要发生于婴儿和儿童

表 33　在特定 MDS、AML(或 MDS/AML)诊断后的诊断性限定词

治疗相关 *	• 既往化疗、放疗、免疫干预
由 MDS 进展	• MDS 应通过标准诊断确认
由 MDS/MPN 进展(具体疾病)	• MDS/MPN 应通过标准诊断确认
胚系易感性	

  示例：AML 伴骨髓增生异常相关细胞遗传学异常，治疗相关；AML 伴骨髓增生异常相关基因突变，由 MDS 进展；AML 伴骨髓增生异常相关基因突变，胚系 *RUNX1* 突变。* 急性淋巴细胞白血病 / 淋巴瘤也可能与治疗相关，在诊断中也应注意这种关联

　　AML 类型见表 31，与之前分类有几个关键区别。之前的 AML 伴骨髓增生异常相关改变(AML with myelodysplasia-related changes，AML-MRC)类别是试图识别与 AML，NOS 相比预后更差的患者。检出多系病态造血大致代表潜在骨髓增生异常相关细胞遗传学异常，但在部分多系病态造血患者中与低危基因突变关联，尤其是 *NPM1* 或双等位基因 *CEBPA*，强调了该类别需要用分子参数进一步细化。此外，AML 伴骨髓增生异常相关改变和治疗相关 AML 之间出现重叠特征，进一步确定了需要更好的 AML 分类定义方法。

　　AML 伴 *TP53* 突变现在认为是伴 *TP53* 突变髓系肿瘤分组中的一个单独实体(其他还包括表 21 中的 MDS 和 MDS/AML 伴 *TP53* 突变)。与 MDS 一样，伴 *TP53* 突变的 AML 通常与复杂细胞遗传学异常相关，并且预后很差。此外，一组基因已被确定与继发于先前髓系肿瘤

的 AML 密切相关。AML-MRC 类别被取消,保留了 AML 伴骨髓增生异常相关细胞遗传学异常类别以及新增的 AML 伴 *TP53* 突变和 AML 伴骨髓增生异常相关基因突变的类别。*TP53* 突变定义了一种明显具有侵袭性的 AML 类型,无论是原发还是 MDS 进展或者是治疗相关。伴 *TP53* 突变 MDS 需要多重 *TP53* 突变,但在 *TP53* 突变的 AML 和 MDS/AML 中,任何致病性 *TP53* 突变 VAF＞10% 就可以诊断。*ASXL1*、*BCOR*、*EZH2*、*RUNX1*、*SF3B1*、*SRSF2*、*STAG2*、*U2AF1* 或 *ZRSR2* 突变符合 AML 伴骨髓增生异常相关基因突变的诊断(包括先前的 AML 伴 *RUNX1* 突变暂定病种)。最后,在没有骨髓增生异常相关基因突变、*TP53* 突变或其他定义为特定 AML 类别的重现性遗传学异常情况下,根据特定核型所见,可诊断为 AML 伴骨髓增生异常相关细胞遗传学异常。

WHO 第四版和修订第四版分类包括 3 种在适当的临床环境中定义 AML 而不考虑原始粒细胞百分比的特定 AML 类型(纯红细胞白血病除外):AML 伴 t(8;21)(q22;q22.1)/*RUNX1::RUNX1T1*,AML 伴 inv(16)(p13.1q22)或 t(16;16)(p13.1;q22)/*CBFB::MYH11*,以及急性早幼粒细胞白血病伴 t(15;17)(q24;q21)/*PML::RARA*。在这些类型中诊断时低原始细胞计数(＜20%)病例并不常见。ICC 扩大了可被诊断为 AML 伴＜20% 原始细胞的类别,以涵盖更多的重现性遗传学异常(包括基因突变),诊断要求血液或骨髓中原始细胞至少 10%(包括"原始细胞等同意义细胞",在病理环境中的幼单核细胞和肿瘤性早幼粒细胞)。其余的 AML 类型保留≥20% 原始细胞要求。如上所述,伴 10%～19% 原始细胞的 MDS 现在被诊断为 MDS/AML,这反映了 AML 和 MDS 之间的诊断连续性以及这些较低原始细胞计数的个体患者的临床和遗传学异质性。MDS/AML 病例被细分为 MDS/AML 伴 *TP53* 突变、MDS/AML 伴骨髓增生异常相关基因突变、MDS/AML 伴骨髓增生异常相关细胞遗传学异常或 MDS/AML,NOS。

几种之前 AML 相关疾病类别,包括髓系肉瘤、唐氏综合征相关髓系肿瘤和原始浆细胞样树突细胞肿瘤没有变化。CAC 未就系列未明急性白血病修订达成共识,ICC 工作组将在未来单独报告这些变化。之前的 AML 伴 *CEBPA* 双等位基因突变类别有显著变化。多项研究表明,*CEBPA* 基因 bZIP 框内突变定义了具有独特基因表达谱的预后实体,故将此预后较好类型更新为该异常,而非双等位基因突变。

疾病类别的层次结构通常遵循表 31 中列出的实体顺序。后面单一异常的传统遗传学疾病组很少显示重叠。出现罕见的重叠情况应视为例外并予以明确识别。*TP53* 突变可能与其他类别重叠,但其存在通常预示着较差的预后。单基因突变或基因融合类别优先于骨髓病态造血相关基因突变和骨髓病态造血相关细胞遗传学组,并可能再次影响遗传学组的预后,应予以注意。在排除所有其他遗传学类别后,一些病例仍未被分类,则继续诊断为 AML,NOS。之前使用的 AML,NOS 形态学或细胞化学类型的预后意义有限,如果需要,还可继续对此类病例进行细分。值得注意的是,纯红系细胞白血病通常与 *TP53* 突变相关,现在被归类为 AML 伴 *TP53* 突变的类别。

（八）ALL

1. B-ALL、T-ALL（表34～表36）　B/T- 原始淋巴细胞淋巴瘤 / 白血病为同义语。更新后分类包括对 2016 年 WHO 分类的修订，并引入一些新亚型（表34）。之前的 *BCR::ABL1* 阳性 ALL 现在分为 2 个生物学上不同亚组，其中多系受累似乎与 CML 急淋变期密切相关。它们不能通过 p190 与 p210 融合蛋白区分，要通过 FISH 是否在粒细胞中检测到易位，证明多系 *BCR::ABL1* 融合。仅淋系重排则相反，FISH 仅在原始淋巴细胞中阳性。在某些病例中，可能需要对细胞进行分拣以获得足够的髓细胞来执行此项操作。进一步的证据来自以下所见：治疗后 RT-PCR 检查 *BCR::ABL1* 可显示高水平阳性，流式细胞术和分子学 MRD 方法均不显示或几乎没有 MRD 证据。这两种变异的预后和最佳治疗也可能不同。B-ALL，*BCR::ABL1* 样病例现在认为有多种遗传学病变，包括 *JAK-STAT* 改变（包括 *CRLF2* 重排、

表 34　ALL 分类

B-ALL	B-ALL 伴 *ZNF384*（362）重排
B-ALL 伴重现性遗传学异常	B-ALL 伴 *NUTM1* 重排
B-ALL 伴 t（9;22）(q34.1;q11.2)/ *BCR::ABL1*	B-ALL 伴 *HLF* 重排
仅淋系受累	B-ALL 伴 *UBTF::ATXN7L3/PAN3*，*CDX2*（"CDX2/UBTF"）
多系受累	B-ALL 伴 IKZF1 N159Y 突变
B-ALL 伴 t（v;11q23.3）/*KMT2A* 重排	B-ALL 伴 PAX5 P80R 突变
B-ALL 伴 t（12;21）(p13.2;q22.1)/ *ETV6::RUNX1*	暂定病种：B-ALL，*ETV6::RUNX1* 样
B-ALL，超二倍体	暂定病种：B-ALL，伴 *PAX5* 改变
B-ALL，低亚二倍体	暂定病种：B-ALL，伴 *ZEB2* 突变（p.H1038R）/*IGH::CEBPE*
B-ALL，近单倍体	暂定病种：B-ALL，*ZNF384* 重排样
B-ALL 伴 t（5;14）(q31.1;q32.3)/ *IL3::IGH*	暂定病种：B-ALL，*KMT2A* 重排样
B-ALL 伴 t（1;19）(q23.3;p13.3)/ *TCF3::PBX1*	B-ALL，NOS
B-ALL，*BCR::ABL1* 样，ABL-1 类重排	T-ALL
B-ALL，*BCR::ABL1* 样，JAK-STAT 活化	早 T 细胞前体 ALL 伴 *BCL11B* 重排
B-ALL，*BCR::ABL1* 样，NOS	早 T 细胞前体 ALL，NOS
B-ALL 伴 iAMP21	T-ALL，NOS
B-ALL 伴 *MYC* 重排	暂定病种（见表36）
B-ALL 伴 *DUX4* 重排	暂定病种：自然杀伤细胞 ALL（NK-ALL）
B-ALL 伴 *MEF2D* 重排	

JAK 融合和 *EPOR* 重排)、*ABL1* 类融合等,因而被细分。识别伴 *ABL* 类融合尤其重要,因为它们对各种 *ABL1* 类酪氨酸激酶抑制剂有独特的反应模式。其他一些融合,例如涉及 *NTRK* 的融合,也可能有反应。*JAK-STAT* 类别中最常见改变是 *CRLF2* 重排,在许多病例中可以通过 FISH 检测(或通过 CRLF2 流式细胞术筛查,CRLF2 上调)。约一半 *CRLF2* 重排病例伴随 *JAK* 突变,在其他病例中有其他激酶的激活突变,导致 *JAK-STAT* 信号转导激活。对已批准的 JAK 抑制剂(如鲁索替尼)的反应在临床前模型中不定,并且正在临床试验中进行正式评估。

2. **驱动基因结构异常定义的 ALL 新类型** 表 35 列出了伴驱动基因结构异常 ALL 新亚类,通常也可通过它们不同的基因表达特征来识别。有一些易位最容易通过全转录组测序检测到(尽管用 RT-PCR 或商品 FISH 探针的非测序方法也可以)。少数实体(类型)是由单个氨基酸被取代的突变定义的。

B-ALL 伴 *MYC* 重排与 Burkitt 或其他 *MYC* 重排淋巴瘤相比,这些病例有不成熟的表型,通常末端脱氧核苷酸转移酶(terminal deoxynucleotidyl transferase,TdT)阳性,尽管 CD34 阴性、CD20 通常阴性或部分阳性。表面免疫球蛋白可以阳性。有些形态上类似于伯基特淋巴瘤。可伴有 *BCL2* 易位和不太常见的 *BCL6* 易位。这些病例大多有白血病而不是淋巴瘤的表现。侵袭性 B 细胞淋巴瘤病例有时可能表达 TdT 并伴其他未成熟表型标记物,滤泡淋巴瘤可能会发生原始淋巴细胞转化;此类病例应归入适当的淋巴瘤而不是本类型。这些高级别,但 TdT+(通常部分阳性)淋巴瘤可能有 *MYC* 或者甚至"双打击"重排,但与伴 *MYC* 重排的 B-ALL 具有不同的突变谱,并显示出体细胞超突变的证据,而伴 *MYC* 重排的 B-ALL 有未突变的免疫球蛋白 V(H)基因。

3. **易位定义的 ALL 新实体** *DUX4* 是最常见的 *IGH* 重排伙伴基因,并且 *IGH :: DUX4* 易位通常是隐蔽的,因为 *DUX4* 基因座的重复性质,并重排至 IGH 增强子。*DUX4* 重排 ALL 在儿童中相对常见,并且与儿童和成人的良好预后相关(即使与其他不良风险特征相关,包括 *IKZF1* 缺失)。难以用 FISH 检测,但 *DUX4* 过表达具有特异性,可通过 *DUX4* 基因表达定量或免疫组化检测;CD371 表达与 *DUX4* 重排相关并可以通过流式细胞术鉴定。*MEF2D* 重排 B-ALL 预后不良。可使用现有融合 FISH 探针检测常见的 3'*BCL9* 融合伙伴,并且可以根据 CD10-/dim、CD38+、cμ+ 免疫表型怀疑该病。白血病发生机制,包括 MEF2D 靶基因 *HDAC9* 的失调,可使细胞对组蛋白脱乙酰化酶(histone deacetylase,HDAC)抑制剂敏感。*ZNF384* 重排白血病是一种具有特征的基因表达谱、系列不明并可表现为 B-ALL(通常有异常髓系抗原表达不足以分类为 MPAL)或 B 系与髓系混合 MPAL 的突变模式独特实体。疾病演变过程中系列转变很常见,并且进一步支持 *ZNF384* 重排定义了一种与初始免疫表型无关的独特实体。*ZNF384* 与多种融合伙伴重排,通常有 *EP300*、*TCF3* 和 *TAF15*。携带 *ZNF362* 重排的其他病例具有相似的基因表达谱。这两种白血病通常都不表达 CD10,并且髓系抗原表达不一,MPO 表达常可区分 B-ALL(MPO 阴性)与 B 系与髓系 MPAL(MPO 阳性)。预后因融合伙伴而异,*EP300* 预后最好,*TCF3* 最差。*NUTM1* 重排白血病罕见,且最常见于缺乏 *KMT2A* 重排但预后比 *KMT2A* 重排白血病好得多的婴儿患者。可用标准 *NUTM1* 分离

表 35 基因结构异常常定义的 B-ALL 新实体

亚型	频率	预后	诊断方法	伴侣基因	免疫表型	备注
B-ALL 伴 *MYC* 重排	2%~5%, 成人和 AYA 中较高	较差	FISH MYC/BCL2/BCL6; Ig V(H) 突变状态	*IGH*	TdT+CD34− CD20+/−; 可 SIg+	可有 *BCL2/BCL6* 重排
B-ALL 伴 *DUX4* 重排	5%~10%, AYA 和成人最高	极好	WTS*, IHC 法 DUX4 过表达	增强子, 最常见的是 *IGH*	CD371+, CD2+	常见 *ERG* 和 *IKZF1* 缺失
B-ALL 伴 *MEF2D* 重排	3%~5%	差	WTS; FISH MEF2D	*BCL9, HNRNPUL1*	CD10−/弱+; CD38+; cμ+	
B-ALL 伴 *ZNF384* 或 *ZNF362* 重排	5%~10%, AYA 中较高	不定	WTS; FISH 可能	*EP300*(最常见且预后良好), *TCF3, TAF15, CREBBP*	CD10−/弱+; 髓系抗原+	儿童中~50% 为 B 与髓 MPAL, 成人没有; FLT3 过表达
B-ALL 伴 *NUTM1* 重排	2% 或更少; 成人罕见, 主要见于无 KMT2A 重排的婴儿	好	FISH NUTM1; WTS; NUTM1 过表达 (WTS, RT-PCR、IHC)	*ACIN1, ZNF618, BRD9, IKZF1, CUX1*	CD10−/弱+; 表达髓系标记物 (CD13/CD15/CD33)	常见 HOXA9 过表达
B-ALL/LL 伴 *HLF* 重排	<1% 儿童	很差	WTS; FISH HLF	*TCF3;TCF4*	未知	抗 CD19 治疗可能有反应
B-ALL/LL 伴 *CDX2/UBTF*	<1%; AYA 和女性较高	较差	RT-PCR, WTS	17q21.31 隐蔽缺失导致 *UBTF::ATXN7L3*; 13q12.2 处 *FLT3/PAN3* 缺失导致 CDX2 高表达	CD10 阴性和胞质 IgM 阳性	
B-ALL/LL 伴 *IKZF1 N159Y* 突变	<1% 所有年龄	中等	外显子子组/基因组测序	不适用	未知	独特的基因表达谱; 75% 病例增加 21 号染色体
B-ALL/LL 伴 *PAX5 P80R* 突变	2%~5% 成人较高	中等, 成人预后好	外显子子组/基因组套组测序	不适用		第二等位基因的双等位基因缺失或 LOF 突变的 *PAX5* 改变; *CDKN2A* 丢失; *JAK* 和 *RAS* 信号基因突变

AYA 为青少年和年轻人; WTS 为全转录组测序。* 由于 *DUX4* 和 IGH 基因产生重复的基因组特征, 全转录组测序可能无法在所有病例中检测到 *DUX4* 重排

FISH 探针组进行诊断。*TCF3/4::HLF* 重排白血病极罕见,可能仅见于儿童;预后很差,尽管抗 CD19 治疗和移植已显示出一些希望。在所有 *CDX2/UBTF* 失调 B-ALL 中都有 2 个伴随的基因组改变特征:导致 PAN3 增强子重新定位和 *CDX2* 失调的染色体 13q12.2 处 *FLT3* 上游微缺失,以及导致 *UBTF::ATXN7L3* 表达融合癌蛋白的 17q21.31 处 UBTF 3' 区域的微缺失。这种白血病在青少年女性和年轻成人中最常见,如果用常规化疗似乎效果不佳。

4. **伴点突变 ALL 新实体** 两种热点点突变的不常见实体产生的白血病具有与所有其他类型不同的独特基因表达模式。*IKZF1* N159Y 罕见并产生错义突变导致几个致癌基因上调。*PAX5* P80R 较常见,尤其是在成人中,预后相对较好;白血病的发生需要 *PAX5* 双等位基因改变,或野生型等位基因的缺失,或拷贝中性杂合性丢失(cnLOH)。

5. **暂定病种(表 36)** 有些病例表型和基因表达谱与上述几种亚型相似,但缺乏必要的染色体结构病损。因为这些常不能通过基因表达谱外的方法诊断,所以被定为暂定病种。*ETV6::RUNX1* 样 B-ALL 病例具有 *ETV6::RUNX1* B-ALL 的 CD27 阳性、CD44 dim/neg 表型,并且在儿科中似乎同样预后良好。一个相对较大的亚型是 *PAX5* 改变 B-ALL(PAX5alt),其特征是 *PAX5* 基因中包括重排、点突变和基因内异常等各种不同的改变;尽管许多可以直接鉴定,但完整定义需要基因表达谱分析。*ZEB2* 中 H1038R 突变病例与 *IGH::CEBPE* 病例在基因表达谱中共聚类且预后不良,但这些病变似乎不能独特地定义这个群体。

表 36 ALL 暂定病种

B-ALL					
亚型	频率	基因表达模式	基因组学	免疫表型	备注
ETV6::RUNX1 样	<5%,大多数是儿童	伴 *ETV6::RUNX1* 的 GEP 簇	ETS 家族基因包括 *ETV6*、*FUS* 以及 *IKZF1* 中的融合或 CNA;一些病例携带胚系 *ETV6* 功能丧失(LOF)突变	CD27+CD44– 或低,像 *ETV6::RUNX1*	儿童中预后良好,成年人不好
PAX5 改变 ** (*PAX5*alt)	10% 的儿童和成人	宽泛的 GEP 簇	各种突变(特别是合并 R38,R140 杂合性突变),基因内扩增和非激酶融合(*ETV6* 最常见)		预后中等
ZEB2(p.H1038R)或 *IGH::CEBPE*	<1%	*ZEB2* H1038R 和 *IGH::CEBPE* 融合 GEP 簇	*ZEB2*(p.H1038R)突变,绝大多数同时存在 *IGH::CEBPE* 或其他已知基因融合,频繁的 *NRAS* 突变(50%),LMO1 上调以及 SMAD1 和 BMP2 下调		
KMT2A 样	<1%	*KMT2A* 的 GEP 簇	一些伴 *HOXA* 融合		

B-ALL					
亚型	频率	基因表达模式	基因组学	免疫表型	备注
ZNF384 样	<1%	*ZNF384* 或 *ZNF362* 的 GEP 簇	未知	像 *ZNF384*	

T-ALL/LL				
亚型	频率	伙伴基因 / 其他重排	免疫表型	备注
HOXA 失调	15%～25%	*HOXA::TRB/TRG*；*KMT2A*– 重排；*PICALM:: MLLT10*；*SET::NUP214*	不成熟，一些为 ETP	
SPI1 重排	<5%，儿童	*STMN1*；*TCF7*；*BCL11B*	CD4–，CD8+/–，DR+	预后很差
TLX1 重排	儿童 5%～10%；成人近 30%	TCR	CD4+，CD8+/–，CD1a+，皮质胸腺细胞	预后好
TLX3 重排	儿童 20%～25%，成人<5%	*TCR*；*BCL11B*；*CDK6*	CD4+，CD8+/–，CD1a+，皮质胸腺细胞，一些 ETP 或者接近 ETP	预后良好；*BCL11B* 过表达与 ETP 组不同
NKX2 重排	<5% 儿童	*NKX2.1/NKX2.2/NKX2.5::TCR*；*BCL11B*；*CDK6*	CD4+，CD8+	*TLX1* 重排相似的 GEP
TAL1-2 重排	30%～40%*TAL2* 罕见）	TRA/D；TRB（*TAL2*）；1p32 缺失（*STIL*）；基因间单核苷酸变异（超级增强子）	CD3+，晚期皮质胸腺细胞	预后差
LMO1-2 重排	LMO1-R-5% LMO2-R-10%	TCR；隐蔽缺失；增强子 / 启动子突变	不成熟但不是 ETP	与 bHLH 因子形成 LMO 复合体。LMO 极高表达
BHLH，其他	<2%	*LYL1::TRB OLIG2/ BHLHB1::TCR*	不成熟但不是 ETP	LMO 极高表达，LYL1-R 显示干细胞样签名

a 为并非所有这些实体的病例都可以单独通过常规 FISH 或 WTS 定义，因为使这些调节异常并产生白血病的基因内改变具有一个完全相同的基因表达模式。WTS 为全转录组测序；GEP 为基因表达谱；LMO 为仅 LIM 结构域；BHLH 为碱基 - 螺旋 - 环 - 螺旋结构；CNA 为拷贝数变异

6. T-ALL　早 T 前体 ALL(early T-cell precursor ALL,ETP ALL)的定义没变,通过免疫表型诊断。现在已经认识到,约三分之一 ETP ALL 的造血干细胞具有 T 系转录因子基因 *BCL11B* 重排和失调的特征。超过 80% 病例伴激活的 *FLT3* 突变,所有病例都表现出高 FLT3 表达。大多数病例可以通过 FISH 检测到 *BCL11B* 基因座的破坏。此外,有些 T-ALL 病例在表型上与 ETP 相似,只是 CD5 见于＞75% 而不是≤75% 的细胞上;这些被称为"近 ETP ALL",具有与 ETP 不同的基因组病变,有一些重叠,并且在临床表现和对治疗反应方面与 ETP 有细微差别。

T-ALL 的其余部分可以根据不同转录因子家族的异常活化进行亚分类,尽管潜在病变很复杂,诊断具有挑战性,并且亚分类通常不用于临床试验。此外,不同作者定义不同亚型的方式存在一些差异。由于这些原因,它们被视为该分类中的暂定病种。

二、成熟淋巴和组织细胞 / 树突细胞肿瘤

(一)分类类型

自 1994 年修订的欧美淋巴肿瘤分类出版以来,通过国际间的不断努力产生了淋巴肿瘤分类的后续更新,在血液病理学家、遗传学家、分子学家和临床医生之间达成广泛共识。最近,伴随基因组研究提供的许多新见解,免疫系统恶性肿瘤的鉴定取得了重大进展。许多实体的定义、推荐检查和诊断标准得到普遍完善。最近基因组研究的主要发现影响了许多疾病实体的概念、框架和诊断标准,并将对最佳临床管理产生影响。成熟淋巴、组织细胞和树突细胞肿瘤的 ICC 列表见表 37。

表 37　成熟淋巴和组织细胞 / 树突细胞肿瘤的国际共识分类

成熟 B 细胞肿瘤	华氏巨球蛋白血症
慢性淋巴细胞白血病 / 小淋巴细胞淋巴瘤	IgM 型意义未明单克隆丙种球蛋白病(MGUS)
单克隆 B 细胞淋巴细胞增多症	IgM MGUS,浆细胞型 *
慢性淋巴细胞白血病型	IgM MGUS,非特定类型(NOS)*
非慢性淋巴细胞白血病型	原发性冷凝集素病 *
B 幼淋巴细胞白血病	重链疾病
脾边缘区淋巴瘤	Mu 重链病
多毛细胞白血病	Gamma 重链病
脾 B 细胞淋巴瘤 / 白血病,不能分类型	Alpha 重链病
脾弥漫性红髓小 B 细胞淋巴瘤	浆细胞肿瘤
多毛细胞白血病变异型	非 IgM 型 MGUS
淋巴浆细胞淋巴瘤	多发性骨髓瘤(浆细胞骨髓瘤)*

多发性骨髓瘤, NOS	生发中心 B 细胞亚型
多发性骨髓瘤伴重现性遗传学异常	活化 B 细胞亚型
多发性骨髓瘤伴 CCND 家族易位	大 B 细胞淋巴瘤伴 11q 异常 *
多发性骨髓瘤伴 MAF 家族易位	结节性淋巴细胞为主型 B 细胞淋巴瘤 *
多发性骨髓瘤伴 NSD2 易位	富 T 细胞 / 组织细胞型大 B 细胞淋巴瘤
多发性骨髓瘤伴超二倍体	中枢神经系统原发性弥漫性大 B 细胞淋巴瘤
骨孤立性浆细胞瘤	睾丸原发性弥漫性大 B 细胞淋巴瘤 *
骨外浆细胞瘤	原发性皮肤弥漫性大 B 细胞淋巴瘤, 腿型
单克隆 Ig 沉积病	血管内大 B 细胞淋巴瘤
Ig 轻链淀粉样变性 (AL) *	HHV-8 和 EB 病毒阴性原发性渗出性淋巴瘤 *
局限性 AL 淀粉样变性 *	EB 病毒阳性皮肤粘膜溃疡 *
轻链和重链沉积病	EB 病毒阳性弥漫性大 B 细胞淋巴瘤, NOS
黏膜相关淋巴组织结外边缘区淋巴瘤 (MALT 淋巴瘤)	慢性炎症相关弥漫性大 B 细胞淋巴瘤
原发性皮肤边缘区淋巴增殖性疾病 *	纤维蛋白相关弥漫性大 B 细胞淋巴瘤
淋巴结边缘区淋巴瘤	淋巴瘤样肉芽肿病
小儿淋巴结边缘区淋巴瘤	EB 病毒阳性多形性 B 细胞淋巴增殖性疾病, NOS *
滤泡淋巴瘤	ALK 阳性大 B 细胞淋巴瘤
原位滤泡瘤	原始浆细胞淋巴瘤
十二指肠型滤泡淋巴瘤	HHV-8 相关淋巴增殖性疾病
BCL2 重排阴性, CD23 阳性滤泡中心淋巴瘤	多中心 Castleman 病
原发性皮肤滤泡中心淋巴瘤	HHV-8 阳性亲生发中心淋巴增殖性疾病
小儿型滤泡淋巴瘤	HHV-8 阳性弥漫性大 B 细胞淋巴瘤, NOS
睾丸滤泡淋巴瘤 *	原发性渗出性淋巴瘤
大 B 细胞淋巴瘤伴 IRF4 重排 *	伯基特淋巴瘤
套细胞淋巴瘤	高级别 B 细胞淋巴瘤, 伴 MYC 和 BCL2 重排 *
原位套细胞瘤	高级别 B 细胞淋巴瘤伴 MYC 和 BCL6 重排 *
白血病性非淋巴结套细胞淋巴瘤	高级别 B 细胞淋巴瘤, NOS
弥漫性大 B 细胞淋巴瘤, NOS	原发性纵隔大 B 细胞淋巴瘤

续表

纵隔灰区淋巴瘤 *	单形性亲上皮性肠道 T 细胞淋巴瘤
经典霍奇金淋巴瘤	肠道 T 细胞淋巴瘤,NOS
结节硬化型经典霍奇金淋巴瘤	胃肠道惰性克隆性 T 细胞淋巴增殖性疾病 *
富淋巴细胞型经典霍奇金淋巴瘤	胃肠道惰性 NK 细胞淋巴增殖性疾病 *
混合细胞型经典霍奇金淋巴瘤	肝脾 T 细胞淋巴瘤
淋巴细胞消减型经典霍奇金淋巴瘤	蕈样肉芽肿
成熟 T 细胞和 NK 细胞肿瘤	塞扎里综合征
T 幼淋巴细胞白血病	原发性皮肤 CD30[+]T 细胞淋巴增殖性疾病
T 大颗粒淋巴细胞白血病	淋巴瘤样丘疹病
NK 细胞慢性淋巴增殖性疾病	原发性皮肤间变性大细胞淋巴瘤
成人 T 细胞白血病 / 淋巴瘤	原发性皮肤小 / 中等大小 CD4[+]T 细胞淋巴增殖性疾病
儿童 EB 病毒阳性 T 细胞 /NK 细胞淋巴增殖性疾病 *	皮下脂膜炎样 T 细胞淋巴瘤
种痘样水疱病淋巴增殖性疾病	原发性皮肤 gamma-deltaT 细胞淋巴瘤
经典型	原发性皮肤肢端 CD8[+]T 细胞淋巴增殖性疾病 *
系统型	原发性皮肤 CD8[+] 侵袭性亲表皮性细胞毒性 T 细胞淋巴瘤
严重蚊子叮咬过敏症	外周 T 细胞淋巴瘤,NOS
慢性活动性 EB 病毒病,系统性(T 细胞和 NK 细胞表型)	滤泡辅助 T 细胞淋巴瘤 *
儿童系统性 EB 病毒阳性 T 细胞淋巴瘤	滤泡辅助 T 细胞淋巴瘤,血管免疫母细胞型(血管免疫母细胞 T 细胞淋巴瘤)
结外 NK/T 细胞淋巴瘤,鼻型	滤泡辅助 T 细胞淋巴瘤,滤泡型
侵袭性 NK 细胞白血病	滤泡辅助 T 细胞淋巴瘤,NOS
*原发性淋巴结 EB 病毒阳性 T 细胞 /NK 细胞淋巴瘤 *	间变性大细胞淋巴瘤,ALK 阳性
肠病相关 T 细胞淋巴瘤	间变性大细胞淋巴瘤,ALK 阴性
Ⅱ型难治性乳糜泻 *	乳房植入物相关间变性大细胞淋巴瘤

续表

免疫缺陷相关淋巴增殖性疾病	朗格汉斯细胞组织细胞增多症
移植后淋巴增殖性疾病	朗格汉斯细胞肉瘤
非破坏性移植后淋巴增殖性疾病	未定类型树突细胞组织细胞增多症 *
浆细胞增生移植后淋巴增殖性疾病	指突状树突细胞肉瘤 *
传染性单核细胞增多症移植后淋巴增殖性疾病	ALK 阳性组织细胞增多症 *
鲜红滤泡增生移植后淋巴增殖性疾病	播散性幼年黄色肉芽肿
多形性移植后淋巴增殖性疾病	Erdheim-Chester 病
单形性移植后淋巴增殖疾病（B 细胞和 T 细胞 /NK 细胞型）†	Rosai-Dorfman-Destombes 病 *
经典霍奇金淋巴瘤移植后淋巴增殖性疾病†	滤泡树突细胞肉瘤
其他医源性免疫缺陷相关淋巴增殖性疾病	成纤维细胞网状细胞肉瘤 *
组织细胞和树突细胞肿瘤	EB 病毒阳性炎性滤泡树突细胞 / 成纤维细胞网状细胞瘤 *
组织细胞肉瘤	

斜体字体表示暂定的肿瘤实体。 与 2016 年 WHO 分类相比有变化。† 这些病变根据它们对应的淋巴瘤进行分类*

（二）分类类型标准和定义的重要修订

大多数实体定义不变，但诊断标准和推荐的辅助检查普遍改进。一些 2017 版被视为临时类型被确定为实体（正式类型）。一些疾病术语经过修改后，名称适应当前的生物学认知，但这些修改仅限于充分证实的情况。儿童多发性骨髓瘤（multiple myeloma，MM）和 EBV 阳性 T 细胞淋巴增殖性疾病（lymphoproliferative disorders，LPD）等某些类别已经过重大修订。最近基因组研究的重要发现也对某些疾病的概念框架产生了影响。对成熟淋巴、组织细胞和树突细胞肿瘤标准和定义的重要修订见表 38～表 40。

表 38　小 B 细胞淋巴肿瘤国际共识分类变化要点

实体 / 类型	变化
慢性淋巴细胞白血病（CLL）	需要在治疗时评估 IGHV 突变状态和 *TP53*/17p 改变。在中断 BTK 抑制剂的患者中，可逆的 Richter 样增殖必须与 CLL 的 DLBCL 转化加以区分
LPL（WM）	在骨髓环钻活检淋巴浆细胞聚集占细胞成分 < 10%，有克隆性 B 细胞和浆细胞证据时可以作出诊断。在疑似 LPL 的检查中强烈建议 *MYD88* L265P 和 *CXCR4* 突变检查

续表

实体 / 类型	变化
MGUS	IgM MGUS 有两型:浆细胞型和 NOS 型。有肾脏意义的单克隆丙种球蛋白病和有临床意义的单克隆丙种球蛋白病被承认,但并不成为单独的疾病实体
原发性冷凝集素病	被作为一个新的独特实体。不存在 *MYD88* L265P 突变
多发性骨髓瘤（MM）	术语 "MM" 优于 "浆细胞骨髓瘤（PCM）"。MM 再分类到 4 个相互排斥的细胞遗传学异常类型（"MM 伴重现性细胞遗传学异常"）或者 MM,NOS
骨孤立性浆细胞瘤和骨外浆细胞瘤	最小的克隆性浆细胞骨髓累及具有重要的预后意义,特别是对于孤立性骨浆细胞瘤。
原发性皮肤边缘区淋巴增殖性疾病	现在认为是与其他黏膜相关淋巴组织（MALT）淋巴瘤不同的实体,并被称作淋巴增殖性疾病。主要根据类型转换 Ig 或 IgM 的表达区分两种亚型
滤泡淋巴瘤（FL）	维持细胞学分级。在 3 级 FL 中,*BCL2* 重排和 CD10 阳性均倾向于 3A 级而非 3B。应评估表达 IRF4/MUM1 的 3B 级 FL 的 *IRF4* 改变,尤其是年轻患者。目前不需要常规分子检测,但它可用于特定患者的鉴别诊断和特定治疗选择（如 EZH2 抑制剂）
BCL2 重排阴性,CD23 阳性滤泡中心淋巴瘤	认为是滤泡中心淋巴瘤的一种特殊形式,通常但并不总是具有弥漫性模式、盆腔 / 腹股沟部位和常见的 *STAT6* 突变
原发性皮肤滤泡中心淋巴瘤	分子和细胞遗传学检查进一步支持与其他 FL 不同,并有助于可以预测随后的皮外组织播散
睾丸滤泡淋巴瘤	在年轻男孩中被认为是一种独特的 FL
大 B 细胞淋巴瘤伴 *IRF4* 重排	升级为明确的实体（病种）。偶见于成人,其特征与儿童中的相似。定义不包括可能与 *BCL2* 或 *MYC* 重排相关的伴 *IRF4* 重排侵袭性 B 细胞淋巴瘤
套细胞淋巴瘤（MCL）	定义扩大到包括在其他 MCL 中伴 *CCND2* 和 *CCND3* 与 *IG* 重排的遗传变异。伴有继发性 *CCND1* 重排的侵袭性 B 细胞淋巴瘤不应诊断为 MCL

表 39　侵袭性 B 细胞淋巴瘤国际共识分类的变化要点

弥漫性大 B 细胞淋巴瘤（DLBCL）,NOS	DLBCL,NOS 维持细胞起源命名,但不能完全体现这些肿瘤的生物学复杂性。分子谱研究鉴定了 5～7 个未来或可提供更精确分层的新的 DLBCL 功能性遗传亚组
伴 11q 异常大 B 细胞淋巴瘤	该术语用 11q 异常代替 Burkitt 样淋巴瘤,仍为暂定实体。分子研究表明更接近于 DLBCL 而非伯基特淋巴瘤
结节性淋巴细胞为主型 B 细胞淋巴瘤	认识到与经典霍奇金淋巴瘤主要生物学和临床上的差异,该术语取代了结节性淋巴细胞为主型霍奇金淋巴瘤。强调与富 T 细胞 / 组织细胞大 B 细胞淋巴瘤的密切关系
睾丸原发性弥漫性大 B 细胞淋巴瘤	认为是与中枢神经系统原发性 DLBCL 密切相关的特定实体。大多数患者与 DLBCL MCD/C5 亚组有相同的分子和细胞遗传学特征,类似于活化 B 细胞样亚型的其他一些原发性结外大 B 细胞淋巴瘤（LBCL）

HHV-8 和 EB 病毒阴性原发性积液淋巴瘤	一种经常与液体超负荷相关的暂定实体。不包括符合其他明确定义的淋巴瘤
EB 病毒阳性皮肤黏膜溃疡	认为是一个明确的实体,并改进了诊断标准
EB 病毒阳性 DLBCL,NOS	肿瘤在形态上具有异质性,但多形性和单形性之间的区别在老年人中没有预后意义。富 T 细胞/组织细胞 LBCL 样模式,在年轻患者(45 岁以下)中更常见,与所谓的多形性不同
淋巴瘤样肉芽肿病	通常在没有已知免疫缺陷的情况下诊断,并且根据定义,需要肺部受累。类似淋巴瘤样肉芽肿的 EB 病毒阳性病变累及孤立的中枢神经系统或胃肠道通常与免疫缺陷和 EB 病毒潜伏期 Ⅲ 有关。这些患者应归类为 EB 病毒阳性 B 细胞淋巴增殖性疾病或 EB 病毒阳性 DLBCL,NOS,而不是淋巴瘤样肉芽肿病
EB 病毒阳性多形性 B 细胞淋巴增殖性疾病,NOS	该术语用于形态学变化不符合明确定义的 EB 病毒阳性淋巴瘤标准,伴或不伴已知免疫缺陷的 B 细胞增殖。对于局灶性 EB 病毒阳性 B 细胞且保留淋巴结结构的患者,建议称作"EB 病毒再激活"
原发性渗出性淋巴瘤和腔外原发性渗出性淋巴瘤	在 EB 病毒阴性的腔外淋巴瘤患者中,建议诊断为 HHV-8 阳性 DLBCL,NOS,尤其是 IgM λ 阳性肿瘤
伯基特淋巴瘤	伴前体 B 细胞表型和 *MYC* 重排的肿瘤将称为伴 *MYC* 重排的原始 B 淋巴细胞白血病/淋巴瘤,而不是伯基特白血病或淋巴瘤
伴 *MYC* 和 *BCL2* 重排高级别 B 细胞淋巴瘤	该类别被重新定义,排除了仅伴 *MYC* 和 *BCL6* 重排的患者。一些肿瘤可表达末端脱氧核苷酸转移酶,不视为原始 B 淋巴细胞肿瘤。
伴 *MYC* 和 *BCL6* 重排高级别 B 细胞淋巴瘤	适应伴 *MYC* 和 *BCL2* 重排高级别 B 细胞淋巴瘤定义的变化,增加这一暂定类别
纵隔灰区淋巴瘤	完善与经典霍奇金淋巴瘤的区别标准。临床和基因组数据表明,大多数非纵隔灰区淋巴瘤不同于纵隔灰区淋巴瘤。因此,纵隔外病变患者应诊断为弥漫性大 B 细胞淋巴瘤,NOS

斜体字体表示暂定肿瘤实体

表 40　成熟 T 细胞和 NK 细胞肿瘤和组织细胞肿瘤国际共识分类的变化要点

种痘样水疱病淋巴增殖性疾病	取代以前种痘样水疱病样淋巴增殖性疾病;共 2 种形式:经典型和系统型。经典型呈惰性、自限性,多见于白人。系统型发病严重,包括发烧、淋巴结肿大,且常累及肝脏,亚洲人和拉丁美洲人中更常见。治疗类似于慢性活动性 EB 病毒病
慢性活动性 EB 病毒病	替代了慢性活动性 EB 病毒感染,仅限于有 T 细胞和 NK 细胞表型的患者;B 细胞患者被排除在外。*DDX3X* 和 *KMT2D* 突变表明该疾病的肿瘤性质

续表

原发性淋巴结 EB 病毒阳性 T 细胞 /NK 细胞淋巴瘤	在 2017 年 WHO 分类中作为外周 T 细胞淋巴瘤,NOS 的变异型;现在为暂定实体
II 型难治性乳糜泻 *	作为肠病相关 T 细胞淋巴瘤的前驱被添加到分类中
胃肠道惰性克隆性 T 细胞淋巴增殖性疾病	视为一个明确的实体。更改名称以承认其单克隆性质。可伴肿瘤型基因突变和重排,并可发展为更具侵袭性的疾病
胃肠道惰性 NK 细胞淋巴增殖性疾病	突变研究为肿瘤起源提供了证据。该术语取代 NK 细胞肠病和淋巴瘤样胃病
皮下脂膜炎样 T 细胞淋巴瘤	分子研究已在部分患者中发现胚系 *HAVCR2* 突变
原发性皮肤肢端 CD8 + T 细胞淋巴增殖性疾病	认为是淋巴增殖性疾病而不是明显的淋巴瘤
滤泡辅助 T 细胞淋巴瘤（TFH 淋巴瘤）	认为是包含 3 种亚型的单一实体:血管免疫母细胞型(血管免疫母细胞 T 细胞淋巴瘤)、滤泡型和 NOS
ALK 阴性间变性大细胞淋巴瘤	*DUSP22* 重排 ALK- 间变性大细胞淋巴瘤被定义为系统性 ALK 阴性间变性大细胞淋巴瘤的遗传学亚型。*JAK2* 重排或并存的 *TP63* 和 *DUSP22* 重排罕见;需要进一步研究以了解它们的意义
乳房植入物相关间变性大细胞淋巴瘤	从暂定实体升级为明确的实体。推荐使用肿瘤 - 淋巴结 - 转移分期标准促进临床管理
组织细胞和树突细胞肿瘤	ALK 阳性组织细胞增多症被认为是分类中的一个实体。部分 Rosai-Dorfman-Destombes 病根据克隆性遗传学改变被明确为肿瘤
EB 病毒阳性炎性滤泡树突细胞 / 成纤维细胞网状细胞瘤	该实体名称已更改。由于这些病变的惰性,"瘤"优于"肉瘤"。已经认识到系列的异质性

斜体字体表示临时肿瘤实体

（三）成熟 B 细胞肿瘤

1. 慢性淋巴细胞白血病　慢性淋巴细胞白血病(chronic lymphocytic leukemia,CLL)和单克隆 B 细胞增多症(monoclonal B cell lymphocytosis,MBL)的诊断标准已很明确。免疫表型的确定通过流式细胞术及一组 CD19、CD5、CD23 和 CD20,某些患者中可扩展 κ 和 λ 及 CD43、CD79b、CD81、CD200、CD10 和 ROR1 抗体,以明确诊断。在患者需要治疗时需评估 IGHV 突变状态和 *TP53*/17p 改变。尽管 CLL 的(表观)基因组谱在过去十年中得到了深入研究,但绝大多数研究结果的临床转化仍需要深入。可能具有显著临床相关性的因素包括有低 VAF(<10%)的亚克隆 *TP53* 突变、BCR 模式(stereotypes,如 stereotypes 2 和 8)、特定突变基因(如 *NOTCH1*、*SF3B1* 和 *BIRC3*)和 IGLV3-21[R110] 突变。目前所用复杂核型(≥3 种

核型异常)套用其他疾病设置的阈值。不过,在 CLL 中,≥5 种异常的阈值可能更好地对极高危患者进行分层。尽管所有这些和其他参数的预后影响已在回顾性研究中得到证实,但临床实施仍需要前瞻性研究中的方法学评估、标准化和验证。

病理学家也认识到基于组织的 MBL,通常是在没有明显淋巴结病的个体淋巴结偶然发现没有增殖中心的 CLL 型细胞浸润。这些患者通常在外周血中有 MBL。在 CLL 谱的另一端,强调需要将 CLL 加速期与 CLL 弥漫性大 B 细胞(Richter)转化加以区分,后者包含整片的大细胞,而不仅仅是扩大的增殖中心。最近在暂时中断依鲁替尼治疗的患者中发现整片的大细胞(Richter 样)可逆性增殖,在解释此类患者疾病时需要考虑这一复杂情况。这些患者应谨慎管理,并在恢复依鲁替尼治疗后重新评估。

回顾 B 幼淋巴细胞白血病(B-PLL)的诊断标准,认为只有在严格排除其他淋巴肿瘤,特别是从 CLL、套细胞淋巴瘤(mantle cell lymphoma,MCL)或脾边缘区淋巴瘤(splenic marginal zone cell lymphoma,SMZL)转化而来后,才可以考虑该实体。许多之前被认为是 B-PLL 的病例携带 t(11;14)(q13;q32),现在诊断为原始细胞样 MCL 白血病变异型。据报道,一些 t(11;14)阴性 PLL 过表达 CCND2 或 CCND3,SOX11 表达不定,表明这些也可能是 MCL。然而,表达 CCND2 或 CCND3 而检测不到易位,尤其是在 SOX11 阴性肿瘤中,不应被视为 MCL 的证据,因为 B 细胞肿瘤表达不同水平的 CCND2 或 CCND3 而无这些基因的易位。

2. 脾边缘区淋巴瘤(SMZL) 不能仅根据骨髓或外周血范围内累及诊断 SMZL。这些部位存在具有符合 MZL 表型的克隆 B 细胞群,需要脾受累的临床或影像学证据来诊断明显淋巴瘤。SMZL 与脾弥漫性红髓小 B 细胞淋巴瘤的区别需要评估脾组织学。NGS 鉴定出重现性突变,包括 KLF2、NOTCH2、TNFAIP3、KMT2D 和 TP53 等。测序检查可能支持 SMZL 诊断,但与其他实体的重叠使得 NGS 谱不足以单独确定诊断。最近数据描述了具有预后差异的遗传学定义 SMZL 亚型。MYD88 突变在 SMZL 与淋巴浆细胞淋巴瘤(lymphoplasmacytic lymphoma,LPL)鉴别诊断中仍然有价值。

3. 淋巴浆细胞淋巴瘤和 IgM 型意义未明单克隆丙种球蛋白病 LPL 诊断标准在修订后第四版 WHO 分类基础上改进。根据 Waldenström 巨球蛋白血症(Waldenström macroglobulinemia,WM)国际研讨会提出的诊断标准,如果患者骨髓中有异常淋巴浆细胞聚集,并且有克隆性 B 细胞和浆细胞的证据,即使骨髓环钻活检中淋巴浆细胞聚集占细胞成分<10%,也可以诊断为 LPL。强烈建议疑似 LPL 者检查 MYD88 和 CXCR4 突变。>90% 的 LPL 存在 MYD88 基因 Toll-白细胞介素 1 受体结构域(TIR)L265P 突变(可能很少为非 L265P 变异型)。MYD88 突变虽然非特异性,但有助于在适当的临床病理学背景下诊断 LPL。一小部分野生型 MYD88 的 LPL 患者具有 NFKB 信号通路中 MYD88 下游的替代突变。因此,缺乏 MYD88 突变并不能完全排除 LPL 诊断。在多达 40% 的 LPL 患者中发现 CXCR4 突变,尤其是伴无义变异的 LPL,这些变异与症状性高黏血症和对依鲁替尼治疗耐药有关。然而,这种效应很复杂,需要随着治疗选择的扩大做进一步研究。

IgM 型意义未明单克隆丙种球蛋白病(IgM MGUS)的诊断为患者有 IgM 副蛋白伴<10% 的骨髓浆细胞,并缺乏可以诊断 LPL 的淋巴浆细胞性 B 细胞聚集。现在进一步区分为两

种 IgM MGUS 亚型：浆细胞型 IgM MGUS 和非特定类型的 IgM MGUS（NOS）。罕见的浆细胞型 IgM MGUS 被认为是 MM 的前驱，并定义为显示克隆性浆细胞，不能检出 B 细胞成分，*MYD88* 基因为野生型。该类别还包括伴 t（11；14）（q13；q32）或其他典型的 MM 细胞遗传学异常。剩下的 IgM MGUS，NOS 患者包括所有伴 *MYD88* 突变，具有可检测的单型性或单克隆性 B 细胞但没有异常淋巴浆细胞聚集可诊断为 LPL 的患者，以及缺乏其他小 B 细胞肿瘤证据的患者。建议进行常规 FISH 和 *MYD88* 突变分析，以识别更可能发展的肿瘤。

原发性冷凝集素病作为一种新的诊断类型，不同于 LPL 或 IgM MGUS，缺乏 *MYD88* L265P 突变，但表现为重现性 3、12 和 18 号染色体三体性以及 *KMT2D* 和 *CARD11* 的重现性突变。

4. 浆细胞肿瘤　参与 CAC 的临床医生强烈支持"多发性骨髓瘤"这一术语，而不是"浆细胞骨髓瘤"。MM 是一种遗传异质性疾病，由细胞遗传学定义为 2 个大组。40%～50% 的患者表现出具有多种伙伴基因的重现性 *IGH* 易位，而高达 55% 的 MM 患者缺乏 *IGH* 易位并以超二倍体为特征，一小部分患者不属于任何一类。这些原发性遗传学异常存在于前驱状态中，并在整个疾病过程中持续存在。它们与预后、治疗反应以及其他临床和表型特征相关，并与基因表达谱密切相关。因此，MM 可以正式分为 2 个互相排斥的诊断组：① MM，NOS 和② MM 伴重现性遗传学异常，包括 MM 伴 *CCND* 家族易位、MM 伴 *MAF* 家族易位、MM 伴 *NSD2* 易位和伴超二倍体。检测 t（4；14）、t（14；16）和继发性变化，包括 del（17p）、amp1q 和 del（1p），可识别高危患者。目前，间期 FISH 是细胞遗传学鉴定的首选技术，并已发布了针对 MM 的共识 FISH 套组。突变分析的作用需要进一步研究，特别是考虑到 MM 中频繁的亚克隆进化和空间异质性。

非 IgM 型意义未明单克隆丙种球蛋白病（monoclonal gammopathy of undetermined significance，MGUS）几乎都是 MM 的前体。尽管大多数 MGUS 患者无症状，但已认识到在没有明显恶性状态下与克隆性 Ig 分泌相关的几种情况，并被称为"具有肾脏意义的单克隆丙种球蛋白病（monoclonal gammopathy of renal significance，MGRS）或具有临床意义的单克隆丙种球蛋白病（monoclonal gammopathy of clinic significance，MGCS）"。然而，这些并不代表单独的疾病实体；相反，它们是描述性术语，可以作为临床特征添加到基础诊断（例如，MGUS）中。

冒烟型或无症状性 MM 定义为缺乏活动性 MM 的特征［SLiM CRAB 标准，即 SLiM（Sixty% or more clonal plasma cells，Light chains，and Magnetic resonance imaging 的缩写）：①≥60% 的克隆浆细胞，②游离轻链比率＞100 和③ MRI 示≥1 个病灶；CRAB：即高钙血症（hypercalcemia，C）、肾功能不全（renal insufficiency，R）、贫血（anemia，A）和破坏性骨病变（bone lesions，B）］，或者淀粉样蛋白轻链（amyloid light chain，AL）淀粉样变性。它们在进展为活动性 MM 方面表现出广泛的变异性。应使用针对这种情况提出的模型进行风险分层来选择适合早期治疗干预的患者。

骨孤立性浆细胞瘤和原发性髓外浆细胞瘤是浆细胞肿瘤，进展为 MM 的风险低至中等。因为流式细胞术检测到的微量骨髓累及（即克隆性浆细胞＜10%）具有重要的预后意义，特别是对于骨孤立性浆细胞瘤,这一特征应纳入这些实体的诊断中。

便于定义明确,原发性淀粉样变性应称为"Ig 轻链(AL)淀粉样变性",需要与局限性 AL 淀粉样变性(也称为"淀粉样肿瘤")分开,这是一种预后良好且罕见进展为系统性 AL 淀粉样变性的疾病。

(四)其他成熟 B 肿瘤中 B 细胞淋巴瘤以及 T、NK 细胞肿瘤(省略)

（叶向军　卢兴国）

ABL	acute basophilic leukemia	急性嗜碱性粒细胞白血病
aCGH	array based comparative genomic hybridization	微阵列比较基因组杂交
aCML	atypical chronic myelogenous leukemia	不典型慢性粒细胞白血病
AEL	acute erythroid leukemia	急性红血病
AF9	ALL1 fused gene from chromosome 9	第 9 号染色体 ALL1 融合基因（*MLLT3* 基因）
AF10	ALL1 fused gene from chromosome 10	第 10 号染色体 ALL1 融合基因（*MLLT10* 基因）
AITL	angioimmunoblastic T cell lymphoma	血管免疫母细胞性 T 细胞淋巴瘤
AL	acute leukemia	急性白血病
ALAL	acute leukemia of ambiguous lineage	系列不明急性白血病
ALCL	anaplastic large cell lymphoma	间变性大细胞淋巴瘤
ALIP	abnormal localization of immature precursor	幼稚前体细胞异常定位
ALK	anaplastic lymphoma kinase	间变性淋巴瘤激酶
ALL/LBL	lymphoblastic leukemia/lymphoma	原始淋巴细胞白血病 / 原始淋巴细胞淋巴瘤
ALL	acute lymphocytic leukemia or acute lymphoblastic leukemia	急性淋巴细胞白血病或急性原始淋巴细胞白血病
ALL	acute lymphoblastic leukemia	急性原淋巴细胞白血病基因
ALL-1	acute lymphoblastic leukemia 1	急性原始淋巴细胞白血病 1 基因
ALPS	autoimmune lymphoproliferative syndrome	自身免疫性淋巴增殖综合征
AMKL	acute megakaryoblastic leukemia	急性巨核细胞白血病
AML	acute myeloid leukemia	急性髓细胞白血病
AML-1	acute myelogenous leukemia gene-1	急性粒细胞白血病基因 -1
AMLL	acute mixed lineage leukemia	急性混合系列白血病

AML-MR	AML, myelodysplasia-related	AML, 骨髓增生异常相关
AML-MRC	AML with myelodysplasia related changes	AML 伴骨髓增生异常相关改变
AML, NOS	acute myeloid leukemia, not otherwise specified	AML 非特定类型
AML-pCT	AML post cytotoxic therapy	细胞毒治疗后 AML
AMML	acute myelomonocytic leukemia	急性粒单细胞白血病
ANC	all nucleated bone marrow cells	骨髓有核细胞（分类）
ANKL	aggressive NK-cell leukemia	侵袭性 NK 细胞白血病
ANKRD26	ankyrin repeat domain 26	锚蛋白重复结构域蛋白 26 基因
APL	acute promyelocytic leukemia	急性早幼粒细胞白血病
APMF	acute panmyelosis with myelofibrosis	急性全髓增殖症伴骨髓纤维化
ARCH	age-related clonal hematopoiesis	年龄相关克隆性造血
ARID1A	AT-rich interaction domain 1A	富含 AT 交互结构域 1A 基因
ARNT	aryl hydrocarbon receptor nuclear translocator	芳烃受体核转运蛋白基因
aSNP	array single nucleotide polymorphism	微阵列单核苷酸多态性分析
ASXL1/2	additional sex combs like 1/2	附加性梳样结构 1/2 基因
ATG2B	autophagy related 2B	自噬相关 2B 基因
ATLL	adult T cell leukemia/lymphoma	成人 T 细胞白血病 / 淋巴瘤
ATM	ataxia telangiectasia mutated	共济失调毛细血管突变基因
ATRX	alpha-thalassemia mental retardation syndrome X	α 地中海贫血智力缺陷综合征 X 染色体连锁基因
AUL	acute undifferentiated leukemia	急性未分化型白血病
BAL	biphenotypic acute leukemia	双表型急性白血病
B-ALL	B-lymphoblastic leukemia	原始 B 淋巴细胞白血病
B-ALL, NOS	B-ALL, not otherwise specified	B-ALL 非特定类型
BCL2	BCL2 apoptosis regulator	BCL2 凋亡调节子基因
BCL6	BCL6 transcription repressor	BCL6 转录抑制子基因
B-CLPD	B cell chronic lymphoproliferative diseases	B 细胞慢性淋巴细胞增殖性疾病
BCOR	BCL6 corepressor	BCL6 共抑制因子基因
BCORL1	BCL6 corepressor like 1	BCL6 共抑制因子样 1 基因
BCR	B cell receptor	B 细胞受体
BCR	break point cluster	断裂点簇集区基因
bi*CEBPA*	biallelic *CEBPA*	*CEBPA* 双等位基因（突变）
BIRC3	baculoviral IAP repeat containing 3	杆状病毒 IAP 重复蛋白 3 基因
BL	Burkitt lymphoma	Burkitt 淋巴瘤
B-LBL	B-lymphoblastic lymphoma	原始 B 淋巴（淋巴母）细胞淋巴瘤
BMFS	bone marrow failure syndrome	骨髓衰竭综合征

BPDC	blastic plasmacytoid dendritic cell	原始浆细胞样树突细胞
B-PLL	B-cell prolymphocytic leukemia	B 幼淋巴细胞白血病
BRAF	B-Raf proto-oncogene, serine/threonine kinas	B-Raf 原癌基因丝 / 苏氨酸激酶基因
BRINP3	bone morphogenetic protein/retinoic acid inducible neural specific 3	骨形态生成蛋白 / 维 A 酸可诱导的神经特异性 3 基因
BTK	Bruton's tyrosine kinase	布鲁顿酪氨酸激酶基因
CAD	cold agglutinin disease	冷凝集素病
CALM	clathrin assembly lymphoid myeloid leukemia	网格蛋白组装淋系髓系白血病基因
CALR	calreticulin	钙网蛋白基因
CARD11	caspase recruitment domain protein11	半胱天冬酶募集域蛋白 11 基因
CASP8	caspase 8	半胱天冬酶 8 基因
CBC	complete blood count	全血细胞计数
CBFα	core binding factor α	核心结合因子 α
CBFA2	core binding factor, runt domain, alpha subunit 2	核心结合因子 runt 域 α 亚单位 2 基因
CBFA2T1	core binding factor alpha subunit 2 translocated to, 1	核心结合因子 α 亚单位 2 易位伙伴 1 基因
CBFA2T3	CBFA2/RUNX1 partner transcriptional co-repressor 3	CBFA2/RUNX1 伙伴转录共阻遏物 3 基因
CBFB	core binding factor beta	核心结合因子 β 基因
CBL	Cbl proto-oncogene	CBL 原癌基因
CCND1/2/3	cyclin D1/2/3	细胞周期蛋白 D1/2/3 基因
CCR4	C-C motif chemokine receptor 4	CC 基序趋化因子受体 -4 基因
CCUS	clonal cytopenia of unknown significance	意义未明克隆性血细胞减少症
CDC25C	cell division cycle 25C	细胞分裂周期 25C 基因
CDK4	cyclin dependent kinase 4	细胞周期蛋白依赖激酶 4
CDKN1B	cyclin-dependent kinase inhibitor 1B	细胞周期蛋白依赖性激酶抑制物 1B 基因
CEA	carcinoembryonic antigen	癌胚抗原
CEBPA	CCAAT/enhancer binding protein α	CCAAT/ 增强子结合蛋白 α 基因
CEL	chronic eosinophilic leukemia	慢性嗜酸性粒细胞白血病
CEL, NOS	chronic eosinophilic leukemia, not otherwise specified	慢性嗜酸性粒细胞白血病非特定类型
CH	clonal haematopoiesis	克隆性造血

CHD2	chromodomain helicase DNA-binding protein 2	染色体结构域解旋酶 DNA 结合蛋白 2 基因
CHIP	clonal hematopoiesis of indeterminate potential	不确定潜能克隆性造血
CHL	classic Hodgkin lymphoma	经典型霍奇金淋巴瘤
CHOP	clonal hematopoiesis with oncogenic potential	致癌潜能克隆性造血
cIg	cytoplasmic immunoglobulin	胞质免疫球蛋白
CIR	cumulative incidence of relapse	累积复发率
CLL	chronic lymphocytic leukemia	慢性淋巴细胞白血病
CLL/PL	CLL with lymphocytosis	慢性淋巴细胞白血病伴幼淋巴细胞增多
CLL/SLL	chronic lymphocytic leukemia/ small lymphocytic lymphoma	慢性淋巴细胞白血病 / 小淋巴细胞淋巴瘤
CLPD-NK	chronic lymphoproliferative disorders of NK cells	慢性 NK 细胞淋巴增殖性疾病
CMA	chromosomal microarray analysis	染色体微阵列核型分析
cMDS	childhood myelodysplastic neoplasms	儿童骨髓增生异常肿瘤
cMDS-IB	childhood MDS with increased blasts	儿童骨髓增生异常肿瘤伴原始细胞增多
cMDS-LB	childhood MDS with low blasts	儿童骨髓增生异常肿瘤伴低原始细胞
CML	chronic myelogenous leukemia	慢性粒细胞白血病
CML	chronic myeloid leukemia	慢性髓细胞白血病
CML-AP	accelerated phase of chronic myelogenous leukemia	慢性粒细胞白血病加速期
CML-BP	blast phase of chronic myelogenous leukemia	慢性粒细胞白血病原始细胞期或急变期
CML-T	chronic myelogenous leukaemia with thrombocytosis	慢性粒细胞白血病伴血小板增多
CMML	chronic myelomonocytic leukemia	慢性粒单细胞白血病
CMUS	clonal monocytosis of unknown significance	意义未明克隆性单核细胞增多症
CN-AML	cytogenetically normal acute myeloid leukemia	细胞遗传学正常的急性髓细胞性白血病
CNL	chronic neutrophilic leukemia	慢性中性粒细胞白血病
CNOT3	CCR4-NOT transcription complex subunit 3	CCR4-NOT 转录复合物亚单位 3 基因
CNV	copy number variant	(染色体)拷贝数变异
COSMIC	Catalogue of Somatic Mutations in Cancer	癌症体细胞突变目录

CRAB	hypercalcemia, renal insufficiency, anemia, bone lesions	高钙血症、肾功能不全、贫血和骨损害
CREBBP	CREB binding protein	CREB 结合蛋白基因
CRLF2	cytokine receptor-like factor 2	细胞因子受体样因子 2 基因
CSF3R	colony stimulating factor 3 receptor (granulocyte)	粒细胞集落刺激因子 3 受体基因
CSNK1A1	casein kinase 1 alpha 1	酪蛋白激酶Ⅰα 基因
CT	computed tomography	计算机断层扫描
CTL	cytotoxic T lymphocytes	细胞毒性 T 细胞
CUX1	cut-like homeobox 1	cut 样同源盒 1 基因
CXCR4	C-X-C chemokine receptor type 4	(C-X-C 基序) 趋化因子受体 4 基因
DC	dendritic cell	树突细胞
DDX3X	DEAD (Asp-Glu-Ala-Asp) box helicase 3, X-linked	X 连锁 DEAD (Asp-Glu-Ala-Asp) 盒解旋酶 3 基因
DDX41	DEAD-box polypeptide 41	DEAD 盒多肽 41 基因
DFS	disease-free survival	无病生存 (率)
DIS3	DIS3 homolog, exosome endoribonuclease 3'-5' exoribonuclease	DIS3 同源物, 外泌体核糖核酸酶和 3'-5' 核糖核酸外切酶基因
DLBCL	diffuse large B-cell lymphoma	弥漫大 B 细胞淋巴瘤
DLBCL-ABC	DLBCL-active B cell type	弥漫大 B 细胞淋巴瘤活化 B 细胞 (ABC) 型
DLBCL-GCB	DLBCL-germinal center B cell type	弥漫大 B 细胞淋巴瘤生发中心 B 细胞 (GCB) 型
DNM2	dynamin 2	发动蛋白 2 基因
DNMT3A /B	DNA-methyl transferase 3A/B	DNA 甲基转移酶 3A/B 基因
E2A	E-box 2A	E 盒 2A 基因
EBER	EBV-encoded RNA	EB 病毒编码的小 RNA
EFS	event-free survival	无事件生存率
EGIL	European Group for the Immunologic Classification of Leukemia	欧洲白血病免疫分类协作组
ELN	European Leukemia Net	欧洲白血病网
EMZL	extranodal marginal zone lymphoma	结外边缘区淋巴瘤
ENKTL	extranodal NK/T-cell lymphoma	结外 NK/T 细胞淋巴瘤
EP300	E1A binding protein p300	E1A 结合蛋白 p300 基因
EPO	erythropoietin	红细胞生成素
ERG	ETS transcription factor ERG	ETS 转录因子 ERG 基因

ET	essential thrombocythaemia	原发（特发）性血小板增多症
ETNK1	ethanolamine kinase 1	乙醇胺激酶 1 基因
ETO	eight twenty one	染色体 8,21 易位基因（8 号染色体 21 号染色体易位基因）
ETP-ALL	early T-cell precursor lymphoblastic leukemia	早 T 前体原始淋巴细胞白血病
ETV6	ETS family transcriptional repressor variant 6	ETS 家族转录抑制子变异体 6 基因
EZH2	enhancer of zeste 2 polycomb repressive complex 2 subunit	zeste2 聚梳抑制复合物 2 亚单位增强子基因
FAM46C	family with sequence similarity 46, member C	序列相似性家族 46 成员 C 基因
FAT1	FAT atypical cadherin 1	FAT 非典型钙黏蛋白 1 基因
FBXO11	F-box protein 11	F-box 蛋白 11 基因
FBXW7	F-box and WD repeat domain containing protein 7	含 F-box 和 WD 重复结构域蛋白 7 基因
FDC	follicular dendritic cells	滤泡树突细胞
FGFR1/3	fibroblast growth factor receptor 1/3	纤维母细胞生长因子受体 1/3 基因
FISH	fluorescence in situ hybridization	荧光原位杂交
FL	follicular lymphoma	滤泡淋巴瘤
FL	FLT-3 ligand	FLT-3 配体
FLC	free light chain	血清游离轻链
FLT3	FMS-like tyrosine kinase 3	FMS 样酪氨酸激酶 3
FLT3-ITD	FLT3 internal tandem duplication	*FLT3* 内部串联重复
FLT3-TKD	FLT3 tyrosine kinase domain	*FLT3* 酪氨酸激酶结构域
FUS	fusion involved in t（12;16）in malignant liposarcoma	恶性脂肪肉瘤中 t（12;16）融合累及基因
G3BP1	GTPase activating protein（SH3 domain）binding protein 1	GTP 酶活化蛋白（SH3 结构域）结合蛋白 1 基因
GATA1	GATA binding protein 1	GATA 结合蛋白 1 基因
GEP	gene expression profile	基因表达谱
GNA13	guanine nucleotide binding protein alpha 13	鸟苷酸结合蛋白（G 蛋白）α13 基因
HAT	histone acetyl transferase	组蛋白乙酰转移酶
HCD	heavy chain diseases	重链病
HCDD	heavy chain deposition disease	重链沉积病
HCL	hairy cell leukemia	多毛细胞白血病

HCL-V	HCL variant	多毛细胞白血病变异型
HE	haematoxylin-eosin stain	苏木精 - 伊红染色
HGBL	high grade B-cell lymphoma	高级别 B 细胞淋巴瘤
HGVS	Human Genome Variation Society	人类基因组变异协会
HHV-8	human herpes virus-8	人类疱疹病毒 8 型
HIV	human immunodeficiency virus	人免疫缺陷病毒
HL	Hodgkin lymphoma	霍奇金淋巴瘤
HS（HPS）	hemophagocytic syndrome	噬血细胞综合征
HSC	hematopoietic stem cell	造血干细胞
HTLV-1	human T-cell leukemia virus type 1	人类 T 细胞白血病病毒 -1 型
HUGO	Human Genome Organization	国际人类基因组组织
HGNC	HUGO Gene Nomenclature Committee	国际人类基因组组织基因命名委员会
ICC	International Consensus Classification	国际共识分类
ICSH	International Council for Standardization in Haematology	国际血液学标准化委员会
ICUS	idiopathic cytopenia of undetermined significance	意义未明特发性血细胞减少症
ICUS-N	idiopathic neutropenia of undetermined significance	意义未明特发性中性粒细胞减少症
IDH1/2	isocitrate dehydrogenase 1 and 2	异柠檬酸脱氢酶 1 和 2 基因
Ig	immunoglobulin	免疫球蛋白
IGH	immunoglobulin heavy chain	免疫球蛋白重链基因
IGHV	immunoglobulin heavy chain variable region	免疫球蛋白重链可变区基因
IGK	immunoglobulin kappa locus	免疫球蛋白 κ 基因座
IGL	immunoglobulin lambda locus	免疫球蛋白 λ 基因座
IGV	immunoglobulin variable	免疫球蛋白可变区
IHC	immunohistochemistry	免疫组化（染色）
IKZF1	Ikaros family zinc finger protein 1	Ikaros 家族锌指蛋白 1 基因
IL	interleukin	白细胞介素
IL3	interleukin 3	白细胞介素 -3 基因
IL7R	interleukin-7 receptor	白细胞介素 7 受体基因
IMUS	idiopathic monocytosis of unknown significance	意义未明特发性单核细胞增多症
IMWG	International Myeloma Working Group	国际骨髓瘤工作组
IPSS	International prognostic scoring system	国际预后积分系统
IR	incidence rates	发病率
IRF4	interferon regulatory factor 4	干扰素调节因子 4 基因

ISCN	Internation System of Chromosomal Nomenclature	国际人类细胞遗传学术语命名系统
ISFN	in situ follicular neoplasia	原位滤泡肿瘤
ISMCN	in situ mantle cell neoplasia	原位套细胞肿瘤
ITF1	immunoglobulin transcription factor 1	免疫球蛋白转录因子 1 基因
ITLP	indolent T-lymphoblastic proliferation	惰性原始 T 淋巴细胞增殖
IWGM-MDS	International Working Group on Morphology of Dyelodysplastic Syndrome	MDS 国际形态学协作组
JMML	juvenile myelomonocytic leukemia	幼年型粒单细胞白血病
KAT6A	lysine acetyltransferase 6A	赖氨酸（K）乙酰基转移酶 6A 基因
KDM6A	lysine-specific demethylase 6A	赖氨酸（K）特异性脱甲基酶 6A 基因
KFD	Kikuchi-Fujimoto disease	菊池 - 藤本病
KLF2	Kruppel like factor 2	Kruppel 样转录因子 2 基因
KMT2A	lysine methyltransferase 2A	赖氨酸（K）甲基转移酶 2A 基因
KMT2D	lysine methyltransferase 2D	赖氨酸（K）甲基转移酶 2D 基因
KRAS	Kirsten rat sarcoma viral oncogene homolog	鼠肉瘤病毒癌基因同源物基因
KSHV	Kaposi sarcoma herpesvirus	Kaposi 肉瘤疱疹病毒
LBCL	large B-cell lymphoma	大 B 细胞淋巴瘤
LBL	lymphoblastic lymphoma	原始淋巴（淋巴母）细胞淋巴瘤
LCDD	light chain deposition disease	轻链沉积病
LCL	lymphoma cell leukemia	淋巴瘤细胞白血病
LGL	large granular lymphocytes	大颗粒淋巴细胞
LGLL	large granular lymphocytic leukemia	大颗粒淋巴细胞白血病
LMO	LIM domain only	仅含 LIM 结构域基因
LOH	loss of heterozygosity	杂合性缺失
LPD	lymphoproliferative disorders	淋巴细胞增殖性疾病
LPL	lymphoplasmacytic lymphoma	淋巴浆细胞淋巴瘤
LyP	lymphomatoid papulosis	淋巴瘤样丘疹病
MAL	T lymphocyte maturation-associated protein	T 淋巴细胞成熟相关蛋白基因
MALT	mucosa-associated lymphoid tissue	黏膜相关淋巴组织
MALTL	mucosa-associated lymphoid tissue lymphoma	黏膜相关淋巴组织淋巴瘤
MAP	mitogen- activated protein	丝裂原活化蛋白
MAP2K1	mitogen-activated protein kinase kinase 1	丝裂原活化蛋白激酶激酶 1 基因
MAPK1	mitogen-activated protein kinase 1	丝裂原活化蛋白激酶 1 基因

MBL	monoclonal B lymphocytosis	单克隆 B 淋巴细胞增多症
MCL	mantle cell lymphoma	套细胞淋巴瘤
MCV	mean corpuscular volume	平均红细胞体积
MD-CMML	myelodysplastic CMML	骨髓增生异常型慢性粒单核细胞白血病
MDE	myeloma-defining events	骨髓瘤定义事件
MDN	myelodysplastic neoplasms	骨髓增生异常肿瘤（仍用 MDS 缩写）
MDS	myelodysplastic syndromes	骨髓增生异常综合征
MDS-biTP53	MDS with biallelic TP53 inactivation	MDS 伴 TP53 双等位基因失活突变
MDS-EB	MDS with excess blasts	MDS 伴原始细胞增多
MDS-h	hypoplastic MDS	低增生 MDS
MDS-IB	MDS with increased blasts	MDS 伴原始细胞增多
MDS-LB	MDS with low blasts	MDS 伴低原始细胞
MDS-MLD	MDS with multilineage dysplasia	MDS 伴多系病态造血
MDS/MPN	myelodysplastic/myeloproliferative neoplasms	骨髓增生异常 - 骨髓增殖性肿瘤
MDS/MPN-RS-T	MDS-MPN with ring sideroblasts and thrombocytosis	MDS/MPN 伴环形铁粒幼细胞和血小板增多
MDS/MPN-U	myelodysplatic/myeloproliferative neoplasm, Unclassifiable	骨髓增生异常 - 骨髓增殖性肿瘤不能分类型
MDS-pCT	MDS post cytotoxic therapy	细胞毒治疗后 MDS
MDS-RS	MDS with ringed sideroblasts	MDS 伴环形铁粒幼细胞
MDS-RS-MLD	MDS with ringed sideroblasts and multilineage dysplasia	MDS 伴多系病态造血和环形铁粒幼细胞
MDS-RS-SLD	MDS with ringed sideroblasts and single lineage dysplasia	MDS 伴单系病态造血和环形铁粒幼细胞
MDS-SF3B1	MDS with low blasts and SF3B1 mutation	MDS 伴低原始细胞和 SF3B1 突变
MDS-SLD	MDS with single lineage dysplasia	MDS 伴单系病态造血
MDS-U	myelodysplastic syndrome, unclassifiable	骨髓增生异常综合征不能分类型
MECOM	MDS1 and EVI1 complex locus	MDS1 和 EVI1 复合基因座基因
MED12	mediator complex subunit 12	介体复合物亚基 12 基因
MEF2B	myocyte enhancer factor 2B	肌细胞增强因子 2B 基因
MF	myelofibrosis	骨髓纤维化
MF	mycosis fungoides	蕈样霉菌病
MGRS	monoclonal gammopathy of renal significance	肾脏意义单克隆丙种球蛋白病

MGUS	monoclonal gammopathy of undetermined significance	意义未明单克隆丙种球蛋白病
MIC	morphologic, immunologic and cytogenetic	形态学、免疫学和细胞遗传学（分类）
MICM	morphologic, immunologic, cytogenetic and molecular	形态学、免疫学、细胞遗传学和分子生物学（分类）
MIDD	monoclonal immunoglobulin deposition diseases	单克隆免疫球蛋白沉积病
MKL1	megakaryoblastic leukemia 1	原始巨核细胞白血病 1 基因
ML-DS	myeloid leukemia associated with Down syndrome	唐氏综合征相关髓系白血病
MLF1	myelodysplasia-myeloid leukemia factor 1	骨髓增生异常 - 髓系白血病因子 1 基因
MLL	mixed lineage leukemia	混合系列白血病基因
MLL	myeloid lymphoid leukemia	髓系淋系白血病基因
MLLT3	MLLT3 super elongation complex subunit	MLLT3 超级延伸复合物亚单位基因
MLLT10	MLLT10 histone lysine methyltransferase DOT1L cofactor	MLLT10 组蛋白赖氨酸甲基转移酶 DOT1L 辅因子基因
MLN-T	myeloid/lymphoid neoplasms with eosinophilia and tyrosine kinase gene fusions	髓系或淋系肿瘤伴嗜酸性粒细胞增多和酪氨酸激酶基因融合
MM	multiple myeloma	多发性骨髓瘤
MN1	meningioma (disrupted in balanced translocation) 1	脑膜瘤（平衡易位混乱）1 基因
MN-pCT	myeloid neoplasms post cytotoxictherapy	细胞毒治疗后髓系肿瘤
MOZ	monocytic zinc finger	单核细胞锌指基因
MPAL	mixed phenotype acute leukaemia	混合表型急性白血病
MPDCP	mature plasmacytoid dendritic cell proliferation	成熟浆细胞样树突细胞增殖
MP-CMML	myeloproliferative CMML	骨髓增殖型 CMML
MPL	myeloproliferative leukemia	骨髓增殖性白血病
MPL	MPL proto-oncogene	MPL 原癌基因
MPN	myeloproliferative neoplasms	骨髓增殖性肿瘤
MPN, U	myeloproliferative neoplasm, unclassifiable	骨髓增殖性肿瘤不能分类型
MPO	myeloperoxidase	髓过氧化物酶
mPV	masked PV	隐匿性真性红细胞增多症
MRC	myelodysplastic related changes	骨髓增生异常相关改变
MRD	minimal/measurable residual disease	微小 / 可测量残留病
MRI	magnetic resonance imaging	磁共振成像
MRTFA	myocardin related transcription factor A	心肌素相关转录因子 A 基因

MTG	myeloid transforming gene	髓系转化基因
MTG8	myeloid transforming gene on eight	8 号染色体髓系转化基因
MTS	multi-tumor suppressor gene	多肿瘤抑制基因
MYH11	myosin heavy chain11	肌球蛋白重链 11 基因
MZL	marginal zone lymphoma	边缘区淋巴瘤
NCCN	National Comprehensive Cancer Network	美国国家综合癌症网络
NCOA2	nuclear receptor coactivator 2	核受体辅活化子 2 基因
NEC	nonerythroid cells	非红系细胞
NF1	type Ⅰ neurofibromatosis	Ⅰ 型神经纤维瘤
NF1	neurofibromatosis type Ⅰ	Ⅰ 型神经纤维瘤基因
NF-κB	nuclear factor kappa light chain enhancer of activated B cells	核因子活化 B 细胞 κ 轻链增强子
NGS	next generation sequencing	二代测序, 下一代测序
NHL	non-Hodgkin lymphoma	非霍奇金淋巴瘤
NK-AML	normal karyotype AML	正常核型 AML
NK-LGLL	NK-large granular lymphocytic leukaemia	NK 大颗粒淋巴细胞白血病
NLPHL	Hodgkin lymphoma nodular lymphocytic predominance type	结节性淋巴细胞为主型霍奇金淋巴瘤
NMZL	nodal marginal zone lymphoma	结性边缘区淋巴瘤
nnMCL	non-nodal MCL	非结性 MCL
NOS	not otherwise specified	非特定类型, 不另做分类型
NOTCH1	notch receptor 1	Notch 受体 1 基因
NPM1	nucleoplasmin 1	核磷酸蛋白 1 基因
NRAS	neuroblastoma RAS viral (v-ras) oncogene homolog	成神经细胞瘤 RAS 病毒 (v-ras) 癌基因同源物基因
NSD2	nuclear receptor binding SET domain protein 2	核受体结合 SET 域蛋白 2 基因
NSE	neuron specific enolase	神经元特异性烯醇化酶
NT5C2	5'-nucleotidase, cytosolic Ⅱ	5'- 核苷酸酶细胞溶质 Ⅱ 基因
NUMA1	nuclear matrix-mitotic apparatus protein	核基质有丝分裂器蛋白基因
NUP98	nucleoporin 98	核孔蛋白 98 基因
O-CMML	oligomonocytic CMML	寡单核细胞 CMML
OMIM	Online Mendelian Inheritance in Man	在线人类孟德尔遗传数据库
OS	overall survival	总生存率
OTT	One Twenty Two	染色体 1, 21 易位基因 (1 号染色体与 21 号染色体易位基因)
PA	primary amyloidosis	原发性淀粉样变性

PAX5	paired box 5	配对盒 5 基因
PBML	primary bone marrow lymphoma	原发骨髓的淋巴瘤
PBX1	pre-B-cell leukemia transcription factor 1 gene	前 B 细胞白血病转录因子 1 基因
PC-ALCL	primary cutaneous anaplastic large cell lymphoma	原发皮肤性 ALCL
PCD	programmed cell death	程序性死亡
PCL	plasma cell leukaemia	浆细胞白血病
PCM	plasma cell myeloma	浆细胞骨髓瘤
PCR	polymerase chain reaction	聚合酶链反应
PCMZL	primary cutaneous marginal zone lymphoma	原发皮肤边缘区淋巴瘤
PDC	plasmacytoid dendritic cells	浆细胞样树突细胞
PDGFR	platelet-derived growth factor receptor	血小板源性生长因子受体
PDGFRA/B	platele-derived growth factor receptor A/B	血小板源生生长因子受体 A/B 基因
PET	positron emission tomography	正电子发射计算机断层显像
PHF6	plant homeodomain（PHD）finger protein 6	植物同源结构域指蛋白 6 基因
PI3K	phosphatidylinositol 3 kinase	磷酸酰肌醇 3 激酶
PICALM	phosphatidylinositol binding clathrin assembly protein	磷脂酰肌醇结合网格蛋白组装蛋白基因
PIGA	phosphatidylinositol glycan anchor biosynthesis, class A	磷脂酰肌醇聚糖锚生物合成 A 类基因
PLCG1	phospholipase C gamma 1	磷脂酶 Cγ1 基因
PLL	prolymphocytic leukemia	幼淋巴细胞白血病
PLZF	promyelocytic leukemia zinc-finger	早幼粒细胞白血病锌指蛋白基因
PMF	primary myelofibrosis	原发性骨髓纤维化
PML	promyelocytic leukemia	早幼粒细胞白血病基因
PNMZL	pediatric nodal marginal zone lymphoma	儿童结性边缘区淋巴瘤
POEMS	polyneuropathy, organomegaly, endocrinopathy, monoclonal gammopathy, skin changes（syndrome）	POEMS 综合征
POT1	protection of telomeres 1	端粒保护蛋白 1 基因
POX	peroxidase	过氧化物酶
PPMM	post-polycythaemic myelofibrosis and myeloid metaplasia	真性多血后骨髓纤维化和髓外造血
PRDM1	PR/SET domain 1	含 PR/SET 结构域蛋白 1 基因
Pre-PMF	prefibrotic/early primary myelofibrosis	PMF 前期或早期
PRKCB	protein kinase C beta	蛋白激酶 CB 基因
PRPS1	phosphoribosyl pyrophosphate synthetase 1	磷酸核糖焦磷酸合成酶 1 基因

PSA	prostate cancer antigen	前列腺癌抗原
PTCL	peripheral T-cell lymphoma	外周 T 细胞淋巴瘤
PTCL.NOS	peripheral T-cell lymphoma, not otherwise specified	外周 T 细胞淋巴瘤非特指型
PTEN	phosphatase and tensin homolog	磷酸酶和张力蛋白同源基因
PTFL	pediatric-type follicular lymphoma	儿童型滤泡淋巴瘤
PTLD	post-transplant lymphoproliferative disorder	移植后淋巴组织增殖性病变
PTPN11	protein tyrosine phosphatase non-receptor type 11	非受体型蛋白酪氨酸磷酸酶 11 基因
PTPRC	protein tyrosine phosphatase receptor type C	蛋白酪氨酸磷酸酶受体 C 基因
PV	polycythemia vera	真性红细胞增多症
RAD21	RAD21 cohesin complex component	RAD21 黏连蛋白复合物成分基因
RB	retinoblastoma	视网膜瘤基因
RARA	retinoic acid receptor alpha	维 A 酸受体 A 基因
RARS-T	refractory anemia with ring sideroblasts and thrombocytosis	难治性贫血伴环形铁粒幼细胞和血小板增多
RBM15	RNA binding motif protein 15	RNA 结合基序蛋白 15 基因
REL	REL proto-oncogene, NF-kB subunit	REL 原癌基因
RELN	reelin	络丝蛋白基因
RHOA	ras homolog family member A	ras 同源家族成员 A 基因
ROBO2	roundabout guidance receptor 2	迂回指导受体 2 基因
RPL5	ribosomal protein L5	核糖体蛋白 L5 基因
RS	ringed sideroblasts	环形铁粒幼(红)细胞
RT-PCR	reverse transcriptase-polymerase chain reaction	反转录聚合酶链反应
RUNX1	Runt-related transcription factor 1	runt 相关转录因子 1 基因
RUNX1T1	RUNX1 translocation partner 1	RUNX1 易位伙伴 1 基因
SBB	Sudan black B	苏丹黑 B(染色)
SCL	stem cell leukemia	干细胞白血病基因
SETBP1	SET binding protein 1	SET 结合蛋白 1 基因
SETD2	SET domain containing 2	含 SET 结构域 2 基因
SF1	splicing factor 1	剪接因子 1 基因
SF3B1	subunit 1 of splicing factor 3b	剪切因子 3B 亚基 1 基因
SH2B3	SH2B adaptor protein 3	SH2B 接头蛋白 3 基因
SHM	somatic hypermutation	体细胞高频突变
sIg	surface immunoglobulin	膜表面免疫球蛋白
SLL	small lymphocytic lymphoma	小淋巴细胞淋巴瘤

SM	systemic mastocytosis	系统性肥大细胞增生症
smbZIP-CEBPA	single mutations basic leucine zipper-CEBPA	碱性亮氨酸拉链区域单突变 CEBPA
SMC1A	structural maintenance of chromosomes protein 1A	染色体结构维持蛋白 1A 基因
SMC3	structural maintenance of chromosomes 3	染色体结构维持蛋白 3 基因
SMM	smoldering multiple myeloma	冒烟性多发性骨髓瘤
SMMHC	smooth muscle myosin heavy chain	平滑肌肌球蛋白重链基因
SMZL	splenic marginal zone cell lymphoma	脾边缘区细胞淋巴瘤
SOCS1	suppressor of cytokine signaling 1	细胞因子信号抑制物 1 基因
SRP72	signal recognition particle 72kDa	信号识别颗粒 72 千道尔顿基因
SRSF2	serine/arginine-rich splicing factor 2	精氨酸/丝氨酸丰富剪接因子 2 基因
SS	Sézary syndrome	Sézary 综合征
STAG2	stromal antigen 2	基质抗原 2 基因
STAT5B	signal transducer and activator of transcription 5B	信号转导子和转录活化子 5B 基因
SUZ12	suppressor of zeste 12 homolog（Drosophila）	Zeste12 抑制子同源物（果蝇）基因
t-AL	therapy related acute leukemia	治疗相关急性白血病
TAL	T cell acute leukemia	T 细胞急性白血病基因
TAL1	TAL bHLH transcription factor 1	T 细胞急性白血病碱性螺旋环螺旋转录因子 1 基因
T-ALL	T-acute lymphoblastic leukemia	急性原始 T 淋巴细胞白血病
T-ALL/LBL	T-lymphoblstic leukaemia/lymphoma	原始 T 淋巴细胞白血病/原始 T 淋巴（淋巴母）细胞淋巴瘤
TAM	transient abnormal myelopoiesis	短暂性髓系造血异常
t-AML	therapy-related acute myeloid leukemia	治疗相关 AML
TBL1XR1	transducin beta like 1 X-linked receptor 1	转导素 β 样 1X 连锁受体 1 基因
TCF3	transcription factor 3	转录因子 3 基因
TCL1	T cell leukemia 1	T 细胞白血病 1 基因
TCL5	T cell leukemia/lymphoma 5	T 细胞白血病/淋巴瘤 5 基因
TCR	T cell receptor	T 细胞受体
TEMPI	telangiectasias, elevated erythropoietin level and erythrocytosis, monoclonal gammopathy, perinephric fluid collections, and intrapulmonary shunting（syndrome）	毛细血管扩张、高 EPO/红细胞增多症、单克隆丙种球蛋白血症、肾周液体聚集和肺内分流综合征
TERC	telomerase RNA component	端粒酶 RNA 成分基因

TERT	telomerase reverse transcriptase	端粒酶反转录酶基因
TET2	tet methylcytosine dioxygenase 2	tet 甲基胞嘧啶双加氧酶 2 基因
TKI	tyrosine kinase inhibitors	酪氨酸激酶抑制剂
T-LBL	T-lymphoblastic lymphoma	原始 T 淋巴（淋巴母）细胞淋巴瘤
T-LGLL	T-cell large granular lymphocytic leukemia	T 大颗粒淋巴细胞白血病
TLX1	T cell leukemia homeobox 1	T 细胞白血病同源盒基因
t-MDS	therapy-related myelodysplastic syndromes	治疗相关骨髓增生异常综合征
t-MDS/MPN	therapy related myelodysplastic/ myeloproliferative neoplasms	治疗相关骨髓增生异常 - 骨髓增殖性肿瘤
t-MN	therapy related myeloid neoplasms	治疗相关髓系肿瘤
TNFAIP3	tumor necrosis factor, alpha-induced protein 3	肿瘤坏死因子 A 诱导蛋白 3 基因
TNFRSF14	TNF receptor superfamily member 14	肿瘤坏死因子受体超家族成员 14 基因
TP53	tumor protein p53	肿瘤蛋白 p53 基因
T-PLL	T prolymphocytic leukemia	T 幼淋巴细胞白血病
TPMT	thiopurine S-methyl transferase	巯基嘌呤甲基转移酶基因
TPO	thrombopoietin	血小板生成素
TPOR	thrombopoietin receptor	血小板生成素受体基因
TR	T cell receptor	T 细胞受体基因
TRA	T cell receptor alpha locus	T 细胞受体 α 基因座
TRAF3	TNF receptor associated factor 3	肿瘤坏死因子受体相关因子 3 基因
TRB	T cell receptor beta locus	T 细胞受体 β 基因座
TRD	T cell receptor delta locus	T 细胞受体 δ 基因座
TRG	T cell receptor gamma locus	T 细胞受体 γ 基因座
TRL	therapy-related leukemia	治疗相关白血病
TTG	T cell translocation gene	T 细胞易位基因
U2AF1	U2 small nuclear RNA auxiliary factor 1	U2 小核 RNA 辅助因子 1 基因
UBR5	ubiquitin protein ligase E3 component n-recognin 5	泛素蛋白连接酶 E3 成分 N- 识别蛋白 5 基因
UPD	uniparental disomy	单亲二倍体
VAF	variant allele frequency	（等位）基因变异频率
VEGF	vascular endothelial growth factor	血管内皮生长因子
WASF3	Wiskott-Aldrich syndrome protein family member 3	Wiskott-Aldrich 综合征蛋白家族成员 3 基因
WHO	World Health Organization	世界卫生组织

WHO-HAEM4R	The revised 4th edition of the World Health Organization Classification of Haematolymphoid Tumours	WHO 造血淋巴肿瘤分类修订第 4 版
WHO-HAEM5	The 5th edition of the WHO Classification of Haematolymphoid Tumours	WHO 造血淋巴肿瘤分类第 5 版
WHSC1	Wolf-Hirschhorn syndrome candidate 1	Wolf-Hirschhorn 综合征候选 1 基因
WM	Waldenstrom macroglobulinemia	华氏巨球蛋白血症
WT1	Wilmstumor 1	肾母细胞瘤 1 基因
XPO1	exportin 1	输出蛋白 1 基因
ZMYM3	zinc finger MYM-type containing 3	含 MYM 3 型锌指 3 基因
ZRSR2	zinc finger CCCH-type，RNA binding motif and serine/arginine rich 2	CCCH 型锌指，RNA 结合基序和富含丝氨酸 / 精氨酸 2 基因

（李菁原）

主要参考文献

［1］卢兴国,陈朝仕,王振生,等.195例急非淋白血病骨髓象分析与FAB分型某些问题探讨［J］.浙江医科大学学报,1986,15(6):258-262.

［2］卢兴国,赵爱珍.病态巨核细胞的形态学探讨及其临床意义［J］.上海医学检验杂志,1990,5(2):67-69.

［3］卢兴国,朱仁康,陈朝仕.骨髓增生异常综合征与白血病:形态学及其诊断［M］.北京:团结出版社,1992.

［4］卢兴国.研究细胞形态学亟须充实有关知识［J］.上海医学检验杂志,1992,7(1):50-52.

［5］卢兴国.完善血液形态学诊断的模式［J］.实用医技杂志,2003,10(9):1079-1080.

［6］卢兴国.现代血液形态学理论与实践［M］.上海:上海科学技术出版社,2003.

［7］卢兴国,王鸿利.造血和淋巴组织肿瘤WHO分类的认识和实践［J］.诊断学理论和实践,2004,3(6):398-400.

［8］卢兴国,徐志.急性白血病MICM分型及其形态学和临床特点［J］.中国实验诊断学杂志,2003,7(1):173-177.

［9］卢兴国.细胞免疫化学在白血病中的应用［J］.浙江检验医学杂志,2003,1(2):45-49

［10］朱蕾,卢兴国.特殊类型的骨髓增生异常综合征(附WHO关于骨髓增生异常综合征的新分型)［J］.浙江医学,2003,25(12):767-769.

［11］俞丹凤,卢兴国.B系急性淋巴细胞白血病与基因重排［J］.中国实验诊断学杂志,2004,8(2):199-203.

［12］卢兴国,马顺高.骨髓增生异常:骨髓增殖性疾病形态学和分子病理［J］.检验医学,2005,19(2):165-167.

［13］卢兴国,赵小英.WHO髓系肿瘤新分类解读与思考［J］.实用肿瘤杂志,2005,20(5):360-362.

［14］卢兴国.造血和淋巴组织肿瘤现代诊断学［M］.北京:科学出版社,2005.

［15］李顺义.血细胞形态学漏诊分析与对策［J］.中华检验医学杂志,2005,28(2):140-141.

［16］卢兴国,康可上.骨髓检查四片联检新模式［J］.浙江检验医学杂志,2005,3(3):33-35.

［17］卢兴国.浅谈骨髓检查的体会［J］.检验医学,2005,20(5):498-499.

［18］LU X G,ZHU L,WANG W Q,et al.Morphological study on the megakaryocytes with extrusion of nucleus and nucleocytoplasmic separation in four cases［J］.中国实验血液学杂志,2005,13(6):1082-1085.

[19] 叶向军,卢兴国.第5版WHO造血淋巴肿瘤MDS和AML分类更新解读[J].诊断学理论与实践,2023,22(2):119-126.

[20] 卢兴国.加强同分子遗传学的联系,进一步提升血液形态学的诊断水平[J].检验医学,2006,21(5):550-551.

[21] 卢兴国,丛玉隆.应重视和提升传统血液形态学检验诊断水平[J].中华检验医学杂志,2006,29(6):481-482.

[22] 卢兴国,黄连生,许晓华,等.骨髓组织印片评估有核细胞量的价值[J].浙江大学学报(医学版),2006,35(3):331-335.

[23] 卢兴国,方淳来,柯莉华,等.骨髓涂片有核细胞量减少的真实性研究[J].浙江检验医学杂志,2006,4(1):39-41.

[24] 卢兴国.检验与临床诊断:骨髓检验分册[M].北京:人民军医出版社,2007:1-331.

[25] 乐美萍,卢兴国,张伟民,等.疑难血液病读片分析三例[J].中华检验医学杂志,2007,30(8):945-947.

[26] 卢兴国,郭云武,朱蕾,等.造血和淋巴组织肿瘤WHO分类形态学诊断:附571例应用体会[J].浙江检验医学,2007,5(2):20-24.

[27] 卢兴国.骨髓细胞学和病理学[M].北京:科学出版社,2008.

[28] 吕光炽,卢兴国.2720例白细胞增多症回顾性分析研究[J].中国实验诊断学,2008,12(4):547-548.

[29] 卢兴国.加强方法互补和相关学科的联系,提升细胞形态学检验诊断水平[J].中华医学杂志,2010,90(22):1516-1518.

[30] 丛玉隆,李顺义,卢兴国.中国血细胞诊断学[M].北京:人民军医出版社,2010.

[31] 朱蕾,卢兴国,赵小英.小淋巴细胞淋巴瘤和单克隆B淋巴细胞增多症与慢性淋巴细胞白血病的关系[J].中华检验医学杂志,2010,33(2):1190-1092.

[32] 朱蕾,卢兴国,赵小英,等.骨髓涂片和切片中巨核细胞多形性改变在慢性骨髓增殖性疾病的诊断意义[J].中华检验医学杂志,2010,33(2):143-148

[33] 卢兴国.血液形态四片联检模式诊断学图谱[M].北京:科学出版社,2011.

[34] 孙捷(美).血液肿瘤图谱[M].叶向军,译.北京:人民军医出版社,2011.

[35] RODGERS GP,YOUNG NS.贝塞斯达临床血液学手册[M].叶向军,龚旭波,译.北京:科学出版社,2012.

[36] 浦权.实用血液病理学[M].北京:科学出版社,2013.

[37] 卢兴国.白血病诊断学[M].北京:人民卫生出版社,2013.

[38] 卢兴国.慢性髓系肿瘤诊断学[M].北京:人民卫生出版社,2013.

[39] 梁华兵,卢兴国.急性纯红系细胞白血病形态学探讨[J].中华检验医学杂志,2013,36(5):86-89.

[40] 卢兴国,叶向军.血液形态学前进中的问题与对策,实践与再认识[J].临床检验杂志(电子版),2014,1:513-517.

[41] 卢兴国.骨髓检查规程与管理[M].北京:人民卫生出版社,2014.

［42］李顺义,卢兴国,李伟皓.袖珍血液学图谱［M］.北京:人民卫生出版社,2014.

［43］叶向军,卢兴国.血液病分子诊断学［M］.北京:人民卫生出版社,2015.

［44］叶向军,卢兴国.重视 WHO 造血和淋巴组织肿瘤分类应用中的问题［J］.临床检验杂志,2015,12:881-885.

［45］叶向军,卢兴国. 2015 年 ICSH 外周血细胞形态特征的命名和分级标准化建议的介绍［J］.临床检验杂志,2016,4:296-299.

［46］叶向军,卢兴国. 2016 年更新版《WHO 造血和淋巴组织肿瘤分类》之髓系肿瘤和急性白血病修订解读［J］.临床检验杂志,2016,9:686-689.

［47］叶向军,卢兴国. 2016 年更新版《WHO 造血和淋巴组织肿瘤分类》中伴胚系易感性髓系肿瘤临时类别的解读［J］.临床检验杂志,2016,11:854-857.

［48］卢兴国.白血病的形态学诊断［J］.诊断学理论与实践,2017,16（1）:12-16.

［49］李菁原,卢兴国.成熟 B 细胞淋巴瘤的复杂性与形态学［J］.诊断学理论与实践,2017,16（5）:557-560.

［50］叶向军,卢兴国.大 B 细胞淋巴瘤细胞侵犯骨髓的形态学特征［J］.临床检验杂志,2018,36（3）:229-232.

［51］叶向军,卢兴国.WHO 2016 年修订的淋系肿瘤分类及其诊断标准解读［J］.诊断学理论与实践,2018,17（5）:512-520.

［52］沈悌,赵永强.血液病诊断及疗效标准［M］.4 版.北京:科学出版社,2018.

［53］曾强武,肖继刚,窦心灵,等.血液病实验诊断精选案例［M］.北京:人民卫生出版社,2019.

［54］卢兴国,叶向军,徐根波.骨髓细胞和组织病理诊断学［M］.北京:人民卫生出版社,2020.

［55］李菁原,叶向军,卢兴国,等.原始细胞低于 20% 的 AML 伴 *RUNX1-RUNX1T1* 一例报告［J］.检验医学,2020,35（2）:512-520.

［56］卢兴国.骨髓增殖性肿瘤骨髓组织病理学诊断新认识［J］.诊断学理论与实践,2020,19（4）:434-437.

［57］中华医学会血液学分会白血病淋巴瘤学组.慢性粒-单核细胞白血病诊断与治疗中国指南（2021 年版）［J］.中华血液学杂志,2021,42（1）:5-9.

［58］卢兴国.血液病形态学检查和整合诊断思路.中华检验医学杂志［J］,2023,46（3）:238-241.

［59］GONG XB,LU XG,WU XG,et al. The role of peripheral blood,bone marrow aspirate and especially bone marrow trephine biopsy in distinguishing atypical chronic myeloid leukemia from chronic granulocytic leukemia and chronic myelomonocytic leukemia ［J］. Eur J Haematol,2009,83（4）:292-301.

［60］GONG X,LU X,FU Y,et al. Cytological features of chronic myelomonocytic leukaemia in pleural effusion and lymph node fine needle aspiration ［J］. Cytopathology,2010,21（6）:411-413.

［61］GONG XB,LU XG,WU XG,et al. Role of bone marrow imprints in hematological diagnosis: a detailed study of 3781 cases ［J］. Cytopathology,2012,23（2）:86-95.

［62］GORCZYCA W. Flow Cytometry in Neoplastic Hematology: Morphologic-Immunophenotypic

Correlation［M］. 3rd ed. Boca Raton: CRC Press,2017.

［63］BAIN BJ. Leukaemia Diagnosis［M］. 5th ed. Hoboken: John Wiley & Sons,2017.

［64］SWERDLOW SH,CAMPO E,HARRIS NL,et al. WHO Classification of Tumours of Haematopoietic and Lymphoid Tissues［M］. 4th ed. Lyon: IARC Press,2017.

［65］KENNETH K,MARSHALL AL,JOSEF T,et al. Williams Hematology［M］. 10th ed. New York: McGraw-Hill Education,2021.

［66］KHOURY JD,SOLARY E,ABLA O,et al. The 5th edition of the World Health Organization Classification of Haematolymphoid Tumours: Myeloid and Histiocytic/Dendritic Neoplasms［J］. Leukemia,2022,36(7):1703-1719.

［67］ALAGGIO R,AMADOR C,ANAGNOSTOPOULOS I,et al. The 5th edition of the World Health Organization Classification of Haematolymphoid Tumours: Lymphoid Neoplasms［J］. Leukemia, 2022,36(7):1720-1748.

［68］ARBER DA,ORAZI A,HASSERJIAN RP,et al. International Consensus Classification of Myeloid Neoplasms and Acute Leukemias: integrating morphologic,clinical,and genomic data.Blood.2022,140 (11):1200-1228.